高等职业教育医学卫生类专业规划教材
全国高职高专院校教材

供临床医学、全科医学、中医学等专业用

感染病学

Infectious Diseases

陈艳成 编著

重庆大学出版社

内容提要

本书共10章,主要内容包括总论、各类病原体所致的感染病。总论主要描述感染及感染病的一般规律;各论中的每个感染病基本按概述、病原学、流行病学、发病机制与病理、临床表现、辅助检查、诊断与鉴别诊断、治疗、预后及预防进行阐述,并贯彻"教学做一体化"理念,恰到好处地插入相关实践内容,如病例讨论、实践指导和典型案例学习等。本教材具有创新性和实用性,每章篇首有"导学",正文内容有形式活泼的"知识链接"或"知识拓展"模块点缀,章节后有启发性思考题。

本书适用于高职高专医疗类学生使用及其他医务人员阅读参考。

图书在版编目(CIP)数据

感染病学/陈艳成编著.—重庆;重庆大学出版社,2016.7(2018.6重印)
高等职业教育医学卫生类专业规划教材
ISBN 978-7-5624-9583-3

Ⅰ.①感… Ⅱ.①陈… Ⅲ.①感染—疾病学—高等职业教育—教材 Ⅳ.①R4

中国版本图书馆 CIP 数据核字(2015)第 317733 号

高等职业教育医学卫生类专业规划教材

感染病学
(GANRANBING XUE)
陈艳成 编著
策划编辑:袁文华

责任编辑:李定群 高鸿宽   版式设计:袁文华
责任校对:关德强   责任印制:赵 晟

*

重庆大学出版社出版发行
出版人:易树平
社址:重庆市沙坪坝区大学城西路 21 号
邮编:401331
电话:(023) 88617190 88617185(中小学)
传真:(023) 88617186 88617166
网址:http://www.cqup.com.cn
邮箱:fxk@ cqup.com.cn (营销中心)
全国新华书店经销
重庆俊蒲印务有限公司印刷

*

开本:787mm×1092mm 1/16 印张:22 字数:549 千
2016 年 7 月第 1 版   2018 年 6 月第 2 次印刷
ISBN 978-7-5624-9583-3 定价:44.00 元

前 言 QIANYAN

我国传染病学学科已向感染病学转变，《传染病学》教材变更为《感染病学》是顺应时代的需要。在《国家中长期教育改革和发展规划纲要》和《医药卫生中长期人才发展规划（2011—2020年）》的指引下，为推动高职高专医学教育的发展，培养高级技能型人才，按照全国高职高专院校临床医学专业的培养目标，确立了感染病学课程的教学内容，并编写了本教材。

在编写《感染病学》过程中，以贯彻"三基"（基础理论、基本知识、基本技能），坚持"五性"（思想性、科学性、先进性、启发性、适用性），强调"三特定"（特定对象、特定要求、特定限制）为原则；以医学职业教育"三特点"（临床思维与技能并重、医学与人文融通、学习与服务互动）为准绳；以培养高等专科层次实用型人才为目的，根据学科进展及疾病谱变化，对教材章节进行了适当安排，力求表达精准，通而不俗。

本书共10章，内容主要由总论、病毒感染病、立克次体感染病、衣原体感染、支原体感染、细菌感染、真菌感染、螺旋体感染病、原虫感染病、蠕虫感染病10个部分组成。在充分考虑临床助理医师考试大纲的前提下，对常见、多发感染病做了重点描述。编写形式新颖，每章篇首设计有"导学"模块，文中有形式活泼的"知识链接"或"病例讨论"等模块，章后附有思考题。另外，有恰当的实践指导内容，以利于教学中理论与实践接轨。

本书适用于所有高职高专学校医疗类专业学生，也可作为其他医学专业学生使用及临床医护人员阅读参考。

在编写本书过程中，各编委所在单位给予了大力支持，在此谨致谢意。征服疾病是一个不断完善的过程；精心编写的医学教材需要与时俱进。限于编者水平，书中恐有疏漏不足之处，敬请各位专家批评指出，以利进一步修订完善。

陈艳成

2016 年 5 月

第一章　总　论

导学

🔖 病原体侵入宿主时,感染即发生,由此衍生出与感染相关的一些概念和规律。

🔖 感染病发生流行必须具备 3 个条件,感染源、传播途径和人群易感性,破坏其中任意一项即可控制感染病流行。

🔖 所有的感染病均为病原体引起,虽然病原体各异,但它们所致的疾病却有许多共同特征。

病原体引起的疾病,称为感染病(infectious diseases)。病原体包括病原微生物(病毒、细菌、真菌和螺旋体等)、寄生虫(原虫、蠕虫和节肢动物)及朊毒体(prion)。对具有明显传播性,可在人群中造成流行的感染病,在我国内地称为传染病(communicable diseases)。无明显传播性,不能在人群中造成流行的感染病,则称为非传染性感染病(noncommunicable infectious diseases)。寄生虫引起的感染病为寄生虫病。有些节肢动物也可致病,并具有传播的特点,如疥螨引起的疥疮,可通过接触而传播,也属于感染病范畴。

鼠疫、天花、霍乱、流行性感冒等感染病曾严重影响人类的健康与生命。随着现代医学的快速进步,20 世纪 50 年代后,大部分感染病逐渐被较好地控制和预防,它已经不再是影响人类健康的主要疾病了,取而代之的是心血管疾病、肿瘤等躯体疾病。当下,尽管感染病猖獗时代已不再,但人类离彻底摆脱感染病威胁的日子尚远,许多感染病依然流行严重,如病毒性肝炎、感染性腹泻、结核病、流行性感冒等;已被控制甚至消灭的感染病仍有死灰复燃的可能,如鼠疫等;新的感染病不时出现,如艾滋病、严重急性呼吸综合征、人禽流感、埃博拉出血热等。另外,再次发生生物战的可能性也存在。鉴于上述诸多原因,对于感染病的研究仍要坚持和加强。

感染病学是研究感染病在人体内、外环境中发生、发展、传播和防治规律的学科。其重点在于研究这些疾病的发病机制、临床表现、诊断和治疗方法,同时兼顾流行病学和预防措施。

感染病学与其他学科有着密切联系,如微生物学及分子生物学、免疫学、人体寄生虫学、流行病学、病理学、诊断学、内科学、儿科学等。掌握这些学科的基本知识、基本理论和基本技能,对学好感染病学起着非常重要的作用。

中国传统医学的精髓在于其"整体观",即把人看成一个精神与躯体完美结合的整体;把自然界看成一个整体,人是自然界的一分子。其对疾病有着丰富的诊治经验,对其深入发掘和研究,并把其"整体观"融入现代医学,无疑对人类征服疾病起到重要的作用。

第一节　感　染

一、感染的概念

病原体侵入宿主(人或动物)与宿主相互作用、相互斗争的过程,称感染(infection)。换言之,感染是指病原体侵入宿主后在宿主体内的寄生过程。

自然界存在各种形式的感染。宿主与某种病原体初次接触发生的感染,称为首发感染(primary infection)。有些病原体很少出现再次感染,如麻疹病毒、水痘-带状疱疹病毒、腮腺炎病毒等。被某种病原体感染的基础上再次被同一种病原体感染,称为重复感染(repeated infection),较常见于疟原虫、血吸虫和钩虫等。宿主体内有两种以上的病原体寄生,称为混合感染(mixed infection),这种情形临床上较为少见。在某种病原体寄生的基础上再被另外病原体寄生,称为重叠感染(super infection),如乙肝病毒感染重叠丁型肝炎病毒感染。在重叠感染中,发生于原发感染后的其他病原体感染,称为继发性感染(secondary infection),如感染肝炎病毒后继发细菌、真菌感染。在漫长的生物进化过程中,有些病原体与宿主之间达到了互相适应、互不损害对方的共生状态(commensalism),如肠道中的大肠杆菌和某些真菌等。但是,这种平衡是相对的,当宿主的免疫功能受损(如感染人类免疫缺陷病毒后)或寄生物离开其固有的寄生部位而到达其他寄生部位时,平衡就不复存在而引起宿主损伤,这种情况称为机会性感染(opportunistic infection)。根据感染发生的环境不同,有社区感染和医院感染之别。医院感染(hospital infection)是指在医院内发生的临床感染,包括在医院内获得而于医院外发病的感染,但不包括入院前已开始或入院时已存在的感染。医院感染的对象为患者及其陪伴者、探视者以及医院工作人员等。医院感染可分为外源性感染(exogenous infection)和内源性感染(endogenous infection)。外源性感染也称交叉感染(cross infection)或者获得性感染,是指医院内患者、工作人员或探视者作为感染源所引起的医院感染;内源性感染又称自体感染(autogenous infection),是指患者自身皮肤或腔道等处定殖的正常菌群由于数量或定殖部位的改变而引起的感染。

构成感染必须具备3个条件:病原体、机体及它们所处的环境。在漫长的进化过程中,机体宿主不断与各种寄生物接触,逐渐产生高度的适应和斗争能力。机体与病原体双方力量的消长,决定了感染的结果:当机体免疫功能正常,或者病原体致病力较弱时,机体借助特有的防御能力遏止病原体的入侵,或将入侵的病原体消灭、排出体外;而入侵的病原体致病力强或者机体免疫力低下时,病原体才能成功侵入机体,并在机体内生长、繁殖,甚至致病。从疾病的角度看,病原体是外因,而机体的免疫力是内因。

二、感染的表现

病原体与宿主相互作用、相互斗争将出现以下5种表现:

1.病原体被清除　病原体被清除(clearance of pathogen)是指病原体侵入机体后,被机体的第一防线——非特异性免疫力所消灭或排出体外。这些非特异性免疫力包括皮肤黏膜黏液屏障、胃酸的杀菌作用、溶菌酶、血脑屏障、吞噬细胞等。

2.隐性感染　隐性感染（covert infection）又称亚临床感染（subclinical infection），是指病原体侵入机体后，仅引起机体产生特异性免疫应答，不引起或只引起轻微的组织损伤，因而在临床上不表现出任何症状、体征，甚至没有生化改变，只能通过免疫学检查才能发现被某种病原体感染过。病原体侵入机体后，绝大多数表现为隐性感染，如乙脑病毒、脊髓灰质炎病毒等感染。隐性感染过后，大多数机体获得不同程度的特异性免疫力。

3.显性感染　显性感染（overt infection）又称临床感染（clinical infection），是指病原体侵入机体后，通过病原体本身的作用或机体的超敏反应，导致组织损伤，引起病理改变和临床表现。在大多数感染病中，显性感染只占全部感染者的一小部分。但在少数感染病中，如麻疹、水痘等，大多数感染者表现为显性感染。显性感染过程结束后，病原体可被清除，机体可获得较为稳固的免疫力，如麻疹、甲肝和伤寒等，不易再患病。有些感染病病后的免疫力并不牢固，可以再次感染而发病，如细菌性痢疾、阿米巴痢疾等。小部分显性感染后可转变为病原携带状态。

以上3种感染结果的递次出现，是病原体的致病能力渐次增强而机体的免疫力渐次下降所致。

4.病原携带状态　病原体侵入机体后，在一定部位生长繁殖并不时排出体外，而机体不出现明显的临床表现，称为病原携带状态（carrier state）。出现病原携带状态，实为机体对相应病原体的免疫不完全，不能彻底清除病原体所致。它们是重要的感染源。按其病原类型不同，分别称为带病毒者、带菌者和带虫者；按其持续的时间长短，分为急性携带者、慢性携带者，前者持续时间短于3个月，后者则长于3个月。

5.潜伏性感染　病原体侵入机体后潜伏在一定的部位，不繁殖，不排出体外，机体也不能将其杀灭或清除，这种状态称为潜伏性感染（latent infection）。当机体的免疫力下降时，则病原体会大量繁殖，转为其他表现形式，甚至转化为显性感染。

除病原体被清除外，上述感染的其余4种表现形式在不同的病原感染中各有侧重，一般来说，隐性感染最常见，病原携带状态次之，显性感染所占比重最低。后4种感染表现形式在一定条件下可以相互转化。

三、感染过程中病原体的作用

感染发生后出现怎样的表现，取决于病原体的致病能力（pathogenicity）和宿主的免疫功能这两个因素。病原体的致病能力包括以下4个方面：

1.侵袭力　侵袭力（invasiveness）是指病原体侵入机体并在机体内生长、繁殖的能力。有些病原体可直接从皮肤黏膜侵入机体，如钩端螺旋体、钩虫丝状蚴和血吸虫尾蚴等。有些病原体则需要经消化道或呼吸道进入机体，先黏附于肠或支气管黏膜表面，再进一步侵入组织细胞，产生毒素，引起病变，如志贺菌、结核菌等。病毒常先与细胞表面的受体结合，然后进入细胞内。有些病原体的侵袭力较弱，需经伤口进入机体，如破伤风梭菌、狂犬病病毒等。

2.毒力　毒力（virulence）包括毒素和其他毒力因子。毒素包括外毒素（exotoxin）与内毒素（endotoxin）。前者以白喉棒状杆菌、破伤风梭菌和霍乱弧菌为代表，后者以伤寒沙门菌、志贺菌为代表。外毒素通过与靶细胞的受体结合，进入细胞内而起作用。内毒素则通过激活单核-吞噬细胞，释放细胞因子而起作用。许多细菌都能分泌抑制其他细菌生长的细菌素（bacteriocin）以利于自身生长、繁殖。

3.数量　在同一种病原体感染中，入侵病原体的数量（quantity）一般与致病能力成正比，然而在不同的病原感染中，能引起疾病的最低病原体数量有较大差异，如食入 10^5 个伤寒沙门菌方可导致伤寒发生,而菌痢发病,10个菌体即可。

4.变异性 变异性(variability)是指病原体可因环境、药物或遗传等因素而发生变异的特性。一般来说,在人工培养多次传代的环境下,可使病原体的致病力减弱,如用于结核病预防的卡介苗(Bacillus Calmette Guerin,BCG);在宿主之间反复传播可使致病力增强,如肺鼠疫(pneumonic plague)。病原体的抗原变异可逃逸机体的特异性免疫作用而继续引起疾病或使疾病慢性化,如流行性感冒病毒、丙型肝炎病毒和人免疫缺陷病毒等。

四、感染过程中宿主的免疫应答

宿主的免疫应答对感染的表现和转归起着重要的作用。免疫应答可分为有利于机体抵抗病原体的保护性免疫应答和促进病理改变的超敏反应两大类。保护性免疫应答又分为非特异性免疫应答(nonspecific immunity)和特异性免疫应答(specific immunity)两类。超敏反应都是特异性免疫应答。

1.非特异性免疫 是机体对侵入病原体的一种清除机制。它不牵涉对抗原的识别和二次免疫应答的增强。

(1)天然屏障:包括外部屏障,即皮肤、黏膜及其分泌物,如溶菌酶(lysozyme)、气管支气管黏膜上的纤毛等,以及内部屏障,如血脑屏障和胎盘屏障等。

(2)吞噬作用:单核-吞噬细胞系统包括血液中游走的人单核细胞、肝、脾、淋巴结、骨髓中固有的吞噬细胞和各种粒细胞(尤其是中性粒细胞)。它们都具有非特异性吞噬功能,可清除机体内的病原体。

(3)体液因子:包括存在于体液中的补体、溶菌酶、纤维连接蛋白(fibronectin)及各种细胞因子(cytokine)等。细胞因子主要是由单核-吞噬细胞和淋巴细胞被激活后释放的一类有生物活性的肽类物质。这些体液因子能直接或通过免疫调节作用而清除病原体。与非特异性免疫应答有关的细胞因子有白细胞介素(interleukin)、α-肿瘤坏死因子(tumor necrosis factor-α,TNF-α)、γ-干扰素(interferon-γ,IFN-γ),粒细胞-吞噬细胞集落刺激因子(granulocyte-macrophage colony·stimulating factor,GM-CSF)等。

2.特异性免疫 是指由于对抗原特异性识别而产生的免疫。由于不同病原体所具有的抗原绝大多数是不相同的,故特异性免疫通常只针对一种病原体。通过细胞免疫(cellular immunity)和体液免疫(humoral immunity)的相互作用而产生免疫应答,分别由T淋巴细胞(lymphocyte)与B淋巴细胞介导。

(1)细胞免疫:致敏T细胞与相应抗原再次相遇时,通过细胞毒性淋巴因子来杀伤病原体及其所寄生的细胞。对细胞内寄生的病原体的清除作用,细胞免疫起重要作用。T细胞还具有调节体液免疫的功能。

(2)体液免疫:致敏B细胞受抗原刺激后,即转化为浆细胞并产生能与相应抗原结合的抗体,即免疫球蛋白(immunoglobulin,Ig)。不同的抗原可诱发不同的免疫应答。抗体又可分为抗毒素、抗菌性抗体、中和(针对病毒)抗体及调理素(opsonin)等,可促进细胞吞噬功能、清除病原体。抗体主要作用于细胞外的微生物。在化学结构上Ig可分为5类,即IgG、IgA、IgM、IgD和IgE,各具不同功能。在感染过程中IgM首先出现,但持续时间不长,是近期感染的标志。IgG随后出现,并持续较长时期。IgA主要是呼吸道和消化道黏膜上的局部抗体。IgE则主要作用于入侵的原虫和蠕虫。

第二节　感染病的发病机制

一、组织损伤的发生机制

病原体侵入机体后,使宿主发生组织损伤的方式有以下 3 种:

1.直接损伤　病原体借其机械运动及所分泌的酶可直接破坏组织(如溶组织内阿米巴),或通过细胞病变而使细胞溶解(如脊髓灰质炎病毒)。

2.毒素作用　有些病原体能分泌毒力很强的外毒素,可选择性损害靶器官(如肉毒杆菌的神经毒素)或引起功能紊乱(如霍乱肠毒素)。革兰阴性杆菌裂解后产生的内毒素则可激活单核-吞噬细胞分泌 TNF-α 和其他细胞因子而导致发热、休克及弥散性血管内凝血(disseminated intravascular coagulation,DIC)等现象。

3.免疫机制　许多感染病的发病机制与免疫应答有关。有些病原体能抑制细胞免疫(如麻疹)或直接破坏 T 细胞(如艾滋病),更多的病原体则通过变态反应而导致组织损伤。其中,以Ⅲ型(免疫复合物)反应(如肾综合征出血热)及Ⅳ型(细胞介导)反应(如结核病)最为常见。

二、重要的病理生理变化

1.发热　常见于感染病,但并非感染病所特有。外源性致热原(病原体及其产物、免疫复合物、异性蛋白、大分子化合物或药物等)进入人体后,激活单核-吞噬细胞、内皮细胞和 B 淋巴细胞等,使之释放内源性致热原,如白细胞介素-1(interleukin-1,IL-1)、TNF、IL-6 和干扰素等。内源性致热原通过血循环刺激体温调节中枢,释放前列腺素 E_2(PGE_2)。后者把恒温点调高,使产热超过散热而引起体温上升。

2.代谢改变　感染病患者发生的代谢改变主要为进食量下降,能量吸收减少、消耗增加,蛋白、糖原和脂肪分解增多,水、电解质平衡紊乱和内分泌改变。于疾病早期,胰高血糖素和胰岛素的分泌有所增加,血液甲状腺素水平下降,后期随着垂体反应刺激甲状腺素分泌而升高。于恢复期则各种物质的代谢逐渐恢复正常。

第三节　感染病的流行过程及影响因素

感染病的流行过程是指感染病在人群中发生、发展和转归的过程。流行过程的发生必须具备 3 个基本条件,即感染源、传播途径和人群易感性。流行过程本身又受社会因素和自然因素的影响。

一、流行过程的基本条件

1.感染源　感染源(source of infection)即我国通称的传染源,是指病原体已在体内生长、繁殖并能将其排出体外的人和动物。简言之,凡是能向环境排出病原体的机体即为感染源。

感染源包括以下4个方面：

（1）患者：作为感染源的意义最大。病原体可存在于患者的血液、体液、痰液、粪便、尿液等中，通过不同的方式播散到环境中，如咳嗽、呕吐、排便、排尿、诊疗器械等。

（2）隐性感染者：隐性感染与显性感染的感染过程类似，只是机体组织器官损伤轻微，无明显的临床表现而已。病原体同样可存在于隐性感染者的血液、体液、粪便、呼吸道分泌物等中，通过相应的途径传播到其他易感者。某些感染病，如流行性脑脊髓膜炎、脊髓灰质炎等，无症状的隐性感染者是重要的感染源。

（3）病原携带者：慢性病原携带者无明显临床症状而长期排出病原体，在某些感染病中，如伤寒、菌痢等，有着重要的流行病学意义。

（4）受感染的动物：某些动物间的感染病，如狂犬病、鼠疫等也可传给人类。还有一些感染病，如钩端螺旋体病、恙虫病等，受感染的动物是重要的感染源。

2.传播途径　病原体离开感染源到达另外一个易感者的途径，称为传播途径（router of transmission）。传播途径有以下6种：

（1）空气、飞沫和尘埃：病原体存在于空气中的气溶胶（aerosol）中，或者附着于飞沫、尘埃，易感者吸入而获感染，如麻疹、白喉、结核病、禽流感、严重急性呼吸综合征（SARS）等。

（2）饮品、食物：病原体污染饮品、食物，易感者食入时获得感染，如伤寒、菌痢和霍乱等。

（3）手、用具和玩具：即日常生活接触传播，既可传播消化道传染病，如痢疾等，又可传播呼吸道传染病，如白喉等。

（4）吸血节肢动物：又称虫媒传播。被病原体感染的吸血节肢动物，如蚊子、人虱、鼠蚤、白蛉、恙螨等，于叮咬时把病原体传给易感者，可分别引起疟疾、流行性斑疹伤寒、地方性斑疹伤寒、黑热病和恙虫病等。

（5）血液、体液和血制品：病原体存在于感染源的血液或体液中，通过输入血液或血制品、分娩、性交等传播，如疟疾、乙型病毒性肝炎、丙型病毒性肝炎和艾滋病等。

（6）土壤、疫水：易感者接触被病原体污染的生产用水和土壤时获得感染，如钩端螺旋体病、血吸虫病和钩虫病等。伤口接触被破伤风梭菌污染的土壤，有患破伤风的可能。

3.人群易感性　对某种感染病缺乏特异免疫力的机体，称为易感者（susceptible person），他们对该病原体具有易感性（susceptibility）。人群作为一个整体，对某种传染病的易感程度，称为人群易感性。群体的易感性取决于群体中易感者所占的比例，人群中易感者的比例低，则人群易感性低，反之亦然。

二、影响流行过程的因素

1.自然因素　自然环境中的各种因素，包括地理、气候和生态等对感染病的流行过程有着重要影响。寄生虫病和由虫媒传播的感染病对自然因素的依赖性尤为明显。感染病的地区性和季节性与自然因素有密切关系，如我国北方有黑热病地方性流行区，南方有血吸虫病地方性流行区，疟疾的夏秋季发病率较高等都与自然因素有关。自然因素可直接影响病原体在环境中的生存能力，如钩虫病少见于干旱地区。自然因素也可以影响感染的另一要素机体，降低机体的非特异性免疫力，如寒冷可减弱呼吸道的抵抗力，炎热可减少胃酸的分泌等。某些自然生态环境为感染病在野生动物之间传播创造了良好条件，如鼠疫、恙虫病和钩端螺旋体病等，人类进入这些地区时也可发生感染，甚至发病，这类疾病称为自然疫源性疾病或人畜共患病（zoonosis）。

2.社会因素　社会因素包括社会制度、经济状况、生活条件、文化水平、风俗习惯及宗教信仰等,对感染病流行过程有着重要的影响。其中,社会制度起主导作用。

第四节　感染病的特征

一、基本特征

1.病原体　每种感染病都是由特异性病原体引起的。病原体(pathogen)可以是微生物或寄生虫,甚至朊毒体(prion)。如病毒性肝炎是由肝炎病毒引起,肺炎链球菌肺炎由肺炎链球菌引起,而朊毒体病则由朊毒体所致。

2.传染性　疾病在人与人、人与动物或动物与动物之间相互传播的特性称为传染性(infectivity)。传染性的实质为病原体能通过某种途径造成其他易感者感染,这是感染病与非感染病的根本区别。在感染病中,其传染性有程度不同的区别,有些感染病的传染性极强,如肺鼠疫、霍乱、严重急性呼吸综合征等;有些感染病具有明显的传染性,如结核病、流行性感冒、细菌性痢疾等;有些感染病的传染性较弱,如耳源性脑膜炎、肺炎链球菌性肺炎等,不能在人群中造成流行,我国内地把这部分称为非传染性的感染病(noncommunicable infectious diseases)。感染病中有明显传染性的疾病,称为传染病(communicable diseases),处理这样的患者必须严格依照相应的法律法规。传染病患者向环境排病原体的时期,称为传染期。每一种传染病的传染期相对固定,可作为隔离患者的依据之一。

3.流行病学特征　感染病的流行必须有感染源、传播途径和人群易感性这3个基本条件,且受到自然因素和社会因素的影响,因而表现出各种流行病学特征(epidemiologic feature)。

(1)流行性:根据感染病的流行程度分为下面4种:①散发性发病(sporadic occurrence):某种感染病在某地的发病率仍处于常年水平时称为散发性发病。②流行(epidemic):某地某种感染病的发病率显著高于常年水平时称为流行。③大流行(pandemic):某感染病的流行范围甚广,跨国界、洲界时称为大流行。④暴发流行(epidemic outbreak):感染病病例发病时间的分布高度集中于一个短时间之内,称为暴发流行。

(2)季节性:受气候条件的影响,某些感染病的发病率有明显的季节性差异。其原因为不同的季节对病原体、宿主及传播媒介会产生一定影响。

(3)地方性:不同地区的自然因素、社会因素不尽相同,以至不同地区感染病流行的种类及流行程度均有很大差异。

课堂互动

2013年12月11日至18日,湖北某高职学校32名在校学生发生伤寒。请讨论:

1.这次疫情属于伤寒的大流行,还是暴发?

2.这些发病的学生为什么这么集中?

4.感染后免疫力　感染后免疫力(postinfection immunity)是指免疫功能正常的机体经显性或隐性感染某种病原体后,产生针对该病原体及其产物(如毒素)的特异性免疫。疫苗的接种

就是根据这个特征进行的模拟感染,目的在于使机体获得与真实感染一样的免疫力。感染后获得的免疫力,其持续时间因感染的病原体不同而有很大差异,如感染麻疹病毒、脊髓灰质炎病毒和乙脑病毒等后,免疫力持续时间较长,往往保持终身;有些则持续时间很短,如感染流行性感冒病毒、志贺菌等。

二、临床特点

1.病程发展的阶段性 急性感染病的发生、发展和转归,通常分为以下 4 个阶段:

(1)潜伏期(incubation period):从病原体侵入至出现临床症状的这段时期称为潜伏期。病原体侵入机体后,在体内定位、繁殖和转移,并引起组织、器官损害和功能改变,当机体组织、器官的损害达到一定程度,才会出现相应的临床表现,此时潜伏期终止。因此,潜伏期的长短与病原体侵入的量成反相关,与机体的抵抗力成正相关。每一种感染病的潜伏期都有一定范围(最短,最长),并呈常态分布,是检疫工作观察、留验接触者的重要依据。

(2)前驱期(prodromal period):从发病到出现明显症状的这段时间,称为前驱期。在此期间,临床表现通常是非特异性的,如发热、头痛、疲乏、食欲缺乏和肌肉酸痛等,乃病原体引起的感染中毒症状,为许多感染病所共有,一般持续 1~3 天。起病急骤者可无前驱期。

(3)症状明显期(period of apparent manifestation):急性感染病患者度过前驱期后,进入症状明显期。在此期间,不同的感染病所特有的症状和体征通常都获得充分的表现,如特征性的皮疹、黄疸、肝脾大、脑膜刺激征等。

(4)恢复期(convalescent period):当机体的免疫力增长到一定程度,体内的病原体逐渐被消灭、清除,病理生理过程基本终止,患者的症状及体征基本消失,临床上称为恢复期。在此期间,体内可能还有残余病理改变(如伤寒)或生化改变(如病毒性肝炎),病原体尚未能完全清除(如霍乱、菌痢),但食欲和体力均逐渐恢复,血清中的抗体效价也逐渐上升至最高水平。

再燃(recrudescence):是指疾病病程已进入恢复期,体温开始下降,症状逐渐减轻,由于体内的病原体再度大量繁殖,而出现体温再度升高,症状再度加重的情形。往往因为治疗中断或出现并发症所致,见于伤寒、疟疾等。

复发(relapse):疾病病程进入恢复期后,体温已正常,其他症状也已消失,再次出现体温升高,病初的症状再次出现称为复发。往往因为治疗不充分,体内少量残余病原体再度繁殖所致,见于伤寒、菌痢等。

后遗症(sequela):有些感染病患者在恢复期结束后,某些器官功能长期不能恢复的情形。多见于以中枢神经系统病变为主的感染病,如脊髓灰质炎、乙型脑炎和流行性脑脊髓膜炎等。

2.常见症状的共同性 感染病尽管各不相同,但一些常见症状(包括体征),如发热等为大多数感染病所共有。此为病原体侵入机体所致的感染中毒症状,它们主要出现在前驱期。

(1)发热(fever):大多数感染病都可有发热。热型是感染病的重要特征之一,具有鉴别诊断意义。大致可分为以下 4 种热型:①稽留热(sustained fever):体温达 39 ℃以上,24 h 内体温相差不超过 1 ℃,见于伤寒、斑疹伤寒等的极期。②弛张热(remittent fever):24 h 内,体温相差超过 1 ℃,但最低点未至正常,见于败血症等。③间歇热(intermittent fever):整个病程中,发热与正常体温交替出现,称为间歇热,见于疟疾、回归热(relapsing fever)、淋巴瘤等,布鲁菌病出现的波状热(undulant fever)也属于此。④不规则热(irregular fever):发热无一定规律,不能归于上述 3 种热型,可见于风湿热、流行性感冒、支气管肺炎、肺结核等。

（2）发疹（eruption）：许多感染病在发热的同时伴有发疹，是为发疹性感染病。发疹包括皮疹（外疹，exanthem）和黏膜疹（内疹，enanthem）两大类。疹子的出现时间、形态、分布，对诊断和鉴别诊断具有重要价值。如水痘、风疹多于病程的第 1 日出现皮疹，猩红热多于第 2 日，天花多于第 3 日，麻疹多于第 4 日，斑疹伤寒多于第 5 日，伤寒多于第 6 日等（水猩天麻斑，周末发伤寒）。水痘的疹子主要分布于躯干；天花的疹子多见于四肢及面部；麻疹的疹子首先出现于耳后、面部，然后向躯干、四肢蔓延，同时，有口腔麻疹黏膜疹（Koplik spots）。

皮疹的形态可分为以下 4 大类：①斑疹（macule）：自发性限局性皮肤颜色改变称为斑疹，可见于斑疹伤寒、猩红热等。②丘疹（papule）：自发性限局性皮肤隆起性损害称为丘疹，即皮损高于正常皮面，可见于湿疹、扁平疣、恙虫病和传染性单核细胞增多症等。③斑丘疹（maculopapule）：自发性限局性皮肤颜色改变的同时伴隆起性损害称为斑丘疹，见于麻疹、风疹、伤寒、猩红热等，疱疹（vesicle）、荨麻疹（urticaria）可认为是特殊的斑丘疹。④出血疹：皮肤黏膜的出血根据其直径的大小分为出血点（直径小于 2 mm）、紫癜（直径 2~5 mm）、瘀斑（直径大于 5 mm）。多见于肾综合征出血热、流行性脑脊髓膜炎、登革热等。

（3）毒血症状（toxemic symptom）：病原体及其代谢物可引起除发热以外的多种症状，如疲乏、全身不适、食欲减退、头痛、肌肉、骨关节疼痛等。严重时可有意识障碍、谵妄、脑膜刺激征、中毒性脑病、呼吸衰竭及循环衰竭等，有时还可引起肝、肾功能损害。

（4）单核-吞噬细胞系统反应：在病原体及其代谢物的作用下，单核-吞噬细胞系统可出现充血、增生等反应，以增强抗病原体的作用。临床上表现为肝、脾和淋巴结肿大。

3.临床类型的可分性 临床类型的可分性为感染病所特有，而非感染病则不具备这个特点。根据起病的急缓、病程的长短，可分为急性、亚急性、慢性；根据病情的轻重，可分为轻型、中型、重型、暴发型；根据临床表现是否典型，可分为典型、非典型。

第五节 感染病的诊断

早期明确感染病的诊断有利于患者的隔离和治疗。感染病的诊断要综合分析以下 3 个方面的资料：

一、流行病学资料

流行病学资料在感染病的诊断中占有重要地位。由于某些感染病在年龄、职业、季节、地区及生活习惯方面有高度选择性，考虑诊断时必须取得有关流行病学资料作为参考。预防接种史和过去病史有助于了解患者的免疫状态，当地或同一集体中的感染病的发生情况也有助于诊断。

二、临床资料

全面而准确的临床资料来源于详尽的病史询问和细致的体格检查。发病的诱因和起病方式对感染病的诊断有重要的参考价值，必须加以注意。热型及伴随症状，如腹泻、头痛和黄疸等都要从鉴别诊断的角度加以描述。体格检查时特别注意有重要诊断意义的特征，如玫瑰疹、麻疹口腔黏膜斑、腓肠肌压痛等。

三、辅助检查

辅助检查包括实验室检查和器械检查等,对感染病的诊断具有特殊的意义,病原体的检出或被分离培养可直接确定诊断,而免疫学检查可提供重要依据。一般实验室检查对许多感染病的早期诊断也有很大帮助。

1.一般实验室检查 一般实验室检查包括血液、大小便常规检查和生化检查。血液常规检查中以白细胞计数和分类的用途最广。白细胞总数显著增多常见于化脓性细菌感染,如流行性脑脊髓膜炎、败血症和猩红热等。有些革兰阴性杆菌感染时,白细胞总数往往升高不明显,甚至减少,如伤寒及副伤寒等。病毒性感染时,白细胞总数通常减少或正常,如流行性感冒、病毒性肝炎等。原虫感染时,白细胞总数也常减少,如疟疾等。蠕虫感染时,嗜酸性粒细胞通常增多,如钩虫、血吸虫和并殖吸虫等感染。嗜酸性粒细胞减少则常见于伤寒、流行性脑脊髓膜炎等。

尿常规检查有助于肾综合征出血热的诊断。大便常规检查有助于肠道寄生虫与细菌感染的诊断。血液生化检查有助于病毒性肝炎、肾综合征出血热等的诊断。

2.病原学检查

(1)病原体的直接检查:通过显微镜或肉眼检出病原体而明确诊断,如从血液或骨髓涂片中检出疟原虫、微丝蚴等;从大便涂片中检出各种寄生虫虫卵及阿米巴原虫等;从脑脊液离心沉淀的墨汁涂片中检出新型隐球菌等。肉眼观察粪便中的绦虫节片、蛔虫和粪便孵出的血吸虫毛蚴等。

(2)病原体分离培养:细菌、螺旋体和真菌通常可用人工培养基分离培养,如伤寒沙门菌、志贺菌、霍乱弧菌、钩端螺旋体和新型隐球菌等。立克次体则需经动物接种或细胞培养才能分离出来,如斑疹伤寒、恙虫病等。病毒分离一般需用细胞培养,如脊髓灰质炎病毒、乙脑病毒等。用以分离病原体的标本可采用血液、尿、粪、脑脊液、痰、骨髓及皮疹吸出液等,尽量在病程的早期阶段采集,最好在使用抗病原体的药物前采取。注意标本的正确保持和运送。

3.分子生物学检测

(1)分子杂交:利用同位素^{32}P或生物素标记的分子探针可以检出特异性的病毒核酸,如乙型肝炎病毒 DNA,或检出特异性的毒素,如大肠埃希菌肠毒素。

(2)聚合酶链反应(polymerase chain reaction,PCR):用于病原体核酸检查,能把标本中的 DNA 分子片段扩增 100 万倍以上。用于乙型肝炎病毒和其他 DNA 病毒核酸检测,可显著提高灵敏度。

逆转录 PCR(reverse transcriptional PCR,RT-PCR)用于检测标本中的 RNA,如丙型肝炎病毒核酸的检测。

原位 PCR(in-situ PCR,IS-PCR)可用于在组织中原位检出低拷贝的 DNA。原位逆转录 PCR(IS-RT-PCR)用于检测组织中的 RNA。

(3)基因芯片(gene chip):也称 DNA 芯片、DNA 微阵列(DNA microarray)、寡核苷酸阵列(oligonucleotide array),是指采用原位合成(in situ synthesis)或显微打印手段,将数以万计的 DNA 探针固化于支持物表面上,产生二维 DNA 探针阵列,然后与标记的样品进行杂交,通过检测杂交信号来实现对生物样品快速、并行、高效地检测或医学诊断。由于常用硅芯片作为固相支持物,且在制备过程运用了计算机芯片的制备技术,故称为基因芯片技术。

4.免疫学检查 应用已知的抗原或抗体检查血清或体液中的相应抗体或抗原,是最常见的免疫学方法,若能进一步鉴定其抗体的免疫球蛋白类型属于 IgG 或 IgM,则对判断近期感染或既往感染有鉴别诊断意义。免疫学监测还可用于受检者的免疫功能是否有所缺陷。

(1)特异性抗体的检测:在感染病早期,特异性抗体在血清中往往尚未出现或滴度很低,而在恢复期或后期则抗体滴度有显著升高,故在急性期及恢复期双份血清检测其抗体由阴性转为阳性或滴度升高 4 倍以上时,有重要诊断意义。特异性 IgM 型抗体的检出有助于现症感染和近期感染的诊断。

(2)特异性抗原的检测:病原体特异性抗原的检测有助于在病原体直接分离培养不成功的情况下提供病原体存在的直接证据。其诊断意义往往较抗体检测更为可靠。例如在乙型肝炎病毒分离培养还未成功时,乙型肝炎表面抗原的检出即可给诊断提供明确根据。

(3)免疫球蛋白检测:血清免疫球蛋白浓度检测有助于判断体液免疫功能。

(4)T 细胞亚群检测:用单克隆抗体检测 T 细胞亚群可了解各亚群的 T 细胞数和比例,常用于艾滋病等检测。

5.其他检查 其他检查包括支气管镜、胃镜和结肠镜等内镜检查,超声检查、磁共振成像(magnetic resonance imaging,MRI)和计算机断层扫描(computerized tomography,CT)等影像学检查和活体组织检查等。

第六节 感染病的治疗

大多数感染病都能治疗并常能根治,只有少数例外。治疗感染病的目的不仅在于促进患者康复,而且还在于控制感染源,以防止病原体进一步扩散,阻止感染病造成流行。感染病的治疗原则概括为 3 个方面:隔离就地就近治疗;强调综合治疗,并正确运用主要矛盾与次要矛盾辩证关系原理于治疗实践中;把握"三结合",即治疗与护理相结合,治疗与预防相结合,现代医学治疗与中国传统医学治疗相结合。治疗方法不外乎两个方面:第一为病原治疗,或称特效治疗;第二为对症治疗。

一、病原治疗

病原治疗(etiologic treatment)是针对病原体的治疗措施,具有清除病原体的作用,达到根治和控制感染源的目的。常用的药物有抗生素、化学治疗制剂和血清免疫制剂等。现代科技研究发现,某些中药如黄连、鱼腥草、板蓝根和山豆根等有一定的抗微生物作用。针对细菌和真菌的药物主要为抗生素与化学制剂,针对病毒的药物,除少数外,目前的疗效还很不理想。血清免疫学制剂包括各种抗毒素。此外,某些免疫调节药,如白细胞介素、干扰素和胸腺素等对某些病原体也有一定的抑制、杀灭作用。抗生素,特别是青霉素和抗毒素较容易引起过敏反应,在应用前都应详细询问药物过敏史和做皮肤敏感试验。对抗毒素过敏者,必要时可用小剂量递增脱敏疗法。原虫及蠕虫感染的病原治疗常用化学制剂,如甲硝唑、吡喹酮和伯氨喹等。

二、对症治疗

对症治疗(symptomatic treatment)是指针对患者异常状态的治疗,包括除病原治疗外的所有治疗方法。其目的是使机体结构和功能恢复到正常或接近正常水平。

(一)支持治疗

1.心理支持治疗　感染病患者病初都会不同程度产生自卑、孤独心理和愤恨情绪。舒适的环境,医护人员良好的服务态度、工作作风,并恰当地应用简易心理治疗三原则——倾听、支持、保证,则有助于提高患者战胜疾病的信心。耐心向患者及家属讲解有关感染病的知识,使之明白感染病并不可怕,只要掌握其规律,感染病是完全可以预防的,患病后是可以治愈的。消除患者的自卑和孤独感,正确面对现状,理性接受治疗。

2.生理支持治疗　包括根据各种感染病的不同阶段而采取的合理饮食、补充营养、维持水和电解质平衡、增强患者体质和免疫功能的各项措施。这些措施对增强患者机体的免疫防御功能起重要的作用。

(二)针对危急症状的治疗

针对危急症状的治疗具有减轻患者痛苦,调整各系统功能,保护重要器官,减少机体消耗的作用。必要时,降温措施、脱水疗法、利尿、强心、抗休克、肾上腺糖皮质激素的应用等能使患者度过危险期,促进康复。

(三)康复治疗

某些感染病,如脊髓灰质炎、流行性乙型脑炎和流行性脑脊髓膜炎等可引起一定程度的后遗症,需要采取针灸、理疗等康复治疗措施,以促进机体恢复。

(四)中医中药治疗

中医(traditional Chinese medicine)、中药(Chinese herb medicine)的精华从来都被现代医学所接受,其对调整患者各系统的功能起相当重要的作用。在某些慢性疾病和后遗症治疗中,配合其他治疗措施能取得良好的治疗效果。

第七节　感染病的预防

感染病流行过程必须具备3个基本条件,即感染源、传播途径和人群易感性,三者缺一不可。如果破坏了这些条件,则感染病的流行过程就不能发生。从理论上讲,只需破坏3个基本条件之其一,即可阻止某特定感染病的流行,然而在实际预防工作中,不可能达到理想状态,因此,对于感染病的预防多采取有所偏重的综合措施。

感染病的预防也是感染病学工作者的一项重要任务。作为感染源的感染病患者总是由临床工作者首先发现,因而及时报告和隔离患者就成为临床工作者无可推卸的责任。

一、控制感染源

1.对感染病患者的管理　感染病的报告制度是早期发现、及时控制感染病的重要保证,必须严格遵守相应法律法规(见附录2、附录3)。对患者或疑似病例应早期隔离和及时治疗。

2.对接触者的管理　应分别按具体情况采取检疫措施,密切观察,并适当作药物预防或预防接种。

3.对病原携带者的管理　应尽可能在人群中检出病原携带者,进行治疗、教育、调整工作岗位和随访观察。

4.对动物感染源的管理　如属于经济价值的家禽、家畜,应尽可能加以治疗,必要时宰杀后加以消毒处理;如无经济价值者,则设法消灭。

二、切断传播途径

根据各种感染病的不同传播途径,制订切断不同传播途径的具体措施。对于消化道感染病、虫媒感染病以及许多寄生虫病来说,切断传播途径通常是起主导作用的预防措施。其中,以搞好环境卫生为重点措施。

隔离与消毒是切断传播途径的重要措施(见附录1)。

三、降低人群易感性

1.提高人群非特异性免疫力　提高人群的非特异性免疫力就是提高人群抗感染病的能力,包括提高心理素质和生理素质。具体的措施有加强精神修为,保持良好的心态、情绪;加强营养、坚持身体锻炼等。

2.提高人群特异性免疫力　人群抗某种感染病的能力,最关键的还是对特定病原体的特异性免疫力。提高特异性免疫力的方法有以下两种:

(1)提高人群的主动免疫力:将疫苗、菌苗、类毒素接种于人体,使机体产生对病毒、细菌和毒素的特异性主动免疫力。

(2)提高人群的被动免疫力:注射特异性免疫球蛋白后,可使机体即刻具有特异性免疫力,但持续时间仅2~3周,主要用于治疗某些外毒素引起的疾病(如白喉、破伤风),或与特定感染源接触后的应急预防措施。

（陈艳成）

思考题

1.简述感染病的可预防性。

2.在感染病的治疗中,你认为病原治疗与对症治疗哪一项更重要?

3.谈谈学习感染病学的重要性。

☞　实践一　隔离与消毒

【实践目的和要求】

(1)了解感染科病房的布局。

(2)熟悉感染科病房清洁区、污染区和半污染区的隔离要求。

(3)熟悉医疗废物的分类,了解医疗废物的处置方法。

(4)熟悉穿脱隔离衣的目的、注意事项,能正确穿脱隔离衣。

(5)学会七步洗手法。

【实践方法】

参观、讲授、讨论、观看视频、练习操作。

【实践内容】

(1)参观感染科病房,了解其布局结构及三区两通道的划分。

(2)讲解医疗废物的分类及处置方法。

(3)观看视频:穿脱隔离衣、七步洗手法。

(4)分组练习穿脱隔离衣及七步洗手法。

【考核】

(1)感染科病房三区的概念及划分。

(2)医疗废物的分类。

(3)穿脱隔离衣的目的和注意事项。

(陈艳成)

第二章 病毒感染病

导学

🖊 病毒不具备细胞结构,自身不能进行代谢、复制,其基本结构由蛋白衣壳和核酸组成。每种病毒只含一种核酸类型,即 RNA 或 DNA。

🖊 病毒侵入机体后大致从两个方面导致组织器官损害,病毒复制过程中直接损害和免疫介导的损伤,多以后者为主。

🖊 确诊病毒感染病须有免疫学或病原学依据。

🖊 至今无抗病毒特效药,早期抗病毒治疗也许有些效果。治疗主要为对症处理,不能干预病毒感染的经过,机体获得特异性免疫力后方能清除病毒。

第一节 日本脑炎

日本脑炎(Japanese encephalitis)在我国内地称为流行性乙型脑炎(epidemic encephalitis B),简称乙型脑炎或乙脑,是由乙型脑炎病毒所致的以脑实质炎症为主要病变的中枢神经系统急性感染病。本病经蚊虫传播,好发于儿童,常流行于夏秋季,主要分布于亚洲。临床上以起病急、高热、意识障碍、抽搐、病理反射及脑膜刺激征为特征。病死率高,重症者病后常留有后遗症。

【病原学】

乙型脑炎病毒(encephalitis B virus)简称乙脑病毒。1935 年日本学者首先从脑炎死亡病例脑组织中分离得到,故国际上称为日本脑炎病毒(Japanese encephalitis virus)。乙脑病毒属黄病毒科(Flaviviridae),黄病毒属(Flavivirus)。病毒呈球形,直径 30~40 nm。其核心为单股正链 RNA,基因组全长 10 976 b。病毒最外层的脂质包膜上镶嵌的糖蛋白是病毒表面的重要成分,决定病毒的细胞嗜性与毒力。糖蛋白含中和抗原表位和型特异性抗原表位,并具血凝活性,能凝聚雏鸡、鸽、鹅和绵羊的红细胞。

乙脑病毒的抗原性稳定,较少变异。人和动物感染病毒后,产生血凝抑制抗体(hemagglutination inhibition antibody)、补体结合抗体(complement fixation antibody)、中和抗体

（neutralization antibody）。

乙脑病毒易被常用消毒剂所杀灭，不耐热，56 ℃ 30 min 或 100 ℃ 2 min 即可灭活，对低温和干燥抵抗力较强，用冰冻干燥法在 4 ℃ 冰箱中可保存数年。乙脑病毒为嗜神经病毒，在细胞质内繁殖，能在乳鼠脑组织内传代，也能在鸡胚、猴肾细胞和 Hela 细胞中传代增殖。在蚊体内繁殖的适宜温度为 25~30 ℃。

【流行病学】

1.感染源 乙脑是人畜共患的自然疫源性疾病，人与多种动物均可成为本病的感染源。人感染乙脑病毒后，出现短暂的病毒血症，血中病毒载量低，不是本病的主要感染源。在乙脑流行区，动物中家畜（猪、牛、马、羊、犬等）、家禽（鸡、鸭、鹅）和鸟类均可感染乙脑病毒。猪的感染率高达 100%，加之猪的更新快，且病毒血症时间长、血中病毒数量大，因此，猪是本病的主要感染源。有报道从蝙蝠中分离出乙脑病毒，认为蝙蝠可作为本病的感染源和长期储存宿主。此外，受感染的候鸟、蠛蠓、也是乙脑病毒长期储存宿主。

2.传播途径 乙脑主要通过蚊虫叮咬而传播。库蚊、伊蚊和按蚊的某些种都可传播本病，而三带喙库蚊则是主要传播媒介。蚊虫可携带病毒越冬，并且可经卵传代，故蚊虫不仅为传播媒介，也是长期储存宿主。

3.人群易感性 人对乙脑病毒普遍易感，感染表现多为隐性感染，显性与隐性感染之比为 1∶（300~2 000）。婴儿可从母体获得抗体而得到保护，不是易感人群。感染后可获得较持久的免疫力。

4.流行特征

（1）地区性：本病流行于亚热带和温带地区，我国除东北北部、青海、新疆及西藏外均有本病流行，农村发病率高于城市。

（2）季节性：乙脑在有严格季节性的亚热带和温带地区，主要发生在夏秋季，80%~90% 的病例集中在 7、8、9 月，而在热带地区全年均可发生，这主要与蚊虫活动相关。

（3）散发性：乙脑的发病率为 2/10 万 ~10/10 万，近年来随着疫苗的广泛接种，其发病率已逐年下降。本病呈高度散发性，家庭成员中很少有多人同时发病。

（4）好发年龄：发病群体主要集中在 10 岁以下儿童，以 2~6 岁儿童发病率最高。近年来，由于儿童和青少年广泛接种乙脑疫苗，发病率明显下降，成人和老年人的发病率则相对增加。

【发病机制与病理】

（一）发病机制

乙脑病毒经由蚊虫叮咬进入机体内，先在单核-吞噬细胞系统内繁殖，随后进入血液循环，引起病毒血症。机体免疫力较强时，病毒不能侵入中枢神经系统，只表现为隐性感染或临床轻型，并可获得终身免疫力。当机体免疫力较弱时，而感染的病毒数量大及毒力强，则病毒可通过血脑屏障侵入中枢神经系统，引起广泛病变。脑囊虫病、癫痫、脑外伤和脑血管等可使血脑屏障功能降低，使病毒更易侵入中枢神经系统。

乙脑的神经组织病变有病毒直接作用和免疫损伤两个方面，后者被认为是主要损伤机制。细胞凋亡现象是乙脑病毒导致神经细胞死亡的普遍机制。此外在脑炎发病时，神经组织中大量一氧化氮（NO）产生所诱发的脂质过氧化是引起脑组织损伤的一个重要因素。

（二）病理

乙脑的病变范围较广,脑和脊髓均可受累,但以大脑皮质、丘脑和中脑最为严重,脊髓的病变最轻。肉眼可见软脑膜充血、水肿、出血,严重者脑实质可出现大小不等的神经细胞坏死软化灶。镜下可见下列病理改变:

（1）血管病变:血管高度扩张充血,血流停滞及血管周围环状出血。血管周围间隙增宽,有淋巴细胞为主的炎性细胞浸润,形成所谓的"血管套"。

（2）神经细胞变性、坏死:神经细胞肿胀、变性、坏死,软化灶形成。软化灶表现为分布广泛的质地疏松的筛网状病灶,称为筛状软化灶。在变性、坏死的神经细胞周围,常有增生的少突胶质细胞围绕,为神经细胞卫星现象（satellitosis）;小胶质细胞、中性粒细胞侵入神经细胞内,为噬神经细胞现象（neuronophagia）。

（3）胶质细胞增生:小胶质细胞增生明显,呈弥漫性或灶性分布。如增生的胶质细胞聚集成群,则形成胶质小结。这些小结多位于小血管旁或坏死的神经细胞附近。

【临床表现】

潜伏期为 4~21 天,一般 10~14 天。

1.典型的临床表现　典型的临床表现可分为以下 3 期:

（1）初期:病初 1~3 天。起病急,体温在 1~2 天内上升至 39~40 ℃,伴有头痛、食欲差、恶心、呕吐、精神倦怠和嗜睡,小儿可有上呼吸道或胃肠道症状。

（2）极期:病程的第 4~10 天。初期症状逐渐加重,突出表现为脑实质损害的症状。①高热:体温高达 40 ℃,一般持续 7~10 天,轻者 3~4 天,重型者可达 3 周以上。热度越高,热程越长,则病情越重。②意识障碍:发生率为 50%～94%。为本病的主要表现,表现为嗜睡、昏睡、昏迷等。最早可发生于第 1~2 天,多见于第 3~8 天,通常持续 1 周左右,重型者可长达 1 个月以上。嗜睡具有早期诊断意义,是大脑皮质、丘脑、脑干网状结构功能障碍所致。昏迷越早、越深、越长,病情越重。③惊厥或抽搐:发生率为 40%～60%。多见于病程第 2~5 天,是病情严重的表现,由于高热、脑实质炎症及脑水肿等引起。先出现面部、眼肌、口唇的小抽搐,后肢体抽搐、强直性痉挛,可发生于单肢或双肢,重者可发生全身强直性痉挛,历时数分至数十分钟不等,均伴有意识障碍。频繁或长时间抽搐可导致发绀、脑缺氧和脑水肿,甚至呼吸暂停。④呼吸衰竭:发生率为 15%～40%,主要为中枢性呼吸衰竭,多见于重型患者。常因脑实质炎症、缺氧、脑水肿、颅内高压、脑疝和低血钠脑病等所致,尤其是延髓呼吸中枢病变为主要原因。表现为呼吸节律不齐及幅度不均,如呼吸表浅、双吸气、点头呼吸、叹息样呼吸、呼吸暂停、潮式呼吸、抽泣样呼吸等,最后呼吸停止。也可伴有周围性呼吸衰竭,常由脊髓病变导致呼吸肌瘫痪,或因呼吸道痰液阻塞及肺炎所致。⑤颅内高压:发生率为 25%～63%。主要表现为剧烈头痛、频繁呕吐、视神经乳头水肿,血压升高、脉搏变慢、四肢肌张力增高等。婴幼儿有前囟隆起。出现脑疝则有瞳孔散大,上眼睑下垂、眼球外斜,病变对侧肢体的肌力减弱或麻痹等症状（颞叶钩回疝）;或极度烦躁、面色苍白、深昏迷、眼球固定、瞳孔扩大、对光反射消失,呼吸骤停而死亡（枕骨大孔疝）。⑥其他神经系统表现:多在病程 10 天内出现。常有:a.反射改变:浅反射（腹壁反射、提睾反射等）减弱或消失,深反射（跟腱反射、肱二头肌和肱三头肌反射等）一般先亢进后消失,变化迅速;b.锥体束征:可有肌颤、肢体瘫痪,病理反射阳性;c.脑膜刺激征:以较大儿童及成人为多见,可有颈项强直,克氏征、布氏征阳性;d.其他:痉挛性瘫痪部分患者有延髓麻痹的表现,如痰鸣、吞咽困难、语音障碍等;大脑半球损害表现为去大脑强直;丘脑下部受损则出现体温调节障碍,如超高热;各种震颤、不随意运动、大小便失禁、尿潴留和瘫痪较多见重型脑炎的患者。

大多数患者在病程第8~10天体温开始下降,病情逐渐改善,进入恢复期。

高热、抽搐和呼吸衰竭是乙脑极期的严重表现,三者互相影响,呼吸衰竭为引起死亡的主要原因。乙脑发生循环衰竭少见。

(3)恢复期:患者体温逐渐下降,多在2~5天内降至正常,神志逐渐清醒,语言、意识及各种神经反射日趋好转,一般患者于2周左右可完全恢复。

重型患者在恢复期后可有神志迟钝、多汗、失眠、痴呆、失语、流涎、吞咽困难、颜面瘫痪、四肢强直性瘫痪或不自主运动等暂时后遗症,经积极治疗大多数患者6个月内恢复。如半年后精神神经症状仍不能恢复,则为后遗症。主要有失语、肢体瘫痪、意识障碍、痴呆及精神失常等,经积极治疗后仍可有不同程度的恢复,但癫痫不能。

2.临床分型 根据病情轻重,临床上可分为以下4型:

(1)轻型:发热在38~39 ℃,神志清楚,可有轻度嗜睡,无抽搐,脑膜刺激征不明显。病程5~7天。

(2)普通型:体温在39~40 ℃,有意识障碍如昏睡或浅昏迷,脑膜刺激征明显,偶有抽搐,病理反射可阳性。病程7~14天,多无恢复期症状。

(3)重型:发热持续在40 ℃以上,昏迷,反复或持续抽搐,瞳孔缩小,浅反射消失,深反射先亢进后消失,病理反射征阳性。

(4)极重型(暴发型):起病急骤,体温于1~2天内升至40 ℃以上,反复或持续强直性抽搐,伴深度昏迷,迅速出现中枢性呼吸衰竭及脑疝,病死率高,多在极期中死亡,幸存者常留有严重后遗症。

【并发症】

并发症发生率约10%,以支气管肺炎最为常见,其次为肺不张、败血症、尿路感染、压疮、口腔炎及应激性胃黏膜病变所致的上消化道大出血。

【辅助检查】

1.血常规 大多数病例白细胞总数增高,一般在(10~20)×10⁹/L,中性粒细胞在80%以上。

2.脑脊液 外观无色透明或微浑浊,压力增高,白细胞计数大多在(50~500)×10⁶/L,少数可高达1 000×10⁶/L以上。分类早期以中性粒细胞为主,随后则淋巴细胞增多。蛋白轻度增高,糖正常或偏高,氯化物正常。少数患者在病初脑脊液检查无异常。

3.血清学检查

(1)特异性 IgM 抗体测定:该抗体在病后3~4天即可出现,脑脊液中最早在病程第2天即可检测到,2周时达高峰,抗体水平可维持1年以上,可作为早期诊断指标。检测的方法有酶联免疫吸附试验(ELISA)、间接免疫荧光法等。

(2)补体结合试验:补体结合抗体为IgG抗体,具有较高的特异性,多在发病后2周出现,不能用于早期诊断,主要用于回顾性诊断或流行病学调查。

(3)其他抗体的检测:血凝抑制试验、中和试验均能检测到相应的特异性抗体,主要用于乙脑的流行病学调查。

4.病毒分离　乙脑病毒主要存在于脑组织中,血及脑脊液中不易分离出病毒,在病程第 1 周内死亡病例的脑组织中可分离到病毒。

【诊断与鉴别诊断】

1.诊断　诊断依据主要依靠流行病学资料、临床特点,结合辅助检查进行诊断。

(1)流行病学资料:严格季节性(夏秋季),多在 7、8、9 月发病,10 岁以下儿童多见,但近年来成人患者有相对增加趋势。

(2)临床表现:起病急,有高热、头痛、呕吐,意识障碍,抽搐,病理反射及脑膜刺激征阳性等。

(3)辅助检查:白细胞总数及中性粒细胞增高;脑脊液检查结果提示中枢神经系统病毒感染:细胞增多,压力和蛋白增高,糖、氯化物正常;血清学检查,尤其是特异性 IgM 抗体测定可助确诊。补体结合试验双份血清抗体效价呈 4 倍升高者,有助于回顾性诊断。

2.鉴别诊断

(1)中毒型菌痢:多见于夏秋季,且 10 岁以下儿童的发病率高,故需与乙脑相鉴别。中毒型菌痢起病较乙脑更急,常于发病 24 h 内出现高热、抽搐、昏迷,并有中毒性休克表现,一般无脑膜刺激征,脑脊液多正常。做肛拭或生理盐水灌肠镜检粪便可见脓细胞、白细胞及少量巨噬细胞。

(2)化脓性脑膜炎:中枢神经系统表现与乙脑相似,但多以脑膜炎的表现为主,脑实质病变的表现不突出,脑脊液呈中枢神经系统化脓性感染改变,涂片和培养可找到细菌。其中流脑多见于冬春季,大多有皮肤黏膜瘀点、瘀斑,其他细菌所致者多有原发病灶。

(3)结核性脑膜炎:无季节性。常有结核病史或结核病接触史,起病较缓,病程长,脑膜刺激征较明显,而脑实质病变表现较轻。脑脊液蛋白明显增高,氯化物和糖均降低,其薄膜涂片或培养可检出结核分枝杆菌,结核菌素试验可阳性。X 线胸片和眼底检查可以发现结核病灶。

病例讨论

　　患儿,男性,6 岁,突起高热 3 天伴抽搐、意识障碍 1 天于 8 月 12 日入院,既往病史不详。体检:T 40.3 ℃,Bp 150/90 mmHg,P 107 次/min,R 32 次/min,昏迷状态,全身皮肤未见皮疹,两侧瞳孔不等大,左侧 3 mm,右侧 4 mm,对光反射迟钝,颈可疑抵抗,双肺可闻及痰鸣音,肝脾未扪及,Kernig 征阳性,双侧 Babinski 征(+),外周血象 WBC $20.5×10^9$/L,N 86%。请讨论:

　　1.试述初步诊断及其依据。

　　2.需进一步做哪些检查?

【治疗】

目前,尚无特效的抗病毒治疗药物,病程早期可使用利巴韦林、干扰素等。应采取积极的对症治疗。重点处理好高热、抽搐、呼吸衰竭等危重症状,降低病死率和减少后遗症的发生。维持体内水和电解质的平衡,密切观察患者病情变化。

1.支持治疗　病室温度控制在 30 ℃以下。良好的护理是减少并发症、降低病死率和后遗症的重要环节。护理应注意患者的体温、神志、血压、呼吸、瞳孔及肌张力的变化。因此,对昏迷患者应注意口腔和皮肤清洁,定时翻身、侧卧、拍背、吸痰,以防止肺部感染和压疮的发生。昏迷、抽搐患者应设护栏以防坠床。应及时补充营养及热量,注意水和电解质的平衡,重症患者应补充足量液体,但不宜过多,以免加重脑水肿。一般成人每天补液 1 500~2 000 mL,幼儿每天 50~80 mL/kg,并注意补充钾盐,纠正酸中毒。昏迷者可采用鼻饲。

2.针对危急症状的治疗　及时控制高热、抽搐及呼吸衰竭是抢救乙脑患者的关键。

(1)高热的处理:应采取综合治疗措施,以物理降温为主,药物降温为辅,同时降低室温,使肛温保持在 38 ℃左右。①物理降温:包括冰敷额部、枕部和体表大血管部位(如腋下、颈部、腹股沟),用 30%~50%酒精或温水擦浴,冷盐水灌肠等。降温不宜过快、过猛,禁用冰水擦浴,以免引起寒战和虚脱。②药物降温:幼儿、年老体弱者可用 50%安乃近滴鼻,也可口服少量阿司匹林或吲哚美辛等,应防止用药过量致大量出汗而引起循环衰竭。③亚冬眠疗法:持续高热伴反复抽搐者可用亚冬眠疗法,以氯丙嗪和异丙嗪每次各 0.5~1 mg/kg 肌注,每 4~6 h 1 次,疗程一般为 3~5 天。因为该类药物具有降温、镇静、止痉作用。但可抑制呼吸中枢及咳嗽反射,故用药过程中应保持呼吸道通畅,密切观察脉搏、呼吸、血压的变化。

(2)抽搐的处理:立即镇静解痉后去除病因。①镇静解痉:首选的镇静剂为地西泮,成人每次 10~20 mg,幼儿每次 0.1~0.3 mg/kg(每次不超过 10 mg),肌注或缓慢静脉注射;还可用水合氯醛鼻饲或灌肠,成人每次 1~2 g,幼儿每次 60~80 mg/kg(每次不超过 1 g);巴比妥钠可用于预防抽搐,成人每次 0.1~0.2 g,幼儿每次 5~8 mg/kg;也可采用亚冬眠疗法。②去除病因:a.因高热所致者,以降温为主。b.因脑水肿所致者,以脱水治疗为主,可用 20%甘露醇静脉滴注或推注(20~30 min 内),每次 1~2 g/kg,根据病情可每 4~6 h 重复使用,也可加用呋塞米、50%葡萄糖、肾上腺糖皮质激素静脉注射。c.如因呼吸道分泌物堵塞致脑细胞缺氧者,应吸痰、给氧为主,保持呼吸道通畅,必要时气管切开,加压呼吸。

(3)呼吸衰竭的处理:①减轻脑水肿:因脑水肿所致者应加强脱水治疗,吸氧。②改善微循环,使用血管扩张剂可解除脑血管痉挛、改善脑微循环、减轻脑水肿和兴奋呼吸中枢。可用山莨菪碱(654-2),成人每次 20 mg,幼儿每次 0.5~1 mg/kg,或东莨菪碱,成人每次 0.3~0.5 mg,幼儿每次 0.02~0.03 mg/kg;加入葡萄糖液中静脉注射,10~30 min 重复 1 次,一般用 1~5天;此外,还可使用阿托品、酚妥拉明等。③保持呼吸道通畅:应定时吸痰、翻身拍背,必要时可用化痰药物(α-糜蛋白酶、沐舒坦等)和肾上腺糖皮质激素雾化吸入,伴有支气管痉挛,可用0.25%~0.5%异丙肾上腺素雾化吸入,并可适当加入抗生素防治细菌感染。④人工呼吸器的使用:呼吸道阻塞、突发呼吸停止等,可采用气管插管或气管切开建立人工气道。人工呼吸器是维持有效呼吸功能,保证呼吸衰竭抢救成功,减少后遗症的重要措施之一。⑤应用中枢呼吸兴奋剂:首选洛贝林(山梗菜碱),成人每次 3~6 mg,幼儿每次 0.15~0.2 mg/kg,肌注或静脉滴注;也可选用尼可刹米(可拉明),成人每次 0.375~0.75 g,幼儿每次 5~10 mg/kg,肌注或静脉滴注;二甲弗林(回苏林)等可交替或联合使用。纳洛酮是特异性的吗啡受体拮抗剂,可增加呼吸频率,早期静脉注射 0.4~0.8 mg(成人与儿童剂量相同)。

(4)循环衰竭的处理:根据情况补充血容量,并维持水及电解质的平衡。应用升压药物、强心苷、利尿药等。

(5)肾上腺糖皮质激素的应用:临床上对重型患者采用大剂量的突击疗法,可早期、短程应用。

3.中医中药治疗　乙脑相当于"暑瘟""暑厥"等症范畴。轻型者病在卫气,可用银翘散加减;其他各型多属气营,可用石膏汤及清营白虎汤加减。

4.后遗症治疗·对后遗症的治疗,信心是前提。应注意营养及加强护理,防止肺炎、压疮和继发感染的发生;有后遗症者,可进行语言、智力、吞咽和肢体的功能锻炼,还可结合理疗、针灸、推拿按摩、高压氧、中药等治疗。

【预后】

病死率 10% 左右,其中 70% 发生在病程第 1 周,20% 在第 2 周。死因主要是中枢性呼吸衰竭。约 30% 病例遗留不同程度的后遗症。轻型和普通型大多可顺利恢复;重型和暴发型患者 20%~50% 死亡。

【预防】

乙脑的预防应采取以防蚊、灭蚊及预防接种为主的综合性预防措施。

1.控制感染源　及时隔离和治疗患者,隔离至体温正常。但主要的感染源是家畜、家禽,尤其是未经过流行季节的幼猪,故应搞好饲养场所的环境卫生,人、畜居住地分开;流行季节前给猪进行疫苗接种,减少猪群的病毒血症,从而能有效控制人群中乙脑的流行。

2.切断传播途径　防蚊和灭蚊是预防乙脑病毒传播的重要措施。搞好环境卫生,应消灭蚊虫孳生地,灭越冬蚊和早春蚊,可早期彻底消灭幼蚊。减少人群感染机会,流行季节采用蚊帐、蚊香,纱窗、涂擦驱蚊剂等防蚊措施。

3.降低人群易感性　预防接种是降低人群易感性的根本措施。主要通过乙脑疫苗的预防接种提高人群的特异性免疫力。目前我国使用的是地鼠肾细胞灭活疫苗和地鼠肾细胞减毒活疫苗。其接种后抗体阳性率达 85%~100%,保护率可达 60%~90%。接种对象为从非流行区进入流行区的人员和 10 岁以下的儿童,一般接种 2 次,间隔 7~10 天,第二年加强注射 1 次,连续 3 次加强后不必再注射,可获得较持久的免疫力。疫苗接种应在流行前 1 个月完成。接种时应注意不能与伤寒、副伤寒甲、乙、丙三联菌苗同时注射,以免引起过敏反应;有中枢神经系统疾病和慢性酒精中毒者禁用。

(陈艳成　张　敏)

第二节　登革热

登革热(dengue fever)俗称断骨热(breakbone fever),是由登革病毒(dengue virus)引起的由伊蚊传播的急性感染病。其临床特点为突起发热,全身肌肉、骨、关节痛,极度疲乏,皮疹,淋巴结肿大及白细胞减少等。严重病例可出现脑膜脑炎、失血性休克等,病死率高。主要流行于热带及亚热带,在世界各地曾多次发生地区性流行。

【病原学】

登革病毒归为黄病毒科(Flaviviridae)中的黄病毒属(*Flavivirus*)。病毒颗粒呈哑铃状、棒状或球形。直径 40~50 nm。基因组为单股正链 RNA,长约 11 kb,编码 3 个结构蛋白和 7 个非结构蛋白,基因组与核心蛋白一起装配成 20 面对称体的核衣壳。外层为脂蛋白组成的包膜,包膜含有型和群特异性抗原。

根据抗原性的差异,登革病毒可分为 4 个血清型,各型之间及与乙脑病毒之间有部分交叉免疫反应。

初次感染者自病程第 4~5 天出现血凝抑制抗体(hemagglutination-inhibition antibody),于 2~4 周达到高峰,低滴度可长期存在;第 8~10 天出现中和抗体,2 个月达到高峰,低滴度维持数年以上;第 2 周出现补体结合抗体,于 1~2 个月达到高峰,3 个月后降至较低水平,维持时间较短。

登革病毒不耐热,60 ℃ 30 min 或 100 ℃ 2 min 即可灭活,但耐低温,在人血清中保存于 -20 ℃ 可存活 5 年,-70 ℃ 可存活 8 年以上。登革病毒对酸、乙醚、紫外线、0.65% 甲醛敏感。

【流行病学】

1.感染源　患者和隐性感染者是主要感染源。患者在潜伏期末及发热期内有传染性,主要局限于发病前 6~18 h 至发病后第 3 天,少数患者在病程第 6 天仍可在血液中分离出病毒。在流行期间,轻型患者和隐性感染者占大多数,可能是更重要的感染源。本病尚未发现慢性患者及病毒携带者。

2.传播途径　主要通过蚊虫叮咬而传播,其传播媒介主要是埃及伊蚊及白纹伊蚊。在东南亚及我国海南省,以埃及伊蚊为主;而在太平洋岛屿和我国广东、广西,则以白纹伊蚊为主。伊蚊吸入带病毒的血液后,病毒在唾液腺及神经细胞内复制,吸血后 10 天伊蚊即有传播能力,传染期可长达 174 天。在非流行期间,伊蚊可能是病毒的储存宿主。

3.人群易感性　在新流行区,人群普遍易感,但发病以成人为主。在地方性流行区,发病以儿童为主。感染后对同型病毒可获得较为持久的免疫力,并可维持多年,对异型病毒也有一年以上的免疫力。对其他黄病毒属成员,如乙脑病毒和圣路易脑炎病毒,也有一定的交叉免疫力。

4.流行特征

(1)地区性:登革热主要在北纬 25° 到南纬 25° 的热带及亚热带地区流行,特别是在东南亚、太平洋岛屿及加勒比海地区。在我国主要分布于海南、台湾、香港、澳门、广东、广西等地。常先流行于城镇,再向农村蔓延。近年来,由于全球气候变暖和国际人口大量流动等原因,登革热流行范围有不断扩大的趋势。

(2)季节性:因本病流行与伊蚊滋生有关,故主要发生于夏秋雨季。在广东省为 5—11 月,海南省为 3—12 月。

(3)周期性:在地方性流行区有隔年发病率升高的趋势,但近年流行周期常不规则。

【发病机制与病理】

1.发病机制　登革病毒通过伊蚊叮咬进入人体,在毛细血管内皮细胞和单核-吞噬细胞系统内增殖后进入血液循环,形成第一次病毒血症。然后再定位于单核-吞噬细胞系统和淋巴组织中复制,再次释放入血形成第二次病毒血症,并引起临床症状。机体产生的抗登革病毒抗体与登革病毒形成免疫复合物,激活补体系统,使血管通透性增加;同时,还抑制骨髓中的白细胞及血小板系统,导致白细胞、血小板减少及出血倾向。

2.病理改变　肝、肾、心和脑的退行性变;心内膜、心包、胸膜、胃肠黏膜、肌肉、皮肤及中枢神经系统不同程度的出血;皮疹内小血管内皮细胞肿胀,血管周围水肿,单核细胞浸润。脑型患者可见蛛网膜下腔灶性出血,脑实质灶性出血、脑水肿及脑软化。重症患者可有肝小叶中央灶性坏死及淤胆、小叶性肺炎、肺小脓肿形成等。

【临床表现】

潜伏期 3~15 天,平均 5~8 天。

感染登革病毒后,可导致隐性感染、登革热、登革出血热,其中登革出血热在我国少见。临床上将登革热分为典型、轻型及重型 3 型:

1.典型登革热

(1)发热等中毒症状:成人病例通常起病急骤,畏寒、高热,24 h 内体温可达 40 ℃,持续 5~7 天骤退至正常。部分病例发热 3~5 天后体温降至正常,1 天后再度上升,称为双峰热或马鞍热(saddle fever)。发热时伴头痛、眼球后痛,骨骼、肌肉、关节疼痛,极度乏力,可有恶心、呕吐、腹痛、腹泻或便秘等胃肠道症状。脉搏在发病早期加速,后期可有相对缓脉。早期体征有面色潮红,结膜充血及浅表淋巴结肿大。常因显著衰弱需数周后才能完全恢复。儿童患者起病较缓,体温较低,毒血症较轻,恢复较快。

(2)皮疹:于病程第 3~6 天出现,多为斑丘疹或麻疹样皮疹,也有猩红热样疹、红斑疹及出血点等,可同时有两种以上皮疹。皮疹分布于全身,多有痒感,大部分不脱屑,持续 3~4 天消退。

(3)出血:25%~50%患者有不同程度的出血,如牙龈出血、鼻出血、呕血或黑便、皮下出血、咯血、血尿、阴道出血、腹腔或胸腔出血等,出血多发生在病程的第 5~8 天。

(4)其他:约 1/4 的患者有肝大,个别患者有黄疸,脾大少见。

2.轻型登革热 临床表现较典型登革热轻,表现为:发热较低,全身疼痛较轻、皮疹稀少或不出疹,无出血倾向,浅表淋巴结常肿大,病程 1~4 天。流行期间此型病例很多,因其临床表现类似流行性感冒或不易鉴别的短期发热而常被忽视。

3.重型登革热 早期表现类似典型登革热,但发热 3~5 天后病情突然加重。表现为脑膜脑炎,出现剧烈头痛、呕吐、抽搐、狂躁、谵妄、昏迷、大汗、血压骤降、颈强直、瞳孔缩小等。有些患者表现为消化道大出血和失血性休克。此型病情凶险,进展迅速,多于 24 h 内死于中枢性呼吸衰竭或失血性休克。本型罕见,但病死率很高。它不符合登革出血热的诊断标准,故命名为重型登革热。

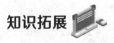知识拓展

登革出血热

登革出血热起病类似典型登革热,发热 2~5 天后病情突然加重,多器官较大量出血和休克,血液浓缩,血小板减少,白细胞增多,肝大。多见于儿童,病死率高。

1950 年在泰国首先发现登革出血热,以后在东南亚、太平洋岛屿及加勒比海地区相继发生本病流行。

登革出血热诊断标准:有典型登革热临床表现;多器官较大量出血;肝大。具备其中 2~3 项,同时血小板在 $100×10^9$/L 以下,血细胞容积增加 20%以上者,为登革出血热。同时伴有休克者,为登革休克综合征。

【并发症】

以急性血管内溶血最为常见,发生率约为1%,多见于葡萄糖-6-磷酸脱氢酶(G-6-PD)缺乏的患者。其他并发症包括精神异常、心肌炎、尿毒症、肝肾综合征、急性脊髓炎、吉兰-巴雷综合征(Guillain-Barre syndrome)及眼部病变等。

【辅助检查】

1.常规检查　白细胞总数减少,发病第2天开始下降,第4~5天降至最低点,可低至$2×10^9$/L,分类中性粒细胞减少。1/4~3/4病例血小板减少。部分病例有蛋白尿及红细胞尿。约半数病例有轻度丙氨酸转氨酶(ALT)升高。

2.脑脊液检查　脑型病例脑脊液压力升高,白细胞和蛋白质正常或稍有增加,糖和氯化物正常。

3.免疫学检查　单份血清补体结合试验效价达到1:32以上,红细胞凝集抑制试验效价超过1:1 280有诊断意义。双份血清抗体效价4倍以上增长可以确诊。用IgM抗体捕捉ELISA法检测特异性IgM抗体有助于早期诊断。

4.病毒分离　将急性期患者血清接种于乳鼠脑内或白纹伊蚊胸肌细胞C6/36细胞系可分离病毒。以C6/36细胞系常用,其分离阳性率为20%~65%。

5.逆转录聚合酶链反应　逆转录聚合酶链反应(RT-PCR)敏感性高于病毒分离,可用于早期快速诊断及血清型鉴定,技术要求较高。

【诊断与鉴别诊断】

依据流行病学资料(如夏秋季节在登革热流行区内出现大量高热病例)、临床特征(急起高热、皮疹、骨、关节及肌肉疼痛、淋巴结肿大、出血等)及辅助检查可作出诊断。确诊有赖于病毒分离及免疫学检查。

本病尚需与流行性感冒、麻疹、猩红热、流行性出血热、钩端螺旋体病等疾病相鉴别。

病例讨论

患者,女性,37岁,湖北省荆州市人,8月11日入院。因发热伴皮疹、双下肢骨、关节疼痛3天入院。7天前在海南旅游。体检:T 39.3 ℃,皮肤有散在分布的斑丘疹,伴有痒感,浅表淋巴结未触及。肝肋下仅及,脾未触及。周围血液白细胞数为$3.8×10^9$/L,红细胞为$4.5×10^{12}$/L,血小板为$7.8×10^9$/L,ALT 300 U/L,请讨论:

1.本例初步诊断是什么?

2.为明确诊断,还需做哪些辅助检查?

【治疗】

无特殊治疗药物,主要采取支持及对症治疗。

1.一般治疗　急性期应卧床休息,流质饮食。重型病例应加强护理,注意口腔及皮肤清洁,保持大便通畅。

2.对症治疗

(1)物理降温:高热时先用物理降温,慎用止痛退热药物,以防在G-6-PD缺乏患者中诱发急性血管内溶血。高热不退及毒血症状严重者,可短期使用小剂量肾上腺糖皮质激素,如口服泼尼松 5 mg,每天 3 次。

（2）恰当补液:有大量出汗、呕吐或腹泻而致脱水者,应及时口服补液,非必要时不滥用静脉补液,以免诱发脑水肿。

（3）应用止血药物:有出血倾向者,可选用卡巴克络、酚磺乙胺、维生素 C 及维生素 K 等止血药;出血量大时,可输新鲜全血或血小板;严重上消化道出血者,可口服冰盐水或去甲肾上腺素,静脉给予奥美拉唑。

（4）防治脑水肿:脑型病例应及时应用 20% 甘露醇 250~500 mL 快速静脉滴注或静脉注射脱水,同时静脉滴注地塞米松。呼吸中枢受抑制者应及时使用人工呼吸器。

【预后】

本病预后良好,病死率 3/10 000,主要死因为中枢性呼吸衰竭。

【预防】

1.控制感染源 地方性流行区或可能流行地区要做好登革热疫情监测预报工作。早发现,早诊断,及时治疗。患者应隔离在有防蚊设备的病室内至体温正常后 3 日,同时尽快进行特异性实验室检查,识别轻型患者。加强国境卫生检疫。

2.切断传播途径 防蚊灭蚊是预防本病的根本措施。改善卫生环境,消灭伊蚊滋生。喷洒或施用对人无毒的杀虫剂消灭成蚊。

3.降低人群易感性 疫苗预防接种处于研究试验阶段,尚未能推广应用。

（陈艳成）

第三节 脊髓灰质炎

脊髓灰质炎(poliomyelitis)是由脊髓灰质炎病毒(Poliovirus)所致的一种急性感染病。病毒主要损害脊髓前角运动神经细胞,临床表现以发热、上呼吸道症状、肢体疼痛为特征,部分病例可出现弛缓性神经麻痹。易发于 5 岁以下儿童,故俗称小儿麻痹症。

【病原学】

脊髓灰质炎病毒属于小核糖核酸病毒科(Picornaviridae),肠道病毒属(Enterovirus),呈球形,直径为 27~30 nm,含 60 个壳微粒,无包膜,核心含单正链 RNA,基因组长约 7.4 kb。按其抗原性的不同,可分为 I、II、III 型血清型,各型间很少有交叉免疫。本病毒对人、猴及猩猩均致病,可用人胚肾、人胚肺、猴肾、Hela、Vero 等多种细胞培养来分离病毒及制备疫苗。

脊髓灰质炎病毒在体外环境中生存力较强,在水中、粪便和牛奶中可存活数月,低温(-70 ℃)可保存活力达 8 年,在酸性环境中较稳定,不易被胃酸和胆汁灭活。各种氧化剂,如过氧化氢溶液、含氯石灰、高锰酸钾等,均能使之灭活。对紫外线、热、干燥均敏感,加热至56 ℃以上可使病毒灭活。

【流行病学】

1.感染源 人是脊髓灰质炎病毒的唯一自然宿主,隐性感染者和轻症瘫痪型患者是本病的主要感染源,瘫痪型在传播上意义不大。

2.传播途径　粪-口途径是本病的主要传播方式。感染初期鼻咽分泌物存在病毒,可通过空气飞沫传播,但为时短暂。粪便排出病毒量多且时间长,通过污染食物、水、用具、玩具、手等传播。此外,口服的减毒活疫苗在通过粪便排出体外后,在体外环境中有可能恢复毒力,从而感染其他易感者,导致疫苗相关麻痹型脊髓灰质炎(vaccine-associated paralytic poliomyelitis, VAPP)。

3.人群易感性　人群普遍易感,感染后获得持久免疫力,其具有型特异性。新生儿自母体获得的免疫力至生后3~4个月降至最低水平,5岁以上儿童及成人大多通过隐性感染或服用疫苗而获得免疫。

4.流行特征　本病遍及全球,可散发或流行。在热带及亚热带地区发病率无明显季节性差异,但在温带地区则夏秋季发病率显著高于冬春季。发病年龄以6个月至5岁发病率最高,占90%以上。在应用减毒活疫苗的地区,发病率显著下降。

【发病机制与病理】

(一)发病机制

脊髓灰质炎病毒经口咽及消化道侵入人体后,先在鼻咽部及胃肠道淋巴组织内繁殖,如机体产生足量特异性抗体,病毒被清除,不出现症状或仅有轻微不适,表现为隐性感染。如果机体免疫应答未能将局部病毒清除,病毒可经淋巴途径进入血液循环,形成病毒血症,可侵犯消化道、呼吸道、心、肾等非神经组织。如果此时机体产生的特异性抗体足以将病毒中和,则疾病到此停止,形成顿挫型,而不发生神经系统症状。如果机体免疫力不强,感染的病毒量多,毒力大,则病毒可通过血脑屏障,侵入中枢神经系统,引起脊髓灰质炎,轻者不引起瘫痪(无瘫痪型),病变重者可引起瘫痪(瘫痪型)。也可引起脑炎或脑膜炎,但病变很少累及感觉神经,在此期间,一些因素如劳累、感染、受寒、外伤、预防接种和怀孕等都可促进瘫痪的发生。

(二)病理解剖

脊髓灰质炎病毒为嗜神经病毒,引起中枢神经系统广泛病理损害。病变可累及脊髓前角、延髓、脑桥和中脑,而以脊髓损害为主,其大部分脑干及脑神经核都可受损,以网状结构、前庭核及小脑盖核的病变为多见,大脑皮质很少出现病变。偶见交感神经节及周围神经节病变。脊髓病变以前角运动神经元最显著。特别是脊髓颈段及腰段的前角灰白质细胞损害较多,故临床上可见四肢瘫痪。

早期镜检可见神经细胞胞浆内染色体溶解,尼氏小体(Nissl's bodies)消失,出现嗜酸性包涵体,伴有周围组织充血、水肿和血管周围细胞浸润。病变轻者,在恢复期水肿和炎症消退,神经细胞功能逐渐恢复。病变严重者细胞核浓缩,细胞坏死,最后为吞噬细胞所清除。瘫痪主要由神经细胞不可逆性严重病变所致。临床上是否瘫痪、瘫痪轻重及其恢复程度主要由神经细胞病变的程度和部位决定,并非所有受累神经元都坏死,部分非坏死性损伤是可逆性的。

【临床表现】

潜伏期一般为9~12天(5~35天)。临床上可出现多种类型,90%以上为隐性感染,表现为无症状或轻型,仅可从粪便或鼻咽部分泌物中分离出病毒;4%~8%为顿挫型,通常无特异性临床表现,一般不伴神经系统症状体征;1%~2%为瘫痪型。

瘫痪型是本病典型表现,可分为以下5期:

1.前驱期　主要表现为呼吸道症状或消化道症状。如有发热(2~3天)、头痛、乏力,咽喉肿痛,或纳差、恶心、腹痛等。症状多轻微,一般持续1~4天。

2.瘫痪前期 可从前驱期直接发展至本期,也可在症状消失后1~6天出现体温再次上升。体检可有颈抵抗或克氏(Kernig)征、布氏(Brudzinski)征阳性,同时伴有头痛、呕吐、烦躁不安或嗜睡、皮肤感觉过敏、肢体强直灼痛。三脚架征,即患儿坐起时因颈背肌痛、强直,不能屈曲,坐起时需双手后撑床上而呈"三脚架"样。吻膝试验阳性,当患者坐起后不能自如地弯颈而使下颌抵膝。可伴自主神经功能紊乱而出现面色潮红、多汗、尿潴留等表现。腱反射开始大多正常或活跃,后期可减弱或消失。

3.瘫痪期 通常于起病后3~10天,体温开始下降时出现肢体瘫痪,瘫痪前可有肌力减弱,伴腱反射减弱或消失,并逐渐加重。多数患者体温下降后瘫痪就停止发展。根据病变部位可分以下4型:

(1)脊髓型:最常见。表现为不对称弛缓性瘫痪,肌张力减退,腱反射消失,因病变多在颈、腰部脊髓,故四肢瘫痪,尤以下肢多见。近端大肌群较远端小肌群瘫痪出现早且重。影响躯干肌群时头不能直立,颈背无力,不能坐起和翻身。影响呼吸肌(膈肌及肋间肌)表现呼吸浅速、咳嗽无力等。腹肌或肠肌瘫痪时发生顽固性便秘,膀胱肌瘫痪时可出现尿潴留或尿失禁。

(2)延髓型:即脑干型麻痹或球麻痹型,是损伤延髓和脑桥所致。脑神经受损时则出现相应的症状和体征,面神经及第X对脑神经损伤多见。呼吸中枢受损时出现呼吸浅快而不规则,呼吸暂停,严重时出现呼吸衰竭。血管运动中枢受损时可有心律失常、脉细数不规则、血压下降、循环衰竭等。

(3)脑型:少见。表现为高热、头痛、烦躁不安、惊厥、嗜睡或昏迷。

(4)混合型:以上几型同时存在为混合型。

4.恢复期 瘫痪通常持续数周至数月,一般从肢体远端肌群先恢复,轻型病例1~3个月内可基本恢复,重者需6~18个月或更久才能恢复。

5.后遗症期 因神经组织严重受损,形成瘫痪和肌肉萎缩,1~2年仍不能恢复则为后遗症,并导致肢体或躯干畸形等。部分瘫痪型病例在感染后25~35年,发生进行性神经肌肉软弱、肌肉萎缩、疼痛,受累肢体瘫痪加重,称为脊髓灰质炎后综合征(post-poliomyelitis syndrome)。

【并发症】

脊髓灰质炎最主要的并发症是呼吸系统并发症,见于延髓型呼吸肌麻痹患者,可继发肺水肿、肺炎、肺不张等。消化系统并发症为消化道穿孔、出血、肠麻痹等。其他并发症还包括尿潴留所致的尿路感染。

【辅助检查】

1.血液检查 白细胞大多正常,早期及继发感染时可增多,以中性粒细胞为主。部分患者血沉增快。

2.脑脊液检查 脑脊液细胞数稍增,早期中性粒细胞为主,后以淋巴细胞为主。退热后细胞数迅速降至正常,蛋白可略高,呈蛋白-细胞分离现象。少数患者脑脊液可始终正常。

3.血清学检查 目前,以中和试验较常用,阳性率及特异性均较高。此外,用补体结合试验及酶标等方法检测特异抗体。脊髓灰质炎病毒IgM抗体阳性或IgG抗体4倍以上增长有诊断意义。

4.病毒分离　第一周自咽拭及粪便均可分离出病毒,也可从血液或脑脊液中分离病毒,多次送检可增加阳性率。

【诊断与鉴别诊断】

1.诊断　根据流行季节,而未服用脊髓灰质炎疫苗者接触患者后发生多汗、烦躁不安、感觉过敏、重度头痛、颈背疼痛、强直,腱反射消失等现象,应考虑本病。弛缓性瘫痪的出现有助于诊断。血清特异性抗体检测和病毒分离可确诊。

2.鉴别诊断

(1)前驱期:前驱期应与上呼吸道感染、流行性感冒、病毒性胃肠炎等鉴别。

(2)瘫痪前期:瘫痪前期患者可与化脓性脑膜炎、结核性脑膜炎、流行性乙型脑炎及各种病毒性脑炎相鉴别。瘫痪患者还应和周期性瘫痪、吉兰-巴雷综合征(Guillain-Barre syndrome)以及其他骨关节病变引起的病变相鉴别。

病例讨论

患儿,男性,3岁,因发热1周后出现左下肢瘫痪1天就诊,查体左下肢弛缓性瘫痪,腱反射减弱,不伴有感觉障碍。请讨论:

1.考虑什么诊断可能性大?

2.需做哪些检查以确诊?

【治疗】

本病目前尚无特效抗病毒治疗,以对症支持治疗为主。合理和细致的护理在早期治疗中尤为重要。予以消化道隔离是必需的。

1.前驱期及瘫痪前期

(1)一般治疗:卧床休息至热退后1周。避免各种引起瘫痪发生的因素,如剧烈运动、手术等。保证补液量及热量的供给。

(2)对症治疗:可适当使用退热药物、镇静剂来解除肌肉痉挛和疼痛;适量的被动运动可减少肌肉萎缩、畸形发生。

2.瘫痪期

(1)保持功能体位:瘫痪肢体应保持在功能位置上,卧床时保持身体成一直线以免产生垂腕、垂足等现象。疼痛消失后应积极做主动和被动锻炼,以防止肌肉萎缩、畸形。

(2)促进功能恢复:使用促进神经传导作用药物地巴唑及神经细胞的营养药物如维生素B_1、B_{12};增进肌肉张力药物,如新斯的明、加兰他敏等,一般在急性期后使用。

(3)及时补充营养:给予充足的营养及足够的水分,维持电解质平衡。

(4)延髓型瘫痪:①采取头低位,及时吸出气管内分泌物,以保持气道通畅。②声带麻痹、呼吸肌瘫痪者,需行气管切开术,必要时使用呼吸机辅助通气。③监测血气、电解质、血压等,发现问题立即处理。

3.恢复期及后遗症期　体温降至正常、肌肉疼痛消失、瘫痪停止发展后应进行积极康复治疗,同时可进行中医按摩、针灸、康复锻炼及其他理疗措施,以促进功能恢复。若畸形较严重,可行外科矫形治疗。

【预防】

1.控制感染源　患者自发病日起至少隔离40天;密切接触者应医学观察20天;对于病毒携带者应按患者的要求隔离。

2.切断传播途径　患者呼吸道的分泌物、粪便及污染物品应彻底消毒。沾有粪便的尿布、衣裤应煮沸消毒,被褥应日光暴晒。

3.降低人群易感性

(1)被动免疫:未服过疫苗的幼儿、孕妇、免疫低下者、扁桃体摘除等手术后,若与患者密切接触,应及早肌注丙种球蛋白。

(2)人工主动免疫

①减毒活疫苗(live oral polio vaccine,OPV):价廉、方便,95%以上接种者可产生长期免疫,但由于活病毒应用于免疫功能缺陷者、免疫抑制剂治疗者,则有可能瘫痪。我国多采用混合多价糖丸,为Ⅰ、Ⅱ、Ⅲ型混合物。一般首次免疫从2月龄开始,连服3次,间隔4~6周,4岁时再加强免疫一次。服用疫苗时应用冷开水吞服,服疫苗后0.5 h内不宜饮热开水,以免影响疫苗效果。②灭活疫苗(inactivated polio vaccine,IPV):较为安全,可用于免疫功能缺陷者及接受免疫抑制剂治疗者,但价格昂贵,免疫力维持时间较短,需重复注射,且不产生肠道局部免疫。

(陈艳成　王晓红)

第四节　病毒性腹泻

病毒性腹泻(viral diarrhea)是一组常见的急性肠道感染病,各年龄段都可发生,临床表现为呕吐和(或)腹泻,可能伴有发热,恶心,纳差和全身不适。病情轻重不一,从病程短暂的轻度自限性疾病到危及生命的脱水。绝大多数非细菌性腹泻仍是由轮状病毒、诺如病毒和肠道腺病毒所致。

【病原学】

现已知轮状病毒、诺如病毒和肠道腺病毒是病毒性腹泻最常见的病原体,其他如星状病毒、原型杯状病毒等也可引起腹泻,但不常见。

(一)轮状病毒

人类轮状病毒属于呼肠病毒科,含有双股RNA,直径为60~80 nm,呈球形,有双层衣壳,内壳为22~24个从内向外壳呈放射状排列结构,犹如车轮状辐条(长10 nm,宽6 nm),电镜下完整病毒颗粒如车轮状,故称为轮状病毒。具有双层衣壳结构的完整病毒颗粒(光滑型)有感染性。单壳颗粒是只有内壳的不完整颗粒(粗糙型),直径约5 nm,为不完整病毒,无感染性。轮状病毒在氯化铯溶液中浮力密度为$1:36 \text{ g/cm}^3$。

轮状病毒基因组由11个双链RNA片段组成,每个片段含一个开发读码框架(ORF),分别编译6种结构蛋白(VP_1—VP_4、VP_6、VP_7)和6种非结构蛋白(NSP_1—NSP_6)。VP_1、VP_2、VP_3为核心蛋白;VP_4位于病毒表面的刺突,被胰蛋白酶裂解成VP_5和VP_8,从而增强病毒的感染性；VP$_6$为内衣壳蛋白；VP$_7$为病毒外衣壳蛋白。

根据内层衣壳多肽构成的组特异性抗原的不同,将轮状病毒分为 A—G 七 7 个组,A、B 和 C 组与人类疾病有关,D—G 组仅与动物疾病有关。

病毒基因组指导合成轮状病毒在外界环境中比较稳定,在粪便中可存活数日或数周,耐酸、耐碱,但 55 ℃ 30 min 即可被灭活。用胰酶处理可增强其感染性。

1.A 组轮状病毒　1973 年由澳大利亚学者 Bishop 首先从腹泻患儿十二指肠上皮细胞中发现。1978 年中国学者也从腹泻患者中分离出该病毒。电镜可见明显双层衣壳和 22 个从内向外壳,呈放射状排列结构。11 个 RNA 基因片段电泳图谱呈 4∶2∶3∶2 电泳型。根据内衣壳蛋白 VP6 抗原性的不同,分为 Ⅰ、Ⅱ 两个亚群。根据 VP$_7$ 和 VP$_4$ 抗原性的不同将 A 组轮状病毒分为 G 和 P 两种血清型,G 型至少存在 14 个血清亚型(G$_1$—G$_{14}$),以 G$_1$—G$_4$ 型最多见。P 型至少有 44 个血清亚型。VP$_6$ 能刺激机体产生相应抗体,这种抗体可用于诊断但无中和病毒的作用。VP$_4$ 和 VP$_7$ 是轮状病毒主要中和抗原,能刺激机体产生相应抗体。抗 VP$_4$ 抗体为中和抗体,但作用很弱,而抗 VP$_7$ 抗体则为较强的保护性抗体。

2.B 组轮状病毒　1984 年由我国学者洪涛首先从成人腹泻患者粪便中发现,形态与 A 组轮状病毒完全一样,称为成人腹泻轮状病毒(adult diarrheal rotavirus)。RNA 的电泳图谱呈 4∶2∶2∶3 电泳型。VP$_4$ 结构蛋白与 A 组和 C 组同源性分别为 18% 和 19%,VP$_7$ 与 A 组同源性为 28%,与 C 组无同源性。VP$_6$ 与 A 组和 C 组同源性分别为 16.2% 和 17.2%。A、B 两组之间血清学无交叉反应。

3.C 组轮状病毒　1980 年由 Saif 等首先发现。11 个 RNA 基因片段电泳图谱呈 4∶3∶2∶2 电泳型。VP$_4$、VP$_6$ 和 VP$_7$ 与 A 组相比同源性分别为 34.5%、42% 和 <30%。A、C 两组在 VP$_6$ 蛋白上存在一个共同的抗原位点。

轮状病毒在外界环境中比较稳定,在粪便中可存活数日或数周,耐酸、耐碱,但 55 ℃、30 min 即可使其灭活。用胰酶处理可增强其感染性。因此,在分离病毒时常预先用胰酶处理。可引起人类腹泻的 3 组轮状病毒仅 A 组和 C 组的某些病毒株可在特定细胞内复制。

(二)诺如病毒

诺如病毒属(Norovirus,Norwalk-like virus)已归于杯状病毒科(Caliciviridae),已报道的血清型至少有诺沃克(Norwalk)、夏威夷(Hawaii)、雪山(Snow mountain)和陶顿(Taunton)等病毒。相关的病毒还有蒙哥马利郡(Montgomery county)、南埃普顿(Southampton)、荒暴(Desert storm)、多伦多(Toronto)和奥特福克(Dtofuke)病毒等。

诺如病毒呈球形,直径 25~35 nm。无包膜,为单股正链 RNA,在宿主细胞核中复制。基因长度 7 642 b,有 3 个开放性读框(ORF),ORF$_1$(146~5 359 b)编码 1 738 个氨基酸具有 RNA 多聚酶性质的非结构蛋白前体,其分子量为 193.5 kD,ORF$_2$(5 346~6 935 b)编码与病毒衣壳蛋白相关的 530 个氨基酸多肽,分子量约为 57 kD,有抗原性,能产生抗体,ORF$_3$(6 938~7 573 b)可编码 212 个氨基酸的多肽,分子量为 22.5 kD。根据 RNA 多聚酶区核苷酸序列分析,将诺如病毒分为两个基因组,基因组 Ⅰ 以诺如病毒的原株 NV68 为代表,基因组 Ⅱ 以雪山病毒为代表。

诺如病毒对各种理化因子有较强的抵抗力,其耐酸、耐热、冷冻数年仍具有活性。60 ℃,30 min 不能灭活。在 pH 2.7 的环境中可存活 3 h。4 ℃ 时能耐受 20% 乙醚 24 h。含氯 10 mg/L,30 min 才能灭活。

（三）肠道腺病毒

腺病毒（adenovirus）40型和41型（F组）可侵袭小肠而引起腹泻,故称肠道腺病毒（enteric adenovirus）,其形态与普通腺病毒相同,呈20面体对称,直径70~80 nm,核心40~45 nm,内含双链线形DNA,长约34 kb,核心有衣壳,无脂性包膜。与普通腺病毒不同的是肠道腺病毒很难进行组织培养。

腺病毒对酸、碱及温度的耐受能力较强,4 ℃ 70天、36 ℃ 7天病毒可保持感染力不变,但在56 ℃环境下经2~5 min即灭活。腺病毒在室温、pH 6.0~9.5的条件下,可保持其最强感染力。由于不含脂质对脂溶剂如胆盐等也有较强的抵抗力,可在肠道中存活。对紫外线敏感,照射30 min后,其感染性丧失。

（四）其他致腹泻的病毒

与腹泻有关的其他病毒有柯萨奇病毒（Coxsackie viruses）、埃可病毒（Echoviruses）、星状病毒（28~30 nm）、呼肠病毒（70~75 nm）、原型杯状病毒（33~35 nm）、诺如病毒的其他小圆形病毒（20~30 nm）、冠状样病毒颗粒（100~150 nm）,以及一些与动物有关的病毒,如突隆病毒（Toroviruses,100~140 nm）、微小双核糖核酸病毒（Picobirnaviruses,35 nm）和瘟病毒（Pestivirus）等。虽然在腹泻患者的粪便中可检出这些病毒株或抗原,但比例很小,其致病性尚需进一步研究。

【流行病学】

病毒性腹泻的传染源有人和动物,而传播途径以粪-口途径和人-人的接触传播为主。人普遍易感,但由于病原体不同,有些差异。本节仅对我国常见的病原体引起的腹泻的流行病学加以论述。

（一）轮状病毒

1.感染源　为被感染的人和动物。轮状病毒感染后潜伏期较短,为2~4天。腹泻第3~4天粪便中排出大量病毒,腹泻停止则不再从粪便中排出病毒。患病婴儿的母亲带病毒率高达70%。

2.传播途径　主要为粪-口途径传播。易感者只需10个病毒即可感染。家庭密切接触也是传播的一种方式。此外,呼吸道也有可能传播本病。

3.人群易感性　A组轮状病毒主要感染婴幼儿,最高发病年龄为6—12月龄。但新生儿和成人也可感染。B组轮状病毒主要感染青壮年,健康人群抗体阳性率为20%~30%,其他人群也可感染。C组轮状病毒主要感染儿童,成人偶有发病。感染后均可产生抗体,特异性IgG持续时间较长,有无保护性尚未肯定。有再次感染而发病的报道。不同血清型的病毒之间缺乏交叉免疫反应。

4.流行病学特征　A组轮状病毒感染呈世界性分布,全年均可发病。在温带和亚热带地区以秋冬季为多见,在热带地区无明显季节性。是发达国家住院婴幼儿急性感染性腹泻的主要原因,是发展中国家婴幼儿秋冬季腹泻的主要原因。B组轮状病毒感染主要发生在中国,以暴发性流行为主,有明显季节性。C组轮状病毒感染多为散发,偶有小规模流行。

（二）诺如病毒

1.感染源　感染源包括患者和亚临床感染者,患者为主要感染源。病后3~4天内从粪便排出病毒,并持续到症状消失后两天。

2.传播途径 主要为粪-口途径传播。散发病例为人-人的接触感染。暴发流行常由于食物和水的污染所造成。当易感者接触污染物被感染后很快发病。如供水系统被污染则传播迅速,众多人短时内被感染,游泳池污染可引起暴发流行。食物被污染也可导致暴发流行。

3.人群易感性 病毒感染多见于成人和大龄儿童。感染诺如病毒后,患者血清中抗体水平很快上升,通常感染后第 3 周达高峰,维持到第 6 周左右下降。儿童期诺如病毒的特异性抗体水平不高,而成人血清特异性抗体的阳性率可达 50%~90%。诺如病毒抗体无明显保护性作用,本病可反复感染。

4.流行病学特征 流行地区广泛,全年发病,冬季较多。常出现暴发流行。诺如病毒引起的腹泻占急性非细菌性腹泻的 1/3 以上。主要侵袭成人、学龄前儿童、年长儿童及家庭密切接触者。

(三)肠道腺病毒

1.感染源 为患者,病后 10~14 天内排出病毒。无症状的病毒携带者也是感染源。

2.传播途径 以粪-口传播和人-人的接触传播为主,部分患者也可能经呼吸道途径传播而感染。

3.人群易感性 绝大多数患儿在 3 岁以下,患病高峰年龄为 6~12 个月。成人很少发病。感染后可获得一定的免疫力,但持续时间尚不清楚。

4.流行病学特征 呈世界性分布,全年均可发病,秋冬季发病率较高。以散发和地方性流行为主,暴发流行少见。我国肠道腺病毒腹泻患病率仅次于轮状病毒腹泻,居急性非细菌性腹泻的第二位。

(四)其他致腹泻的病毒

星状病毒、原型杯状病毒、冠状病毒和小圆形病毒等可引起腹泻,但病例数少,其致病性也未得到充分肯定,需要新的临床研究进一步评价这些病毒在病毒性腹泻中的作用。柯萨奇病毒和埃可病毒曾经在我国许多地区小儿腹泻患者粪便中分离到,但占病毒性腹泻患者比例很小。

【发病机制与病理】

病毒性腹泻发生与细菌引起腹泻发生机制有所不同。有些病毒具有肠毒素样作用,使肠黏膜细胞内腺苷酸环化酶(adenylate cyclase)被激活,提高环腺苷酸(cAMP)水平,导致肠黏膜对水电解质的过度分泌。但大多数与腹泻有关的病毒是通过其他途径引起腹泻。

(一)轮状病毒

病毒侵入人体到达小肠后,通过轮状病毒外壳蛋白 VP_4(吸附蛋白)与肠黏膜绒毛上皮细胞上的轮状病毒受体结合而进入上皮细胞。然后在上皮细胞胞浆内增殖,使小肠绒毛上皮细胞受到破坏、脱落。由于绒毛上皮细胞的破坏,使乳糖酶等二糖酶减少,导致乳糖酶在肠内浓度下降,降低乳糖向其他单糖转化,不被吸收的乳糖在肠腔内积聚造成肠腔内高渗透压,使水分移入肠腔,导致腹泻和呕吐。A 组轮状病毒第 10 基因编码的非结构蛋白 NSP_4,具有细菌内毒素样作用,可引起细胞内 Ca^{2+} 水平升高,促使小肠黏膜环腺苷酸(cAMP)水平上升导致腹泻发生。当小肠绒毛上皮细胞受到破坏、脱落后,隐窝底部的立方上皮细胞上移、替代已脱落的绒毛上皮细胞。由于来自隐窝底部的细胞功能不成熟,仍处于高分泌、低吸收状态,结果导致肠液潴留,使腹泻时间延长。此外,乳糖在结肠被细菌分解后,进一步提高肠腔内渗透压,使症状加重。大量的吐泻,丢失水和电解质,导致脱水、酸中毒和电解质紊乱。

感染轮状病毒后,能否致病不但取决于感染病毒的数量,同时还取决于患者机体免疫状态,也取决于患者的生理特征。目前认为,肠上皮刷状缘带有乳糖酶,是轮状病毒受体,可使病毒脱外衣壳进入上皮细胞。婴儿肠黏膜上皮细胞含大量乳糖酶,易感染轮状病毒。随年龄增长,此酶量减少,易感性下降。因此,A 组轮状病毒主要感染婴幼儿。但某些人种乳糖酶不随年龄增长而发生变化,在这些人群中,成人也易发生轮状病毒感染。

本病为可逆性病理改变,黏膜常保持完整性。绒毛缩短,薄的固有层有单核细胞浸润。病变的上皮细胞内质网池膨胀,含有病毒颗粒,线粒体肿胀和变稀疏,微绒毛不规整。严重者出现空泡甚至坏死。

(二)诺如病毒组

该病毒主要侵袭空肠上段,为可逆性病变。空肠黏膜保持完整,肠黏膜上皮细胞绒毛变宽、变短,尖端变钝,细胞浆内线粒体肿胀,形成空胞,未见细胞坏死。肠固有层有单核细胞浸润。病变可在 1~2 周完全恢复。肠黏膜上皮细胞被病毒感染后,小肠刷状缘碱性磷酸酶和海藻糖酶(trehalase)的水平明显下降,出现空肠对脂肪、D-木糖和乳糖的一过性吸收障碍,引起肠腔内渗透压上升,液体进入肠道,引起腹泻和呕吐症状。未发现空肠腺苷酸环化酶活性改变。肠黏膜上皮细胞内酶活性异常致使胃的排空时间延长,加重恶心和呕吐等临床症状。

(三)肠道腺病毒

主要感染空肠和回肠。病毒感染肠黏膜上皮细胞后,肠黏膜绒毛变短变小,病毒在感染的细胞核内形成包涵体,使细胞变性、溶解,导致小肠吸收功能障碍而引起渗透性腹泻。小肠固有层内可见单核细胞浸润,隐窝肥大。

【临床表现】

不同病毒引起腹泻的临床表现十分相似,临床上难以区分。

(一)轮状病毒腹泻

潜伏期为 2~3 天。临床类型呈多样性,从亚临床感染和轻型腹泻至严重的脱水,甚至死亡。临床特征为:起病多突然,有恶心、呕吐、腹泻、厌食或腹部不适等症状,可伴肌痛、头痛、低热和发冷。半数患儿在腹泻出现前有咳嗽、流涕等上呼吸道症状,严重者有支气管炎或肺炎表现。腹泻每日 10 余次。腹泻多为水样便,无黏液及脓血。重者可达数十次,严重病例可发生脱水、酸中毒和电解质紊乱。一般呕吐与发热持续 2 天左右消失。普通患者症状轻微,多数患者腹泻持续 3~5 天,少数患者持续 1~2 周。免疫缺陷患者可发生慢性症状性腹泻,粪便排出病毒的时间延长。接受免疫抑制药治疗患者一旦感染,往往症状较重。体弱及老年人的症状也较重。严重脱水患者未能及时治疗导致循环衰竭和多器官功能衰竭是本病主要死因。

(二)诺如病毒腹泻

潜伏期 24~48 h。起病急,以腹泻、腹痛、恶心、呕吐为主要症状,腹泻每天 10 多次,稀水便或水样便。有时腹痛呈绞痛。可伴有低热、头痛、发冷、食欲减退、乏力、肌痛等。儿童患者先出现呕吐,然后出现腹泻。体弱及老年人病情较重。症状持续 1~3 天自愈。死亡罕见。

（三）肠道腺病毒腹泻

潜伏期为 3~10 天，平均 7 天。多数为 5 岁以下儿童。腹泻每天 10 多次，稀水样便，伴呕吐。部分患者同时可有鼻炎、咽炎或气管炎等呼吸道感染症状。腺病毒 41 型感染腹泻持续时间较长，腺病毒 40 型感染腹泻持续时间较短，但初期症状重。发热通常持续 2~3 天而恢复正常，腹泻持续 1~2 周消失，多数呈自限性。部分患者因腹泻、呕吐导致脱水，严重者因严重的失水和电解质紊乱而死亡。少数患者腹泻延至 3~4 周。极少数患儿成为慢性腹泻，以致引起营养不良，影响儿童的正常发育。

【辅助检查】

1.血、粪常规检查　外周血白细胞多为正常，少数可稍升高。大便检查无脓细胞及红细胞，但可有少量白细胞。

2.病原学检查

（1）病毒颗粒检测：使用电镜或免疫电镜，根据病毒的生物学特征可从粪便提取液中检测致病的病毒。但诺如病毒常因病毒量少而难以发现。

（2）病毒抗原检测：可用补体结合（CF）、免疫荧光（IF）、放射免疫试验（RIA）、酶联免疫吸附试验（ELISA）法检测粪便中特异性病毒抗原。

（3）病毒核酸检测：斑点杂交法可以特异性地检测出粪便病毒 DNA 或 RNA。聚合酶链反应（PGR）或反转录 PCR（RT-PCR）也可以特异性地检测出粪便病毒 DNA 或 RNA，具有很高的敏感性。

（4）凝胶电泳分析：将从粪便提取液中提取的病毒 RNA 进行聚丙烯酰胺凝胶电泳（PAGE），可根据 A、B、C 3 组轮状病毒 11 个基因片段特殊分布图进行分析和判断，来进行轮状病毒感染诊断。将从粪便提取液中提取的病毒 DMA 进行限制性内切酶（Sma I）消化、凝胶电泳，以独特的酶切图谱进行肠道腺病毒型鉴定。

3.血清抗体的检测　应用病毒特异性抗原检测患者发病初期和恢复期双份血清的特异性 IgM 抗体，若抗体效价呈 4 倍以上增高有诊断意义。常用 ELISA 进行检测。

【诊断与鉴别诊断】

1.诊断　流行季节，特别是在我国秋冬季节，患者突然出现呕吐、腹泻、腹痛等临床症状或住院患者中突然发生原因不明的腹泻，而末梢血白细胞无明显变化，大便常规检查仅发现少量白细胞时应怀疑本病。但确诊需经电镜找到病毒颗粒，或检出粪便中特异性抗原，或血清检出特异性抗体。

2.鉴别诊断　本病必须与大肠埃希菌、沙门菌等引起的感染性腹泻相鉴别。实验室的特异性病原学检测对鉴别不同病因及确定诊断有重要意义。

【治疗】

本病表现多为病情轻，病程短，呈自限性。因此，绝大多数患者可在门诊接受治疗。3%~10% 的腹泻婴幼儿患者因脱水严重而需住院治疗。目前尚缺乏特效治疗方法，主要通过饮食疗法和液体疗法等对症处理，纠正脱水、酸中毒和电解质紊乱。

轻度脱水及电解质平衡失调可以口服等渗液或世界卫生组织推荐的口服再生水盐（oral rehydration solutions，ORS）。配方：1 L 水中含 3.5 g 氯化钠，2.5 g 碳酸氢钠，1.5 g 氯化钾，20 g 葡萄糖或 40 g 蔗糖。米汤加 ORS 液对于婴儿脱水很有益。但高渗性脱水应稀释 1 倍后再用。

脱水纠正应即停服。对出现意识障碍的婴幼儿不宜口服液体,以防止液体吸入气道,应尽快静脉补液。有慢性病毒性腹泻,尤其轮状病毒引起的婴儿腹泻时,可喂以含轮状病毒抗体的牛奶或母奶。

严重脱水及电解质紊乱应静脉补液,特别要注意当缺钾时应正规补给钾离子,酸中毒时加碳酸氢钠予以纠正。情况改善后改为口服。

由于小肠受损害,其吸收功能下降,故饮食宜清淡及富水分为宜。吐泻频繁者禁食 8~12 h,然后逐步恢复正常饮食。近年来,应用肠黏膜保护剂思密达(Smecta)治疗新生儿腹泻取得良好疗效。常用剂量:1 岁以下患儿 1 g;1~3 岁 1.5 g;3 岁以上及成人为 3 g,50 mL 温水调服,每天 3 次。疗程 3 天。

患者有明显的痉挛性腹痛时,口服山莨菪碱(654-2)或次水杨酸复制剂可减轻症状。

有人主张早期应用干扰素、利巴韦林(病毒唑)治疗病毒性腹泻,可缩短病程,减轻症状。但疗效尚未肯定。

病例讨论

患儿,男性,3 岁,因发热、呕吐、腹泻 2 天于 2011 年 11 月 4 日来院就诊,腹泻 10~15 次/天,量多,为黄色水样,无脓血。T 38.5 ℃。大便镜检无特殊异常。请讨论:

1.该病例的初步诊断是什么?

2.你将怎样处理该病例?

【预防】

1.控制感染源　对病毒性腹泻患者应积极治疗,严格消毒隔离。对密切接触者及疑似病例实行严密的观察。

2.切断传播途径　切断传播途径为预防该病的最重要而有效的措施。重视食品、饮水及个人卫生,加强粪便管理保护好水源,不受病毒污染;防止因上下水管道渗漏污染饮用水,可以有效地阻断病毒性胃肠炎的大流行或暴发。海产品,尤其牡蛎的卫生监督及加强海关检疫,对预防暴发流行也十分重要。个人应保持良好的卫生习惯,不吃生冷变质食物,保证海鲜食品的加工、食用符合卫生要求,这是预防本病的最重要而有效的措施。

3.降低人群易感性　于预防病毒性腹泻而言,迄今为止仅有轮状病毒疫苗在临床上得到应用。新一代的 4 价基因重组轮状病毒减毒活疫苗含有目前流行的 4 种主要血清型,主要用于婴儿,最佳接种方式是在 2、4、6 月龄时口服 3 次,最迟在 1 岁内完成。其有效率达 80%以上。肠腺病毒、杯状病毒、星状病毒等尚无主动免疫的疫苗可供推广应用。诺沃克病毒的重组疫苗已通过志愿者口服试验,可产生血清抗体阳转,无不良反应。

人乳在一定程度上可以保护严重的轮状病毒性腹泻患儿。经牛轮状病毒免疫后的牝牛的牛奶中含有 IgA 及 IgG 抗体,用此种牛奶喂养婴儿也有保护作用。

(陈艳成　吴西华)

第五节　病毒性肝炎

病毒性肝炎(viral hepatitis)是由肝炎病毒引起的以肝脏损害为主的一组全身性病毒感染病。目前,确定的病毒性肝炎类型有甲型肝炎(hepatitis A)、乙型肝炎(hepatitis B)、丙型肝炎(hepatitis C)、丁型肝炎(hepatitis D)及戊型肝炎(hepatitis E)5 型。各型病毒性肝炎的临床表现相似,以乏力、厌油、食欲减退、肝大为主要表现,部分病例出现黄疸。甲型和戊型肝炎经粪-口途径传播,基本表现为急性肝炎;乙、丙、丁型肝炎主要经血液、体液等胃肠外途径传播,易变成慢性,少数可发展为肝硬化或肝细胞癌。

【病原学】

肝炎病毒(hepatitis virus)为一组不同种属的病毒,它们具有嗜肝性,侵入机体后以侵害肝脏为主。目前,公认的肝炎病毒有 5 种,即甲、乙、丙、丁、戊型肝炎病毒。

1.甲型肝炎病毒　1993 年国际病毒分类委员会(ICTV)将甲型肝炎病毒(hepatitis A virus, HAV)归类为微小 RNA 病毒科嗜肝 RNA 病毒属。HAV 为直径 27~32 nm 的球形颗粒,无包膜。电镜下见实心和空心两种颗粒,实心颗粒为完整的 HAV,有感染性;空心颗粒为未成熟的不含 RNA 的颗粒,有蛋白衣壳,具有抗原性,但无感染性。HAV 基因组为单股线状 RNA,全长 7 478 b。能感染人的只有一个血清型。

HAV 在体外抵抗力较强,耐酸碱,在室温下可存活一周,干粪中 25 ℃ 条件下能生存 30 天,在贝壳类动物、污水、淡水、海水、泥土中生存数月。80 ℃ 5 min 或 100 ℃ 1 min 即可被杀灭。HAV 对甲醛、氯等消毒剂及紫外线敏感,对乙醚耐受。

2.乙型肝炎病毒　乙型肝炎病毒(hepatitis B virus, HBV)是嗜肝 DNA 病毒科(hepadnaviridae)正嗜肝 DNA 病毒属(*Orthohepadnavirus*)中的一员。

(1)形态及生物学特性:在电镜下观察,HBV 感染者血清中存在 3 种形式的颗粒:①大球形颗粒(Dane 颗粒),为完整的 HBV 颗粒,直径 42 nm,由包膜和核心两部分组成。包膜为脂蛋白,厚 7 nm,内含乙型肝炎表面抗原(HBsAg)、糖蛋白、细胞脂质。核心直径 27 nm,内含环状双股 DNA、DNA 聚合酶、核心蛋白。②小球形颗粒,直径 22 nm。③管状颗粒,直径 22 nm,长 100~1 000 nm。后两种颗粒仅由 HBsAg 组成,为空心包膜,不含核酸,无感染性。一般情况下,小球状颗粒最多,Dane 颗粒最少。

HBV 在体外抵抗力很强,对热、低温、干燥、紫外线及一般浓度的消毒剂均能耐受。在 37 ℃ 可存活 7 天,在干燥或冰冻环境下能生存数月到数年。65 ℃ 10 h,100 ℃ 10 min,可使 HBV 的感染性消失。对 0.2% 苯扎溴铵及 0.5% 过氧乙酸敏感。

(2)基因组结构及编码蛋白:HBV 基因组由不完全双链环状 DNA 组成,两条链的长度不一,长链为负链,有固定的长度,约含 3 200 个核苷酸,短链为正链,长度为负链的 50%~80%。负链有 4 个开放读码框架(open reading frame, ORF),分别是 S 区、C 区、P 区、X 区(图 2.1),其中 S 区完全嵌合于 P 区内,C 区、X 区和 P 区部分相互重叠,ORF 重叠的结果使 HBV 基因利用率高达 150%。

①S 区由前 S1(preS1)基因、前 S2(preS2)基因、S 基因组成。S 基因编码 S 蛋白,即

HBsAg;S 和 preS2 基因编码 M 蛋白,即 HBsAg+PreS2Ag;S、preS2 和 preS1 基因编码 L 蛋白,即 HBsAg+PreS2Ag+PreS1Ag。②C 区由前 C(preC)基因和 C 基因组成,preC 与 C 基因共同编码 PreC 蛋白,经切割加工后形成 HBeAg。C 基因编码核心蛋白,即 HBcAg。③P 区编码 DNA 聚合酶。④X 区编码的 HBxAg 具反式激活作用,可激活 HBV 基因、其他病毒基因及细胞内的原癌基因,促进 HBV 或其他病毒(如 HIV)复制,促进肝细胞癌(hepatocellular carcinoma,HCC)的发生。

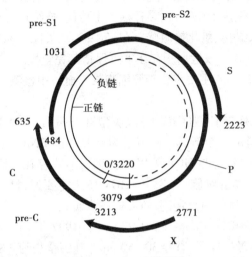

图 2.1　HBV 基因分区

HBV 基因组易突变,S 区基因突变导致 HBsAg 亚型改变及血清 HBsAg 阴性的 HBV 感染,前 C 基因区突变及 C 区启动子变异可引起 HBeAg 阴性的 HBV 感染,C 区突变可致抗 HBc 阴性的 HBV 感染,P 区基因突变可致 HBV 复制减弱或停止,X 区基因突变可使 HBxAg 合成障碍。

3.丙型肝炎病毒　丙型肝炎病毒(hepatitis C virus,HCV)是 1989 年经分子克隆技术发现的,归为黄病毒科(Flaviviridae)丙型肝炎病毒属(Hepacivirus)。HCV 呈球形颗粒,直径 30～60 nm,外有脂质外壳、囊膜和棘突结构,内有由核心蛋白和核酸组成的核衣壳。HCV 基因组为单股正链 RNA,全长约 9.4 kb,基因组两侧分别是 5′ 和 3′ 非编码区,中间为 ORF,编码区从 5′端依次为核心蛋白区(C),包膜蛋白区(E_1、E_2/NS_1),非结构蛋白区(NS_2、NS_3、NS_4、NS_5)。

HCV 基因组具有显著的异质性,同一基因组不同区段变异程度有显著差别。E_2/NS_1 区变异程度最大,此区含有两个高变区(HVR_1/HVR_2)。同一病例存在准种(quasispecies),即 HCV 感染后,在感染者体内形成以一个优势株为主的相关突变株病毒群。根据基因序列的差异,目前可将 HCV 分为 6 个不同的基因型,同一基因型可再分为不同亚型。基因型分布有显著的地区性差异,我国以 1b 型为主。

HCV 对有机溶剂敏感,10% 氯仿可杀灭 HCV。煮沸、紫外线等也可使 HCV 灭活。血清经 60 ℃ 10 h 或 1‰甲醛 37 ℃ 6 h 熏蒸可使 HCV 感染性丧失。血制品中的 HCV 可用干热 80 ℃ 72 h 或加变性剂使之灭活。

4.丁型肝炎病毒　丁型肝炎病毒(hepatitis D virus,HDV)为沙粒病毒科(Arenaviridae)δ 病毒属(Deltavirus)的成员。呈球形,直径 35～37 nm。HDV 是一种缺陷的嗜肝单链 RNA 病毒,需要 HBV 或其他嗜肝 DNA 病毒的辅助才能进行复制。HDV 基因组为共价闭合环状单负链

RNA,长 1 679 b,其二级结构具有核酶活性,能进行自身切割和连接。HDAg 是 HDV 唯一的抗原成分,因此,HDV 只有一个血清型。

5.戊型肝炎病毒　1983 年采用免疫电镜在患者粪便中观察到戊型肝炎病毒(hepatitis E virus,HEV),病毒体呈球形,无包膜,直径为 27~34 nm,HEV 基因组为单正链 RNA,全长 7.2~7.6 kb,含 3 个 ORF。HEV 至少分为两个基因型,分别以 HEV 缅甸株和 HEV 墨西哥株作为代表,从中国新疆分离的 HEV 株与缅甸株同源性较大,属同一亚型。目前,已发现黑猩猩、多种猴类、家养乳猪等对 HEV 易感,HEV 可在多种猴类中传代,连续传代后毒力无改变。

HEV 不稳定,对高盐、氯仿、氯化铯敏感。在-70~8 ℃条件下易裂解,但在液氮中保存稳定。在碱性环境中较稳定,在镁或锰离子存在下可保持其完整性。

肝组织中可检测到 HEVAg,主要定位于肝细胞浆。血液中检测不到 HEVAg。

6.肝炎相关病毒

(1)GBV-C/HGV:GB 病毒 C 型(GBV-C)或庚型肝炎病毒(HGV)是 20 世纪 90 年代发现的新病毒,归类于黄病毒科的一个新属。基因组为单股正链 RNA,全长 9.1~9.4 kb。GBV-C/HGV 在正常人群中感染率高,常与 HCV 等以混合感染形式存在。研究发现 GBV-C/HGV 主要在淋巴细胞内复制,而不是肝细胞。GBV-C/HGV 感染主要通过肠道外途径传播。GBV-C/HGV 是否引起病毒性肝炎,目前尚无定论,尚需进一步研究。

(2)输血传播病毒(transfusion transmitted,TTV):于 1997 年 Nishizawa 等报道,基因组为单负链环状 DNA,无包膜,病毒呈球形,直径 30~50 nm。基因全长约 3.8 kb。此后发现不少类似 TTV 的细小病毒,包括 Sen 病毒(SENV)等,但它们同源性很低,现倾向于将它们归为 TTV 家族。传播途径主要为胃肠外方式,包括输血、注射、密切接触、性接触、母婴传播等。TTV 是否为嗜肝病毒、是否有致病性等问题有待进一步研究。

【流行病学】

我国是病毒性肝炎的高发区。甲型肝炎病毒人群感染率(抗 HAV 阳性者)约 80%。全世界 HBsAg 携带者约 3.5 亿人,其中我国约 1.2 亿人,全球 HCV 现症感染者约 1.7 亿人,我国约 3 000万人。丁型肝炎病毒人群感染率约 1%,戊型肝炎病毒感染率约 17%。

(一)甲型肝炎

1.感染源　感染源为急性期患者和隐性感染者。甲型肝炎无病毒携带状态,隐性感染数量远比急性期患者多。粪便排毒期在起病前 2 周至血清丙氨酸氨基转移酶(ALT)高峰期后 1 周,少数患者可延长至其病后 30 天。

2.传播途径　粪-口途径是甲型肝炎的主要传播途径。含甲肝病毒的粪便污染饮用水源和水生贝类(如毛蚶)可致暴发流行。日常生活接触多散在发病,输血后甲型肝炎极罕见。

3.人群易感性　甲肝易感者为抗 HAV 阴性者。感染后可产生持久免疫力。6 个月以下的婴儿有来自母体的抗 HAV 而不易感,6 个月后,血中抗 HAV 逐渐消失而成为易感者。大多在儿童、青少年时期获得感染,以隐性感染为主,成人 80%以上因感染而获得了免疫力,不是易感者。

(二)乙型肝炎

1.感染源　感染源主要是急、慢性乙型肝炎患者和病毒携带者。

2.传播途径　破损的皮肤或黏膜接触含 HBV 的体液或血液而获得感染,具体传播途径主要有下列 3 种：

（1）血液、体液传播：血液中 HBV 含量很高，微量的污染血进入易感者体内即可造成感染，如输血及血制品、注射、手术、拔牙、针刺、共用剃刀、共用牙刷、血液透析、器官移植等均可传播。唾液、汗液、精液、阴道分泌物、乳汁等体液含有 HBV，密切的生活接触、性接触等也是 HBV 的传播方式。

（2）母婴传播：乙型肝炎的母婴传播主要是分娩时婴儿破损的皮肤接触母血、羊水、阴道分泌物或产后密切接触引起；但少数在宫内直接感染。

（3）其他传播途径：虽然经破损的消化道、呼吸道黏膜或昆虫叮咬在理论上有可能，但实际意义并不大。

3.人群易感性　乙肝的易感者为抗 HBs 阴性者。婴幼儿是获得 HBV 感染的最危险时期。新生儿通常不具有来自母体的先天性抗 HBs，因而易感。高危人群包括 HBsAg 阳性母亲的新生儿、HBsAg 阳性的家属、反复输血及血制品者、血液透析患者、多个性伴侣者、静脉药瘾者、接触血液的医务工作者等。

4.流行特征　①地区性：不同地区 HBsAg 携带率不同。我国属于乙肝的高流行区。②性别差异：男性高于女性。③无明显季节性。④以散发为主，但有家庭聚集现象。⑤婴幼儿感染多见。

（三）丙型肝炎

1.感染源　急、慢性患者和无症状病毒携带者。病毒携带者有更重要的感染源意义。

2.传播途径　类似乙型肝炎，由于体液中 HCV 含量较少，且为 RNA 病毒，外界抵抗力较低，其传播较乙型肝炎局限。主要通过肠道外途径传播：①输血及血制品途径传播。②器官移植、骨髓移植、血液透析，注射、针刺等。③生活密切接触。④性接触。⑤母婴传播。

3.人群易感性　人类对 HCV 普遍易感。抗 HCV 为非保护性抗体。

（四）丁型肝炎

感染源和传播途径与乙型肝炎相似。与 HBV 以重叠感染或同时感染形式存在，以前者为主。人类对 HDV 普遍易感，抗 HDV 不是保护性抗体。我国西南地区感染率较高。

（五）戊型肝炎

感染源和传播途径与甲型肝炎相似，但有以下特点：①暴发流行均由于粪便污染水源所致，散发多由于不洁食物或饮品所引起。②隐性感染多见，显性感染主要发生于成年人。③原有慢性 HBV 感染者或晚期孕妇感染 HEV 后病死率高。④春冬季为发病高峰。⑤抗 HEV 多在短期内消失，少数可持续 1 年以上。

【发病机制与病理】

（一）发病机制

1.甲型肝炎　HAV 经口进入，由肠道侵入血流，引起短暂的病毒血症，进入肝细胞内复制，两周后由胆汁排出体外。HAV 引起肝细胞损伤的机制尚未完全明了，目前认为在感染早期，由于 HAV 大量增殖，使肝细胞轻微破坏。随后细胞免疫对肝细胞损害起了重要作用。

2.乙型肝炎　HBV 侵入人体后，未被单核-吞噬细胞系统清除的病毒到达肝脏，病毒包膜与肝细胞膜融合，病毒核心侵入。HBV 进入肝细胞后即开始其复制过程，HBV DNA 进入细胞核形成共价闭合环状 DNA(covalently closed circular DNA,cccDNA),以 cccDNA 为模板合成前基因组 mRNA,前基因组 mRNA 进入胞浆作为模板合成负链 DNA,再以负链 DNA 为模板合成正链 DNA,两者形成完整的 HBV DNA。HBV 复制过程非常特殊:细胞核内有稳定的 cccDNA 存在,有一个逆转录步骤。

乙型肝炎的发病机制迄今尚未完全阐明。肝细胞病变除病毒的直接损害外,主要取决于机体的免疫应答,尤其是细胞免疫应答。机体的免疫反应不同,导致临床表现及预后各异:当机体免疫功能正常时,多表现为隐性感染或急性肝炎,病毒被彻底清除,呈良性经过;当机体免疫功能低下或缺陷,感染乙肝病毒后,不能彻底清除病毒,以致慢性化;当机体处于免疫耐受状态,不发生免疫应答,多成为无症状携带者;而机体免疫反应过于强烈,则导致大片肝细胞坏死,发生重型肝炎。

乙型肝炎的肝外损伤主要由免疫复合物引起。急性乙型肝炎早期偶尔出现的血清病样表现很可能是循环免疫复合物沉积在血管壁和关节腔滑膜并激活补体所致。慢性乙型肝炎时循环免疫复合物可沉积在血管壁,导致膜性肾小球肾炎伴发肾病综合征。免疫复合物也可导致结节性多动脉炎。

乙型肝炎慢性化的发生机制尚未充分明了。有证据表明,免疫耐受是关键因素之一。由于 HBeAg 是一种可溶性抗原,HBeAg 的大量产生可能导致免疫耐受。免疫抑制也与慢性化有明显关系。慢性化还可能与遗传因素有关。

慢性 HBsAg 携带者的发生机制可能与年龄、遗传等因素有关。初次感染 HBV 的年龄越小,慢性携带率越高。可能由于婴幼儿免疫系统尚未发育成熟,不发生免疫应答。成人急性乙型肝炎恢复后长期携带 HBsAg 则可能与遗传因素有关。

HBV 与 HCC 有密切关系。主要与 HBV 在复制过程中,其 DNA 与宿主 DNA 整合,及 HBxAg 的反式激活作用有关。

3.丙型肝炎　HCV 进入体内后,首先引起病毒血症,病毒血症间断地出现于整个病程。第 1 周即可从感染者血液或肝组织中检出 HCV RNA。第 2 周开始,可检出抗 HCV。目前认为,HCV 致肝细胞损伤有下列因素的参与:HCV 直接杀伤作用;宿主免疫因素;自身免疫:HCV 感染者常伴有自身免疫改变;细胞凋亡。

HCV 感染后易慢性化。慢性化的可能机制有:HCV 的高度变异性;HCV 对肝外细胞的泛嗜性,特别是存在于外周血单核细胞中的 HCV,可能成为反复感染肝细胞的来源;HCV 在血液中滴度低,免疫原性弱,机体对其免疫应答水平低,甚至产生免疫耐受,造成病毒能持续存在。

HCV 与 HCC 的关系也很密切。现在认为,慢性炎症导致肝细胞不断破坏和再生是 HCC 发生的重要因素。

4.丁型肝炎　HDV 的复制效率高,感染的肝细胞内含大量 HDV。丁型肝炎的发病机制还未完全阐明,目前认为 HDV 本身及其表达产物对肝细胞有直接作用,但尚缺乏确切证据。另外,宿主免疫反应也可能参与了肝细胞的损伤。

5.戊型肝炎　发病机制尚不清楚,可能与甲型肝炎相似。细胞免疫是引起肝细胞损伤的主要原因。

(二)病理解剖

病毒性肝炎以肝损害为主,肝外器官可有一定损害。

1.基本病变　各型病毒性肝炎的基本病变为肝细胞变性、坏死、炎性细胞浸润,肝细胞再生,纤维组织增生。

肝细胞变性通常表现为气球样变和嗜酸样变。肝细胞坏死根据坏死的形态、范围可分为单细胞坏死、点状坏死(肝小叶内数个肝细胞坏死)、灶状坏死(肝小叶内小群肝细胞坏死)、碎屑状坏死(肝实质与间质之间肝细胞的坏死)、桥接坏死(小叶中央静脉之间或中央静脉与汇管区之间形成的条索状肝细胞坏死)、融合坏死(多个小叶范围融合的坏死)。

炎性细胞浸润是判断炎症活动度的一个重要指标,浸润细胞主要为淋巴细胞,以 $CD8^+$ 或 $CD4^+$ 的 T 细胞为主,其他尚有单核细胞、浆细胞和组织细胞。

间质增生包括 Kupffer 细胞增生,间叶细胞和纤维母细胞增生,细胞外基质增多和纤维化形成。

再生的肝细胞体积较大,沿网状支架生长,当网状支架塌陷时,再生肝细胞可排列成结节状,导致肝小叶结构紊乱。

2.各型临床型肝炎的病理特点

(1)急性肝炎:肝脏肿大,表面光滑。肝细胞气球样变和嗜酸样变,肝细胞点状或灶状坏死,汇管区轻度炎性细胞浸润,坏死区肝细胞增生,网状支架和胆小管结构正常。黄疸型病变较无黄疸型者重,有明显的肝细胞内胆汁淤积。急性肝炎如出现碎屑状坏死,提示极可能转为慢性。甲型和戊型肝炎,在汇管区可见较多的浆细胞;乙型肝炎汇管区炎症不明显;丙型肝炎有滤泡样淋巴细胞聚集和较明显的脂肪变性。

(2)慢性肝炎:病理诊断主要按炎症活动度和纤维化进行分级(G)和分期(S),见表2.1。

表 2.1　慢性肝炎分级、分期标准

炎症活动度(G)			纤维化程度(S)	
级	汇管区及周围	小叶	期	纤维化程度
0	无炎症	无炎症	0	无
1	汇管区炎症	变性,少数点、灶状坏死灶	1	汇管区纤维化扩大,局限窦周及小叶内纤维化
2	轻度碎片状坏死	变性,点、灶状坏死或嗜酸性小体	2	汇管区周围纤维化,纤维间隔形成,小叶结构保留
3	中度碎片状坏死	变性、融合坏死或见桥接坏死	3	纤维间隔伴小叶结构紊乱,无肝硬化
4	重度碎片状坏死	桥接坏死范围广,多小叶坏死	4	早期肝硬化

病理诊断与临床分型的关系:轻度慢性肝炎(G1~2,S0~2);中度慢性肝炎(G3,S1~3);重度慢性肝炎(G4,S2~4)。

(3)重型肝炎:①急性重型肝炎:发病初期肝脏体积无明显缩小,约一周后广泛的肝细胞坏死消失,有中性粒细胞浸润,无纤维组织增生。肉眼可见肝体积明显缩小,出现肝萎缩。②亚急性重型肝炎:肝细胞呈亚大块坏死,面积小于 1/2。肝小叶周边可见肝细胞再生,形成再生结节,周围被增生的胶原纤维包围,伴小胆管增生,淤胆明显。肉眼见肝脏体积不同程度缩小,表面和切面大小不等的小结节。③慢性重型肝炎:在慢性活动型肝炎或肝硬化病变的基础上,有新鲜的大块或亚大块坏死,大部分病例尚可见桥接及碎屑状坏死。

(4)淤胆型肝炎:有轻度急性肝炎的组织学改变,毛细胆管及小胆管内有胆栓形成,肝细胞浆内也可见到胆色素滞留。汇管区水肿和小胆管扩张,中性粒细胞浸润。

【临床表现】

不同类型肝炎病毒引起的临床表现具有共同性,临床上分为急性肝炎(包括急性黄疸型肝炎和急性无黄疸型肝炎)、慢性肝炎(再分为轻、中、重 3 度)、重型肝炎(有急性、亚急性、慢性 3 型)、淤胆型肝炎。

不同的肝炎病毒引起的肝炎,其潜伏期各不相同:甲型肝炎 2~6 周,平均 4 周;乙型肝炎 1~6 个月,平均 3 个月;丙型肝炎 2 周~6 个月,平均 6 周;丁型肝炎 4~20 周;戊型肝炎 2~9 周,平均 6 周。

(一)急性肝炎

各型肝炎病毒均可引起。

1.急性黄疸型肝炎　临床经过的阶段性比较明显,可分 3 期,总病程 2~4 个月。

(1)黄疸前期:甲、戊型肝炎起病较急,约 80% 患者有畏寒、发热。乙、丙、丁型肝炎起病相对较缓。此期主要表现为全身显著乏力、食欲减退、恶心、呕吐、厌油、腹胀、肝区痛、尿色加深等。血清 ALT 升高,本期持续 5~7 天。

(2)黄疸期:患者自觉症状有所减轻,发热渐退,但尿黄加深,巩膜、皮肤出现黄染,约 2 周内达高峰。可有大便颜色变浅、皮肤瘙痒、心动过缓等梗阻性黄疸表现。肝大,质软,有触痛及叩痛,部分病例有轻度脾大。本期一般 2~6 周。

(3)恢复期:黄疸渐消退,症状逐步消失,肝、脾回缩,本期持续 1~2 个月。

2.急性无黄疸型肝炎　除无黄疸外,其他临床表现与黄疸型相似。无黄疸型发病率远高于黄疸型。无黄疸型通常起病较缓慢,症状较轻,主要表现为全身乏力、食欲下降、腹胀、肝区痛、肝大,有轻压痛及叩痛等。恢复较快,病程多在 3 个月内。有些病例无明显症状,易被忽视。

急性丙型肝炎的临床表现一般较轻,多无明显症状。以轻度全身疲劳、乏力及食欲缺乏为主。有些患者尚可有恶心、腹胀及肝区痛,同时可伴有低热、肝脾大,血清 ALT 轻中度升高。无黄疸型占 2/3 以上,即使是黄疸型,症状也轻。

急性丁型肝炎可与 HBV 感染同时发生或重叠于 HBV 感染。其临床表现部分取决于 HBV 感染状态。同时感染者临床表现与急性乙型肝炎相似,大多数表现为黄疸型,有时可见双峰型 ALT 升高,分别表示 HBV 和 HDV 感染。重叠感染者病情常较重,ALT 升高可达数月之久,部分可进展为急性重型肝炎,此种类型大多会向慢性化发展。

戊型肝炎临床表现与甲肝相似,黄疸前期较长,平均 10 天,症状较重,自觉症状至黄疸出现后 4~5 天才开始缓解,病程较长。妊娠晚期患戊型肝炎时,容易发生肝衰竭。一般认为戊型肝炎无慢性化过程也无慢性携带状态,但临床观察、流行病学调查和肝组织检查均发现,3%~10% 的急性戊型肝炎患者病程超过 6 个月。

(二)慢性肝炎

符合下列之一者定义为慢性肝炎:①临床上急性肝炎病程超过半年。②或原有乙、丙、丁型肝炎或有 HBsAg 携带史而因同一病原再次出现肝炎症状、体征及肝功能异常者。③或发病日期不明确但根据肝组织病理学或根据症状、体征、实验室及辅助检查综合分析符合慢性肝炎表现者。

慢性肝炎仅见于乙、丙、丁 3 型肝炎。按病变程度分为轻、中、重度。

1.轻度　症状轻微、病情较稳定,可反复出现乏力、头晕、食欲有所减退、厌油、尿黄、肝区不适、睡眠欠佳、肝稍大有轻触痛,可有轻度脾大。部分病例症状、体征缺如。肝功能指标仅 1 或 2 项轻度异常。

2.中度　症状、体征、实验室检查居于轻度和重度之间(表 2.2)。

表 2.2　慢性肝炎的实验室检查异常程度参考指标

项　目	轻	中	重
ALT/(IU·L^{-1})	≤正常值 3 倍	正常值 3~10 倍	≤正常值 10 倍
TBil/(μmol·L^{-1})	<34.2	34.2~85.5	>85.5
ALB/(g·L^{-1})	≥35	33~34	≤32
A/G	1.3~1.5	1.0~1.2	≤0.9
γ-globulin/%	≤21	22~25	≥26
PTA/%	>70	61~70	40~60
CHE/(U·L^{-1})	>5 400	4 500~5 400	≤4 500

注:ALT:丙氨酸氨基转移酶;TBil:总胆红素;ALB:白蛋白;
　　γ-globulin:γ-球蛋白;PTA:凝血酶原活动度;CHE:胆碱酯酶。

3.重度　有明显或持续的肝炎症状,如倦怠、乏力不适、食欲不振、恶心、腹胀、右上腹闷痛、尿黄等。可有肝病面容、肝掌、蜘蛛痣等,一般都有脾大,ALT 和(或)天冬氨酸氨基转移酶(AST)反复或持续升高,白蛋白降低、丙种球蛋白明显升高。ALB≤32 g/L;TBil>85.5 μmol/L;PTA60%~40%;CHE≤4 500 U/L,4 项中有一项者,可诊断为重度慢性肝炎。

(三)重型肝炎

重型肝炎是病毒性肝炎中最严重的一种类型,病死率高。其诱因包括重叠感染(如乙型肝炎重叠戊型肝炎)、妊娠、过度疲劳、精神刺激、饮酒、应用损害肝脏的药物、合并细菌感染、伴有其他疾病(如甲状腺功能亢进、糖尿病)等。

1.急性重型肝炎　急性重型肝炎又称暴发型肝炎(fulminant hepatitis),发病多有诱因。以急性黄疸型肝炎起病,病情发展迅猛,2 周内出现极度乏力,严重消化道症状。出现神经、精神症状,表现为行为异常,性格改变,意识障碍等,体检可见扑翼样震颤及病理反射,出现以Ⅱ度以上肝性脑病为特征的肝衰竭症状。黄疸进行性加深,血总胆红素≥171 μmol/L 或每天上升≥17.1 μmol/L,出现胆酶分离。有明显出血倾向(皮肤瘀点、瘀斑、呕血、便血),凝血酶原时间明显延长,PTA<40%。肝脏进行性缩小,肝臭,可出现中毒性鼓肠,肝肾综合征。病死率高,病程不超过 3 周。

2.亚急性重型肝炎　亚急性重型肝炎又称亚急性肝坏死。急性黄疸型肝炎起病后 15 天至 24 周出现与急性重型肝炎类似的表现。首先出现Ⅱ度以上肝性脑病者,称为脑病型;首先出现腹水及其相关症候(包括胸水等)者,称为腹水型。晚期可有难治性并发症,如脑水肿,消化道大出血,严重感染,电解质紊乱及酸碱平衡失调。白细胞升高,血红蛋白下降,低血糖,低胆固醇,低胆碱酯酶。一旦出现肝肾综合征,预后极差。病程常超过3周,可达数月,容易发展为坏死后肝硬化。

3.慢性重型肝炎　临床表现同亚急性重型肝炎,但在慢性肝病的基础上发生。

(四)淤胆型肝炎

以肝内淤胆为主要表现的一种特殊临床类型,又称为毛细胆管炎型肝炎。其发生机制为毛细胆管因免疫性炎症而阻塞,而肝细胞受损较轻。急性淤胆型肝炎起病类似急性黄疸型肝炎,但自觉症状较轻。有梗阻性黄疸的临床表现:黄疸较深,持续3周以上。皮肤瘙痒,粪便颜色变浅,肝大。血清总胆红素明显升高,以直接胆红素为主,PTA>60%,γ-谷氨酰转肽酶(γ-glutamyl transpeptidase,γ-GT)、碱性磷酸酶(alkaline phosphatase,ALP)、总胆汁酸(total bile acid,TBA)、胆固醇(cholesterol,CHO)等升高,ALT或AST升高不明显,也出现胆酶分离。大多数患者可顺利恢复。在慢性肝炎或肝硬化基础上发生上述表现者,为慢性淤胆型肝炎。

(五)几种特殊人群的肝炎

1.小儿病毒性肝炎　小儿急性肝炎多为黄疸型,以甲型肝炎为主。一般起病较急,黄疸前期较短,消化道症状和呼吸道症状较明显,早期易误诊为上呼吸道感染或消化道疾病。肝脾大较显著,黄疸消退较快,病程较短。婴儿肝炎病情常较重,可发展为急性重型肝炎。小儿慢性肝炎以乙型和丙型多见,病情大多较轻。因小儿免疫系统发育不成熟,感染HBV后易形成免疫耐受状态,多无症状而成为隐性感染,或成为无症状HBV携带者。

2.老年病毒性肝炎　老年急性病毒性肝炎以戊型肝炎较多见,黄疸型为主。老年慢性肝炎较急性者为多,特点是黄疸较深,持续时间较长,易发生瘀胆,肝衰竭发生率高,预后较差。

3.妊娠期合并肝炎　病情常较重,尤其以妊娠后期为严重,产后大出血多见,到妊娠末期,较易发展为重型肝炎。

【并发症】

直接发生在肝脏的并发症主要有肝硬化、肝细胞癌、脂肪肝。肝外并发症包括胆道炎症、胰腺炎、糖尿病、甲状腺功能亢进、再生障碍性贫血、溶血性贫血、心肌炎、肾小球肾炎、肾小管性酸中毒等。重型肝炎主要有肝性脑病、上消化道出血、肝肾综合征、细菌感染等并发症。

1.肝硬化

(1)根据肝脏炎症活动情况分为活动性与静止性两型:①活动性肝硬化:存在慢性肝炎的临床表现,特别是ALT升高,黄疸、白蛋白水平下降,肝质地变硬,脾进行性增大,并伴有门脉高压症。②静止性肝硬化:ALT正常,无明显黄疸,肝质地硬,脾大,伴有门脉高压症,血清白蛋白水平低。

(2)根据肝组织病理及临床表现分为代偿性肝硬化和失代偿性肝硬化:①代偿性肝硬化:指早期肝硬化,属Child-Pugh A级。ALB≥35 g/L,TBil<35 μmol/L,PTA>60%。可有门脉高压症,但无腹水、肝性脑病或上消化道大出血。②失代偿性肝硬化:指中晚期肝硬化,属Child-Pugh B、C级。有明显肝功能异常及失代偿征象,如ALB<35 g/L,A/G<1.0,TBil>35 μmol/L,PTA<60%。可有腹水、肝性脑病或门静脉高压引起的食管、胃底静脉明显曲张或破裂出血。

2.肝性脑病　常见诱因有:上消化道出血、高蛋白饮食、感染、大量放腹水、大量排钾利尿、使用镇静剂等,其发生可能是多因素综合作用的结果。

3.上消化道出血　病因主要有:凝血因子、血小板减少;胃黏膜广泛糜烂和溃疡;门脉高压。上消化道出血可诱发肝性脑病、腹水、感染、肝肾综合征等。

4.肝肾综合征 约半数病例有出血、放腹水、大量利尿、严重感染等诱因。肝肾综合征主要表现为少尿或无尿、氮质血症、水与电解质平衡失调。

5.细菌感染 重型肝炎易发生难以控制的感染,以胆道、腹膜、肺部感染多见,病原菌以革兰阴性杆菌为主,应用广谱抗生素后,也可出现真菌感染。

【辅助检查】

(一)血常规

急性肝炎时白细胞总数正常或稍低,淋巴细胞相对增多。重型肝炎时白细胞可升高,红细胞及血红蛋白可下降。肝炎肝硬化伴脾功能亢进者可有红细胞、白细胞、血小板减少的"三少"现象。

(二)尿常规

尿胆红素和尿胆原的检测有助于黄疸的鉴别诊断。肝细胞性黄疸时两者均阳性,胆汁淤积性黄疸则尿胆红素阳性,尿胆原减少或阴性。

(三)肝功能检查

1.血清酶

(1)ALT:主要存在于肝细胞浆中,是目前临床上反映肝细胞损害最灵敏的指标。急性肝炎时 ALT 明显升高,黄疸出现后 ALT 开始下降。慢性肝炎和肝硬化时 ALT 轻度至中度升高或反复异常。重型肝炎患者可出现 ALT 快速下降,胆红素不断升高的"胆酶分离"现象,提示肝细胞大量坏死。

(2)AST:此酶在心肌含量最高,依次为心、肝、骨骼肌、肾、胰。肝病时血清 AST 升高,提示线粒体损伤,病情持久且较严重,通常与肝病严重程度呈正相关。急性肝炎时如果 AST 持续在高水平,有转为慢性肝炎的可能。

(3)γ-GT:肝硬化、肝癌及肝炎患者可显著升高,在胆管阻塞的情况下更明显。

(4)ALP:血清中的 ALP 来源于肝脏与骨髓,当肝内或肝外胆汁排泄受阻时,肝组织表达的 ALP 不能从胆道排出而回流入血,导致血清 ALP 活性升高。

(5)CHE:肝细胞损伤时活性降低,其值越低,提示病情越重。

2.血清蛋白 急性肝炎时,血清蛋白可在正常范围内。慢性肝炎中度以上、肝硬化、(亚急性及慢性)重型肝炎时白蛋白下降,球蛋白升高,A/G 下降甚至倒置。

3.胆红素 急性或慢性黄疸型肝炎时血清胆红素升高,活动性肝硬化时也可升高且消退缓慢,重型肝炎时常超过 171 μmol/L。胆红素含量是反映肝细胞损伤严重程度的重要指标。

4.凝血酶原活动度(PTA) PTA 高低与肝损伤程度成反比。PTA<40%是诊断重型肝炎的重要依据,也是判断重型肝炎预后最敏感的实验室指标。

5.血氨 肝衰竭时清除氨的能力减退或丧失,导致血氨升高,常见于重型肝炎,肝性脑病患者。

(四)病原学检查

1.甲型肝炎

(1)抗 HAV-IgM:是新近感染的证据,3~6 个月后转阴,是早期诊断甲型肝炎最简便而可靠的血清学标志。

（2）抗 HAV-IgG：出现稍晚，于 2~3 个月达到高峰，持续多年或终身。属于保护性抗体，具有免疫力的标志，提示既往感染或接种过甲肝疫苗。

2.乙型肝炎

（1）HBsAg 与抗 HBs：HBsAg 感染 HBV 后 2 周即可呈阳性，反映现症感染 HBV。急性自限性 HBV 感染时血中 HBsAg 持续时间一般为 1~6 周，至恢复期消失，但慢性患者和无症状携带者可持续存在多年。HBsAg 本身只有抗原性，无感染性。抗 HBs 是一种保护性抗体，阳性表示对 HBV 有免疫力，见于乙肝恢复期、过去感染及乙肝疫苗接种后。近期感染者所产生的抗 HBs 为 IgM 抗体，而长期存在血中的为 IgG 抗体。

（2）PreS1Ag 与抗 PreS1：PreS1Ag 在感染早期紧接着 HBsAg 而出现在血液中，在急性期很快转阴提示病毒清除和病情好转。PreS1Ag 为病毒复制指标，持续阳性提示感染慢性化。抗 PreS1 在感染早期即出现，持续时间较长，是一种保护性抗体。

（3）PreS2Ag 与抗 PreS2：PreS2Ag 与 PreS1Ag 意义一致，也为 HBV 复制的指标。抗 PreS2 出现于急性期患者的血清中，持续时间短，一般仅为 2~3 个月。PreS1Ag、PreS2Ag 具有与肝细胞表面受体结合的表位，抗 PreS1 及抗 PreS2 能通过阻断 HBV 与肝细胞结合而起抗病毒作用。抗 PreS1 及抗 PreS2 的检出提示病毒正在或已经被清除。

（4）HBcAg 与抗 HBc：HBcAg 存在于 HBV 感染者血液中 Dane 颗粒核心和肝细胞核内。HBcAg 阳性表示病毒复制。抗 HBc-IgM 是 HBV 感染后较早出现的抗体，在发病第一周即可出现，多在 6 个月内消失。高滴度抗 HBc-IgM 提示体内病毒复制；抗 HBc-IgG 出现较迟，在血清中长期存在。高滴度抗 HBc-IgG 提示病毒复制，低滴度通常预示既往感染。

（5）HBeAg 与抗 HBe：急性 HBV 感染时 HBeAg 的出现时间略晚于 HBsAg，HBeAg 的存在表示病毒复制活跃且传播性强。如果 HBeAg 持续存在预示趋向慢性。HBeAg 阴性不一定代表病毒复制停止，有可能是乙肝病毒前 C 基因变异，以致 HBeAg 不能表达。抗 HBe 阳转后，病毒复制多处于静止状态，传播性降低。

（6）HBV DNA：HBV DNA 是病毒复制和传播性的直接标志。目前，常用 PCR 和分子杂交检测。

3.丙型肝炎

（1）抗 HCV-IgM 和抗 HCV-IgG：HCV 抗体不是保护性抗体，是 HCV 感染的标志，抗 HCV-IgM 在发病后即可检测到，一般持续 1~3 个月，抗 HCV-IgM 阳性提示现症 HCV 感染。抗 HCV-IgG 高滴度提示病毒复制，低滴度提示病毒处于静止状态。

（2）HCV RNA：HCV 在血液中含量很少，常采用巢式（nested）PCR 以提高检出率。HCV RNA 阳性是病毒复制和感染的直接标志。由于影响因素及技术要求较高，易产生假阳性和假阴性，分析结果时应结合临床作出正确判断。

4.丁型肝炎

（1）HDAg 与抗 HD：HDAg 阳性是诊断急性 HDV 感染的直接证据。HDAg 在病程早期出现，持续时间平均为 21 天，随着抗 HD 的产生，HDAg 多以免疫复合物形式存在，此时检测 HDAg 为阴性。在慢性 HDV 感染中，由于有高滴度的抗 HD，HDAg 多为阴性。抗 HD-IgM 阳性是现症感染的标志，抗 HD-IgG 不是保护性抗体，高滴度抗 HD-IgG 提示病毒复制，低滴度提示感染静止或终止。

（2）HDV RNA：血清或肝组织中 HDV RNA 是诊断 HDV 感染最直接的依据。可采用分子杂交和 RT-PCR 方法检测。

5.戊型肝炎

（1）抗 HEV-IgM 和抗 HEV-IgG：抗 HEV-IgM 在发病初期产生，是近期 HEV 感染的标志，大多数在 3 个月内阴转。抗 HEV-IgG 在急性期滴度较高，恢复期则明显下降，持续 6～12 个月。

（2）HEV RNA：采用 RT-PCR 法在粪便和血液标本中检测到 HEV RNA，可明确诊断。

（五）影像学检查

B 超对肝硬化有较高的诊断价值。重型肝炎中可动态观察肝脏大小变化等。彩色超声可观察到血流变化。CT、MRI 的应用价值基本同 B 超，但价格较昂贵，有不同程度的损伤性，如应用增强剂，可加重病情等。

（六）肝组织病理检查

对明确诊断、判断炎症活动度、纤维化程度及评估疗效具有重要价值。还可在肝组织中原位检测病毒抗原或核酸，以助确定病毒复制状态。

【诊断与鉴别诊断】

（一）诊断

1.流行病学资料

（1）甲型肝炎：发病前曾与甲型肝炎患者密切接触，或曾在甲型肝炎流行地区，并饮用过污染的饮品或进食过污染的食物，或 2～6 周前进食生或半生被 HAV 污染的蛤蜊、毛蚶等水产品。

（2）乙型肝炎：有输血、不洁注射史，或与 HBV 感染者接触史，或家庭成员有 HBV 感染者，或婴儿母亲 HBsAg 阳性等。

（3）丙型肝炎：有输血及血制品、静脉吸毒、血液透析、多个性伴侣、母亲为 HCV 感染等病史的肝炎患者。

（4）丁型肝炎：同乙型肝炎。

（5）戊型肝炎：基本同甲型肝炎，暴发以水传播为多见。多见于成年人。

2.临床诊断

（1）急性肝炎：起病较急，常有畏寒、发热、乏力、纳差、恶心、呕吐等急性感染症状。肝大、质软，ALT 显著升高。黄疸型肝炎血清胆红素 ≥34.2 μmol/L，尿胆红素阳性。黄疸型肝炎可有黄疸前期、黄疸期、恢复期 3 期经过，病程不超过 6 个月。

（2）慢性肝炎：病程超过半年或发病日期不明确而有慢性肝炎症状、体征、实验室检查改变者。常有乏力、厌油、肝区不适等症状，可有肝病面容、肝掌、蜘蛛痣、肝大质偏硬，脾大等体征。根据病情轻重、实验室指标评定轻、中、重 3 度。

（3）重型肝炎：主要表现为显著乏力，严重消化道症状，黄疸迅速加深，出现胆酶分离现象，肝脏进行性缩小。出血倾向，PTA<40%，皮肤、黏膜出血。出现肝性脑病、肝肾综合征、腹水等严重并发症。急性黄疸型肝炎病情迅速恶化，2 周内出现Ⅱ度以上肝性脑病或其他重型肝炎表现者，为急性重型肝炎；15 天至 24 周出现上述表现者为亚急性重症肝炎；在慢性肝炎或肝硬化基础上出现的重型肝炎为慢性重型肝炎。

（4）淤胆型肝炎：起病类似急性黄疸型肝炎，黄疸持续时间长，症状轻，有肝内胆管梗阻的表现。

3.病原学诊断

（1）甲型肝炎：抗 HAV-IgM 阳性；抗 HAV-IgG 急性期阴性，恢复期阳性；粪便中检出 HAV 颗粒或抗原或 HAV RNA。

（2）乙型肝炎：有以下任何一项阳性，可诊断为 HBV 感染：①血清 HBsAg。②血清 HBV DNA。③血清抗 HBc-IgM。④肝组织 HBcAg 和（或）HBsAg，或 HBV DNA。是否为乙型肝炎或何种类型乙型肝炎，取决于临床表现及肝功能、肝组织学检查。

（3）丙型肝炎：抗 HCV 阳性或 HCV RNA 阳性，可诊断为丙型肝炎。无任何症状和体征，肝功能和肝组织学正常者为无症状 HCV 携带者。

（4）丁型肝炎：有现症 HBV 感染，同时血清 HDAg 或抗 HD-IgM 或高滴度抗 HD-IgG 或 HDV RNA 阳性，或肝内 HDAg 或 HDV RNA 阳性，可诊断为丁型肝炎。不具备临床表现，仅血清 HBsAg 和 HDV 血清标记物阳性时，可诊断为无症状 HDV 携带者。

（5）戊型肝炎：急性肝炎患者抗 HEV-IgG 高滴度，或由阴性转为阳性，或血 HEV RNA 阳性，或粪便 HEV RNA 阳性，可诊断为戊型肝炎。

（二）鉴别诊断

1.黄疸的鉴别

（1）溶血性黄疸：常有药物或感染等诱因，表现为贫血、腰痛、发热、血红蛋白尿、网织红细胞升高，黄疸大多较轻，主要为非结合型胆红素升高。尿胆原增高，尿胆红素阴性。

（2）肝外梗阻性黄疸：常见病因有胆囊炎、胆石症、胰头癌、壶腹周围癌、肝癌、胆管癌，阿米巴脓肿等。有原发病症状、体征，肝功能损害轻，以结合型胆红素升高为主，肝内外胆管扩张。

2.其他原因引起的肝炎

（1）其他病毒所致的肝炎：巨细胞病毒感染、传染性单核细胞增多症等。可根据原发病的临床特点和病原学、血清学检查结果进行鉴别。

（2）感染中毒性肝炎：如流行性出血热、恙虫病等。主要根据原发病的临床特点和辅助检查加以鉴别。

（3）药物性肝损害：有使用肝损害药物的病史，停药后肝功能可逐渐恢复。肝炎病毒标志物阴性。

（4）酒精性肝病：有长期大量饮酒的历史，肝炎病毒标志物阴性。

（5）自身免疫性肝炎：主要有原发性胆汁性肝硬化（PBC）和自身免疫性肝病。PBC 主要累及肝内胆管，自身免疫性肝病主要破坏肝细胞。诊断主要依靠自身抗体的检测和病理组织检查。

（6）脂肪肝及妊娠急性脂肪肝：脂肪肝大多继发于肝炎后或身体肥胖者。血中甘油三酯多增高，B 超有较特异的表现，妊娠急性脂肪肝多以急性腹痛起病或并发急性胰腺炎，黄疸重，肝缩小，严重低血糖及低蛋白血症，尿胆红素阴性。

（7）肝豆状核变性（Wilson's disease）：血清铜及铜蓝蛋白降低，眼角膜边缘可发现凯-弗环（Kayser-Fleischer ring）。

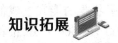
【治疗】

　　各型肝炎均以充足的休息、营养为主,辅以适当药物,避免饮酒、过劳和损害肝脏药物。同时应根据不同病原、不同临床类型及组织学损害区别对待。

　　(一)急性肝炎

　　急性肝炎一般为自限性,多可完全康复。以一般治疗及支持对症治疗为主。休息尤为重要,合理饮食,避免使用对肝脏有害的药物。治疗药物不宜多,以免加重肝脏负担。

　　1.降酶　选用:① 联苯双酯滴丸(bifendate)15 mg,每日 3 次。② 齐墩果酸片(oleanodicacid)10~30 mg,每日 3 次。

　　2.退黄　选用:①茵栀黄注射液 20~40 mL 加入 10%葡萄糖 250~500 mL 静滴,每日 1 次。②门冬氨酸钾镁 10~20 mg 静滴,每日 1 次。

　　3.护肝　甘利欣(diammonium glycyrrhizinate)注射液 150 mg 或复方甘草酸单铵 40 mL 加入 10%葡萄糖注射液 250 mL 中缓慢静滴,每日 1 次。

　　4.抗病毒　一般无须抗病毒治疗,但急性丙型肝炎例外,因其容易转为慢性。可选用重组人干扰素 α-2a(rhIFN α-2a,500 万 U,皮下或肌肉注射,每周 3 次)或聚乙二醇干扰素 α-2a(peginterferon α-2a,180 μg 皮下注射,每周 1 次),疗程 24 周,同时加用利巴韦林(ribavirin)。

维细胞产生,又称人成纤维细胞干扰素,其结构与α者相似。IFN-α 和 IFN-β 统称为Ⅰ型干扰素。③γ-干扰素(IFN-γ):T 淋巴细胞受到特异性抗原刺激后产生,也称免疫干扰素或Ⅱ型干扰素,其结构与Ⅰ型不同。

(二)慢性肝炎

根据患者具体情况采用综合性治疗方案,调理好机体的心理和生理状态往往更重要。

1.一般处理 ①适当休息:病情较轻者以活动后不觉疲乏为度,把握好生活节奏。病情重者应卧床休息。②合理饮食:不必过分强调高营养,以防发生脂肪肝。适当的高蛋白、高热量、高维生素的易消化食物有利肝脏修复,应避免饮酒。③心理辅导:使患者有正确的疾病观,对慢性肝炎治疗应有耐心和信心。

2.药物治疗 合理用药,避免使用损伤肝脏的药物。

(1)改善和恢复肝功能:①非特异性护肝药:维生素类,还原型谷胱甘肽,葡萄糖醛酸内酯(肝泰乐)等。②降酶药:五味子类(联苯双酯等),山豆根类(苦参碱等),甘草提取物(甘草酸苷等)。③退黄药物:丹参、茵栀黄、门冬氨酸钾镁、低分子右旋糖酐、山莨菪碱、肾上腺糖皮质激素等。

(2)免疫调节:如胸腺肽或胸腺素、转移因子、特异性免疫核糖核酸等。胸腺肽主要是从猪或小牛胸腺中提取的多肽,每天 100~160 mg,静脉注射,3 个月为 1 疗程。胸腺肽 $α_1$ 为合成肽,每次 1.6 mg,皮下注射,每周 2 次,疗程 6 个月。

(3)抗肝纤维化:主要有丹参、冬虫夏草、核仁提取物、干扰素等。

(4)抗病毒治疗:目的是抑制病毒复制,减少传染性;减轻肝组织病变,减少或延缓肝硬化、肝衰竭和肝细胞癌的发生。①α-干扰素(IFN-α):可用于慢性乙型肝炎和丙型肝炎抗病毒治疗,它主要通过诱导宿主产生细胞因子起作用,在多个环节抑制病毒复制。有利于干扰素疗效的因素:肝炎处于活动期,ALT 升高,组织病理有活动性炎症存在;病程短;女性;病毒载量低等。

IFN-α 治疗慢性乙型肝炎:有 HBV 复制(HBeAg 阳性及 HBV DNA 阳性)同时 ALT 异常者,适合 IFN-α 治疗。有下列情况之一者不宜使用 IFN-α:血清胆红素>34.2 μmol/L;失代偿性肝硬化;有自身免疫性疾病;有重要器官病变(严重心、肾疾患,糖尿病,甲状腺功能亢进或低下以及神经精神异常等)。治疗方案(成年):重组人干扰素 α-2a,每次 300 万~500 万 U,推荐剂量为每次 500 万 U,每周 3 次,皮下或肌内注射,疗程 4~6 个月,根据病情可延长至 1 年。聚乙二醇干扰素 α-2a 180 μg,每周 1 次,皮下注射,疗程 1 年。也可采用诱导治疗,即治疗前 15 天~1 个月每天注射 1 次,后改为每周 3 次,至疗程结束。

IFN-α 治疗慢性丙型肝炎:血清 HCV RNA 阳性及 ALT 升高者适合 IFN-α 治疗。应用重组人干扰素 α-2a 或聚乙二醇干扰素 α-2a,联合利巴韦林可提高疗效。目前认为以聚乙二醇干扰素 α-2a 与利巴韦林联合治疗效果最佳。

IFN-α 的不良反应及处理:类流感样症状:发热、疲乏、食欲下降、恶心、呕吐、头晕等。可给予对症处理,不必停药。骨髓抑制:一般停药后可自行恢复。当白细胞计数<$3.0×10^9$/L 或中性粒细胞<$1.5×10^9$/L,或血小板<$40×10^9$/L 时,应停药。血象恢复后可重新恢复治疗,但需

密切观察。神经精神症状:应停药。诱发自身免疫性疾病:如甲状腺炎、血小板减少性紫癜、溶血性贫血、风湿性关节炎、1 型糖尿病等,应停药。少见的不良反应:如癫痫、肾病综合征、间质性肺炎和心律失常等时,应停药观察。

②拉米夫定(lamivudine):是一种逆转录酶抑制剂,具有较强的抑制 HBV 复制的作用,可使 HBV DNA 水平下降或阴转、ALT 恢复正常、改善肝组织病变。适合治疗对象:慢性乙型肝炎患者,年龄 16 岁以上,HBV DNA 阳性,ALT 高于正常,胆红素低于 51.3 μmol/L。不适合治疗对象:有自身免疫性肝病,遗传性肝病,骨髓抑制,明显心、脑、神经、精神病和不稳定糖尿病患者,妊娠妇女。

具体用法:剂量为每天 100 mg,顿服,疗程至少 1 年。根据应答情况延长用药,直到完全应答后 6 个月。无论在治疗中还是在治疗结束时都不宜减量给药。对停药后复发的患者可使用拉米夫定再治疗,也可根据不同病情改用其他治疗方法。有下列情况应停止治疗:治疗 1 年无效者;治疗期间发生严重不良反应者;患者依从性差,不能坚持服药者。停药后应随访观察 6~12 个月,每 3~6 个月复查 HBV DNA、HBeAg、ALT、AST 等。

疗效判断:完全应答:HBV DNA 阴转,ALT 正常,HBeAg 血清转换。部分应答:介于完全应答和无应答之间者。无应答:HBV DNA,ALT,HBeAg 三项均无应答者。

③阿德福韦酯(adefovir dipivoxil):阿德福韦酯是阿德福韦的前体,在体内水解为阿德福韦发挥抗病毒作用。对拉米夫定耐药变异的代偿期和失代偿期肝硬化均有效。剂量为每天 10 mg,顿服。较大剂量有一定肾毒性,应定期监测血清肌酐和血磷。

④恩替卡韦(entecavir):成人每天口服 0.5 mg 能有效抑制 HBV DNA 复制;对 YMDD 变异者,每天 1 mg。

⑤替比夫定(telbivudine):可迅速降低患者 HBV 载量,治疗第 52 周和第 104 周获得的治疗应答率均高于拉米夫定。剂量:600 mg,每天 1 次。

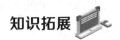

知识拓展

YMDD 变异

YMDD 是酪氨酸(Tyrosine,Tyr or Y)-蛋氨酸(Methionine,M)-天冬氨酸(Aspartate,Asp or D)-天冬氨酸 4 个氨基酸的缩写,该 4 个氨基酸位于乙肝病毒 DNA 聚合酶上,是拉米夫定的主要作用位点。如果该位点发生突变,就称为 YMDD 变异。应用拉米夫定后,HBV DNA 聚合酶编码区出现变异,导致 YMDD 基序中的蛋氨酸(Methionine,M)被异亮氨酸(isoleucine,I)或缬氨酸(valine,V)替换,分别称为 YIDD 和 YVDD 变异。

(三)重型肝炎

原则是以支持和对症疗法为基础的综合性治疗,促进肝细胞再生,预防和治疗各种并发症。有条件时可采用人工肝支持系统,争取行肝移植。

1.一般和支持疗法　卧床休息,防止交叉及继发感染,实施重症监护,密切观察病情。尽可能减少饮食中的蛋白质,以控制肠内氨的来源。补液量 1 500~2 000 mL/d,补充足量维生素 B、C 及 K,输注新鲜血浆、白蛋白或免疫球蛋白以加强支持治疗。禁用对肝、肾有损害的药物。

2.促进肝细胞再生　①肝细胞生长因子(HGF):静脉滴注 120~200 mg/d,疗程 1 个月或更长,可能有一定疗效。②前列腺素 E_1(PEG_1):静脉滴注 10~20 μg/d。③胰高血糖素-胰岛素($G-I$)疗法:胰高血糖素 1 mg 和胰岛素 10 U 加入 10% 葡萄糖 500 mL(胰岛素∶葡萄糖=1∶5),缓慢静脉滴注,每天 1 次,疗程 14 天。其疗效尚有争议。滴注期间应观察有无呕吐、心悸、低血糖等不良反应,并及时处理。④肝细胞及肝干细胞或干细胞移植:肝细胞移植是将正常成年肝细胞、不同发育阶段肝细胞、肝潜能细胞、修饰型肝细胞以及相关生长刺激因子,通过不同途径移植到受体适当的靶位,使之定居、增殖、重建肝组织结构,以发挥正常肝功能的肝组织工程。这是一项非常有前途的工作,但仍需进一步临床实践和进行深入的基础研究。

3.抗病毒治疗　乙型重型肝炎应尽早抗病毒治疗,药物选择以核苷类为主,一般不主张使用干扰素。

4.并发症的防治

(1)肝性脑病:低蛋白饮食,保持大便通畅。口服乳果糖、口服诺氟沙星抑制肠道细菌等措施减少氨的形成和吸收。静脉用乙酰谷酰胺、谷氨酸钠、精氨酸、门冬氨酸钾镁有一定的降血氨作用。纠正假性神经递质可静脉滴注左旋多巴。纠正脑水肿,并注意水电解质平衡。治疗肝性脑病的同时,应积极消除其诱因。

(2)上消化道出血:预防出血可使用组胺 H_2 受体拮抗剂;有消化道溃疡者可用奥美拉唑;补充维生素 K、C;输注凝血酶原复合物、新鲜血液或血浆、浓缩血小板、纤维蛋白原等;降低门静脉压力。出血时应用止血剂,必要时在内镜下直接止血(血管套扎、电凝止血、注射硬化剂等)。肝硬化门脉高压引起出血还可用手术治疗。出血抢救时应消除患者紧张情绪,并予以吸氧。

(3)继发感染:重型肝炎患者极易继发其他病原感染,必须加强护理,严格消毒隔离。感染多发生于胆道、腹腔、呼吸道及泌尿道等。一旦出现,应及早处理。

(4)肝肾综合征:避免应用肾损害药物,避免引起血容量降低的各种因素。目前对肝肾综合征尚无有效治疗方法,可应用酚妥拉明或多巴胺治疗,大多不适宜透析治疗。

5.人工肝支持系统　非生物型人工肝支持系统对早期重型肝炎有较好疗效,对于晚期重型肝炎有助于争取时间让肝细胞再生或为肝移植做准备。

6.肝移植　目前,手术方式基本成熟。肝移植是末期丙型肝炎患者的主要治疗手段,术后5 年生存率可达 30%~40%。由于肝移植价格昂贵,供肝来源困难、排异反应、继发感染(如巨细胞病毒)等阻碍其广泛应用。

(四)淤胆型肝炎

早期治疗同急性黄疸型肝炎,黄疸持续不退时,可加用泼尼松 40~60 mg/d 口服,或静脉滴注地塞米松 10~20 mg/d,血清胆红素显著下降后逐渐减量。

【预后】

1.急性肝炎　甲型肝炎预后良好,病死率约为 0.01%。急性乙型肝炎 60%~90% 可完全康复,10%~40% 转为慢性或病毒携带者;急性丙型肝炎 50%~85% 易转为慢性或成为病毒携带者;急性丁型肝炎重叠 HBV 感染时约 70% 转为慢性;戊型肝炎病死率为 1%~5%。

2.慢性肝炎　轻度慢性肝炎患者一般预后良好;重度慢性肝炎预后较差,约 80% 五年内发展成肝硬化。慢性丙型肝炎预后较慢性乙肝稍好。

3.重型肝炎　预后不良,病死率 50%~70%。急性重症肝炎存活者,远期预后较好,多不发展为慢性肝炎和肝硬化;亚急性重症肝炎存活者多数转为慢性肝炎或肝炎后肝硬化;慢性重型肝炎病死率最高,可达80%以上,存活者病情可多次反复。

4.淤胆型肝炎 急性者预后较好,一般都能康复。慢性者预后较差,容易发展成胆汁性肝硬化。

【预防】

1.控制感染源 本病的感染源是肝炎患者和病毒携带者。急性患者应隔离治疗至病毒消失。慢性患者和携带者可根据病毒复制指标评估传染性大小。加强对从事饮食业、托幼机构和献血人员的检查也是控制感染源的重要环节。

2.切断传播途径 根据传播途径的不同,分别采取不同措施。

(1)甲型和戊型肝炎:加强卫生宣传和健康教育,加强粪便、水源管理,做好食品卫生、食具消毒等工作,防止"病从口入"。

(2)乙、丙、丁型肝炎:加强托幼保育单位及其他服务行业的监督管理,严格执行餐具、食具消毒制度。理发、美容、洗浴等用具应按规定进行消毒处理;养成良好的个人卫生习惯。各种医疗器械及用具实行一用一消毒措施,对带血及体液污染物应严格消毒处理,加强血制品管理,防止院内交叉感染。防止母婴传播。

具体消毒方法见表2.3。

表2.3 病毒性肝炎消毒方法

消毒对象	消毒方法	备 注
房屋门、窗、墙、地、家具、玩具、运送工具	0.5%~1.0% 优氯喷雾; 3%氯亚明喷雾; 0.5%过氧乙酸喷雾	取原药 0.5~1.0 g,加水至 100 mL 取原药 3 g,加水至 100 mL 取原药 2.5 mL,(原药有效含量以 20%计)加水至 100 mL
呕吐物、排泄物	较稠吐排物 1 份加 10%~20%漂白粉乳剂 2 份;较稀吐排物加漂白粉干粉 1/5 份搅拌,置 2 h	消毒液与粪便必须充分搅拌
厕所、垃圾、便具	2%次氯酸钠溶液喷雾; 3%漂白粉上清液喷雾; 便具用药液浸泡 1 h	取原药 2 mL,加水 98 mL 取漂白粉 3 g(加少量水调匀)加水至 100 mL,待澄清后取上清液使用
食具、护理用具	0.5%优氯净,3%氯亚明,0.5%过氧乙酸,2%次氯酸钠或3%漂白粉浸泡 1 h; 煮沸 10~20 min	
残余食物	煮沸 10~20 min	如为废弃物也应煮沸后倒掉
手	0.2%过氧乙酸溶液泡 2 min; 0.2%优氯净洗手	
衣服、被褥、书籍、化验单、病历、人民币	环氧乙烷 0.4 kg/m^3 或福尔马林 100 mL/m^3,密闭 12~24 h	应在密闭的专用消毒器内进行

续表

消毒对象	消毒方法	备　注
医疗器械: 耐热类 不耐热类	高压蒸汽 68 N(15 磅),15~30 min;干热160 ℃ 2 h;170 ℃ 1 h;煮沸 20 min 环氧乙烷或福尔马林熏蒸,方法同上 2%戊二醛浸泡 1~2 h	取戊二醛 8 mL(原药含量 25%)加少量 0.3%碳酸氢钠溶液和水至 100 mL,使 pH 为 7.7~8.3
饮用水	余氯保持在 0.3~1 mg/L,最好煮沸	

3.降低人群易感性

(1)甲型肝炎:注射人免疫球蛋白。适用于接触甲型肝炎的儿童,注射越早越好。

(2)乙型肝炎:①接种乙肝疫苗:是我国预防和控制乙型肝炎流行的最关键措施。HBV 易感者均可接种,新生儿应进行普种。现普遍采用 0、1、6 个月的接种程序,每次注射 10~20 μg(基因工程疫苗),抗 HBs 阳转率达 90%以上。②乙型肝炎免疫球蛋白(HBIG):从人血中制备。主要用于 HBV 感染母亲的新生儿及暴露于 HBV 的易感者,应及早注射,保护期约 3 个月。

(3)戊型肝炎:重组戊型肝炎疫苗(大肠埃希菌)已由我国学者研制成功,保护率达 100%。

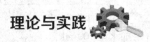

理论与实践

职业防护

　　诊治乙肝患者过程中发生意外针刺伤时,应立即挤出少量血液,以流动水冲洗,再用碘酊、乙醇消毒后包扎伤口,尽早注射乙肝免疫球蛋白(HBIG),并抽血查 HBsAg 和抗HBs,如两者均阴性,2 周后再接种乙肝疫苗,并随访观察半年。发生针刺伤后应认真总结分析原因及教训,加强职业防护意识,遵守职业防护制度。

(陈艳成　樊启艳)

第六节　艾滋病

　　艾滋病即获得性免疫缺陷综合征(acquired immunodeficiency syndrome,AIDS),是由人类免疫缺陷病毒(Human immunodeficiency virus,HIV)所致的一种慢性感染病。主要经血液、体液和血制品传播。HIV 主要侵犯、破坏 CD4$^+$ T 淋巴细胞,导致机体免疫功能受损乃至缺陷,由此而产生各种严重的机会性感染和恶性肿瘤。本病具有传播迅速、病死率高的特点。

【病原学】

　　HIV 为单链 RNA 病毒,属于逆转录病毒科(Retroviridae),慢病毒属(Lentivirus)中的人类慢病毒组。HIV 为球形 20 面立体结构,直径为 100~120 nm,由核心和包膜两部分组成:核心为圆柱状，由两条正链 RNA、逆转录酶、DNA 多聚酶（DNAP）和结构蛋白等组成。包裹这些结构的主要成分是核心蛋白 p24；外层为类脂包膜，有 72 个钉状突起，主要由宿主细胞膜与外膜糖蛋白 gp120 和 gp41 共同组成。

根据 HIV 基因的差异，HIV 分为两型，即 HIV-1 型及 HIV-2 型。全球流行的主要毒株是 HIV-1，HIV-2 主要局限于西非和西欧。

HIV 变异性很强，其发生变异的主要原因有：①逆转录酶无校正功能导致随机变异。②宿主的免疫选择压力。③不同病毒之间、病毒与宿主之间的基因重组。④药物选择的压力，尤其是不规范的抗病毒治疗是导致耐药变异的主要原因。

HIV 既有嗜淋巴性，又有嗜神经性，主要感染 CD4$^+$T 淋巴细胞，也能感染单核-吞噬细胞、B 淋巴细胞、小神经胶质细胞、骨髓干细胞等。

HIV 对外界抵抗力低，对热敏感，56 ℃ 30 min 能灭活，能被 25% 以上浓度的酒精、0.2% 次氯酸钠及漂白粉灭活。但对 0.1% 甲醛、紫外线和 γ 射线不敏感。HIV 侵入人体可刺激产生抗体，但中和抗体极少，作用极弱。血清中同时存在抗体和病毒时仍有传染性。

【流行病学】

1.感染源　患者和无症状病毒携带者是本病的感染源，尤其是后者。病毒主要存在于血液、精液和阴道分泌物中，其他体液如唾液、乳汁、眼泪也含病毒，均具有传染性。

2.传播途径　血液、体液和血制品途径是 AIDS 根本的传播途径。目前公认的传播方式主要是性接触、血液传播和母婴传播。

（1）性接触：是主要的传播途径。HIV 从性接触摩擦所致的皮肤黏膜细微破损处侵入机体。与感染率有关的因素包括性伴侣数量、性伴侣的感染阶段、性交方式和性交保护措施等。

（2）血液和血制品：静脉吸毒者共用针具，输入被 HIV 污染的血液或血制品以及介入性医疗操作等，均可传播 HIV。

（3）母婴传播：感染 HIV 的孕妇可经胎盘将病毒传给胎儿，也可经产道及产后血性分泌物、哺乳等传给婴儿。HIV 阳性孕妇 11%～60% 会发生母婴传播。

（4）其他：包括接受 HIV 感染者的器官移植及人工授精等。医护人员被污染的针头刺伤或破损皮肤受污染也可能被感染。目前无证据表明可经食物、水、蚊虫叮咬或生活接触传播。

3.人群易感性　人群普遍易感，15～49 岁发病者占 80%。高危人群为男性同性恋、静脉药瘾者、性乱交者、血友病、多次接受输血或血制品者。

【发病机制与病理】

（一）发病机制

艾滋病的发病机制主要是 CD4$^+$T 淋巴细胞在 HIV 的直接和间接作用下，其细胞功能受损及大量破坏，导致细胞免疫缺陷。同时由于其他免疫细胞均不同程度受损，从而发生各种严重的机会性感染及肿瘤。

1.HIV 感染与复制　HIV 借助于易感细胞表面的受体进入细胞，其 HIV RNA 在逆转录酶的作用下逆转录成负链 DNA，并在 DNAP 的作用下复制成双链 DNA，这时的病毒 DNA 以前病毒的形式整合到宿主细胞核染色体中，经过一定的潜伏期（2～10 年）前病毒可被激活，转录和翻译成新 HIV RNA 和病毒蛋白质，在细胞膜装配成新 HIV 后芽生释出，再感染并破坏其他细胞。

2.CD4⁺T 淋巴细胞数量减少和功能障碍

(1)病毒直接损伤:HIV 感染宿主免疫细胞后以每天产生 $10^9 \sim 10^{10}$ 颗粒的速度繁殖,并直接使 CD4⁺T 淋巴细胞溶解破坏。病毒复制产生的中间产物及 gp120、病毒蛋白 R(virion protein R,VPR)等可诱导细胞凋亡。

(2)非感染细胞受累:感染 HIV 的 CD4⁺T 淋巴细胞表面 gp120 表达,与未感染的 CD4⁺T 淋巴细胞的 CD4 分子结合,形成融合细胞使膜通透性改变,细胞溶解破坏。

(3)免疫损伤:gp120 与未感染 HIV 的 CD4⁺T 淋巴细胞结合成为靶细胞,被 CD8⁺ 细胞毒性 T 细胞介导的细胞毒性作用及抗体依赖性细胞毒作用攻击而破坏,致使 CD4⁺T 淋巴细胞减少。

(4)来源减少:HIV 可感染骨髓干细胞,使 CD4⁺T 淋巴细胞产生减少。

3.单核-吞噬细胞功能异常　巨噬细胞表面也有 CD4 分子表达,也可被 HIV 感染。尽管巨噬细胞具有对抗 HIV 感染所致的细胞病变作用,但部分巨噬细胞功能异常,抗 HIV 和其他病原体感染的能力下降。感染 HIV 的巨噬细胞成为病毒储存场所,并可携带 HIV 透过血脑屏障,引起中枢神经系统感染。

4.B 淋巴细胞功能异常　B 淋巴细胞表面低水平 CD4 分子表达,可被 HIV 感染。感染 HIV 的 B 淋巴细胞功能异常,表现为多克隆化、循环免疫复合物和外周血 B 淋巴细胞增高、对新抗原刺激反应降低等方面。

5.自然杀伤细胞异常　HIV 感染早期即有自然杀伤细胞数量减少。可因细胞因子产生障碍或 HIV 通过 gp41 直接抑制自然杀伤细胞的监视功能,使 HIV 感染者易出现肿瘤细胞。

(二)病理解剖

机会性感染病灶中组织炎症反应少,病原体繁殖多。主要病变在淋巴结和胸腺等免疫器官:淋巴结可以为反应性病变如滤泡增生性淋巴结肿,也可以是肿瘤性病变如卡波西肉瘤(Kaposi's sarcoma,KS)及非霍奇金淋巴瘤、伯基特淋巴瘤(Burkitt lymphoma)等;胸腺可萎缩、退行性或炎性病变。中枢神经系统有神经胶质细胞灶性坏死、血管周围炎及脱髓鞘等。

【临床表现】

本病潜伏期长,2~10 年可进展为艾滋病。根据我国艾滋病诊疗标准和指南,可将艾滋病分为急性期、无症状期和艾滋病期。

1.急性期　通常发生在初次感染 HIV 2~4 周,部分感染者可出现病毒血症和免疫系统继续损伤的症状。发热最常见,可伴随全身不适、头痛、咽痛、肌肉关节疼痛、恶心、呕吐、腹泻以及皮疹、淋巴结肿大等。血清可检出 HIV RNA 及 p24 抗原,而 HIV 抗体在感染后数周才会出现。CD4⁺T 淋巴细胞可一过性减少,CD4/CD8 比例倒置。部分患者白细胞和血小板轻度减少和肝功能异常。此期症状常较轻微,易被忽略。症状持续 3~14 天后自然消失。在 HIV 感染初期,血清中虽有病毒和 p24 抗原,但 HIV 抗体尚未产生,此时抗 HIV 呈阴性,称为窗口期。

2.无症状期　可由原发感染或急性感染症状消失后进入此期。血清可检出 HIV RNA 和 HIV 抗体。此期持续 2~10 年或更长时间。其持续时间长短与病毒感染的数量、病毒的型别、感染途径、机体免疫的个体差异性以及营养、卫生条件、生活习惯等因素有关。此期 HIV 病毒在感染者体内不断复制,机体免疫功能受损,CD4⁺T 淋巴细胞计数下降。此期具有传染性。

3.艾滋病期 艾滋病期是艾滋病病毒感染的最终阶段。此期临床表现复杂,因免疫功能严重缺陷,易发生机会性感染及恶性肿瘤,累及全身各个系统及器官,且常有多种感染和肿瘤并存,出现各种严重的综合病症。主要表现为 HIV 相关症状、各种机会性感染及恶性肿瘤。

(1)HIV 相关症状:主要表现为原因不明、持续 1 个月以上的发热、乏力、盗汗、厌食、腹泻;体重下降超过 10%。病房患者出现神经精神系统症状,如头痛、癫痫、记忆力减退、进行性痴呆、下肢瘫痪等。部分患者可出现持续性全身淋巴结肿大,表现为:①除腹股沟淋巴结以外,全身其他部位(如颈、枕、腋下等)两处或两处以上部位的淋巴结肿大。②淋巴结直径≥1 cm,质地柔韧,无压痛,无粘连。③持续肿大 3 个月以上。无自觉症状,部分肿大淋巴结 1 年以后消散,也可反复肿大。

(2)各种机会性感染及肿瘤:①呼吸系统:以肺孢子菌肺炎最为常见,且是本病机会性感染死亡的主要原因。主要表现为慢性咳嗽、发热、发绀、血氧分压降低,但肺部啰音较少见,胸部 X 线提示间质性肺炎。结核分枝杆菌、念珠菌、巨细胞病毒和疱疹病毒等常引起肺结核、复发性细菌、真菌性肺炎。卡波西肉瘤也可侵犯肺部。②消化系统:白色念珠菌、疱疹病毒和巨细胞病毒引起口腔和食管炎症或溃疡最为常见。表现为吞咽疼痛和胸骨后烧灼感。胃肠道黏膜也常受到疱疹病毒、隐孢子虫和卡波西肉瘤的侵犯,引起腹泻和体重减轻、肛周炎、直肠炎等。因隐孢子虫、巨细胞病毒感染肝脏,可出现肝大以及肝功能异常。③中枢神经系统:如脑弓形虫脑病、隐球菌性脑膜炎、各种病毒性脑膜脑炎等。还可引发原发性脑淋巴瘤和转移性淋巴瘤以及艾滋病痴呆综合征、无菌性脑炎。④皮肤:带状疱疹、传染性软疣、尖锐湿疣、真菌性皮炎和甲癣。⑤眼部:巨细胞病毒、弓形虫可引起视网膜炎,表现为眼底絮状白斑。卡波西肉瘤常常侵犯眼睑、泪腺、结膜和虹膜等部位。⑥肿瘤:恶性淋巴瘤、卡波西肉瘤等。卡波西肉瘤侵犯下肢皮肤和口腔黏膜,可出现紫红色或深蓝色浸润斑或结节、融合成片、表面溃疡并向四周扩散。这种恶性病变可出现于淋巴结和内脏。

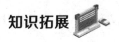
知识拓展

卡波西肉瘤(Kaposi's sarcoma)

在免疫缺陷的基础上感染人疱疹病毒 8 型(HHV8)所致的多发性血管性肉瘤,多表现为皮肤的红色或紫红色结节性病变,可累及内脏。卡波西肉瘤细胞可能起源于由间质前体细胞衍化而来的血管或发育异常的内皮细胞。奥地利皮肤病专家 Morit Kaposi(卡波西)于 1872 年首次发现而得名。

【辅助检查】

1.常规检查 白细胞、血红蛋白、红细胞及血小板均有不同程度的减少。尿蛋白常阳性。

2.免疫学检查 T 淋巴细胞总数降低,CD4$^+$T 淋巴细胞计数也下降。CD4/CD8<1.0。链激酶、植物血凝素等皮试常阴性。免疫球蛋白、β_2微球蛋白及新嘌呤可升高。

3.血生化检查 可有血清转氨酶升高及肾功能异常等。

4.血清学检测

(1)抗体检测:ELISA 法检测血清、尿液、唾液或脑脊液抗 HIV 可获阳性结果,主要查血清

p24 抗体和 gp120 抗体,其阳性率可达 99%。

(2)抗原检测:抗 HIVp24 抗原单克隆抗体制备试剂,可用 ELISA 法测血清 p24 抗原。采用流式细胞技术检测血液或体液中 HIV 特异性抗原,对诊断有一定帮助。

5.病原学检查

(1)分离病毒:从患者血浆、单核细胞及脑脊液中可分离出 HIV。操作复杂,主要用于科研。

(2)核酸检测:以体外淋巴细胞培养,再用 Northern 印迹法测淋巴细胞 HIV RNA,也可用 PCR 或 RT-PCR 法测血清 HIV RNA 与 HIV DNA。但试剂价格昂贵,并易出现假阳性。

(3)蛋白质芯片:近年蛋白质芯片技术发展较快,能同时检测 HIV、HBV、HCV 联合感染者血中 HIV、HBV、HCV 核酸和相应的抗体,有较好的应用前景。

6.其他检查 X 线检查有助于了解肺部并发肺孢子菌、真菌、结核分枝杆菌感染及卡波西肉瘤等情况。痰、支气管分泌物或肺活检可找到肺孢子菌包囊、滋养体或真菌孢子。粪涂片可查见隐孢子虫。隐球菌脑膜炎者脑脊液可查见隐球菌。弓形虫、肝炎病毒及巨细胞病毒感染可用 ELISA 法测相应抗体。血或分泌物培养可确诊继发细菌感染。组织活检可确诊卡波西肉瘤或淋巴瘤等。

【诊断与鉴别诊断】

(一)诊断原则

依据流行病学资料(如不安全性生活史、静脉注射毒品史、输入未经抗 HIV 抗体检测的血液或血制品、HIV 抗体阳性者所生子女及职业暴露史等)、临床特征(如严重机会性感染、卡波西肉瘤、全身淋巴结肿大等)及辅助检查,可考虑本病,并进一步做 HIV 抗体或抗原检测。

(二)诊断标准

1.急性感染期 患者近期内有流行病学史和临床表现,结合 HIV 抗体由阴性转为阳性即可诊断,或仅有 HIV 抗体由阴性转为阳性即可诊断。

2.无症状感染期 有流行病学史,结合 HIV 抗体阳性即可诊断,或仅有 HIV 抗体阳性即可诊断。

3.艾滋病期 有流行病学史,HIV 抗体阳性,加以下各项中的任何一项,即可诊断为艾滋病。

(1)原因不明的持续不规则发热 1 个月以上,体温>38 ℃。

(2)慢性腹泻 1 个月以上,次数>3 次/日。

(3)6 个月内体重下降 10%以上。

(4)反复发作的口腔念珠菌感染。

(5)反复发作的单纯疱疹病毒感染或带状疱疹感染。

(6)肺孢子菌肺炎。

(7)反复发生的细菌性肺炎。

(8)活动性结核或非结核分枝杆菌病。

(9)深部真菌感染。

(10)中枢神经系统占位性病变。

(11)中、青年人出现痴呆。

（12）活动性巨细胞病毒感染。

（13）弓形虫脑病。

（14）马尔尼非青霉菌感染。

（15）反复发生的败血症。

（16）皮肤黏膜或内脏的卡波西肉瘤、淋巴瘤。

HIV 抗体阳性，虽无上述表现或症状，但 CD4$^+$T 淋巴细胞数<0.2×10^9/L，也可诊断为艾滋病。

（三）鉴别诊断

1.原发性 CD4$^+$T 淋巴细胞减少症　少数原发性 CD4$^+$T 淋巴细胞减少症可并发严重机会性感染，与 AIDS 相似，但无 HIV 感染流行病学资料。另外，此病 HIV-1 及 HIV-2 病原学检测阴性也可与 AIDS 区别。

2.继发性 CD4$^+$T 淋巴细胞减少　主要见于肿瘤及自身免疫性疾病经化疗或免疫抑制治疗以后，详细询问病史有助于鉴别。

病例讨论

患者，男性，40 岁，教师，低热伴乏力、纳差及消瘦月余。因血友病有多次血制品输注史。查体见唇周苍白，口腔黏膜布满白色膜状物。实验室检查：血象 WBC 2.3×10^9/L，Hb 78 g/L。请讨论：

1.本病例最可能的诊断是什么？

2.为确诊，首先应做哪些辅助检查？

【治疗】

迄今为止艾滋病尚无特别有效的治疗方法，药物治疗仍在研究和探索中，可酌情给予抗 HIV、机会性感染及肿瘤等治疗。

1.抗病毒治疗　目前，认为早期抗病毒治疗是关键，它既能缓解病情，减少机会性感染及肿瘤，又能预防或延缓艾滋病相关疾病的发生，如免疫复合物引起的肾小球肾炎和血小板减少等。

（1）抗病毒药物：根据作用机制不同，把抗 HIV 药物分为以下几种类型：①核苷类似物逆转录酶抑制剂：选择性抑制 HIV 逆转录酶，掺入正在延长的 DNA 链中，从而抑制 HIV 复制。常用药物有下列几种：a.齐多夫定：又名叠氮胸苷，为首选药物，口服吸收好，血清半衰期为 1 h。成人 300 mg，2 次/天；儿童 160 mg/m^2，3 次/天；新生儿和婴幼儿 2 mg/kg，4 次/天。b.去羟肌苷：成人体重≥60 kg 者，200 mg，2 次/天；体重<60 kg 者，125 mg，2 次/天。副作用为周围神经炎、腹泻、口腔炎及胰腺炎等，可诱发癫痫。c.拉米夫定：成人 150 mg，2 次/天，与齐多夫定合用有协同作用。d.阿巴卡韦：150 mg，2 次/天。可引起过敏等不良反应。e.双肽芝：是拉米夫定（150 mg）和齐多夫定（300 mg）的复合制剂。②非核苷类似物逆转录酶抑制剂：主要作用于 HIV 逆转录酶某位点使其失去活性。常用药物有奈韦拉平及依非韦伦等，可降低 HIV RNA 水平，但用药 6~20 周后病毒可变异而产生耐药性，故常与其他抗 HIV 药物合用。③蛋白酶抑制剂：抑制蛋白酶即阻断 HIV 复制和成熟过程中必需的蛋白质合成。主要药物有利托

那韦、茚地那韦、沙奎那韦、奈非那韦、阿扎那韦、克力芝等。④基因治疗:是将外源性基因转移到适合的靶细胞,使其表达为 RNA 或蛋白质,改变 HIV 或宿主基因表达以控制 HIV 增殖的一种新疗法。核酶是有酶活性的 RNA 分子,可特异性结合并切割靶 RNA。

(2)治疗时机:对无症状的 HIV 感染者,当血液中 CD4$^+$T 淋巴细胞<0.2×10^9/L 时,应开始抗 HIV 治疗;当 CD4$^+$T 淋巴细胞为($0.21\sim0.35$)×10^9/L 时,应考虑开始抗 HIV 治疗;当 CD4$^+$T 淋巴细胞>0.35×10^9/L,但 HIV RNA 水平>10^5 copies(拷贝)/mL 时,应开始抗 HIV 治疗;无论 CD4$^+$T 淋巴细胞及 HIV RNA 载量多少,有 AIDS 症状者都应开始抗 HIV 治疗。

2.免疫治疗　采用 IL-2 与抗病毒药物同时应用有助于改善患者免疫功能。

3.治疗机会性感染及肿瘤

(1)肺孢子菌肺炎:喷他脒每天 $3\sim4$ mg/kg,肌内注射或静脉滴注,或加氨苯砜(dapsone)100 mg,1 次/天,或复方磺胺甲噁唑(每片含 SMZ 400 mg,TMP 80 mg)3 片,每天 $3\sim4$ 次,疗程 $2\sim3$ 周。

(2)其他真菌感染:口腔及食管真菌感染用克霉唑 1.5 g 或酮康唑 0.1 g,2 次/天;制霉菌素 2.5 万 U 涂抹黏膜病变处,每天 4 次;肺部念珠菌病等可用氟康唑或伊曲康唑治疗;新型隐球菌性脑膜炎用两性霉素 B、氟胞嘧啶或氟康唑治疗等。

(3)病毒感染:全身性人巨细胞病毒(human cytomegalovirus,HCMV)、单纯疱疹病毒(herpes simplex,HSV)、EB 病毒(EBV)感染及带状疱疹可用阿昔洛韦(acyclovir)7.5 $\sim$ 10 mg/kg,或更昔洛韦(ganciclovir)5 mg,每天静脉滴注 2 次,疗程 $2\sim4$ 周。

(4)弓形虫病:螺旋霉素或克林霉素 $0.6\sim1.2$/d,二者常与乙胺嘧啶合用或交替应用。也可用复方磺胺甲噁唑,或磺胺嘧啶 1 g,4 次/天,疗程 4 周。

(5)鸟分枝杆菌感染:可用氨苯砜 100 mg/d;或阿奇霉素 500 mg,1 次/天;或克拉霉素 500 mg,3 次/天;或乙胺丁醇 15 mg/(kg·d),或利福布丁($200\sim600$ mg/d)、利福平(600 mg/d)、环丙沙星(0.5 g,3 次/天);氯法齐明 0.1 g,1 次/天。疗程与抗结核相同。

(6)卡波西肉瘤:抗病毒治疗同时使用 α-干扰素治疗,也可用博来霉素(bleomycin)10 mg/m^2,长春新碱 2 mg/m^2 和多柔比星 20 mg/m^2 联合化疗等。

4.对症支持治疗　包括输血及营养支持疗法,补充维生素 B$_{12}$ 及叶酸。加强心理治疗,对忧郁或绝望者适当进行精神治疗等。

5.预防治疗　结核菌素试验阳性者,服异烟肼 4 周。CD4$^+$T 淋巴细胞<0.2×10^9/L 时,应预防肺孢子菌肺炎,用戊烷脒气雾剂 300 mg,每月 1 次,或口服复方磺胺甲噁唑。医务人员被污染针头刺伤或实验室意外者,根据职业暴露后预防程序进行评估和用药预防。

【预后】

部分感染者无症状感染期可达 10 年以上。一旦进入艾滋病期以后,如不进行抗病毒治疗,平均存活期只有 $12\sim18$ 个月。规范的抗病毒治疗可以显著延长艾滋病患者的生存期。

【预防】

1.控制感染源　普查高危人群 HIV 感染情况,有助于发现感染源。隔离治疗患者,监控无症状 HIV 感染者。加强国境检疫。

2.切断传播途径　禁止毒品注射,取缔娼妓,严禁性乱。高危人群发生性行为时使用安全套。严格筛查血液及血制品,使用一次性注射器。严格消毒医疗器械。规范治疗性病。对

HIV 感染的孕妇可采用产科干预(如终止妊娠、择期剖宫产等)、抗病毒药物干预及人工喂养等措施。注意个人卫生,不共用牙具、刮胡刀、餐具等。

3.降低人群易感性 重组 HIV-1 gp120 亚单位疫苗或重组痘苗病毒表达的 HIV 包膜作为疫苗等均尚在研制中。

(陈艳成)

第七节 感染性单核细胞增多症

感染性单核细胞增多症(infectious mononucleosis,IM)即我国内地称谓的传染性单核细胞增多症,是由 EB 病毒感染所引起的一种急性单核-吞噬细胞系统增生性感染病。主要临床表现为不规则发热、咽痛、肝、脾、淋巴结肿大、外周血液中淋巴细胞显著增多,并出现异型淋巴细胞。病程常呈自限性。

【病原学】

EB 病毒(Epstein-Barr virus,EBV)是一种新的人类疱疹病毒,即 HHV-4,属于 γ 亚科疱疹病毒,为嗜淋巴细胞性双链 DNA 病毒。完整的病毒颗粒为圆形,由类核、膜壳、壳微粒及包膜组成,类核中含病毒 DNA,主要侵犯 B 淋巴细胞。人群中流行的 EBV 可分为两个亚型,我国以 1 型病毒流行为主。

EB 病毒基因组编码有 5 个抗原蛋白:早期抗原(early antigen,EA)、衣壳抗原(viral capsid antigen,VCA)、膜抗原(membrane antigen,MA)、EBV 核抗原(EB nuclear antigen,EBNA)及潜伏膜蛋白(latent membrane protein,LMP)。前 3 种为病毒复制时表达的蛋白,后 2 种是潜伏感染时表达的主要蛋白。LMP 表达于 B 细胞膜上,包括 LMP1、LMP2a 和 LMP2b 这 3 种,LMP1 是一种致癌蛋白,LMP2a 阻止潜伏感染状态的病毒激活。5 种抗原均能刺激人体产生相应的抗体。其中 VCA-IgM 抗体早期出现,在 1~2 个月后消失,是新近被 EBV 感染的标志。EA-IgG 抗体是近期感染或 EBV 活跃增殖的标志。

【流行病学】

1.感染源 人是 EBV 唯一的天然宿主,患者及隐性感染者为感染源。感染后病毒大量存在于唾液腺及唾液中,可持续或间断排毒数周、数月甚至达数年。

2.传播途径 主要经唾液传播,口-口传播是主要传播方式。飞沫和输血传播也有可能,但不多见。

3.人群易感性 人群普遍易感,隐性比显性感染率高,无性别差异。6 岁以下多为隐性感染或轻症感染,体内出现抗 EBV 抗体,但无嗜异性抗体。15 岁以上青年多呈现典型发病,抗 EBV 抗体和嗜异性抗体均阳性。35 岁以上患者少见。发病后可获得持久免疫力,第二次发病罕见。

4.流行特征 本病呈世界性分布,一般为散发,也可流行。全年均可发病,流行以晚秋至初春为多。

【发病机制与病理】

发病机制尚未完全阐明。病毒经口进入咽部淋巴组织内复制,导致渗出性咽扁桃体炎,局部淋巴管受累、淋巴结肿大,随后侵入血流引起病毒血症,进一步累及淋巴系统的各组织和脏器,引起淋巴结、肝脾大。病毒还可在腮腺及其他唾液腺上皮细胞中繁殖,导致部分感染者可长期向唾液中排放病毒。

EBV 主要侵犯 B 淋巴细胞,一方面刺激能产生特异抗体的 B 细胞亚群,使之产生抗 EBV 抗体。另一方面使 B 细胞表面抗原发生改变,诱生新的抗原物质如嗜异性抗原等。这些抗原除可刺激其他 B 细胞产生相应抗体(如嗜异性抗体)外,还可刺激 T 细胞增生,导致血中出现异型淋巴细胞(为细胞毒性 T 淋巴细胞)。增生的 T 淋巴细胞可直接清除被 EBV 感染的 B 淋巴细胞,使病毒呈自限性。

主要病理特征为淋巴组织的良性增生。常有肝大,呈间质性肝炎改变,肝窦及汇管区有淋巴细胞浸润,枯否细胞增生,肝细胞病变轻,可有局灶性坏死。脾大,脾窦及脾髓内充满淋巴细胞。淋巴结肿大,淋巴细胞高度增生。鼻咽部淋巴组织也常见增生。骨髓有少量淋巴细胞浸润,不影响造血功能。心肌、肾、肾上腺、肺、皮肤及中枢神经系统等处,均可有淋巴细胞浸润及局限性病灶,引起多种临床症状。

【临床表现】

潜伏期儿童9～11日,成人通常为4～7周。约40%有全身不适、乏力、头痛、头昏、畏寒、鼻塞、食欲差、恶心、呕吐、轻度腹泻等前驱症状。本病临床表现多样,典型表现如下:

1.发热 除轻型病例外,大多有发热,一般38.5～40 ℃,热型不定,热程一般10～14日,少数可长达数月,热渐退或骤退,多伴有出汗。部分患者伴有畏寒、寒战。病程早期可有相对缓脉。

2.咽峡炎 约半数患者诉咽喉痛,常见咽、扁桃体、腭垂充血水肿,少数有溃疡或假膜形成,腭部可见小出血点,肿胀严重者可出现呼吸及吞咽困难。

3.淋巴结肿大 70%患者有明显淋巴结肿大,在病程第1周内即可出现,浅表淋巴结普遍累及。以颈部淋巴结肿大最常见,腋下、腹股沟次之,胸廓、纵隔、肠系膜淋巴结也可受累。肿大淋巴结分布不对称,直径一般为1～4 cm,中等硬度,分散而不粘连,不化脓,无明显触痛,消退缓慢,常在3周之内,偶可持续至数月。肠系膜淋巴结受累时可引起腹痛等症状。

4.肝脾大 约10%患者有轻度肝大,可伴有 ALT 升高,部分患者有黄疸。肝脏病变一般为急性,慢性化及肝硬化罕见。半数患者有轻度脾大,有疼痛和压痛,偶可发生脾破裂。

5.皮疹 约10%病例可出现多形性皮疹,有斑丘疹、猩红热样皮疹、结节性红斑、荨麻疹等,偶见出血性皮疹。皮疹多见于躯干,四肢较少,常在起病后1～2周内出现,3～7日后消退,不留痕迹,未见脱屑。比较典型者可有黏膜疹,表现为软、硬腭交接处有多发性针尖样瘀点。

6.神经系统 症状极少见。临床表现为无菌性脑膜炎、脑膜脑炎、脑干脑炎、周围神经炎等,临床上可出现相应的症状,脑脊液蛋白质和淋巴细胞可轻、中度增多,并可见异型淋巴细胞。预后大多良好。

7.其他 偶见心包炎、心肌炎、肾炎或肺炎,腹泻。

本病病程一般为1～3周,少数超过6月,甚至数年。偶有复发,复发时病情较轻,病程较短。

【并发症】

约30%患者可并发咽峡部溶血性链球菌感染。急性肾炎的发生率可高达13%,临床表现似一般肾炎。脾破裂发生率约0.2%,通常多见于疾病的10~21日内。约6%的患者并发心肌炎。

【辅助检查】

1.血常规检查　血象改变是本病的重要特征,早期白细胞总数可正常或偏低,以后逐渐升高,一般为(10~20)×10⁹/L,也有高达(30~50)×10⁹/L者,分类时单核细胞可高达60%以上,其中具有诊断意义的是异型淋巴细胞增多,可达10%~30%,异型淋巴细胞超过10%或其绝对数超过1.0×10⁹/L,具有诊断价值。其他病毒性疾病也可出现异型淋巴细胞,但其百分比一般低于10%。此外,常见血小板计数减少。

2.血清学检查

(1)嗜异性凝集试验:阳性率达80%~90%,患者血清中含有IgM型嗜异性凝集抗体。能凝集绵羊和马红细胞,并为豚鼠肾部分吸收和牛红细胞完全吸收。患者血清经豚鼠肾吸收后,效价在1:64以上者具有诊断价值。双份血清效价4倍以上增长,诊断意义更大。恢复期效价迅速下降。少数患者嗜异凝集试验始终阴性,多属轻型,尤以儿童多见。

(2)抗EBV抗体测定:可采用ELISA法和免疫荧光法进行检测。临床常检测IgM型膜壳抗体(IgM-VCA),该抗体出现早,持续仅4~8周,且灵敏性与特异性高,有助于嗜异性凝集试验阴性者的早期诊断,是新近EBV感染的标志。IgG-VCA可持续终身,常用于流行病学调查。

(3)EBV-DNA检测:Southern印迹法可检测整合的EBV-DNA;原位杂交法可确定口咽上皮细胞中EBV的存在;PCR法检测EBV-DNA,敏感、快速、特异,有助于诊断。

【诊断与鉴别诊断】

主要依据临床表现、特异性血象、嗜异性凝集试验阳性及EBV抗体阳性、EBV-DNA检测进行诊断。当出现局部流行时,流行病学资料有重要参考意义。嗜异性凝集试验阴性者可查抗EBV抗体及EBV-DNA。

需与下列疾病鉴别:①急性扁桃体炎、疱疹性咽炎、白喉等。②淋巴结结核、淋巴瘤、急性淋巴细胞白血病等。③风疹、肠道病毒感染、血清病、药物疹等。④巨细胞病毒感染、病毒性肝炎等。

【治疗】

一般以对症治疗为主,患者多能自愈。急性期特别是并发肝炎、心肌炎时,应卧床休息,有肝损害时按病毒性肝炎对症治疗,有心肌炎时应用营养心肌等药物。抗菌药物对本病无效,但咽扁桃体继发细菌性感染时可选用抗菌药物,常用青霉素G,疗程7~10日。也可用红霉素、阿奇霉素等大环内酯类或头孢菌素类抗菌药物。忌用氨苄青霉素或阿莫西林,因用后常引起多形性皮疹而加重病情。

重症患者如严重咽喉水肿,或有中枢神经系统并发症、血小板减少性紫癜、心肌炎、心包炎、溶血性贫血等,可短期使用肾上腺皮质激素。肌内注射恢复期血清20~30 mL有一定的疗效。早期应用抗病毒药物干扰素、阿昔洛韦、更昔洛韦等,可能有效。应警惕脾破裂发生,及时确诊,迅速补充血容量,并行脾切除。

病例讨论

　　患者,男性,22 岁,湖北荆州人,发热、咽痛 8 天于 12 月 9 日入院。体检发现急性病容,T 39.5 ℃,心率 98 次/min,Bp 126/66 mmHg。颈部、腹股沟淋巴结如黄豆大小、无压痛。咽充血,双侧扁桃体肿大、表面见渗出物。肝未及,脾肋下仅及,质软。外周血白细胞总数为 15.3×10^9/L,分类:N 0.28,L 0.65,M 0.03,E 0.04,异型淋巴细胞占 15%。红细胞为 5.6×10^{12}/L。血小板为 152×10^9/L。ALT 160 U/L,AST 70 U/L。请讨论:

　　1.试述诊断及其依据。

　　2.为明确诊断需要做哪些进一步检查?

　　3.怎样对该患者进行治疗?

【预后】

　　预后大多良好,病死率低于 1%,死亡原因为脾破裂、脑膜炎、心肌炎等。有先天性免疫缺陷者感染本病后,病情迅速恶化而死亡。

【预防】

　　急性期应呼吸道隔离,其呼吸道分泌物可用漂白粉、氯胺或煮沸消毒。避免接触患者及隐性感染者的唾液、鼻咽部分泌物。目前,有两种疫苗:一种是用基因方法构建的同时表达 EBV gp320 和 HBsAg 的痘苗疫苗,重点使用在鼻咽癌高发区;另一种是提纯病毒 gp320 膜蛋白疫苗,正在观察疗效。

(陈艳成　王晓红)

第八节　严重急性呼吸综合征

　　严重急性呼吸综合征(severe acute respiratory syndrome,SARS)是 SARS 冠状病毒引起的一种新的急性呼吸系统感染病,在中国称为传染性非典型肺炎(infectious atypical pneumonia)。主要通过近距离飞沫、接触患者呼吸道分泌物及密切接触传播。临床上以起病急、发热、头痛、肌肉酸痛、乏力、干咳少痰为特征,严重者出现气促或呼吸窘迫。传染性强、病死率高。

【病原学】

　　SARS 冠状病毒(SARS coronavirus,SARS-CoV)为一种变异的冠状病毒。归属冠状病毒科冠状病毒属。SARS-CoV 为单股正链 RNA 病毒,基因组全长 29 206 个到 29 736 个核苷酸。基因组两侧为 5′到 3′端非编码区。中间为开放读码框架(ORF),编码膜蛋白(M)、突起蛋白(S)、核衣壳蛋白(N)等结构蛋白和 RNA 依赖的 RNA 聚合酶等非结构蛋白。

　　SARS-CoV 特异性 IgM 抗体出现早,在急性期或恢复早期达高峰,约 3 个月后消失。IgG 抗体在起病后 2 周左右出现,在病程第 3 周即可达高滴度,12 个月后仍持续高效价。实验证明 IgG 抗体可以中和体外分离到的病毒颗粒,可能是保护性抗体。

　　SARS-CoV 对外界的抵抗力和稳定性要强于其他人类冠状病毒。在干燥塑料表面最长可存活 4 天,尿液中至少存活 1 天,腹泻患者粪便中至少 4 天以上。在 4 ℃温度下培养存活 21 天,−80 ℃保存稳定性佳。但当暴露于常用的消毒剂或固定剂后即失去感染性。对温度敏感,加热到 56 ℃ 90 min 或 75 ℃ 30 min 能够灭活病毒。SARS-CoV 对氯仿、甲醛、乙醚等敏感。

【流行病学】

1.感染源　患者是主要感染源。患者呼吸道分泌物及肠道排泄物含有病毒。个别患者可造成数十甚至成百人感染,被称为"超级传播者(super-spreader)"。

潜伏期传染性低或无传染性,康复期患者无传染性。

有学者从中华菊头蝠体内分离到病毒,性状类似 SARS 冠状病毒,认为中华菊头蝠是 SARS 冠状病毒的天然宿主,而果子狸是被感染者。

2.传播途径

(1)飞沫传播:近距离飞沫传播是本病的主要传播途径。SARS-CoV 存在于呼吸道分泌物中或纤毛上皮脱落细胞里,当患者咳嗽、打喷嚏或大声讲话时,形成气溶胶颗粒,喷出后被易感者吸入而感染。飞沫在空气中停留的时间短,移动的距离约 2 米,故仅造成近距离传播。

(2)接触传播:通过直接接触患者的呼吸道分泌物、消化道排泄物和其他体液,或者间接接触被患者污染的物品而导致感染。实验室工作人员,在处理或接触含 SARS-CoV 的标本时,未遵循严格的生物安全操作规程,造成实验室感染。

(3)消化道途径:患者粪便中可检出病毒 RNA,通过消化道传播可能是另一种传播途径。

3.人群易感性　人群普遍易感。发病者以青壮年居多,儿童和老年人较少见。男女比例约为 1∶0.87。患者家庭成员和接触患者的医务人员属高危人群。患者康复后无再次发病的报告,病后体内的特异性 IgG 抗体持续 12 个月以上,提示病后可获得较持久的免疫力。

4.流行特征　SARS 发生于 2002 年冬末及 2003 年春初。有明显的家庭和医院聚集发病现象。社区发病以散发为主,偶见点状暴发流行。主要流行于人口密度集中的大都市,农村地区甚少发病。

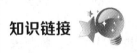
知识链接

SARS 疫情

SARS 于 2002 年 11 月中旬首先在广东佛山被发现,其后在约半年的时间内,流行于中国内地。2003 年 2 月开始在香港流行,并迅速蔓延至越南、加拿大、新加坡、中国台湾等地。2003 年 8 月卫生部公布,我国 24 个省、自治区、直辖市,266 个县、市,有本病病例报告,全国 5 327 例,死亡 349 例。全球约 32 个国家和地区出现疫情,累计 8 422 例,死亡 916 例。医务人员发病 1 725 例,约占 20%。

【发病机制与病理】

发病机制尚不清楚。发病早期可出现病毒血症。从体外病毒培养分离过程中可观察到对细胞的致病性,推测在人体的 SARS-CoV 可能对肺组织细胞有直接的损害作用。但是,SARS 患者发病期间淋巴细胞减少,CD4$^+$ 和 CD8$^+$T 淋巴细胞均明显下降,表明细胞免疫可能受损,细胞因子如 TNF-α、IL-6、IL-8、IL-16 等水平明显升高,且临床上应用肾上腺糖皮质激素可以改善肺部炎症反应,减轻临床症状,故目前倾向于认为 SARS-CoV 感染诱导的免疫损伤是本病发病的主要原因。

肺部的病理改变明显,双肺明显膨胀,镜下以弥漫性肺泡损伤病变为主,有肺水肿及透明膜形成。病程 3 周后有肺泡内机化及肺间质纤维化,造成肺泡纤维闭塞。可见小血管内微血栓和肺出血、散在的小叶性肺炎、肺泡上皮脱落、增生等病变。肺门淋巴结充血、出血及淋巴细胞减少。肝、肾、心、胃肠道可见退行性变和坏死。

【临床表现】

潜伏期 1~16 天,常见为 3~5 天。典型病例大致分为以下 3 个阶段:

1.初期　病初的 1~7 天。典型患者起病急,以发热为首发症状,可有畏寒,体温常超过 38 ℃,呈不规则热或弛张热、稽留热等,热程为 1~2 周;伴有头痛、肌肉酸痛、全身乏力,部分患者可有干咳、胸痛、腹泻等症状,肺部体征多不明显。常无鼻塞、流涕等上呼吸道其他症状。

2.极期　一般为病程的第 8~14 天。此期除全身中毒症状外,主要出现肺受损的表现。病情于 10~14 天达到高峰,发热、乏力等感染中毒症状加重,并出现频繁咳嗽,呼吸困难,轻微活动则气喘、心悸,被迫卧床休息。这个时期易发生呼吸道的继发感染。

3.恢复期　病程进入 2~3 周后,发热渐退,其他症状与体征减轻乃至消失。肺部炎症的吸收和恢复则较为缓慢,体温正常后仍需 2 周左右才能完全吸收。

轻型患者临床症状轻,病程短。重症患者病情重,进展快,易出现急性呼吸窘迫综合征。儿童患者的病情轻。有少数患者不以发热为首发症状,尤其是有近期手术史或有基础疾病的患者。

【并发症】

1.继发感染　肺部继发感染是重要的并发症,可使病变影像的范围增大及病程延长。

2.肺间质改变　少数患者在肺内炎症吸收后残存肺间质纤维化,表现为局部不规则的高密度斑片、索条状及蜂窝状影像,可引起牵拉性支气管扩张。

3.纵隔气肿、皮下气肿和气胸　纵隔气肿表现为纵隔间隙有气体影,呈条状或片状,气体量较多时可位于食管、气管、大血管等结构周围。皮下气肿较为明显。气胸的量一般较少。部分病例的纵隔气肿、皮下气肿和气胸发生在使用呼吸机之后。

4.胸膜病变　肺内病变可引起邻近胸膜的局限性胸膜增厚,或轻度幕状粘连。胸膜改变可随肺内病变的吸收而消退。明显的胸腔积液较少见。

5.心肌病变　可能与病程中心肌缺氧有关。X 线胸片见心影增大。

6.骨质缺血性改变　患者在治疗后若出现关节疼痛和活动受限等症状,建议作 CT 或 MRI 检查。骨质异常改变以髋关节多见,也可发生在膝、肩等关节和长骨骨干。

【辅助检查】

1.血常规　血白细胞计数一般正常或降低;常有淋巴细胞计数减少,部分患者血小板减少。淋巴细胞亚群计数见 CD3⁺、CD4⁺、CD8⁺T 淋巴细胞计数均降低,尤其 CD4⁺T 淋巴细胞减少明显。疾病后期多能恢复正常。

2.血液生化检查　丙氨酸氨基转移酶(ALT)、乳酸脱氢酶(LDH)及其同工酶等均有不同程度的升高,血气分析可发现血氧饱和度降低。

3.免疫学检测　主要应用荧光免疫检验法(IFA)和酶联免疫吸附试验(ELISA)检测血清中 SARS-CoV 特异性抗体。这两种方法对 IgG 型抗体检测的特异性和敏感性均超过 90%。

IgG 抗体在起病后第 1 周检出率低或检测不到,第 2 周末检出率在 80% 以上,第 3 周末 95% 以上,且效价持续升高,在病后第 6 个月仍保持很高的滴度。发病一周后可检测出抗体 IgM,在急性期和恢复早期达高峰,3 个月后消失。

另外,也可采用单克隆抗体技术检测样本中的 SARS-CoV 特异性抗原,敏感性高,且可用于早期诊断。

4.分子生物学检测　使用逆转录多聚酶链反应(RT-PCR)检测患者血液、粪便、呼吸道分泌物或组织中的 SARS-CoV RNA。

5.病毒分离培养　将患者的呼吸道分泌物或血液接种到 Vero 细胞分离病毒。

6.影像学检查　SARS 的 X 线和 CT 基本影像表现为:毛玻璃密度影和肺实变影。绝大部分患者在起病早期即有胸部 X 线异常,多呈斑片状或网状改变。起病初期常呈单灶病变,短期内病灶迅速增多,常累及双肺或单肺多叶。部分患者进展迅速,呈大片状阴影。双肺周边区域累及较为常见,而胸腔积液、空泡形成以及肺门淋巴结增大等表现则较少见。对于胸片无病变而临床又怀疑为本病的患者,1~2 天内要复查胸部 X 线。胸部 CT 检查以毛玻璃样改变最多见。肺部阴影吸收、消散较慢,阴影改变与临床症状体征有时可不一致。

【诊断】

(一)诊断依据

1.流行病学资料

(1)与 SARS 患者有密切接触史,或属于被感染的群体发病者之一,或有明确传播他人的证据。

(2)发病前 2 周内曾到过或居住于严重急性呼吸综合征流行的区域。

2.临床表现　起病急,有发热等感染中毒症状,常无上呼吸道卡他症状。病情严重者呼吸系统症状明显。

3.辅助检查　外周血白细胞计数一般不升高或降低,常有淋巴细胞计数减少,部分患者血小板减少。胸部影像学检查阳性发现。病原学及免疫学检查具有确诊意义。

(二)诊断标准

1.临床诊断　对于有流行病学依据、临床症状、肺部 X 线改变,并能排除其他疾病者,可作出 SARS 临床诊断。

2.确定诊断　在临床诊断基础上,若分泌物 SARS-CoV RNA 检测阳性,或血清 SARS-CoV 抗体阳转,或双份血清抗体滴度 4 倍以上增长,则可作出确定诊断。

3.疑似诊断

(1)对于缺乏明确流行病学依据,但具备其他 SARS 支持证据者,可作为疑似诊断,需进一步进行流行病学追访,并作病原学检查。

(2)对有流行病学依据及临床症状,尚无肺部影像学变化者,也应作出疑似诊断。但需动态复查胸片或胸部 CT,一旦肺部病变出现,在排除其他疾病的前提下,可作出临床诊断。

4.医学隔离观察　对近 2 周内有与 SARS 患者或疑似 SARS 患者接触史,但无临床表现者,医学隔离观察 2 周。

5.重症 SARS 的诊断标准　具备以下 3 项之中的任何一项,均可诊断为重症 SARS。

(1)呼吸困难:呼吸频率≥30 次/min,且伴有下列情况之一:①影像学显示病变面积占双肺总面积的 1/3 以上。②病情进展,肺多叶病变或 X 线胸片显示 48 h 内病灶进展>50%且占双肺总面积的 1/4 以上。

(2)低氧血症:氧合指数低于 300 mmHg。

(3)出现休克或多器官功能障碍综合征。

(三)病原学检测的诊断意义

1.分离 SARS-CoV　通过细胞培养方法从患者临床标本中分离到 SARS-CoV,是感染的可靠证据。

2.检测 SARS-CoV RNA　用 RT-PCR 法检测患者血液、分泌物或排泄物中 SARS-CoV RNA,其敏感性尚需提高。

3.检测特异性抗体　主要有荧光免疫检验法(IFA)和酶联免疫吸附试验(ELISA)检测血清中 SARS-CoV 特异性抗体。

4.检测特异性抗原　采用单克隆抗体技术检测 SARS 患者血清特异性抗原,有较高的特异性和敏感性,可用于早期诊断。

【鉴别诊断】

注意排除其他临床表现类似的呼吸系统疾病,如普通感冒、流行性感冒、人禽流感、普通细菌性肺炎、肺炎支原体肺炎、肺炎嗜衣原体肺炎、军团菌性肺炎、真菌性肺炎、普通病毒性肺炎、肺结核等。

其他需要鉴别的疾病还包括艾滋病或其他使用免疫抑制剂(如器官移植术后等)患者合并的肺部感染、流行性出血热、肺部肿瘤、非感染性间质性肺疾病、肺水肿、肺不张、肺栓塞、肺血管炎、肺嗜酸性粒细胞浸润症等。

病例讨论

患者,男性,30 岁,在广州居住,于 2003 年 2 月 10 日开始出现发热,咳嗽,痰少,于 2 月 13 日入院,体检:T:39.2 ℃,颌下淋巴结轻度肿大,肝于肋下 1.0 cm 可触及,白细胞计数 $3.83×10^9$/L,N 0.74,L 0.16,胸片示双肺片状模糊阴影。请讨论:

1.本例最可能的诊断是什么?

2.需进一步做哪些辅助检查以确诊?

【治疗】

目前尚无特效治疗手段,临床上以对症支持治疗为主。

1.隔离和护理　按呼吸道传染病隔离和护理。疑似病例与临床诊断病例分开收治。密切观察病情变化,监测体温、呼吸频率、血氧饱和度(SpO_2)或动脉血气分析、血象、胸片(早期复查间隔时间不超过 2~3 天),以及心、肝、肾功能等。提供足够的维生素和热量,保持水、电解质平衡。患者在隔离初期,往往有沮丧、绝望或被孤立的感觉,影响病情的恢复,故关心安慰患者,给予心理辅导尤为重要。

2.普通病例的处理

(1)一般治疗:卧床休息。避免剧烈咳嗽,咳嗽剧烈者给予镇咳药,咳痰者给予祛痰药。发热超过 38.5 ℃者,可使用解热镇痛药,或给予冰敷、酒精擦浴等物理降温。有心、肝、肾等器官功能损害,应作相应的处理。腹泻患者应注意补液及纠正水、电解质失衡。早期可给予持续鼻导管吸氧。

(2)肾上腺糖皮质激素的应用:应用糖皮质激素的目的在于抑制异常的免疫病理反应,减轻严重的全身炎症反应状态,防止或减轻后期的肺纤维化。有以下指标之一即可应用:①有严重中毒症状,高热持续3天不退。②48 h内肺部阴影面积扩大超过50%。③有急性肺损伤或出现 ARDS。

一般成人剂量相当于甲泼尼龙 80~320 mg/d,必要时可适当增加剂量。具体剂量及疗程应根据病情调整,待病情缓解或胸片阴影有所吸收后逐渐减量停用。建议采用半衰期短的糖皮质激素,注意糖皮质激素的不良反应,儿童慎用。

(3)病原治疗:①抗菌药物:重叠细菌感染时,可根据临床情况,选用适当的抗细菌药物,如氟喹诺酮类、大环内酯类等。②抗病毒药物:早期可试用蛋白酶抑制剂类药物洛匹那韦(lopinavir)及利托那韦(ritonavir)等。

(4)增强免疫力:重症患者可试用增强免疫功能的药物,如胸腺肽、干扰素、静脉用丙种球蛋白等,疗效尚未肯定,不推荐常规使用。恢复期患者血清疗法的临床疗效和风险有待评估。

3.重症病例的处理 严密动态观察,加强监护,及时呼吸支持,合理使用糖皮质激素,加强营养支持和器官功能保护,注意水电解质和酸碱平衡,防治继发感染,及时处理合并症。

(1)加强监护:一般治疗及病情监测与非重症患者基本相同,但重症患者还应加强对生命体征、出入液量、心电图及血糖的监测。

(2)呼吸支持:患者应该经常监测 SpO$_2$ 的变化。活动后 SpO$_2$ 下降是呼吸衰竭的早期表现,应该给予及时的处理。①氧疗:对于重症病例,即使在休息状态下无缺氧的表现,也应给予持续鼻导管吸氧。有低氧血症者,通常需要较高的吸入氧流量,使 SpO$_2$ 维持在93%以上,必要时可选用面罩吸氧。应尽量避免脱离氧疗的活动(如上洗手间、医疗检查等)。若吸氧流量 ≥5 L/min(或吸入氧浓度≥40%)条件下,SpO$_2$<93%,但呼吸频率仍在30次/min 或以上,呼吸负荷仍保持在较高的水平,均应及时考虑无创人工通气。②无创正压人工通气(NIPPV):应用指征为:呼吸次数>30次/min;吸氧5 L/min 条件下,SpO$_2$<93%。禁忌证为:有危及生命的情况,需要紧急气管插管;意识障碍;呕吐、上消化道出血;气道分泌物多和排痰能力障碍;不能配合 NIPPV 治疗;血流动力学不稳定和有多器官功能损害。③有创正压人工通气:应用指征为:使用 NIPPV 治疗不耐受,或呼吸困难无改善,氧合改善不满意,PaO$_2$<70 mmHg,并显示病情恶化趋势;有危及生命的临床表现或多器官功能衰竭,需要紧急进行气管插管抢救者。

(3)合理使用糖皮质激素:对于重症且达到急性肺损伤标准的病例,应该及时使用糖皮质激素。一般成人剂量相当于甲泼尼龙 80~320 mg/d,少数危重患者可考虑短期(3~5天)甲泼尼龙冲击疗法(500 mg/d)。

(4)营养支持:由于大部分重症患者存在营养不良,因此早期应鼓励患者进食易消化的食物。当病情恶化不能正常进食时,应及时给予临床营养支持,采用肠内营养与肠外营养相结合的途径,尽量保持血浆白蛋白和维生素在正常水平。

(5)防治继发感染,及时处理合并症:重症患者通常免疫功能低下,需要密切监测和及时处理继发感染,必要时可慎重地进行预防性抗感染治疗。

【预后】

本病是自限性疾病。大部分患者经综合性治疗后痊愈,少数患者可进展至 ARDS 甚至死亡。部分重症病例出院后随访发现肺部有不同程度的纤维化。

【预防】

1.控制感染源

(1)疫情报告:我国2004年修订传染病防治法,将其列为乙类传染病,但其预防、控制措施采取甲类传染病的方法执行。各级医院发现SARS疑似或临床诊断病例后,应尽快向卫生防疫机构报告。做到早发现、早隔离、早治疗。

(2)隔离治疗患者:对临床诊断患者及疑似患者分别收入不同病房进行严格隔离或医学观察,禁止探视及患者间接触。符合下列条件时可考虑出院:①体温正常7天以上。②呼吸系统症状明显改善。③X线胸片显示有明显吸收。

(3)观察密切接触者:对医学观察病例和密切接触者,如条件许可应在指定地点接受隔离观察,为期14天。在家中接受隔离观察时应注意通风,避免与家人密切接触。

2.切断传播途径

(1)社区综合性预防:加强科普宣传,保持公共场所空气流通,避免大型集会活动;注意空气、水源、下水道系统的消毒处理。

(2)养成良好的个人卫生习惯:必须树立良好的个人防护意识,养成良好的个人卫生习惯,不随地吐痰,避免在人前打喷嚏、咳嗽,且事后应洗手。勤通风,避免去人多或相对密闭的地方。避免与人近距离接触。

(3)严格隔离患者:应设立发热门诊,医院必须加强管理,高度重视消毒隔离,注意医护人员的防护,防止医院内交叉感染。加强医务人员SARS防治知识的培训。

3.降低人群易感性　良好的生活习惯有助于提高人体对SARS的抵抗能力。对SARS-CoV的抗血清和灭活疫苗正在研制中,已进入临床试验阶段。

(陈艳成　谢　凡)

第九节　流行性感冒

一、概述

流行性感冒(influenza)简称流感,是由流行性感冒病毒引起的急性呼吸道感染病。临床主要表现为急起高热、明显头痛、乏力、全身肌肉酸痛等感染中毒症状,而呼吸道症状轻微。经飞沫传播,传插性强,常引起流行甚至大流行。

【病原学】

流感病毒属正黏病毒科,呈球形或细长形,直径80~120 nm,内含单股RNA。根据其内部及外部抗原结构不同,将流感病毒分为甲、乙、丙3型。甲型流感病毒最易发生变异,可感染人和多种动物,为人类流感的主要病原。20世纪发生的4次世界大流行,均由甲型流感引起。乙型及丙型流感相对较少,且仅感染人类。人和动物甲型流感病毒有部分抗原成分相同,但彼此不发生交叉感染。一般需经过中间动物宿主先共同感染后,经重组发生抗原交换,则可以感染人类。但近年已经证实禽流感病毒某些型可通过抗原变异后直接感染人类。

流感病毒颗粒的外膜为脂质双层结构,有两型表面糖蛋白覆盖,分别为血凝素

(hemagglutinin,H)和神经氨酸酶(neuraminidase,N)。其核心为单链核糖核蛋白,有型特异性。H 可分为 16 个亚型(H_1—H_{16}),N 有 9 个亚型(N_1—N_9)。人类流感主要与 H_1、H_2、H_3 和 N_1、N_2 亚型有关。

流感病毒不耐热,100 ℃ 1 min 即可灭活,对紫外线及常用消毒剂均很敏感,但对低温和干燥有相当耐受力,真空干燥或-20 ℃ 以下仍可存活。

【流行病学】

1.感染源　流感患者及隐性感染者为主要感染源。病后 1~7 天均有传染性,以病初 2~3 天传染性最强。

2.传播途径　主要在人与人之间经空气飞沫直接传播。也可通过污染的手、日常用品等间接传播。

3.人群易感性　人群普遍易感,感染后获得免疫力,但不同亚型间无交叉免疫性。由于流感病毒的抗原性及其致病力极易发生变异,病毒变异后人群无免疫力,易引起流行。

4.流行特征　流感流行常突然发生,并迅速蔓延,流行程度与人群密集程度有关。甲型流感除散发外,可以呈暴发、流行甚至大流行。每 2~3 年一小流行,10~15 年一大流行。乙型流感以局部流行为主,5~6 年发生一次。丙型流感多为散发。流感大流行时无明显季节性,而散发则以冬春季较多。患者以小儿和青年多见。

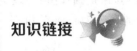

知识链接

西班牙流感

1918 年 3 月至 1920 年 3 月发生了流行性感冒全球大流行,从阿拉斯加的爱斯基摩部落到太平洋中央的萨摩亚岛,无一幸免。造成全世界约 10 亿人感染,2 500 万~4 000 万人死亡(比第一次世界大战死亡的人数还多,当时世界人口约 17 亿人),病死率为 2.5%~5%(一般流感病死率约为 0.1%)。其名字的由来并不是因为此流感从西班牙暴发,而是因为当时西班牙有约 800 万人发病,甚至连西班牙国王也未能幸免,故被称为"西班牙流感",也称"西班牙女郎"。然而,这个"西班牙女郎"既不美丽,也不温柔,而是地地道道的魔鬼。

【发病机制与病理】

病毒复制导致细胞病变是流感发病的主要机制。流感病毒经呼吸道吸入后,借助病毒血凝素的作用,吸附和侵入呼吸道纤毛柱状上皮细胞,在细胞内复制。在神经氨酸酶的协助下,新的病毒颗粒被不断释放并播散,继续感染其他细胞,短期内使大量呼吸道上皮细胞受感染和发生炎症。抵抗力低下者,病毒可向下侵犯气管、支气管,直至肺泡。除上皮细胞坏死脱落外,黏膜下层有出血、水肿,镜下见白细胞浸润。

免疫功能低下者易发展为肺炎型流感,肺泡及肺泡隔水肿,肺泡表面有纤维蛋白渗出,形成透明膜,肺泡细胞坏死、脱落,常有出血。肺泡及肺泡隔可见中性粒细胞及单核细胞浸润。病变范围或局限或弥漫,病情进展可导致肺实变。不完全吸收致部分肺纤维化。肺组织中易分离出流感病毒。继发细菌性肺炎时,可检出大量脓细胞和病原菌。

当病毒在呼吸道上皮增殖时,同时感染对之敏感的单核-巨噬细胞。受染细胞产生干扰素等多种细胞因子,引起机体对病毒的特异免疫反应,患者此时出现全身中毒症状,但一般不发生病毒血症。病毒在上呼吸道存在的时间与年龄有关,成人一般3~5天,儿童可持续到第2周。相应的呼吸道上皮细胞也从第5日开始再生,约2周后恢复正常。

【临床表现】

潜伏期为数小时至4天,一般为1~3天。

1.典型流感 症状通常较普通感冒重,主要为突然起病的畏寒、高热,体温达39~40 ℃,显著乏力、头痛、全身肌肉酸痛等全身中毒症状明显,可伴或不伴有流涕、咽痛、干咳等上呼吸道局部症状。体检见急性热病容,面颊潮红,结膜充血,咽喉红肿,肺部可闻及干啰音。病程4~7天,但咳嗽和乏力可持续数周。

2.轻型流感 急性起病,轻或中度发热,全身及呼吸道症状轻,2~3天内自愈。

3.肺炎型流感 多见于老年人、婴幼儿、慢性病患者或免疫功能低下者。病初类似典型流感,1~2天后病情迅速加重,出现高热、剧烈咳嗽、血性痰液、呼吸急促、发绀等表现。查体双肺可闻及干湿啰音,但无肺实变体征。痰细菌培养阴性,抗生素治疗无效。多于5~10天内因呼吸、循环衰竭而死亡。

4.其他类型 流感流行期间,患者除流感的症状体征外,还伴有非呼吸系统表现,成为特殊的类型,主要有以下4种:①胃肠型:伴有呕吐、腹泻等消化道症状。②脑膜脑炎型:表现为意识障碍、脑膜刺激征等神经系统症状。③心肌炎型和心包炎型:分别表现为心肌炎和心包炎。④肌炎型:仅见于儿童,横纹肌溶解为主要表现。

【并发症】

1.呼吸系统的并发症 主要为继发性细菌性感染,包括急性鼻窦炎、急性化脓性扁桃体炎、细菌性气管炎、细菌性肺炎等。继发感染的致病菌主要有流感嗜血杆菌和肺炎链球菌,老年患者中金黄色葡萄球菌感染也较常见。其他呼吸系统并发症还包括慢性阻塞性肺部疾病和哮喘的加重。

2.肺外并发症 有中毒性休克、中毒性心肌炎和瑞氏综合征(Reye's syndrome)等。

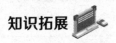

知识拓展

瑞氏综合征

瑞氏综合征(Reye's syndrome)是由脏器脂肪浸润所引起的以脑水肿和肝功能障碍为特征的一组综合征。由澳大利亚小儿病理学家Reye于1963年首先报道。一般只发生于儿童,表现为肝大,无黄疸,剧烈头痛、频繁呕吐,甚至昏迷,脑脊液正常。多数患儿出现低血糖和高血氨,少数伴有脱水和代谢性酸中毒。可能与多种因素相关:①病毒感染;②服用阿司匹林;③毒素;④遗传因素。病死率10%~40%,存活者中可遗留智力障碍、癫痫、瘫痪及行为异常等后遗症。

【辅助检查】

1.血常规 外周血白细胞总数正常或减低,淋巴细胞相对较高。合并细菌感染时,白细胞总数与中性粒细胞比例增高。

2.血清学检查　应用血凝抑制试验或补体结合实验等测定急性期和恢复期血清中抗体，如有 4 倍以上升高，则有诊断意义。

3.病原学检查

(1)病毒分离：将起病 3 天内患者咽部拭子或含漱液接种于鸡胚进行病毒分离。

(2)病毒抗原检测：取患者鼻甲黏膜印片，用免疫荧光染色或酶法检查病毒抗原，可进行早期快速诊断。如应用单克隆抗体，可鉴别甲、乙、丙型流感。

(3)病毒核酸检测：RT-PCR 直接检测患者上呼吸道分泌物中的病毒 RNA，快速、敏感、特异。

【诊断与鉴别诊断】

流感流行期间诊断较容易，可根据接触史及典型的临床表现作出临床诊断。散发病例与轻型病例诊断较困难。确诊依靠从患者分泌物中检出流感病毒抗原、血清抗体反应、RT-PCR 阳性或分离到病毒。

本病尚需与普通感冒、其他病毒引起的呼吸道感染等鉴别，病原学检查是唯一可靠的方法。血清学检测有时也有一定的鉴别诊断价值。

病例讨论

患儿，男性，5 岁，因发热、流涕、咽痛、头痛、乏力 3 日于 2009 年 1 月 16 日入院。入院检查：T 39.5 ℃，P 115 次/min，Bp 未测。意识清晰，精神稍差，急性病容，查体合作。双侧结膜充血，咽部充血。双肺呼吸音粗。心率 115 次/min，律齐，各瓣膜区均未闻及病理性杂音。肠鸣音活跃，肾区无叩击痛。脊柱四肢无畸形，活动自如，下肢无水肿，肛门外生殖器未查。四肢无力、肌张力正常，颈软，布氏征、双侧克氏征阴性，双侧巴氏征阴性。实验室检查：血常规：WBC 3.9×10^9/L，N 0.6，L 0.35。请讨论：

1.该患者初步诊断是什么，有何依据？

2.为明确诊断，还需做哪些检查？

【治疗】

1.对症治疗　卧床休息，多饮水，注意营养。密切观察和监测并发症。高热与中毒症状重者应给氧和补充液体。根据患者的临床表现，给予解热、镇痛、止咳、祛痰、呼吸支持等处理。

2.病原治疗

(1)抗病毒治疗：目前尚无确切有效的抗病毒药物。①离子通道 M_2 阻滞剂：代表药为金刚烷胺，只对甲型流感病毒有效。金刚烷胺(amantadine)和甲基金刚烷胺一般用量为每天 0.2 g，疗程 5 天。②神经氨酸酶抑制剂：奥司他韦(oseltamivir)能特异性抑制甲、乙型流感病毒的神经氨酸酶，从而抑制病毒的释放，减少病毒传播。推荐口服剂量为成人每天 2 次，每次 75 mg，疗程 5 天。儿童体重 15 kg 者推荐剂量 30 mg，15～23 kg 者为 45 mg，24～40 kg 者为 60 mg，大于 40 kg 者可用 75 mg，1 岁以下儿童不推荐使用。

(2)抗菌治疗：有继发细菌感染者，应使用有效抗菌药物。

【预防】

1.控制感染源 早期发现疫情,及时掌握疫情动态。及早对流感患者进行呼吸道隔离和早期治疗,隔离时间为1周或至主要症状消失。

2.切断传播途径 流感流行期间,避免集会等集体活动,易感者尽量少去公共场所,注意通风,必要时要对公共场所进行消毒。医务人员在工作期间戴口罩,勤洗手,防止交叉感染。流感患者的用具及分泌物使用消毒剂消毒。

3.降低人群易感性 预防流感最基本的措施是疫苗接种。我国目前使用三种流感疫苗:全病毒灭活疫苗、裂解疫苗和亚单位疫苗。其中的裂解疫苗兼顾了抗原性和副作用,使用较为普遍。接种对象主要是65岁以上老年人、严重心肺疾病患者、慢性肾病、糖尿病、免疫缺陷病患者或接受激素及免疫抑制剂治疗以及医疗卫生机构工作者。

4.药物预防 金刚烷胺0.1 g口服,每天2次,连服10~14天,对甲型流感有效。奥司他韦可用于甲型、乙型流感的预防,成人预防用药推荐剂量为75 mg,每天1次,连用7天。

二、甲型 H_1N_1 流行性感冒

甲型 H_1N_1 流感[influenza A(H_1N_1)]是由新型的甲型 H_1N_1 流感病毒引起的急性呼吸道感染病。在发生流行初期曾被称为"猪流感""人感染猪流感""新 H_1N_1 流感""墨西哥流感"等,后来世界卫生组织正式命名为"甲型 H_1N_1 流感"。

【病原学】

甲型 H_1N_1 流感病毒属于正黏病毒科(Orthomyxoviridae),甲型流感病毒属(Influenza virus A),为新的甲型 H_1N_1 亚型流感病毒株,来源于猪、禽类和人类的病毒基因片段,是人流感病毒、猪流感病毒、禽流感病毒通过感染猪后发生基因重组而得到的"混合体"。

【流行病学】

1.感染源 甲型 H_1N_1 流感患者为主要感染源,无症状感染者也具有传染性。目前尚无动物传染人类的证据。

2.传播途径 主要通过飞沫经呼吸道传播,也可通过口腔、鼻腔、眼睛等处黏膜直接或间接接触传播。接触患者的呼吸道分泌物、体液和被病毒污染的物品也可能引起感染。通过气溶胶经呼吸道传播有待进一步确证。

3.人群易感性 人群普遍易感。

【临床表现】

潜伏期一般为1~7天,多为1~3天。

典型的流感症状:发热、咳嗽、咽痛、头痛、全身酸痛等,也可伴呕吐、腹泻等消化道症状。多数病例预后良好,少数患者急起高热,继发严重呼吸系统等疾病,最终出现多器官衰竭而死亡。病死率高于一般流感。与既往的季节性流感不同的是,此型流感的大部分死亡病例为年轻人和儿童。

【辅助检查】

1.外周血象 白细胞总数一般正常或降低。部分儿童重症病例可出现白细胞总数升高。

2.血生化检查 部分病例出现低钾血症,少数病例肌酸激酶、天门冬氨酸氨基转移酶、丙

氨酸氨基转移酶、乳酸脱氢酶升高。

3.病原学检查

(1)病毒核酸检测：以 RT-PCR 检测呼吸道标本(咽拭子、鼻拭子、鼻咽或气管抽取物、痰)中的甲型 H_1N_1 流感病毒核酸。

(2)病毒分离：呼吸道标本中可分离出甲型 H_1N_1 流感病毒。

(3)血清抗体检查：双份血清甲型 H_1N_1 流感病毒特异性抗体水平呈 4 倍以上升高可以确诊。

4.胸部影像学检查　甲型 H_1N_1 流感肺炎在影像学上表现为肺内片状影，或磨玻璃密度，可合并网状、线状和小结节影。片状影为局限性或多发、弥漫性分布，较多为双侧病变。可合并胸腔积液。儿童病例肺内片状影出现较早，多发及散在分布多见，易出现过度充气，影像学表现变化快，病情进展时病灶扩大融合，可出现气胸、纵隔气肿等征象。

【诊断与鉴别诊断】

需结合流行病学史、临床表现和辅助检查等综合判断。疑似病例为发病前 7 日内有密切接触甲型 H_1N_1 流感病例史或发病前 7 日内曾到过流行区，并出现流感样临床表现。确诊病例须有流感样症状并有以下一种或几种辅助检查结果：甲型 H_1N_1 流感病毒核酸检测阳性(采用 RT-PCR)；分离出甲型 H_1N_1 流感病毒；血清甲型 H_1N_1 流感病毒的特异性中和抗体水平呈 4 倍以上升高。

本病应与普通流感、禽流感、上呼吸道感染、肺炎、传染性单核细胞增多症、巨细胞病毒感染、支原体感染、SARS 等鉴别。

【治疗】

药敏试验提示甲型 H_1N_1 流感病毒对奥司他韦和扎那米韦敏感，对金刚烷胺和甲基金刚烷胺耐药。对危重病例应积极对症治疗，对并发细菌感染者应合理使用抗菌药物等。

【预防】

1.控制感染源　隔离患者，就地隔离治疗至热退后 2 天；密切接触者，医学观察 7 天。

2.切断传播途径　流行期间少到公共场所、娱乐场所及暂停聚会。与患者近距离接触时，应带外科口罩和防护眼镜。患者用具进行煮沸消毒。病房进行空气消毒。

3.降低人群易感性　疫苗接种仍是预防流感的基本措施，我国已于 2009 年 9 月签发第一批针对甲型 H_1N_1 流感病毒的灭活疫苗，并行接种，接种对象为 3 岁以上人群，孕妇慎用。目前已知的疫苗不良反应一般较轻，但未知的副作用仍在不断观察中。

三、人禽流感

人禽流感(human avian influenza)是由甲型禽流感病毒某些感染禽类亚型中的一些毒株引起的急性呼吸道感染病。主要临床表现为高热、咳嗽和呼吸急促，病情轻重不一，严重者可出现毒血症、感染性休克、多脏器功能衰竭以及瑞氏综合征等多种并发症而致死亡。

【病原学】

禽流感病毒属正黏病毒科甲型流感病毒属。依据甲型流感病毒外膜血凝素(H)和神经氨酸酶(N)蛋白抗原性的不同，分出许多亚型，目前已鉴定出 16 个 H 亚型(H_1—H_{16})和 9 个 N

亚型(N_1—N_9)。甲型流感病毒除感染人外,还可感染猪、马、海洋哺乳动物和禽类。感染禽类的甲型流感病毒称禽流感病毒,其中的H_5和H_7亚型毒株(以H_5N_1和H_7N_7为代表)能引起严重的禽类疾病。目前感染人类的禽流感病毒亚型主要为H_5N_1、H_9N_2、H_7N_7、H_7N_9,其中,感染H_5N_1、H_7N_9亚型的患者病情重,病死率高。

禽流感病毒很容易被乙醚等有机溶剂以及含氯石灰、碘剂等消毒剂所灭活。对热敏感,56 ℃ 30 min或100 ℃ 2 min可使该病毒灭活。但对低温抵抗力强。在自然条件下,存在于口腔、鼻腔和粪便中的病毒由于受到有机物的保护,具有较强的抵抗力。

【流行病学】

1.感染源　主要为患禽流感或携带禽流感病毒的鸡、鸭、鹅等家禽。其他家禽类、野禽或猪也有可能成为感染源。患者是否为人禽流感的感染源尚待进一步确定。

2.传播途径　主要经呼吸道传播。通过密切接触被感染的禽类及其分泌物、排泄物,受病毒污染的水等被感染。

3.人群易感性　人群普遍易感。12岁以下儿童发病率较高,病情较重。

4.流行情况　禽流感通常只在禽类间引起感染和传播,一般不会感染人类。但1997年由H_5N_1亚型导致香港禽类禽流感暴发流行过程中,首次发现禽流感病毒由禽到人的传播,有18人感染,其中6例死亡。自此以后,不断有禽流感病毒(主要为H_5N_1、H_7N_9等亚型毒株)感染人类的报道。

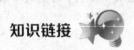

知识链接

世界卫生组织的流感警告级别

一级:流感病毒在动物间传播,但未出现人感染的病例。

二级:流感病毒在动物间传播,这类病毒曾造成人类感染,因此被视为流感流行的潜在威胁。

三级:流感病毒在动物间或人与动物间传播,这类病毒已造成零星或者局部范围的人感染病例,但未出现人际间传播的情况。

四级:流感病毒在人际间传播并引发持续性疫情。在这一级别下,流感蔓延风险较上一级别"显著增加"。

五级:同一类型流感病毒在同一地区(比如北美洲)至少两个国家人际间传播,并造成持续性疫情。尽管大多数国家在这一级别下仍不会受显著影响,但五级警告意味着大规模流感疫情正在逼近,应对疫情采取措施的时间已经不多。

六级:两个或者两个以上地区发生某种流感病毒的人际间传播,意味着全球性流感疫情的蔓延。

【发病机制与病理】

人禽流感的发病机制与普通流感发病机制基本一致。病理解剖显示,支气管黏膜严重坏死;肺泡内大量淋巴细胞浸润,可见散在出血灶和肺不张;肺透明膜形成。肺间质水肿,炎性浸润,后期纤维化。

【临床表现】

潜伏期一般在 7 天以内,通常 2~4 天。

起病急,早期与普通流感相似,症状为发热、流涕、咳嗽、咽痛、肌肉酸痛,全身不适等。发热一般在 39 ℃以上,持续 1~7 天。部分病例有恶心、腹痛、腹泻等症状。稍后约半数病例出现呼吸急促及明显的肺炎表现。重症患者病情发展迅速,发病 1 周内很快进展为呼吸窘迫综合征,肺部出现实变体征,随即发展为呼吸衰竭,死亡。还可出现肺出血、胸腔积液、肾衰竭、败血症、感染性休克及瑞氏综合征等并发症。

【辅助检查】

1.血常规检查 外周血白细胞总数一般正常或降低,重症患者多有白细胞总数及淋巴细胞下降。

2.病原学检测

(1)病毒抗原及基因检测:取患者呼吸道标本(如鼻咽分泌物、口腔含漱液、气管吸出物或呼吸道上皮细胞),采用免疫荧光法或酶联免疫法,检查甲型流感病毒核蛋白抗原及禽流感病毒 H 亚型抗原。还可采用 RT-PCR 法检测相应核酸。

(2)病毒分离:可从呼吸道标本中分离禽流感病毒。

3.血清学检查 取双份血清检查禽流感病毒抗体,抗体效价增高 4 倍以上,有助于回顾性诊断。

4.影像学检查 X 线胸片可见肺内斑片状、弥漫性或多灶性浸润阴影,但缺乏特异性。重症患者肺内病变进展迅速,呈大片毛玻璃状或肺实变影,少数可伴有胸腔积液。

【诊断】

根据流行病学病史、临床表现及辅助检查结果,排除其他疾病后,可作出人禽流感的诊断。应用 H_5 特异性单抗进行直接免疫荧光检测法,阴性结果可快速排除禽流感病毒 H_5 亚型。如应用 RT-PCR 法检测特异性血凝素基因 H_5 或 H_7 则可确定诊断。但最可靠的诊断方法是从呼吸道分泌物中分离到甲型流感病毒 H_5N_1、H_7N_9 等亚型。

病例讨论

患者,男性,32 岁,农学院技术员,7 天前到越南养鸡场参观,2 天前突起高热、全身酸痛、咳嗽,X 线发现双肺实质炎症及左侧胸腔少量积液。请讨论:

1.该病例的初步诊断是什么?

2.为明确诊断,需要进一步做哪些检查?

【治疗】

治疗原则及方法基本与流行性感冒相同。

1.离子通道 M_2 阻滞剂 金刚烷胺(amantadine)和金刚乙胺(rimantadine)对禽流感病毒有明显抑制作用,宜早期应用。成人每天 100~200 mg,儿童每天 5 mg/kg,分 2 次口服,疗程 5 天。老年及肾功不全者应减量应用。

2.神经氨酸酶抑制剂 ①奥司他韦(oseltamivir):成人每天 150 mg,儿童每天 3 mg/kg,分 2 次口服,疗程 5 天。对于吞咽胶囊有困难的儿童,可选用奥司他韦混悬液。②扎那米韦 (zanamivir):成人及 12 岁以上青少年,5 mg 吸入,每 12 h1 次,疗程 5 天。

【预后】

感染 H_5N_1、H_7N_9 亚型者预后较差。患者年龄大、存在基础疾病、治疗不及时、出现并发症等影响本病预后。

【预防】

加强对禽类的监测,如确定有禽流感流行,应及时销毁受感染家禽,进行彻底的环境消毒。进食熟透禽类食物。对患者应加以隔离。禽流感流行时与禽类密切接触者,可口服金刚烷胺预防。目前尚无商品化人用 H_5N_1、H_7N_9 疫苗。

(陈艳成　谢　凡)

第十节　麻　疹

麻疹(measles)是麻疹病毒引起的急性呼吸道感染病。临床表现主要有发热、咳嗽、流涕、眼结膜充血、口腔麻疹黏膜斑及皮肤斑丘疹。主要发生于儿童,传染性强。自从婴幼儿广泛接种麻疹减毒活疫苗以来,该病的流行已基本得到了控制。

【病原学】

麻疹病毒(Measles virus)属于副黏病毒科(Paramyxoviridae),麻疹病毒属(*Morbillivirus*),直径为 100~150 nm,电镜下呈球形或丝状,病毒有脂蛋白包膜,中心为单股负链 RNA,基因组有 16 000 核苷酸,由核蛋白(nucleoprotein,N)环绕。包膜有三种结构蛋白,主要有基质蛋白(M 蛋白)、血凝素(H 蛋白)和融合蛋白(F 蛋白)。麻疹病毒主要蛋白质的抗原性稳定,只有一个血清型。病毒可在许多原代或传代细胞(如人胚肾、人羊膜、Vero、Hela 等细胞)中增殖,并产生细胞融合或形成多核巨细胞病变。

麻疹病毒体外抵抗力弱,对热、紫外线及一般消毒剂很敏感。56 ℃ 30 min 即可灭活,紫外线能很快灭活病毒。尽管随飞沫排出的病毒在室内可存活34 h,但在流通的空气中或阳光下半小时即失去活力。病毒耐寒、耐干燥,室温下可存活数日,在−70~−15 ℃ 可保存数月至数年。

【流行病学】

1.感染源 人类为麻疹病毒唯一宿主,急性患者为最重要感染源,无症状带病毒者和隐性感染者较少,传染性也较低。自发病前 2 天(潜伏期末)至出疹后 5 天内,眼结膜分泌物、鼻、口咽、气管的分泌物中都含有病毒,具传染性,以前驱期最显著,出疹后很快降低,疹退后无传染性。

2.传播途径 主要通过飞沫经呼吸道直接传播,患者咳嗽、打喷嚏时,病毒随排出的飞沫经口、咽、鼻部或眼结膜侵入易感者。通过衣物、玩具、公共设施等传播的几率甚小。

3.人群易感性　人群普遍易感,感染后获得持久免疫力。易感者接触患者后90%以上会发病。6个月内婴儿可受到母体抗体的保护而很少患病,故易感者往往是6个月~5岁的儿童。成人多因儿童时患过麻疹而获免疫力,但目前成年麻疹病例增加,主要原因为幼时接种过麻疹疫苗,以后未再复种,也未遇到麻疹患者,致免疫力逐渐下降而成为易感者。

4.流行特征　发病季节以冬春季为多,但全年均可有病例发生。自20世纪60年代麻疹疫苗问世以来,普种疫苗的国家(包括我国)发病率大大下降,麻疹流行得到了有效控制。近年因长期疫苗免疫的结果,麻疹流行强度减弱,平均发病年龄后移。

【发病机制与病理】

麻疹病毒经飞沫到达人的呼吸道、口咽部或眼结膜,在上皮细胞内复制繁殖,通过局部淋巴组织进入血流(初次病毒血症),随后在单核-吞噬细胞系统吞噬中繁殖。感染后第5~7天,大量复制后的病毒再次侵入血流,造成第二次病毒血症,出现高热和出疹。病毒血症持续至出疹后第2日。目前认为,麻疹发病机制:一方面由于麻疹病毒侵入细胞,在细胞内增殖,引起细胞病变;另一方面超敏性细胞免疫反应,宿主免疫细胞通过产生炎性细胞因子在抑制病毒感染的同时也破坏宿主细胞,导致病变。有观点认为,免疫损伤占主导地位。

麻疹的病理变化特征是当病毒侵袭任何组织时均出现单核细胞浸润及形成多核巨细胞(Warthin-Finkeldey giant cells)。多核巨细胞大小不一,内含数十至百余个核,核内外均有病毒集落(嗜酸性包涵体)。因病毒或免疫复合物在皮肤真皮表浅血管,使真皮充血水肿。血管内皮细胞肿胀、增生与单核细胞浸润并渗出而形成麻疹皮疹和黏膜疹。

因病程中机体非特异免疫力和免疫反应降低,哮喘、湿疹、肾病综合征等在麻疹病程中或病后可得到暂时的缓解,且较易继发细菌感染。结核病在麻疹后可复发或加重,麻疹初期结核菌素试验多转为阴性。

【临床表现】

潜伏期为6~21天,平均为10天左右,曾接受被动或主动免疫者可延至3~4周。典型麻疹的临床经过可分为以下3期:

1.前驱期　从发热到出疹一般持续3~4天。起病急,此期主要表现为上呼吸道和眼结膜卡他症状,主要表现为:①发热,一般逐渐升高,小儿也可骤发高热伴惊厥。②上呼吸道炎,在发热同时出现咳嗽、喷嚏、流涕、咽部充血等卡他症状。③眼结膜充血、畏光、流泪、眼睑水肿。④口腔麻疹黏膜斑(Koplik spots),为麻疹前驱期的特征性体征,具有早期诊断价值。于病程第2~3天,90%以上的患者可见两颊黏膜粗糙、充血,近磨牙处出现针尖大小白色小点,周围绕以红晕,最初可只有数个,在1~2天内迅速增多,有时融合扩大成片,似鹅口疮,2~3天内消失。

2.出疹期　病程第3~4天,呼吸道症状及发热达到高峰,此时开始出现皮疹。皮疹首先见于耳后、发际,渐及额、面、颈,自上而下蔓延到胸、背、腹及四肢,最后达手掌与足底,2~5天出齐。皮疹初为淡红色斑丘疹,大小不等,高出皮肤,呈充血性皮疹,压之退色,初发时稀疏,色较淡,以后部分融合成暗红色,少数病例可呈现出血性皮疹,疹间皮肤正常。随出疹达高峰,全身毒血症状加重,体温可达40℃,伴嗜睡,重者有谵妄、抽搐,咳嗽频繁。结膜红肿,畏光,咽红,口干,全身表浅淋巴结及肝脾轻度肿大。肺部可闻干、湿性啰音,X线胸片可有轻重不等弥漫性肺部浸润改变或肺纹理增多。出疹期为3~5天。

3.恢复期　出疹 3~5 天后,发热开始减退,全身症状明显减轻,皮疹随之按出疹的先后顺序消退,留浅褐色色素斑,伴糠麸样脱屑,历时 1~2 周完全消失。无并发症者病程为 10~14 天,成人麻疹全身症状多较小儿重,但并发症较少。

除典型麻疹外,其他非典型的临床类型有:轻型麻疹;重型麻疹(含中毒性麻疹和休克性麻疹);出血性麻疹;异型麻疹。

【并发症】

1.支气管肺炎　支气管肺炎以出疹 1 周内常见,占麻疹患儿死因的 90%以上。多见于 5 岁以下小儿,由麻疹病毒引起的肺炎多不严重,主要为继发肺部感染,病原体有金黄色葡萄球菌、肺炎链球菌、流感杆菌、腺病毒等,也可为多种菌混合感染。表现为高热持续、咳嗽、脓性痰,有气急、发绀、肺部啰音,易并发急性心力衰竭、心肌炎、脓胸及败血症等。

2.心肌炎　心肌炎多见于 2 岁以下患重型麻疹或并发肺炎和营养不良的小儿,致心肌缺氧,心力衰竭。表现为气促、烦躁、肢端发绀、心音低钝、心率快、面色苍白,唇发绀,皮疹引退。心电图:T 波和 ST 段改变及低电压。

3.喉炎　喉炎发生率为 1%~4%,2~3 岁小儿多见。小儿喉腔狭小,并发细菌感染时喉部组织水肿,分泌物增多,极易造成喉梗阻。表现为犬吠样咳嗽、声音嘶哑、缺氧、吸气性呼吸困难,如不及时抢救可因窒息致死。

4.脑炎　麻疹脑炎的发生率为 0.1%~0.2%,多发生于出疹后 2~6 天,也可发生于出疹后 3 周内。与麻疹病情轻重无关。临床表现与其他病毒性脑炎相似。病死率约 15%,多数经 1~5 周恢复。部分患者有智力减退,强直性瘫痪、癫痫等后遗症。

5.亚急性硬化性全脑炎　亚急性硬化性全脑炎是麻疹的远期并发症,属亚急性进行性脑炎,发生率为(1~4)/100 万。病理变化主要为脑组织退行性病变。患者多患过麻疹,其潜伏期为 2~17 年。表现为进行性智力减退,性格改变,肌痉挛,视听障碍,脑脊液麻疹抗体持续强阳性,最后因昏迷、强直性瘫痪死亡。

【辅助检查】

1.血象　白细胞总数减少,淋巴细胞相对增高。如果白细胞数增加,尤其是中性粒细胞增加,提示继发细菌感染;若淋巴细胞严重减少,常提示预后不好。

2.血清抗体测定　ELISA 法测定血中特异性 IgM 和 IgG 抗体,敏感性和特异性好,具早期诊断价值。IgM 抗体病后 5~20 天最高,测定血清 IgM 抗体是诊断麻疹的标准方法;IgG 抗体恢复期较早期增高 4 倍以上即为阳性。也可用血凝抑制试验或中和试验、补体结合试验检测患者的双份血清,抗体效价增高 4 倍以上也为阳性。

3.病原学检查

(1)病毒分离:取前驱期或出疹初期患者的眼、鼻咽分泌物、血和尿接种原代人胚肾或羊膜细胞,分离麻疹病毒。

(2)病毒抗原检测:通过间接免疫荧光法检测涂片中细胞内麻疹病毒抗原。

(3)核酸检测:用 RT-PCR 测定临床标本中的麻疹病毒 RNA,是敏感而特异的诊断方法。

4.检查多核巨细胞　取初期患者鼻咽部分泌物、痰和尿沉渣涂片,用赖特(Wright)染色查多核巨细胞,也可通过电镜找多核巨细胞核内外包涵体中的麻疹病毒颗粒。多核巨细胞以出疹前 2 日至出疹后 1 日阳性率最高。

【诊断与鉴别诊断】

典型麻疹诊断不难。在麻疹流行期间接触过麻疹患者的易感者,出现急起发热,伴上呼吸道卡他症状,结膜充血、畏光,早期口腔麻疹黏膜斑即可诊断。非典型患者难以确诊者,则依赖于辅助检查。

需要鉴别的疾病如下:①风疹:前驱期短,全身症状和呼吸道症状轻,无口腔麻疹黏膜斑。发热1~2天出疹,皮疹分布以面、颈和躯干为主,1~2天皮疹退尽,无色素沉着和脱屑,常伴耳后和颈部淋巴结肿大。②幼儿急疹:幼儿急起发热或高热3~4天,上呼吸道症状轻,热骤降而出现玫瑰色散在皮疹,多位于躯干,面部及四肢远端皮疹甚少,经1~3天皮疹退尽。热降后出疹为其特点。③药物疹:近期有服用或接触药物史,皮疹呈多样性,痒感,伴低热或无热,无黏膜斑及呼吸道卡他炎症,停药后皮疹可渐消退。血嗜酸性粒细胞可增多。

【治疗】

对麻疹病毒尚无特异抗病毒药物,重点为对症治疗,加强护理和防治并发症。

1.支持对症治疗　卧床休息,保持室内安静,通风,温度适宜。眼、鼻、口腔保持清洁,鼓励多饮水,饮食宜富营养易消化。高热可酌用小剂量退热剂或头部冷敷,应避免急骤退热致虚脱。咳嗽用祛痰止咳药。体弱病重患儿可早期肌注丙种球蛋白。有抽搐者采取止痉措施。注意水、电解质及酸碱平衡,有循环衰竭按休克处理。

2.并发症治疗

(1)支气管肺炎:主要为抗菌治疗,常首先考虑使用青霉素G,3万~5万U/(kg·d),分次肌内或静脉注射,再参考痰菌药敏选用抗菌药物。高热中毒症状严重者可短期用氢化可的松,5~10 mg/(kg·d),静滴,2~3天好转后即可停用。

(2)心肌炎:有心衰者宜及早静注毒毛花苷K或毛花苷丙(西地兰)。重症者同时用肾上腺糖皮质激素保护心肌。

(3)脑炎:参考流行性乙型脑炎治疗。

(4)急性喉炎:应尽量使患儿安静,蒸汽吸入稀释痰液,选用抗菌药物。对喉部水肿者可试用肾上腺糖皮质激素,喉梗阻严重时应及早行气管切开术或气管插管。

病例讨论

患儿,男性,8个月,于2008年12月26日入院,患者5天前在无明显诱因情况下出现发热、咳嗽,3天前皮肤又出现红色斑丘疹,曾在当地诊所治疗,效果差。入院检查:T 39.5 ℃,P 108 次/min,R 25 次/min,Bp 未测。口颊黏膜充血,全身膝关节以上皮肤可见红色斑丘疹,压之退色,疹间皮肤正常。双肺呼吸音粗,双下肺可闻及湿啰音及少许干啰音,心率108 次/min,律齐,其余检查正常。请讨论:

1.该患者最可能的诊断是什么?

2.如何处理该患者?

【预后】

单纯麻疹预后良好,重型麻疹病死率较高。

【预防】

采用以麻疹减毒活疫苗接种为主的综合性措施。

1.控制感染源 对麻疹患者应做到早诊断、早报告、早隔离、早治疗,患者隔离至出疹后 5 天,伴有呼吸道并发症者应延长到出疹后 10 天。对接触麻疹的易感儿应隔离检疫 3 周,并使用被动免疫制剂。

2.切断传播途径 流行期间避免去公共场所或探亲访友。无并发症的患儿在家中隔离,以减少传播和避免医院感染。

3.降低人群易感性

(1)主动免疫:未患过麻疹的小儿应接种麻疹减毒活疫苗。我国计划免疫定于 8 个月龄初种。7 岁时复种。每次皮下注射 0.2 mL,儿童和成人剂量相同。应急接种时最好于麻疹流行季节前一个月。接种疫苗后一般反应轻微,少数接种后有短时低热。接种禁忌为妊娠、过敏体质、活动性结核病、白血病、恶性肿瘤及免疫缺陷病或免疫功能被抑制者(如用肾上腺糖皮质激素或放射治疗等)。若有发热和急、慢性疾病者应暂缓主动免疫。凡 6 周内接受过丙种球蛋白者,应推迟 3 个月接种。

(2)被动免疫:年幼、体弱患病的易感儿接触麻疹患者后,应立即采用被动免疫。在接触患者后 5 天内注射人血丙种球蛋白 3 mL 可防止发病。在接触患者 5 天后注射,可减轻症状。免疫有效期 3~8 周。

(陈艳成)

第十一节 风 疹

风疹(rubella)是风疹病毒引起的一种急性呼吸道感染病。临床特点为低热,皮疹和耳后、枕部淋巴结肿大,全身症状轻,病程短。孕妇患风疹可引起先天性风疹综合征(congenital rubella syndrome,CRS)。

【病原学】

风疹病毒为披膜病毒科风疹病毒属的唯一成员,直径 50~70 nm,核心为单股正链 RNA,基因组长 9 762 b。病毒外有包膜,由脂蛋白等组成,其表面刺突有凝集雏鸡等禽类红细胞的活性。只有一个血清型,抗原结构稳定。在体外生活力较弱,紫外线、加热 56 ℃ 30 min、酸类(pH 值<3.0)、乙醚、氯仿和甲醛均可将其杀灭。但能耐寒和干燥,在-70 ℃可保存其活力 3 个月,干燥冰冻下可保存 9 个月。

【流行病学】

1.感染源 人是风疹病毒唯一的自然宿主,患者是唯一的感染源。从出疹前 5 天到出疹后 3 天均有传染性,起病当日和前 1 日传染性最强。患者鼻咽部分泌物及血液、尿液、粪便中均带有病毒。

2.传播途径 空气飞沫经呼吸道传播为主要方式。患者大、小便中排出的病毒可接触传播。也可通过胎盘传给胎儿。

3.人群易感性 人群普遍易感,感染后获得持久免疫力。本病多见于1~5岁儿童,青少年也可发病,6个月以下婴儿因从母体获得被动免疫而很少感染。

4.流行特征 风疹呈世界性流行,曾在世界上引起多次大流行,自广泛使用风疹疫苗后,流行已很少见。但未能应用风疹疫苗的多数发展中国家,风疹仍在广泛流行。一年四季均可发生,以冬、春季节发病较多。城市发病率高于农村。

【发病机制】

病毒首先侵入上呼吸道黏膜、颈淋巴结,复制后引起上呼吸道炎症和病毒血症,表现为发热、皮疹和浅表淋巴结肿大。妊娠3个月内感染风疹病毒,可经胎盘发生宫内感染,病毒能在胎盘绒毛膜上产生持续感染,通过抑制胎儿细胞分化,可导致各种先天性畸形,称为先天性风疹综合征。

【临床表现】

1.获得性风疹 潜伏期为14~21天,平均18天。

(1)前驱期:1~2天,症状多较轻,低热或中度发热,伴轻咳、咽痛和流涕等,耳后、后颈部及枕部淋巴结肿大,单个分散伴轻压痛。口腔无黏膜斑。

(2)出疹期:大多数患者发热1~2天后出疹,皮疹先见于面颈部,1天内波及全身,但手掌和足底常无皮疹。皮疹为淡红色细点状斑疹、斑丘疹,直径2~3 mm。四肢远端皮疹较疏,躯干、背部皮疹较多,融合成片,类似猩红热样皮疹。可出现全身淋巴结肿大,以耳后、枕后及颈后淋巴结肿大最明显,轻度压痛,脾脏轻度肿大。皮疹经2~3天消退,疹退时全身症状消失,淋巴结和脾也逐渐缩小。皮疹消退后不留色素沉着,也不脱屑。偶可并发脑炎、中耳炎、肺炎、心肌炎、关节炎及内脏出血等。少数患者不出现皮疹,仅有全身及上呼吸道症状,称为无皮疹型风疹。

2.先天性风疹综合征 胎儿感染风疹病毒,可发生宫内死亡、流产、早产,但较多见为出生时有各种畸形或多种脏器损害表现。先天性畸形以先天性心血管畸形、失明(白内障、视网膜病,青光眼)、小头畸形、智力障碍、骨发育障碍为多见。也可有新生儿肝炎、溶血性贫血、血小板减少性紫癜、耳聋、脑炎及脑膜炎等并发症。

【辅助检查】

1.血象 白细胞总数下降,淋巴细胞相对增多,并出现异型淋巴细胞。

2.血清学抗体检查 以红细胞凝集抑制试验、中和试验、补体结合试验和免疫荧光试验等检测,双份血清抗体效价增高4倍以上为阳性。其中红细胞凝集抑制试验具有快速、简单、可靠的优点而最常被应用。

3.病毒抗原检测 用直接免疫荧光法检测咽拭子涂片中脱落细胞内风疹病毒抗原。

4.病毒分离 获得性风疹患者的鼻咽分泌物,先天性风疹患者尿液、脑脊液、血液等可分离出风疹病毒。

【诊断与鉴别诊断】

典型患儿可根据流行病学和临床表现进行诊断,确诊有赖于血清学检查或病毒分离。由于风疹患者的皮疹形态介于麻疹和猩红热之间,因此,应着重与麻疹、猩红热鉴别。

病例讨论

　　患儿，女性，3岁，低热伴咽痛、流涕2天，今晨全身出现淡红色细点状斑疹，同时伴有全身淋巴结肿大，轻度压痛，脾脏轻度肿大。请讨论：

　　1.本病例最可能的诊断是什么？

　　2.该如何进一步检查以确诊？

【治疗】

尚无特效疗法，以对症和支持疗法为主。

1.一般对症治疗　休息，进食富含维生素和高营养的易消化食物。高热、头痛者可用解热镇痛剂。

2.抗病毒治疗　可试用干扰素、利巴韦林。

3.并发症的治疗　并发脑炎者，按乙型脑炎原则处理；出血倾向严重者，可用肾上腺糖皮质激素治疗，必要时输新鲜全血。

【预防】

隔离期为出疹后5天，孕妇在妊娠3个月内应避免与风疹患者接触。若有接触史可于接触5天内注射丙种球蛋白，可减轻症状或阻止发病。对已确诊为风疹的早期孕妇，应考虑终止妊娠。对儿童及易感育龄妇女，可接种风疹减毒活疫苗。风疹减毒活疫苗能通过胎盘感染胎儿，故孕妇不宜接种。

（陈艳成）

第十二节　水痘和带状疱疹

　　水痘（varicella，chickenpox）和带状疱疹（herps zoster）是由水痘-带状疱疹病毒感染所引起的表现不同的两种急性病毒性感染病。水痘为原发感染，主要通过飞沫和直接接触传播，临床特征是出现全身水疱疹，多见于儿童。带状疱疹是潜伏于感觉神经节的水痘-带状疱疹病毒再激活后发生的皮肤感染，以沿身体一侧周围神经出现呈带状分布的疱疹为特征，多见于成人。

【病原学】

　　水痘-带状疱疹病毒（varicella-zoster virus，VZV）属疱疹病毒科α疱疹病毒亚科，即HHV-3，仅一个血清型。病毒呈球形，直径150~200 nm。病毒衣壳是由162个壳粒排成的对称20面体，外层为脂蛋白包膜，核心为双链DNA，病毒含有DNA聚合酶（DNA polymerase）和胸腺嘧啶激酶（thymidine kinase），前者为合成DNA所必需，系疱疹病毒属共有，后者仅存在于单纯疱疹病毒和水痘-带状疱疹病毒。一般认为，不能产生胸腺嘧啶激酶的病毒不能造成潜伏感染。

　　该病毒对外界抵抗力弱，不耐热，不耐酸，不能在痂皮中存活，能被乙醚灭活。人是已知的自然界唯一宿主。

【流行病学】

1.感染源 患者是唯一的感染源。自出疹前 1 天至皮疹完全结痂为止,均有传染性。

2.传播途径 水痘主要通过飞沫和直接接触传播,也可通过接触被污染的用具传播。孕妇分娩前 6 天患水痘可感染胎儿,出生后 10~13 天内发病。带状疱疹为潜伏性感染病毒再激活所致。

3.人群易感性 人群对水痘-带状疱疹病毒普遍易感。6 个月以下婴儿较少见,但新生儿也可患病。水痘愈后可获持久免疫,但以后可发生带状疱疹。带状疱疹愈后极少再发。

4.流行特征 水痘好发年龄以学龄前儿童为主。一年四季均可发生,但以冬春季发病最高。带状疱疹常年散发,发病率随年龄增长而增加,免疫功能低下者易发生。

【发病机制与病理】

病毒经上呼吸道侵入人体后,先在呼吸道黏膜细胞中增殖,2~3 天后进入血流,形成病毒血症,并在单核-吞噬细胞系统内再次增殖后入血,引起第 2 次病毒血症,并向全身扩散,引起各器官病变。主要损害部位在皮肤、偶尔累及内脏。皮疹分批出现的时间与间隙性病毒血症的发生相一致。皮疹出现 1~4 天后,特异性抗体产生,病毒血症消失,症状随之缓解。

初次感染水痘-带状疱疹病毒时,临床表现为水痘,愈后可获免疫力。但部分病毒经感觉神经纤维传入,潜伏于脊髓背侧神经根和三叉神经节的细胞内,形成潜伏性感染。机体免疫力降低时,潜伏性感染转化为临床感染,表现为带状疱疹。

水痘的皮肤病变主要在表皮棘细胞层,细胞呈气球样变、肿胀,组织液渗入形成水痘疱疹,内含大量病毒。水疱液开始时透明,后疱疹内炎性细胞和组织残片增多,疱内液体变浊并减少。最后上皮细胞再生,结痂脱落,一般不遗留瘢痕。

免疫功能正常的水痘患者,可有部分内脏器官的轻微受累,如血清丙氨酸转氨酶(ALT)升高等。免疫功能缺陷者则可出现播散性水痘,病变波及呼吸道、食管、胃、肺、肝、脾、胰、肾上腺和肠道等,受累器官可有局灶性坏死、炎性细胞浸润,可查见含嗜酸性包涵体的多核巨细胞。并发脑炎者,可有脑水肿、充血和点状出血等。

带状疱疹皮肤病理改变与水痘相似。神经病变主要是受累神经节炎症,局部可见单个核细胞浸润,神经细胞变性,核内可发现包涵体。病变严重者还可影响受染背根神经节的邻近神经组织。

【临床表现】

(一)水痘

潜伏期为 10~24 天,以 13~17 天为多见。典型水痘可分为两期。

1.前驱期 年长儿童和成人可有畏寒、低热、头痛、乏力、咽痛、咳嗽、恶心、食欲减退等,持续 1~2 天后出现皮疹。婴幼儿常无症状或症状轻微,皮疹和全身表现常常同时出现。

2.出疹期 皮疹首先见于躯干和头部,以后延及面部及四肢。初为红斑疹,数小时后变为丘疹,再数小时左右发展为疱疹。疱疹为单房性,多为椭圆形,直径 3~5 mm,周围有红晕,疱疹壁薄易破,疹液透明,后变混浊,疱疹处常伴瘙痒。1~2 天后疱疹从中心开始干枯、结痂,红晕消失。1 周左右痂皮脱落愈合,一般不留瘢痕。如有继发感染,则成脓疱,结痂、脱痂时间将延长。

水痘皮疹为向心性分布,主要位于躯干,次为头面部,四肢相对较少,手掌、足底更少。部分患者可在口腔、咽喉、眼结膜和外阴等黏膜处发生疱疹,破裂后形成溃疡。水痘皮疹是分批出现,故病程中可见各期皮疹同时呈现。

水痘多为自限性疾病,10 天左右自愈。儿童患者症状和皮疹均较轻;成人患者症状较重,易并发水痘肺炎;有免疫功能缺损者,易出现播散性水痘。妊娠期感染水痘,可致胎儿畸形、早产或死胎;产前数日内患水痘,可发生新生儿水痘,病情常较危重。除了前述典型水痘外,可有疱疹内出血的出血型水痘,病情极严重,全身症状重,皮肤、黏膜有瘀点、瘀斑和内脏出血等,系因血小板减少或弥散性血管内出血(DIC)所致。还可有因继发细菌感染所致的坏疽型水痘,皮肤大片坏死,可因败血症死亡。

(二)带状疱疹

起病初期,可出现低热和全身不适,沿着神经节段的局部皮肤常有灼痒、疼痛、感觉异常等。1~3 天后沿着周围神经分布区域出现成簇的红色斑丘疹,很快发展为水疱,疱疹从米粒大至绿豆大不等,分批出现,沿神经支配的皮肤呈带状排列,故名"带状疱疹"。伴有显著的神经痛系该病突出特征。带状疱疹 3 天左右转为脓疱,1 周内干涸,10~12 天结痂,2~3 周脱痂,疼痛消失,不留瘢痕。免疫功能严重受损者,病程可延长。带状疱疹可发生于任何感觉神经分布区,但以脊神经胸段最常见,因此皮疹部位常见于胸部,约占 50%,其次为腰部、面部等。带状疱疹皮疹多为一侧性,很少超过躯体中线,罕有多神经或双侧受累发生。

水痘-带状疱疹病毒可侵犯三叉神经眼支,发生眼带状疱疹,病后常发展成角膜炎与虹膜睫状体炎,若发生角膜瘢痕可致失明。病毒侵犯脑神经,可出现面瘫、听力丧失、眩晕、咽喉麻痹等。50 岁以上带状疱疹患者易发生疱疹后神经痛,可持续数月。

本病轻者可以不出现皮疹,仅有节段性神经疼痛。重型常见于免疫功能缺损者或恶性肿瘤患者,可发生播散性带状疱疹,除皮肤损害外,伴有高热和毒血症,甚至发生带状疱疹肺炎和脑膜脑炎,病死率高。

【并发症】

1.皮疹继发细菌感染　如化脓性感染、丹毒、蜂窝织炎、败血症等。

2.原发性水痘肺炎　原发性水痘肺炎多见于成人患者或免疫缺损者。轻者可无临床症状,仅 X 线检查有肺部浸润;重者有咳嗽、咯血、胸痛、呼吸困难、发绀等;严重者可于 24~48 h 内死于急性呼吸衰竭。继发性肺炎为继发细菌感染所致,多见于小儿。

3.水痘脑炎　发生率低于 1‰,多发生于出疹后 1 周左右,临床表现和脑脊液改变与一般病毒性脑炎相仿,病死率为 5%~25%。可遗留神经系统后遗症。

4.水痘肝炎　可有血清丙氨酸转氨酶(ALT)升高,少数可出现瑞氏综合征。

5.疱疹后神经痛　疱疹后神经痛为带状疱疹并发症。年龄越大,发生率越高。70 岁以上的患者半数以上神经痛可持续半年以上。

【辅助检查】

1.一般检查　白细胞总数正常或稍增高。

2.脑脊液　出现带状疱疹脑炎、脑膜炎、脊髓炎者,其脑脊液细胞及蛋白有轻度增加,糖和氯化物正常。

3.疱疹刮片　刮取新鲜疱疹基底组织涂片,用瑞氏染色可发现多核巨细胞,用苏木素-伊红染色可查见细胞核内包涵体。

4.血清学检查　常用酶联免疫吸附法、补体结合试验等检测特异性抗体。补体结合抗体于出疹后 1~4 天出现,2~6 周达高峰,6~12 个月后逐渐下降。

5.病原学检查

(1)病毒分离:将疱疹液直接接种于人胚成纤维母细胞,分离出病毒后可作进一步鉴定。

(2)抗原检查:对病变皮肤刮取物,用免疫荧光法检查特异性病毒抗原,敏感、快速,并容易与单纯疱疹病毒感染相鉴别。

(3)核酸检测:用聚合酶链反应(PCR)检测患者呼吸道上皮细胞和外周血白细胞中的特异性病毒 DNA,是敏感、快速的早期诊断方法。

【诊断与鉴别诊断】

典型水痘根据临床皮疹特点诊断多无困难;典型带状疱疹病例根据单侧性、呈急簇性带状排列的疱疹和伴有神经痛,诊断多不困难。非典型病例有赖于辅助检查确定。

需与下列疾病鉴别:

(1)单纯疱疹:反复发生,分布无规律,疼痛不明显。

(2)脓疱疹:常发于鼻唇周围或四肢暴露部位,初为疱疹,继成脓疱,最后结痂,无分批出现,无全身症状。

(3)丘疹样荨麻疹:系皮肤过敏性疾病,婴幼儿多见,四肢、躯干皮肤分批出现红色丘疹,顶端有小疱,周围无红晕,不结痂。

病例讨论

患儿,男性,1 岁,因发热、皮疹 2 天入院。2 天来体温最高达 38.6 ℃,伴有轻度咳嗽,昨日下午面部及胸背部出现皮疹,于今日来院求治。体检:T 37.5 ℃,皮肤可见斑丘疹及疱疹,面部、耳后胸背部多,四肢相对较少。请讨论:

1.该患儿最可能的诊断是什么?

2.需进一步的检查有哪些?

【治疗】

1.一般治疗和对症治疗

(1)水痘:患者应隔离。发热期卧床休息,给予易消化食物和注意补充水分。加强护理,保持皮肤清洁,避免搔抓疱疹处以免导致继发感染。皮肤瘙痒者可用炉甘石洗剂涂擦,疱疹破裂后可涂甲紫或抗生素软膏。

(2)带状疱疹:神经疼痛剧烈者,给予镇痛药,如罗通定(Rotundine)、阿米替林、奋乃静等。

2.抗病毒治疗　早期抗病毒治疗有一定疗效。阿昔洛韦(acyclovir),每天 600~800 mg,分次口服;或阿糖腺苷,15 mg/(kg·d),静脉滴注,疗程 10 天。如皮疹出现 24 h 内进行治疗,则能控制皮疹发展,加速病情恢复。此外,干扰素也可试用。带状疱疹患者疱疹局部可用阿昔洛韦溶液涂抹。

带状疱疹抗病毒治疗的适应证:患者年龄大于 50 岁;病变部位在头颈部;躯干或四肢严重的疱疹;有免疫缺陷患者;出现严重的特应性皮炎或严重的湿疹等。

3.防治并发症　继发细菌感染时应及早选用抗生素。脑炎出现脑水肿者应采取脱水治疗。水痘不宜使用肾上腺皮质激素。

【预后】

预后一般良好,痂脱落后大都无瘢痕。重症或并发脑炎者,预后差,甚至可导致死亡。

【预防】

主要是预防水痘,尚无有效办法直接预防带状疱疹。

患者应予呼吸道隔离至全部疱疹结痂,其污染物、用具可用煮沸或日晒等消毒。对于免疫功能低下者、使用免疫抑制剂治疗者、孕妇等,如有接触史,可用丙种球蛋白 0.4~0.6 mL/kg,或带状疱疹免疫球蛋白 0.1 mL/kg,肌内注射,以减轻病情。20 世纪 70 年代国外研制的水痘-带状疱疹病毒减毒活疫苗,有较好的预防效果。

(陈艳成)

第十三节　流行性腮腺炎

流行性腮腺炎(mumps)简称流腮,是由腮腺炎病毒所引起的急性呼吸道感染病,以腮腺非化脓性炎症、腮腺区肿痛为主要临床表现。腮腺炎病毒除侵犯腮腺外,还可侵犯各种腺组织、神经系统、心、肝、肾、关节等器官,引起脑膜炎、脑膜脑炎、睾丸炎、胰腺炎等。好发于冬春季,儿童和青少年多见。

【病原学】

腮腺炎病毒属于副黏病毒科(Paramyxoviridae)德国麻疹病毒属(*Rubulavirus*)的单负链 RNA 病毒。病毒直径 100~200 nm,呈球形。该病毒抗原结构稳定,只有一个血清型。腮腺炎病毒有两种抗原,核壳蛋白(NP)、多聚酶蛋白(P)和 L 蛋白为可溶性抗原(又称 S 抗原),外层表面含有神经氨酸酶和血凝素糖蛋白,具有抗原性(又称 V 抗原)。机体感染后产生相应的抗体:S 抗体于起病后第 7 天即出现,并于 2 周内达高峰,持续 6~12 个月逐渐降低,无保护性;V 抗体出现较晚,起病 2~3 周时才能测得,1~2 周后达高峰,存在时间长,是检测免疫反应的较好指标。V 抗体有保护作用,感染腮腺炎病毒后无论发病与否都能产生免疫反应,再次感染发病者少见。

人是腮腺炎病毒唯一宿主。腮腺炎病毒能在许多哺乳动物细胞和鸡胚中增殖。其抵抗力低,对热、紫外线、甲醛均敏感。但在 4 ℃时能存活数天。

【流行病学】

1.感染源　早期患者及隐性感染者均为感染源。自腮腺肿大前 7 天至肿大后 9 天均可在患者唾液中检出,因此在这 2 周内具有高度传染性。

2.传播途径　主要通过飞沫传播。孕妇可通过胎盘传播,导致胎儿感染。

3.人群易感性　人群普遍易感,感染后一般可获得较持久的免疫力。1 岁以内婴儿因体内尚有获自母体的特异性抗体而得到保护。成人中约 80% 曾显性或隐性感染而产生一定的特异性抗体,不是易感人群。90% 病例发生于 1~15 岁,尤其是 5~9 岁的儿童。

4.流行特征　本病为世界性疾病,全年均可发病,但以冬、春季为主。好发人群为学龄儿童。

【发病机制与病理】

腮腺炎病毒从呼吸道侵入人体后,在局部黏膜上皮细胞和局部淋巴结中大量增殖,然后进入血液循环(第一次病毒血症),随血流播散至腮腺等组织,并在其中增殖,再次进入血液循环(第二次病毒血症),进一步波及其他脏器。除腮腺外该病毒也可侵犯各种腺组织如睾丸、卵巢、胰腺等,脑、脑膜、肝及心肌也常被累及。

腮腺炎的病理特征是腮腺非化脓性炎症,腮腺导管卡他性炎症,其壁细胞肿胀,导管周围及腺体壁有淋巴细胞浸润,间质细胞水肿等病变可造成腮腺导管的阻塞、扩张和淀粉酶潴留。淀粉酶排出受阻,经淋巴管进入血流,使血和尿中淀粉酶增高。睾丸、卵巢和胰腺等受累时也可出现淋巴细胞浸润和水肿等病变。

腮腺炎病毒所致脑膜炎的发病机制目前考虑是腮腺炎病毒的血溶-细胞融合糖蛋白所致,动物实验表明应用此蛋白的单克隆抗体能预防脑炎和脑细胞坏死的发生。病理变化包括神经细胞的变性、坏死和炎性细胞浸润。

【临床表现】

潜伏期 14~25 天,平均 18 天。

部分病例有发热、头痛、无力、食欲缺乏等前驱症状。发病 1~2 天后出现颧骨弓或耳部疼痛然后出现唾液腺肿大,体温上升可达 40 ℃。腮腺肿大最具特征性,通常一侧先肿大后 2~4 天累及对侧。双侧腮腺肿大者约占 75%。腮腺肿大是以耳垂为中心向前、后、下发展,边缘不清。当腺体肿大明显时出现胀痛及感觉过敏,张口咀嚼及进酸性饮食时疼痛明显。局部皮肤紧张发亮,表面灼热,有轻触痛,但多不红。腮腺肿大多于 2~3 天达高峰,持续 4~5 天后逐渐消退,整个病程 10~14 天。腮腺管口早期常有红肿。颌下腺或舌下腺也可同时受累,有时单独受累。颌下腺肿大时颈部明显肿胀,颌下可触及椭圆形腺体。舌下腺肿大时,可见舌下及颈前下颌肿胀,并出现吞咽困难。

有症状的脑膜炎发生在 15% 的病例,患者出现头痛、嗜睡和脑膜刺激征。一般发生在腮腺炎发病后 4~5 天,有的患者脑膜炎先于腮腺炎。一般症状在 1 周内消失,预后一般良好。脑膜脑炎或脑炎患者,常有高热、谵妄、抽搐、昏迷,重症者可致死亡。可遗留耳聋、视力障碍等后遗症。

睾丸炎常见于腮腺肿大开始消退时患者又出现发热,睾丸明显肿胀和疼痛,可并发附睾炎、鞘膜积液和阴囊水肿。睾丸炎多为单侧,约 1/3 病例为双侧受累。急性症状持续 3~5 天,10 天内逐渐好转。

卵巢炎发生于 5% 的成年女性,可出现下腹疼痛。有时可触及肿大的卵巢。

胰腺炎常于腮腺肿大数日后发生,可有恶心、呕吐和中上腹疼痛和压痛。腮腺炎合并胰腺炎的发病率低于 10%。

其他如心肌炎、甲状腺炎和乳腺炎等均可在腮腺炎发生前后发生。

不典型病例可无腮腺肿胀而以单纯睾丸炎或脑膜脑炎的症状出现,也有仅见颌下腺或舌下腺肿胀者。

【辅助检查】

1.常规检查 白细胞计数大多正常或稍增加,淋巴细胞相对较多。重症患者白细胞计数可增高。有肾损害时尿中可出现蛋白和管型。

2.血清和尿淀粉酶测定　90%患者发病早期血清淀粉酶有轻至中度增高,尿中淀粉酶也增高,有助于诊断。淀粉酶增高程度往往与腮腺肿胀程度成正比。

3.脑脊液检查　有腮腺炎而无脑膜炎症状和体征的患者,约半数脑脊液中白细胞计数轻度升高,且能从脑脊液中分离出腮腺炎病毒。

4.免疫学检查　①抗体检查:ELISA 法检测血清中抗 NP 的 IgM 抗体可作近期感染的诊断,有报告认为用于患者唾液检查阳性率也很高。②抗原检查:近年来有应用特异性抗体或单克隆抗体来检测腮腺炎病毒抗原,可作早期诊断。

5.核酸检测　应用 RT-PCR 检测腮腺炎病毒 RNA 可明显提高可疑患者的诊断率。

6.病毒分离　采用早期患者的唾液、尿、血或脑脊液,接种于猴肾、Vero 细胞和 Hela 细胞等可分离出腮腺炎病毒。3~6 天内组织培养细胞可观察到细胞病变。

【诊断与鉴别诊断】

1.诊断　根据有发热和以耳垂为中心的腮腺肿大特征结合流行情况及发病前 2~3 周有接触史,诊断一般不困难。如遇不典型的可疑病例,确诊需依靠免疫学检查和病毒分离。

2.鉴别诊断

(1)化脓性腮腺炎:主要是一侧性腮腺肿大,局部红肿压痛明显。挤压腮腺时有脓液自腮腺管口流出。血象中白细胞总数和中性粒细胞明显增高。

(2)其他病毒性腮腺炎:流感 A 病毒、副流感病毒、肠道病毒中的柯萨奇 A 组病毒及淋巴细胞脉络丛脑膜炎病毒等均可以引起腮腺炎,需根据免疫学检查和病毒分离进行鉴别。

(3)其他原因的腮腺肿大:许多慢性病如糖尿病、慢性肝病、腮腺导管阻塞、和营养不良等均可引起腮腺肿大,一般不伴急性感染症状,局部也无明显疼痛和压痛。

病例讨论

　　患儿,男性,12 岁,因发热、头痛、右侧面颊肿痛 2 天入院。入院时查:急性病容,右侧面颊以耳垂为中心肿大。边界不清,血象白细胞总数为 $0.8×10^9/L$。N 64%,L 35%。请讨论:

　　1.该患儿的初步诊断是什么?

　　2.为明确诊断,应进一步检查的项目有哪些?

【治疗】

1.一般及对症治疗　卧床休息,给予流质软食,避免进食酸性饮料。注意口腔护理,餐后用生理盐水漱口。保证液体摄入量。高热患者可采用物理降温或使用解热剂。头痛和腮腺胀痛可应用镇痛药。睾丸胀痛可用棉花垫和丁字带托起局部间歇进行冷敷。

2.抗病毒治疗　发病早期可应用利巴韦林,成人每天 1 g,儿童 15 mg/(kg·d),静脉滴注,疗程 5~7 天。干扰素也可试用,100 万~300 万 U/d,肌内注射,疗程 5~7 天。

3.肾上腺糖皮质激素的应用　对重症或脑膜脑炎、心肌炎患者,可应用地塞米松每天 5~10 mg,静脉滴注,5~7 天。

4.颅内高压处理　若出现剧烈头痛、呕吐,疑为颅内高压的患者,可应用20%的甘露醇 1~2 g/kg 静脉推注,每 4~6 h 1 次,直至症状好转。

5.预防睾丸炎　男性成人患者,为预防睾丸炎的发生,早期可应用己烯雌酚(乙菧酚),每天 3 次,每次 1 mg 口服。

6.中医中药治疗 如用柴胡葛根汤、普济消毒饮方为主随症加减内服,紫金锭或青黛散醋调局部外涂,一日数次,或用蒲公英、鸭跖草、水仙花根、马齿苋等捣烂外敷,可减轻局部胀痛。

【预后】

腮腺炎大多预后良好,病死率为 0.5%~2.3%。主要死于重症腮腺炎病毒性脑炎。

【预防】

1.控制感染源 及早隔离患者直至腮腺肿完全消退。

2.切断传播途径 对流行性腮腺炎易感者,应避免与流行性腮腺炎患者接触。流行期间,幼儿园、托儿所等儿童较集中的机构应加强通风、空气消毒等。

3.降低人群易感性 腮腺炎减毒活疫苗进行皮内、皮下接种,也可采用喷鼻或气雾方法。90%以上可产生抗体。在潜伏期接种可减轻发病症状。孕妇、先天或获得性免疫低下者以及对鸡蛋蛋白过敏者不能使用腮腺炎活疫苗。

(陈艳成 吴西华)

第十四节 手足口病

手足口病(hand foot mouth disease,HFMD)是由肠道病毒引起的急性感染病,多发生于学龄前儿童。大多数患者症状轻微,主要表现为痛性口腔溃疡和无痛性手、足等部位的斑丘疹、疱疹。少数病例可出现神经系统、呼吸系统、循环系统等并发症。

【病原学】

肠道病毒(enterovirus)属小 RNA 病毒科(Picornaviridae),为单股正链 RNA 病毒,长 7.2~8.5 kb。病毒颗粒直径约 28 nm,无包膜,呈 20 面体立体对称。引起手足口病的肠道病毒有 20 多种,柯萨奇 A 组 16 型(CoxA16)、肠道病毒 71 型(EV71)主要引起流行;而柯萨奇病毒 A 组中 4、5、7、9、10 型以及 B 组 2、5 型造成散发。

肠道病毒对紫外线及干燥敏感。各种氧化剂(高锰酸钾、漂白粉等)、甲醛、碘酊均能灭活病毒,56 ℃ 30 min 可被灭活,4 ℃ 可存活 1 年,−20 ℃ 可长期保存,在外环境中病毒可长期存活。

【流行病学】

1.感染源 人是肠道病毒唯一宿主,患者、隐性感染者为本病的感染源。发病前数日,感染者咽部与粪便中均可检出病毒,通常在发病一周内传染性最强。

2.传播途径 主要经口—口传播、粪—口传播和皮—口传播,也可经飞沫传播。另外还可经手、用具、玩具传播。

3.人群易感性 人对肠道病毒普遍易感,感染后可获免疫力,但病毒的各型间无交叉免疫。

4.流行特征 手足口病分布极广泛,无严格地区性。四季均可发病,以夏秋季多见。流行期间,幼儿园和幼托机构易发生暴发流行。各年龄组均可发病,但以≤3 岁年龄组发病率最高。

【发病机制与病理】

病毒进入人体后,在咽部、肠上皮细胞及附近淋巴组织内复制,进而侵入血液形成第一次病毒血症。病毒随血流进入肝、脾、淋巴结等组织,大量复制后再次侵入血液,导致第二次病毒血症。病毒可随血流播散至全身各器官,进一步复制并引起病变。大多数肠道病毒为杀细胞病毒,直接对靶细胞产生溶解性感染;免疫损伤不是主要发病机制。

口腔溃疡性损伤和皮肤斑丘疹为手足口病的特征性病变。口腔溃疡性损伤开始表现为2~8 mm的红色斑丘疹,然后进展为短暂(数小时)的疱疹,再形成带有红色晕轮的黄灰色溃疡,最后溃疡愈合。皮肤斑丘疹以2~3 mm的红色斑疹或丘疹为特征,中心有一个灰色小泡;皮疹呈椭圆形,与皮纹纵轴相平行;皮疹消失前结硬皮,不留瘢痕。

斑丘疹的组织学改变:光镜下可见表皮内水疱,水疱内有中性粒细胞和嗜酸性粒细胞碎片;水疱周围上皮有细胞间和细胞内水肿;水疱下真皮有多种白细胞的混合型浸润。电镜下可见上皮细胞内有嗜酸性包涵体。

脑膜脑炎、心肌炎和肺炎是手足口病的三个严重并发症。脑膜脑炎表现为淋巴细胞性软脑膜炎,脑灰质和白质血管周围淋巴细胞和浆细胞浸润、局灶性出血和局灶性神经细胞坏死以及胶质反应性增生。心肌炎表现为局灶性心肌细胞坏死,偶见间质淋巴细胞和浆细胞浸润。肺炎表现为弥漫性间质淋巴细胞浸润、肺泡损伤、肺泡内出血和透明膜形成,可见肺细胞脱落和增生,有局限性肺不张。

【临床表现】

潜伏期多为2~10日,平均3~5日。

1.普通病例表现　起病急,发热,口腔黏膜出现散在疱疹,手、足和臀部出现斑丘疹、疱疹,疱疹周围可有炎性红晕,疱内液体较少。可伴有咳嗽、流涕、食欲缺乏等症状。皮疹一般具有不痛、不痒、不结痂、不留瘢痕的"四不"特征。部分病例仅表现为皮疹或疱疹性咽峡炎,多在1周内痊愈,预后良好。部分病例皮疹不典型,如在单一部位或仅表现为斑丘疹。

2.重症病例表现　少数病例(尤其是小于3岁者)病情进展迅速,可出现脑炎、脑膜炎、脑脊髓炎、肺水肿和循环衰竭等表现,病情凶险,可致死亡或留有后遗症。

(1)神经系统表现:精神差、嗜睡、易惊、头痛、呕吐、谵妄甚至昏迷;肢体抖动,肌痉挛、眼球震颤、共济失调、眼球运动障碍;无力或急性弛缓性麻痹,惊厥。查体可见脑膜刺激征,腱反射减弱或消失,巴宾斯基征等病理征阳性。

(2)呼吸系统表现:呼吸浅促、呼吸困难或节律改变,口唇发绀,咳嗽,咳白色、粉红色或血性泡沫样痰液;肺部可闻及湿啰音及痰鸣音。

(3)循环系统表现:面色苍白、皮肤花纹、四肢发凉、指(趾)发绀;出冷汗;毛细血管再充盈时间延长。心率增快或减慢,脉搏浅速或减弱甚至消失;血压升高或下降。

【辅助检查】

1.血常规　普通病例白细胞计数正常,重症病例白细胞计数可明显升高。

2.血生化检查　部分病例可有轻度谷氨酸氨基转移酶(ALT)、门冬氨酸氨基转移酶(AST)、肌酸激酶同工酶(CK-MB)升高,重症病例可有肌钙蛋白、血糖升高。

3.脑脊液检查　神经系统受累时脑脊液外观清亮,压力增高,白细胞增多,蛋白正常或轻度增多,糖和氯化物正常。

4.病原学检查 肠道病毒(CoxA16、EV71等)特异性核酸阳性或分离到肠道病毒。咽、气道分泌物、疱疹液、粪便阳性率较高。

5.血清学检查 急性期与恢复期血清CoxA16、EV71等肠道病毒中和抗体有4倍以上的升高。

6.影像学检查 胸片可表现为双肺纹理增多,呈网格状、斑片状阴影,部分病例以单侧为著。核磁共振发现神经系统受累者可有异常改变,以脑干、脊髓灰质损害为主。脑电图可表现为弥漫性慢波,少数可出现棘(尖)慢波,心电图一般无特异性表现。

【诊断与鉴别诊断】

(一)诊断

1.流行病学资料 好发于夏秋季,但可暴发于任何季节。常见于学龄前儿童,婴幼儿多见。

2.临床表现 普通病例表现为手、足、口、臀部皮疹,伴或不伴发热。病程短,多在一周内痊愈。重症患者有脑膜炎、心肌炎和肺炎等表现。

3.辅助检查 有临床表现,且具有下列之一者即可确诊:

(1)肠道病毒(CoxA16、EV71等)特异性核酸检测阳性。

(2)分离出肠道病毒,并鉴定为CoxA16、EV71或其他可引起手足口病的肠道病毒。

(3)急性期与恢复期血清CoxA16、EV71或其他可引起手足口病的肠道病毒中和抗体有4倍以上的升高。

(二)鉴别诊断

1.普通病例 需与其他发疹性疾病鉴别,如疱疹性荨麻疹、水痘、不典型麻疹、幼儿急疹以及风疹等。

2.重症病例 重症病例常表现为高热、惊厥、昏迷、弛缓性瘫痪及心肺衰竭,可无手足口病的典型表现,需与中毒型菌痢、乙型脑炎、化脓性脑膜炎、结核性脑膜炎、Reye综合征、急性呼吸窘迫综合征等鉴别。以弛缓性瘫痪为主要症状者应该与脊髓灰质炎鉴别。发生神经源性肺水肿者,还应与重症肺炎鉴别。循环障碍为主要表现者应与暴发性心肌炎、感染性休克等鉴别。

3.散发或不典型病例鉴别

(1)口蹄疫:一般发生于畜牧区,主要通过接触病畜,经皮肤黏膜感染,成人牧民多见,四季散发。皮疹特征为口、咽、掌等部位出现大而清亮的水疱,疱疹易溃破,继发感染成脓疱,然后结痂、脱落。

(2)疱疹性口炎:病原体为单纯疱疹病毒,多发于3岁以下。典型表现为口腔黏膜数目较多成簇、针头大小、壁薄透明的小水疱,常累及齿龈,一般无皮疹,常伴颏下或颌下淋巴结肿痛。

(3)脓疱疮:多发生于夏秋季节,儿童多见。传染性强,常在托儿所、幼儿园中引起流行。皮疹好发于颜面、颈、四肢等暴露部位;形态初起时为红斑、丘疹或水疱,迅速变成脓疱,疱壁薄易破,瘙痒。重者可伴有高热、淋巴结肿大或引起败血症。辅助检查示白细胞总数及中性粒细胞增高,脓液细菌培养为金黄色葡萄球菌或溶血性链球菌。

病例讨论

患儿,女性,3岁,因发热、咳嗽3天,手、足等部位散在疱疹2天而入院。查体:T 38.5 ℃,R 40次/min,P 120次/min,Bp 88/60 mmHg,精神差,手足远端和臀部分布几十个斑丘疹、疱疹,皮疹圆形、质硬、边缘充血,口腔黏膜有几处溃疡。双肺呼吸音粗糙,无干、湿啰音。血常规:Hb 125 g/L,WBC 5.0×10^9/L,N 0.60,L 0.40。请讨论:

1.该病例的初步诊断是什么?

2.为确诊,需进一步做哪些检查?

【治疗】

(一)普通病例

1.隔离与消毒　严格消化道、呼吸道及接触隔离,直到发热、皮疹消退及水疱结痂,一般需隔离2周。患儿用过的物品应彻底消毒。可用含氯的消毒液浸泡,不宜浸泡的物品可置于日光下暴晒。患儿居室定期开窗通风,保持空气新鲜、流通。

2.休息和饮食　出疹期或有并发症者应卧床休息。给予患儿高蛋白、高维生素、清淡、易消化的流质或半流质饮食;禁食刺激性食物;对于进食不足的患儿,应给予静脉补液,以预防脱水及水、电解质紊乱。

3.口腔护理　保持口腔清洁,每次进食前后,用温水或生理盐水漱口。禁食患儿每天用生理盐水清洁口腔2~3次,预防细菌继发感染。已有溃疡者可给予超声雾化吸入,同时将维生素B_2直接涂于口腔糜烂部位,也可口服维生素C、B_1、B_2等,或者给予双料喉风散局部涂抹,以消炎止痛和促进溃疡面愈合。

4.皮肤护理　①保持皮肤清洁,温热清水洗澡,水温不宜过高。②保证患儿衣服、被褥清洁,床单平整干燥。③勤剪指甲,必要时包裹双手,防止患儿抓破皮疹。④臀部有皮疹时要保持臀部的清洁干燥,避免皮疹感染。⑤皮疹或疱疹已破裂者,局部皮肤可涂抗生素软膏或炉甘石水剂。⑥已结痂处应让其自行脱落,不能强行撕脱。

5.对症处理　体温超过38.5 ℃时,给予物理降温,酌情使用解热镇痛药;呕吐、腹泻者予以补液,纠正水、电解质和酸碱平衡紊乱。

6.病原治疗　可酌情选用利巴韦林(ribavirin),小儿按体重10~15 mg/(kg·d),分4次口服,疗程5~7天;或10~15 mg/(kg·d)分2次静脉滴注,每次静滴20 min以上,疗程3~7天。

(二)重症病例

1.神经系统受累　控制颅内高压,每次给予甘露醇0.5~1.0 g/kg,每4~8 h 1次,必要时加用呋塞米。静脉注射免疫球蛋白,酌情应用糖皮质激素治疗,并用降温、镇静、止惊等对症治疗。

2.呼吸、循环衰竭　需监测呼吸、心率、血压和血氧饱和度,保持呼吸道通畅,吸氧。有呼吸功能障碍时,及时气管插管并使用正压机械通气。在维持血压稳定的情况下,限制液体入量。根据血压、循环的变化可选用多巴胺、多巴酚丁胺、米力农等药物;酌情应用利尿药物治疗。

3.恢复期　避免继发呼吸道感染,促进各脏器功能恢复,可采用功能康复治疗或中西医结合治疗。

【预后】

普通病例预后良好,病死率低于 1%。重型患者的病死率约 20%。少部分神经系统严重受累患者会留下后遗症。

【预防】

1.控制感染源　对患者进行消化道、呼吸道、接触隔离,直至体温正常后 3 天,皮疹基本消失方能解除隔离。

2.切断传播途径　良好的个人卫生习惯有利于阻止手足口病的传播。

3.降低人群易感性　良好的生活习惯,加强营养,注意身体锻炼均有助于提高机体的非特异免疫力。目前尚无有效疫苗。

(陈艳成)

第十五节　肾综合征出血热

肾综合征出血热(hemorrhagic fever with renal syndrome,HFRS)在我国称为流行性出血热(epidemic hemorrhagic fever,EHF),是由汉坦病毒引起的以鼠类为主要感染源的一种自然疫源性疾病。其主要病理变化是全身小血管广泛性损害,临床上以发热、休克、充血、出血和肾衰竭为主要表现。典型病例病程呈五期经过。本病广泛流行于欧亚各国,我国为重灾区。

【病原学】

汉坦病毒(Hantavirus)属于布尼亚病毒科(Bunyaviridae),其名称来自汉坦病毒属的原型病毒汉滩病毒(Hantaan virus),为避免属及型的名称混乱,故在译名用字上加以区别。

汉坦病毒为单负链 RNA 病毒,形态多呈球形或橄榄形,有双层包膜,外膜上有刺突。直径 78~210 nm,平均 120 nm。其基因 RNA 可分为大(L)、中(M)、小(S)3 个片段,分别编码 RNA 聚合酶、包膜糖蛋白、核衣壳蛋白。

根据抗原性和基因结构特征的不同,目前至少将汉坦病毒分为 20 个以上血清型。其中Ⅰ型汉滩病毒(Hantaan virus)、Ⅱ型汉城病毒(Seoul virus)、Ⅲ型普马拉病毒(Puumala virus)和Ⅳ型希望山病毒(Prospect hill virus)是经世界卫生组织(WHO)汉坦病毒命名中心认定的;其余血清型包括贝尔格莱德-多布拉伐病毒(Belgrade-Dobrava virus)、辛诺柏病毒(Sin Nombre virus)、泰国病毒(Thai virus)、索托帕拉雅病毒(Thottapalayam virus)、纽约病毒(New York virus)、长沼病毒(Bayou virus)、黑渠港病毒(Black creek canal virus)、安第斯病毒(Andes virus)和图拉病毒(Tula virus)等。其中Ⅰ、Ⅱ、Ⅲ型和贝尔格莱德-多布拉伐病毒能引起人类肾综合征出血热。我国所流行的主要是Ⅰ型汉滩病毒和Ⅱ型汉城病毒。

汉坦病毒不耐热和不耐酸,对乙醚、氯仿、去氧胆酸盐敏感,37 ℃以上及 pH 5.0 以下易被灭活,56 ℃ 30 min 或 100 ℃ 1 min 可被灭活。对紫外线、乙醇和碘酒等消毒剂也敏感。

【流行病学】

1.感染源　本病毒呈多宿主性,据国内外不完全统计有 170 多种脊椎动物能自然感染汉坦病毒,我国发现 53 种动物携带本病毒,其中黑线姬鼠(Apodemus agrarius)和褐家鼠(Mus norvegicus）为主要宿主动物和感染源。林区则为大林姬鼠（Apodemus sylvaticus）。由于肾综合征出血热患者早期的血液和尿液中携带病毒,虽然有接触后发病的个别病例报告,但人不是主要感染源。

2.传播途径　①呼吸道传播:鼠类带病毒的排泄物如粪、尿、唾液等污染黏附尘埃后,形成气溶胶(aerosol)通过呼吸道感染。②消化道传播:进食被带病毒的鼠类排泄物所污染的食物,可经口腔或胃肠道黏膜感染。③接触传播:被鼠咬伤或破损伤口接触带病毒的鼠类排泄物或血液后也可导致感染。④母婴传播:感染汉坦病毒的孕妇可以经胎盘致胎儿感染。⑤虫媒传播:有学者从寄生于鼠类的革螨和恙螨体内分离到病毒,推测它们有可能作为传播媒介。

3.人群易感性　人群普遍易感,本病在流行区隐性感染率可达3.5%～4.3%。感染汉滩病毒后,产生的特异性IgG抗体可维持1～30年,对汉城病毒有一定交叉免疫力。感染汉城病毒后,特异性IgG抗体多数在2年内消失,而且对汉滩病毒的免疫力弱。

4.流行特点　本病主要分布在亚洲,其次为欧洲和非洲,美洲病例较少。我国疫情最重,除青海和新疆外,均有病例报告。目前,我国的流行趋势是老疫区病例逐渐减少,新疫区则不断增加。四季均可发病,但有明显的高峰季节。其中,黑线姬鼠型以11—1月份为高峰,5—7月份为小高峰。家鼠型以3—5月份为高峰。林区姬鼠型的流行季节在夏季。本病的流行有一定周期性特点,以姬鼠为主要感染源的疫区,一般相隔数年有一次较大流行,以家鼠为感染源的疫区周期性尚不明确。以男性青壮年农民和工人发病较多,其他人群也可发病。不同人群发病的多少与接触感染源的机会多少有关。

【发病机制与病理】

(一)发病机制

本病的发病机制尚未完全阐明。

汉坦病毒进入机体后随血液循环到达全身,通过β_3整合素介导,进入血管内皮细胞内以及肝、脾、肾、骨髓和淋巴结等组织,进一步繁殖后再释放进入血液循环引起病毒血症。一方面病毒能导致感染细胞功能和结构的损伤;另一方面病毒感染诱发人体的免疫应答和各种细胞因子的释放,造成机体组织损伤。由于汉坦病毒的泛嗜性感染,因而可引起多器官损害。

1.病毒直接作用　主要依据有:①临床上患者均有病毒血症期及相应的中毒症状。②不同血清型的病毒所引起的临床症状不同。③肾综合征出血热患者几乎所有脏器组织中均能检出汉坦病毒抗原,尤其是肾综合征出血热基本病变部位血管内皮细胞中,而且有抗原分布的细胞往往发生病变。④体外培养的正常人骨髓细胞和血管内皮细胞,在排除细胞免疫和体液免疫作用的情况下,感染汉坦病毒后出现细胞膜和细胞器的损害。

2.免疫损伤作用

(1)超敏反应　①Ⅲ型超敏反应:患者早期血清补体下降,血液循环中存在特异性免疫复合物。近年来发现,用免疫组化方法证明患者皮肤小血管壁、肾小球基底膜、肾小管和肾间质血管均有特异性免疫复合物沉积,且抗原为汉坦病毒抗原,同时有补体裂解片段,因此,认为免疫复合物是本病血管和肾脏损害的主要原因。②Ⅰ型超敏反应:本病早期特异性IgE抗体升高,其上升水平与肥大细胞脱颗粒阳性率呈正相关,提示存在Ⅰ型超敏反应。③Ⅱ型超敏反应:患者血小板存在免疫复合物,电镜观察肾组织除颗粒状IgG沉着外,肾小管基底膜存在线状 IgG 沉积,提示临床上血小板的减少和肾小管的损害与 Ⅱ 型超敏反应有关。④Ⅳ 型超敏反应:电镜观察可见淋巴细胞攻击肾小管上皮细胞,认为病毒可以通过细胞毒 T 细胞的介导损伤机体细胞,提示存在Ⅳ 型超敏反应。

(2)细胞免疫反应:多数报告肾综合征出血热患者急性期外周血 $CD8^+$ 细胞明显升高,CD4/CD8 比值下降或倒置,抑制性 T 细胞(Ts)功能低下,细胞毒 T 淋巴细胞(CTL)明显升高,且重型患者比轻、中型明显增加,CTL 的功能为分泌细胞毒素诱导细胞凋亡以及直接杀死表面具有抗原的靶细胞导致靶细胞的损伤,说明 CTL 在灭活病毒的同时,也大量损伤了感染汉坦病毒的靶细胞。

(3)细胞因子和炎症介质的作用:本病毒能诱发机体的巨噬细胞和淋巴细胞等释放各种细胞因子和介质,引起组织损伤和临床症状。如白细胞介素-1(IL-1)和肿瘤坏死因子(TNF)能引起发热,一定量的 TNF 和 γ-干扰素是血管通透性增高的主要因素,能引起休克和器官功能衰竭。此外,血栓素 $β_2$、血浆内皮素、血管紧张素 Ⅱ 等升高能显著减少肾血流量和肾小球滤过率,促进肾衰竭的发生。

(二)病理生理

1.休克　病程的 3~7 天常出现的低血压休克,称为原发性休克。其发生的原因主要是由于全身小血管受损,血管通透性增加,血浆外渗使血容量下降所致。此外,血液浓缩,血液黏稠度增高和 DIC 的发生,使血液循环淤滞,血流受阻,因而使有效血容量进一步降低。少尿期以后发生的休克为继发性休克,其发生的原因有大出血、多尿期水与电解质补充不足和继发感染等。

2.出血　有多种因素参与,血管壁的损伤、血小板减少和功能异常、肝素类物质增加和 DIC 等是出血的主要原因。

3.急性肾衰　其原因包括:①肾血流量不足。②肾小球和肾小管基底膜的免疫损伤。③肾小球微血栓形成和缺血性坏死。④肾间质水肿和出血。⑤肾小管管腔被蛋白、管型等阻塞。⑥肾素、血管紧张素 Ⅱ 的激活。

(三)病理解剖

本病病理变化以小血管和肾脏病变最明显,其次为心、肝、脑等脏器。

1.血管病变　全身小血管(包括小动脉、小静脉和毛细血管)内皮细胞肿胀,变性、坏死;管壁呈不规则收缩和扩张,最后呈纤维素样坏死和崩解;管腔内并有微血栓形成。

2.肾脏病变　肉眼可见肾脂肪囊水肿、出血,切面见肾皮质苍白,肾髓质极度充血并有出血和水肿,可见灰白色的缺血坏死区。镜检肾小球充血,基底膜增厚,肾近曲小管变性和肾小管受压而变窄或闭塞。肾间质炎性反应较轻,主要为淋巴细胞和单核细胞浸润。

3.心脏病变　常见右心房内膜下广泛出血。心肌纤维有不同程度的变性,坏死,部分可断裂,偶见小灶性坏死。间质充血、水肿和出血。

4.脑垂体病变　前叶显著充血、出血和凝固性坏死,后叶无明显变化。

5.其他脏器病变　肾上腺皮质和髓质充血、出血,可见皮质坏死以及微血栓。肝大,可出现肝细胞变性、灶性坏死和融合坏死灶。脾大,脾髓质充血、细胞增生、脾小体受压萎缩。后腹膜和纵隔有胶冻样水肿。脑实质水肿和出血,神经细胞变性,胶质细胞增生。

【临床表现】

潜伏期为 4~46 天,一般为 1~2 周。

本病典型表现有:早期有发热等中毒症状、毛细血管损害征和肾脏损害三类主要症状;有发热期、低血压休克期、少尿期、多尿期和恢复期的五期临床过程。多数病例临床表现并不典型,非典型和轻型病例可出现越期现象,而重症患者则可出现发热期、休克期和少尿期之间的互相重叠。

(一)发热期

主要表现为发热等全身中毒症状、毛细血管损害征和肾脏损害三大类症状。

1.发热等全身中毒症状

(1)发热:患者多起病急骤,畏寒、发热,体温在 39~40 ℃,以稽留热和弛张热多见。热程多数为 3~7 天,少数达 10 天以上。一般体温越高,热程越长,则病情越重。轻型患者退热后症状缓解,重症患者退热后反而加重。

(2)全身中毒症状:除发热外,还可出现体力疲惫,全身酸痛,以头痛、腰痛和眼眶痛为突出症状,一般称之为"三痛"。头痛是脑血管扩张充血所引起;腰痛与肾周围组织充血、水肿以及腹膜后水肿有关;眼眶痛为眼球周围组织水肿所致,重者可伴有视力模糊和眼压升高。消化道症状较显著,如食欲减退、恶心、呕吐或腹痛、腹泻。腹痛剧烈者,腹部有压痛、反跳痛,易误诊为急腹症而手术。此类患者多为肠系膜局部充血和水肿所致。腹泻为稀便,可带有黏液和血,易误诊为肠炎或痢疾。重型患者可出现嗜睡、烦躁、谵妄或抽搐等神经精神症状。

2.毛细血管损害征 主要表现为充血、出血和渗出征。皮肤充血潮红主要见于颜面、颈、胸部等部位。黏膜充血见于眼结膜、软腭和咽部。皮肤出血多见于腋下、胸、背、上肢等处,常呈搔抓样、条痕状。黏膜出血常见于软腭,呈针尖样出血点,眼结膜呈片状出血。少数患者有鼻出血、咯血、黑便或血尿。如在病程 4~6 天出现腰、臀部或注射部位大片瘀斑,则可能为DIC 所致,是重症表现。渗出征表现为全身性血浆外渗、水肿。球结膜部位渗出、水肿易于观察,轻者在眼球转动时见球结膜有涟漪波,重者球结膜呈水泡样,甚至突出眼裂。部分患者出现眼睑和脸部水肿,也可出现腹水。一般渗出水肿越重,病情越重。

3.肾损害 主要表现为蛋白尿和镜检可有管型等。

(二)低血压休克期

一般发生于病程的 4~6 日,迟者 8~9 病日出现。多数患者在发热末期或退热同时出现血压下降,少数在退热后发生。轻型患者可不发生低血压或休克。一般血压开始下降时四肢尚温暖。当血容量继续下降则出现低血压,甚至休克,此时出现脸色苍白、四肢厥冷,尿量减少,血压下降,脉搏细弱或不能触及等。本期持续时间,短者数小时,长者可达 6 天以上,一般为1~3 天。当大脑供血不足时,可出现烦躁、谵妄。轻症者仅有一过性血压降低,重症者出现顽固性休克。由于长期组织血流灌注不足,而出现发绀,并促使 DIC、脑水肿、急性呼吸窘迫综合征(ARDS)和急性肾衰竭的发生。

(三)少尿期

少尿期一般发生于第 5~8 病日,持续时间短者 1 天,长者 10 余天,一般为 2~5 天。大多数随低血压休克期而出现,也可与低血压休克期重叠或由发热期直接进入少尿期。少数患者可见发热、休克、少尿 3 期重叠。一般认为 24 h 尿量少于 400 mL 为少尿,少于 100 mL 为无尿。少数患者无少尿而存在氮质血症,称为无少尿型肾功能不全,这是由于肾小球受损而肾小管受损不严重,肾小球对肌酐和尿素氮的排泄有障碍所致。

少尿期的主要表现为尿毒症、酸中毒和水、电解质紊乱,严重者可出现高血容量综合征和肺水肿。

1.尿毒症　消化道症状有厌食、恶心、呕吐、腹胀和腹泻等,常有顽固性呃逆。神经系统症状有头晕、头痛、烦躁、嗜睡、谵妄,甚至昏迷和抽搐。一些患者出血现象加重,表现为皮肤瘀斑增加、鼻出血、便血、呕血、咯血、血尿或阴道出血,少数患者可出现颅内出血或其他内脏出血。

2.酸中毒　表现为呼吸增快或库氏(Kussmaul)深大呼吸。

3.水和电解质紊乱　水钠潴留则使组织水肿加重,甚至出现腹水。电解质紊乱如高血钾、低血钙和低血钠。高血钾、低血钾均能引起心律不齐,低血钙可引起手足搐搦,低血钠表现为头昏、倦怠。严重者可有视力模糊和脑水肿。

4.高血容量综合征　表现为体表静脉充盈,脉压差增大而使脉搏洪大,脸部胀满和心率加快

(四)多尿期

新生的肾小管重吸收功能尚未完善,加上尿素氮等潴留物质的高渗性利尿作用,使尿量明显增加。多尿期一般出现在病程第9~14天,持续时间短者1天,长者可达数月之久。多数患者少尿期后进入此期,少数患者可由发热期或低血压期转入此期。

1.移行期　每天尿量由500 mL增至2 000 mL,此期虽然尿量增加,但血尿素氮和肌酐等浓度反而升高,症状加重;

2.多尿早期　每天尿量达2 000~3 000 mL,氮质血症未见改善,症状仍重;

3.多尿后期　每天尿量超过3 000 mL。并逐日增加,氮质血症逐渐好转,症状随之减轻,精神食欲也逐日好转。此期每天尿量可达4 000~8 000 mL,少数可达15 000 mL以上。此期若水和电解质补充不足或继发感染,可发生继发性休克,也可发生低血钠、低血钾等症状。

(五)恢复期

经多尿期后,每天尿量恢复至2 000 mL左右,精神食欲基本恢复,一般尚需1~3个月体力才能完全恢复。部分患者可遗留高血压、肾功能障碍、心肌劳损和垂体功能减退等症状。

临床类型:根据发热高低、中毒症状轻重和出血、休克、肾功能损害程度的不同,临床上可分为5型:①轻型:体温39 ℃以下,中毒症状轻,除出血点外无其他出血现象,肾损伤轻,无休克和少尿。②中型:体温39~40 ℃,中毒症状较重,具有明显症状、体征,尿蛋白(+++)。③重型:体温40 ℃以上,中毒症状和渗出体征严重,可出现中毒性精神症状,有皮肤瘀斑和腔道出血,休克和肾损害严重,少尿持续5天以内或无尿2天以内。④危重型:在重型基础上,并出现以下情况之一者:难治性休克;有重要脏器出血;少尿5天以上或无尿2天以上,BUN超出42.84 mmol/L;出现心力衰竭、肺水肿;出现脑水肿、脑出血或脑疝等中枢神经系统并发症;严重感染。⑤非典型:体温38 ℃以下,皮肤黏膜可有散在出血点,尿蛋白±,血、尿特异性抗原或抗体阳性者。

【并发症】

1.脏器出血　常有呕血、便血,可导致继发性休克。大咯血可引起窒息。腹腔出血、鼻出血和阴道出血等均较常见。

2.肺水肿

(1)心源性肺水肿:可以由高血容量或心肌受损,肺毛细血管受损,肺泡内大量渗液所致。起病急,发展迅速,表现为急性左心衰竭。

(2)急性呼吸窘迫综合征(ARDS):由于病毒和免疫复合物损伤肺毛细血管,使通透性增高,肺间质大量渗液,此外休克、DIC造成肺微循环障碍、肺内微小血管的血栓形成、肺泡表面活性物质生成减少等因素均能促成ARDS。临床表现为呼吸急促,发绀,肺部听诊可闻及支气管呼吸音和干湿啰音。X线表现为双侧斑点状或片状阴影,呈毛玻璃样。血气分析动脉氧分压显著降低。常见于休克期和少尿期。新近美国报道发生在新墨西哥州等地的汉坦病毒感染,以ARDS为主要表现,常于发病2~6天内因呼吸窘迫导致急性呼吸衰竭而死亡,病死率高达67%。

3.中枢神经系统并发症

包括由休克、凝血机制异常、电解质紊乱和高血容量综合征等引起的脑水肿,高血压脑病和颅内出血,因汉坦病毒直接侵犯中枢神经而引起脑炎和脑膜炎等。

4.其他

包括继发性感染、自发性肾破裂、心肌损害、肝损害等。

【辅助检查】

1.常规检查

(1)血常规检查:病程第1~2天白细胞计数多属正常,第3天后逐渐升高,可达$(15\sim30)\times10^9/L$,少数重型患者可达$(50\sim100)\times10^9/L$,发病初期中性粒细胞增多,核左移,有中毒颗粒,重症患者可见幼稚细胞呈类白血病反应。起病的第4~5天后,淋巴细胞增多,并出现较多的异型淋巴细胞。由于血浆外渗,血液浓缩,因此,从发热后期开始至低血压休克期,血红蛋白和红细胞数均升高,血小板从第2病日起开始减少,并可见异型血小板。

(2)尿常规检查:显著蛋白尿为本病主要特征之一。病程第2天可出现尿蛋白,第4~6病日尿蛋白常达(+++)~(++++),突然出现大量尿蛋白对诊断很有帮助。少数病例尿中出现膜状物,是大量尿蛋白与红细胞和脱落上皮细胞相混合的凝聚物。镜检可见红细胞、白细胞和管型,此外尿沉渣中可发现巨大的融合细胞,是汉坦病毒的包膜糖蛋白在酸性环境下引起泌尿系脱落细胞的融合,这些融合细胞中能检出汉坦病毒抗原。

2.血液生化检查

尿素氮及肌酐多数患者在低血压休克期开始升高,少数病例在发热后期开始升高,移行期末达高峰,多尿后期开始下降。发热期血气分析常有呼吸性碱中毒,休克期和少尿期以代谢性酸中毒为主。血钠、氯、钙在本病各期中多数降低,而磷、镁等则增高。血钾在少尿期升高,但也有少数患者少尿期仍出现低血钾。

3.凝血功能检查

血小板减少,其黏附、凝聚和释放功能降低。DIC时,血小板常减少至$50\times10^9/L$以下,DIC的高凝期出现凝血时间缩短,消耗性低凝血期则纤维蛋白原降低,凝血酶原时间延长和凝血酶时间延长,进入纤溶亢进期则出现纤维蛋白降解物(FDP)升高。

4.免疫学检查

①特异性抗体检测:在第2病日即能检出特异性IgM抗体,1∶20为阳性。IgG抗体1∶40为阳性,1周后滴度上升4倍以上有诊断价值。②特异性抗原检测:常用免疫荧光或ELISA法,胶体金法则更为敏感。早期患者的血清及周围血中性粒细胞、单核细胞、淋巴细胞和尿沉渣细胞均可检出汉坦病毒抗原。

5.病原学检查

①病毒分离:发热期患者的血清、白细胞和尿液等接种Vero-E6细胞或A549细胞中可分离汉坦病毒。②分子生物学检测:应用巢式RT-PCR方法可以检出汉坦病毒的RNA,敏感性较高,具有诊断价值。

【诊断与鉴别诊断】

1.诊断 诊断依据主要依靠流行病学资料、临床特征性症状和体征,结合辅助检查进行诊断。

(1)流行病学资料:发病季节,病前两个月内进入疫区并有与鼠类或其他宿主动物接触史。

(2)临床特点:①早期的发热等中毒症状、毛细血管损害征和肾损害3类主要症状。②典型病例的5期经过(不典型者可越期或前3期之间重叠)。③热退后病情反而加重。

(3)辅助检查:血液浓缩性血红蛋白和红细胞增高,白细胞计数增高,血小板减少。出现大量尿蛋白和尿中出现膜状物更有助于诊断。病原学、免疫学检查呈阳性时可确诊。

2.鉴别诊断 发热期应与上呼吸道感染、败血症、急性胃肠炎和菌痢等鉴别。休克期应与其他感染性休克鉴别。少尿期应与急性肾炎及其他原因引起的急性肾衰竭相鉴别。出血明显者需与消化性溃疡出血、血小板减少性紫癜和其他原因所致DIC相鉴别。以ARDS为主要表现者应注意与其他原因引起者相鉴别。腹痛为主要表现者应与外科急腹症相鉴别。

病例讨论

患者,男性,35岁,11月30日入院。1周前开始发冷,发热39.5℃,近4天加重;面部出现出血点,血压下降,发绀,1天来无尿入院。半月前去山东临沂出差,当地有发热病流行。体格检查:T 36.5℃,Bp 68/40 mmHg,P 128次/min,R 40次/min,重病容,神志尚清,全身散见多数出血点,两腋下抓痕样出血,球结膜水肿充血,肢端发绀,两肺呼吸音粗。血常规:外周血白细胞数55.2×10⁹/L;PLT 128×10⁹/L。尿检查:尿蛋白(+++),每高倍镜视野见白细胞0~4个,红细胞5~8个。ALT 128U/L。请讨论:

1.该患者最可能的诊断是什么?诊断依据有哪些?

2.应与哪些疾病鉴别?

【治疗】

治疗应采取综合疗法,"三早一就"即早期发现、早期休息、早期治疗和就近治疗,仍然是本病的治疗原则;把好休克、出血、肾衰竭及继发性感染"四关";早期应用抗病毒治疗,针对各期病理生理进行对症治疗。

1.发热期 治疗原则:抗病毒治疗,改善中毒症状,减轻外渗和预防DIC。

(1)抗病毒:发热期患者可应用利巴韦林(ribavirin)1.0 g/d,加入10%葡萄糖液500 mL中静滴,连用3~5天。能抑制病毒,减轻病情和缩短病程。

(2)改善中毒症状:给予易消化食物。高热以物理降温为主,中毒症状重者,可给予地塞米松5~10 mg静滴。忌用强烈发汗退热药,以防大汗而进一步丧失血容量。呕吐频繁者给予甲氧氯普胺10 mg肌内注射。

(3)减轻外渗:应及早卧床休息,可用曲可芦丁(troxerutin)、维生素C等,以降低血管通透性。每天静脉补充平衡盐溶液或葡萄糖盐水1 000 mL左右。高热、出汗或呕吐、腹泻者可适当增加。

(4)预防DIC:病程中常有DIC的发生,适当给予低分子右旋糖酐或丹参注射液静脉滴注,以降低血液黏滞度。发热晚期处于高凝状态时,可给予小剂量肝素抗凝,一般用量 0.5~1 mL/kg,每 6~12 h 1 次,缓慢静脉注射,有助于防止 DIC 发展。高热、中毒症状和渗出征严重者,应定期检查凝血时间。

2.低血压休克期　治疗原则为补充血容量、注意纠正酸中毒和改善微循环,预防多器官功能衰竭。

(1)补充血容量:宜早期、快速和适量,力争 4 h 内将血压控制稳定。液体应晶体和胶体相结合,以平衡盐为主,切忌单纯输入葡萄糖液。平衡盐液所含电解质、酸碱度和渗透压与人体细胞外液相似。胶体溶液常用低分子右旋糖酐、甘露醇、血浆和白蛋白。10%低分子右旋糖酐每天输入量不宜超过 1 000 mL,否则易引起出血。由于本期存在血液浓缩,因而不宜应用全血。补充血容量期间应密切观察血压变化,血压正常后输液仍需维持 24 h 以上。老年人或原有心肺疾病者输液时需注意心肺功能,掌握输液速度和液体量。

(2)纠正酸中毒:酸中毒可用 5%碳酸氢钠溶液,可根据二氧化碳结合力(CO_2CP)分次补充或每次 60~100 mL,根据病情每天给予 1~4 次,5%碳酸氢钠溶液渗透压为血浆的 4 倍,不但能纠正酸中毒,且有扩容作用。

(3)肾上腺糖皮质激素的应用:提高机体肾上腺糖皮质激素水平,有利于全面提高机体的应激反应能力。可使用地塞米松,10~20 mg/d,静脉滴注。

(4)血管活性药的应用:经补液、纠正酸中毒后,但血压仍不稳定者可应用血管活性药物如多巴胺 100~200 mg/L 静脉滴注。山莨菪碱具有扩张血管、解除血管痉挛,改善微循环作用,可酌情应用。

3.少尿期　治疗原则为稳定机体内环境、促进利尿、导泻和透析治疗。

(1)稳定内环境:少尿早期需与休克所致肾前性少尿相鉴别,因部分患者少尿期与休克期重叠,如尿比重>1.20,尿钠<40 mmol/L。尿尿素氮与血尿素氮之比>10∶1,应考虑肾前性少尿。可快速输注电解质溶液 500~1 000 mL,并观察尿量是否增加,或用 20%甘露醇 100~125 mL 静脉注射,观察 3 h,尿量若不超过 100 mL,则为肾实质损害所致少尿,此时宜严格控制输入量。每天补液量为前一日尿量和呕吐量再加 500~700 mL。纠正酸中毒应根据 CO_2CP 检测结果,用 5%碳酸氢钠溶液纠正。给予高碳水化合物、高维生素和低蛋白饮食,不能进食者每天输入葡萄糖 200~300 g。必要时可加入适量胰岛素。以减小体内蛋白质分解,控制氮质血症。

(2)促进利尿:少尿的原因之一是肾间质水肿压迫肾小管,因此在少尿初期可应用 20%甘露醇 125 mL 静脉注射,以减轻肾间质水肿。如利尿效果明显,可重复应用 1 次。常用利尿药物为呋塞米(速尿),可从小量开始,逐步加大剂量至 100~300 mg/次,静脉注射。效果不明显时尚可适当加大剂量,4~6 h 重复 1 次。也可应用血管扩张剂如酚妥拉明 10 mg 或山莨菪碱 10~20 mg 静脉滴注,每天 2~3 次。

(3)导泻和放血疗法:导泻可预防高血容量综合征和高血钾(消化道出血者禁用)。常用甘露醇 25 g,也可用 50%硫酸镁 40 mL 或大黄 10~30 g 煎水,口服,每天 2~3 次。放血疗法目前已少用,对少尿伴高血容量综合征所致肺水肿、心力衰竭患者可以放血 300~400 mL。

(4)透析疗法:出现明显氮质血症,高血钾或高血容量综合征时,可应用血液透析或腹膜透析。

4.多尿期　移行期和多尿早期的治疗与少尿期相同,多尿后期主要是维持水和电解质平衡,防治继发感染。

（1）维持水与电解质平衡：给予半流质和含钾食物，水分补充以口服为主，不能进食者可以静脉注射。

（2）防治继发感染：由于免疫功能下降，易发生呼吸道和泌尿系感染。若发生感染应及时诊断和治疗，忌用对肾脏有毒性作用的抗生素。

5.恢复期　补充营养，逐步恢复工作，给予高热量、高蛋白、高维生素饮食，出院后应休息1~2个月，定期复查肾功能、血压和垂体功能，如有异常应及时治疗。

6.并发症治疗　①消化道出血：尽快明确病因，如为 DIC 消耗性低凝血期，宜补充凝血因子和血小板。如为 DIC 纤溶亢进期，可应用 6-氨基己酸或氨甲苯酸（止血芳酸）静脉滴注。肝素类物质增高所致出血，则用鱼精蛋白或甲苯胺蓝静脉注射。尿毒症所致出血则需透析治疗。②心力衰竭肺水肿：应控制输液或停止输液，吸氧，半卧位，并用强心药毛花苷丙、镇静药地西泮（diazepam）及扩张血管和利尿药物。若为少尿或无尿阶段，应透析治疗。③ARDS：可应用大剂量肾上腺糖皮质激素，地塞米松 20~30 mg，静脉注射，每 8 h 1 次。此外应限制入水量和进行高频通气，或用呼吸机进行人工终末正压呼吸。④中枢神经系统并发症：有抽搐、痉挛时应用地西泮（diazepam）或异戊巴比妥钠静脉注射，脑水肿或颅内出血所致颅内高压应用甘露醇静脉注射。无尿时应考虑透析。⑤自发性肾破裂：保守治疗无效时，手术缝合。

【预后】

病死率与病情轻重、治疗早晚、措施是否得当有关。近年来通过早期诊断和治疗措施的改进，目前病死率由 10% 下降为 3%~5% 以下。在我国，一般认为病原为 Ⅰ 型汉滩病毒者病死率高。

【预防】

1.控制感染源　①疫情监测：近年新疫区不断扩大，因此应做好鼠密度、鼠带病毒率、易感人群监测工作。②防鼠、灭鼠：应用药物、机械等方法灭鼠，并防止鼠类进入住宅。死鼠必须进行深埋。一般认为灭鼠后汉城病毒引起的 HFRS 发病率能较好地控制和下降。

2.切断传播途径　防止鼠排泄物污染食物及食具，不要用手接触鼠类及其排泄物。动物实验时要防止被大、小鼠咬伤。疫区劳动时要穿长裤、长袜，衣裤口要扎紧。清扫贮粮仓库时要戴多层口罩。

3.降低人群易感性　目前，我国研制的沙鼠肾细胞灭活疫苗（Ⅰ 型汉滩病毒），地鼠肾细胞灭活疫苗（Ⅱ 型汉城病毒）每次 1 mL，共注射 3 次，保护率达 88%~94%。1 年后需加强注射 1 针，有发热、严重疾病和过敏者忌用。

（陈艳成　王晓红）

第十六节　狂犬病

狂犬病（rabies）又名恐水症（hydrophobia），是由狂犬病病毒所致的以侵犯中枢神经系统为主的急性人兽共患感染病。人狂犬病通常由病兽咬伤所致，临床表现为特有的恐水、恐声、怕风、恐惧不安、咽肌痉挛、进行性瘫痪等，病死率几乎 100%。

知识链接

征服狂犬病的足迹

1546 年意大利内科医师 Fracastoro 描述了人患狂犬病的情况,到了 18 世纪,狂犬病曾一度在欧洲流行猖獗。由于没有防治办法,病死率极高。Galtier(1879 年、1881 年)首将本病传之于兔,并证实唾液中含有病毒。直到 19 世纪法国著名学者(Pasteur,1881 年)用动物实验把狂犬病病毒减毒,制成疫苗后并于 1885 年首创预防接种以防止本病的发生。1904 年 Negri 在狂犬脑中发现内格里小体(Negri body),并建议作为狂犬病的诊断指标之一。20 世纪 60 年代才弄清病毒的结构和形态。

【病原学】

狂犬病病毒(rabies virus)属弹状病毒科(Rhabdoviridae)拉沙病毒属(*Lyssavirus*),形似子弹,平均大小为(130~300) nm×(60~85) nm。病毒中心为单股负链 RNA,外绕以衣壳和含脂蛋白及糖蛋白的包膜。

狂犬病病毒含 5 种主要蛋白,即糖蛋白(G)、核蛋白(N)、聚合酶(L)、磷蛋白(NS)和膜蛋白(M)。糖蛋白能与乙酰胆碱受体结合,决定了狂犬病病毒的嗜神经性,能刺激机体产生中和抗体。N 蛋白是荧光免疫法检测的靶抗原,有助于临床诊断。

从自然条件下感染的人或动物体内分离到的病毒称野毒株或街毒株(street strain),特点为致病力强。固定毒株(fixed strain)是街毒株连续在家兔脑内 50 次传代获得的毒株,特点为毒力减弱,自然感染不能侵犯中枢神经系统,但仍保持其免疫原性,可供制备疫苗。

病毒易为紫外线、季铵化合物、碘酒、高锰酸钾、酒精、甲醛等灭活,100 ℃ 2 min 可灭活。乳鼠接种能分离病毒,也能用地鼠肾细胞、人二倍体细胞等细胞株增殖、传代。

【流行病学】

1.感染源　带狂犬病病毒的动物是本病的感染源。家畜中以犬为主,其次为猫、猪和牛、马等;野生动物,如蝙蝠、浣熊、臭鼬、狼、狐狸等,是发达国家和基本控制了犬狂犬病地区的主要感染源。我国狂犬病的主要感染源是病犬,近年国内报道外观健康的家犬带毒率平均为14.9%(8%~25%),也能传播狂犬病。一般来说,狂犬病患者不是感染源,不形成人与人之间的传播。这是因为人唾液中病毒数量相当少。

2.传播途径　病毒主要通过咬伤传播,也可由带病毒犬的唾液,经各种伤口侵入,少数可在宰杀病犬、剥皮、切割等过程中被感染。蝙蝠群居洞穴中的含病毒气溶胶也可经呼吸道传播。有报告角膜移植可传播狂犬病。

3.人群易感性　人群普遍易感。人被病犬咬伤后发生狂犬病的概率为 15%~30%,被病狼咬伤后为 50%~60%。被病兽咬伤后是否发病与下列因素有关:①咬伤部位:头、面、颈、手指处咬伤后发病的机会多。②咬伤的严重性:创口深而大者发病率高。③局部处理情况:咬伤后迅速彻底清洗者发病机会较少。④衣着厚受感染机会少。⑤及时、全程、足量注射狂犬疫苗者发病率低。⑥被咬者免疫功能低下或免疫缺陷者,发病机会多。

4.流行特点　狂犬病是一种人畜共患的感染病,其地理分布广泛,全球除南极洲和大洋洲外均有不同程度的流行。

【发病机制与病理】

狂犬病病毒自皮肤或黏膜破损处入侵人体后,对神经组织有强大的亲和力,致病过程可分为以下3个阶段:①组织内病毒小量增殖期:病毒先在伤口附近的肌细胞内小量增殖,再侵入近处的末梢神经。②侵入中枢神经系统期:病毒沿神经的轴浆向中枢神经作向心性扩展,至脊髓的背根神经节再大量繁殖,入侵脊髓并很快到达脑部。主要侵犯脑干、小脑等处的神经细胞。③向各器官扩散期:病毒从中枢神经向周围神经扩展,侵入各器官组织,尤以唾液腺、舌部味蕾、嗅神经上皮等处的病毒量较多。由于迷走、舌咽及舌下脑神经核受损,致吞咽肌及呼吸肌痉挛,出现恐水,吞咽和呼吸困难。交感神经受累时出现唾液分泌和出汗增多。迷走神经节、交感神经节和心脏神经节受损时可引起患者心血管功能紊乱或猝死。

病理变化主要为急性弥漫性脑脊髓炎,以大脑基底、海马回脑干部位(中脑、桥脑和延髓)及小脑损害最为明显。外观有充血、水肿、微小出血等。镜下脑实质有非特异的神经细胞变性与炎性细胞浸润。具特征性的病变是嗜酸性包涵体,称内格里小体(Negri body),为狂犬病病毒的集落,位于细胞浆内呈圆形或椭圆形,直径 3~10 μm,染色后呈樱红色,具有诊断意义。内格里小体最常见于海马及小脑 Purkinje 细胞中。

【临床表现】

潜伏期长短不一,5 日至 19 年或更长,一般 1~3 个月,超过 3 个月的约占 15%,超过 1 年者约占 1%。典型临床经过分为 3 期,整个病程不超过 6 天。

1.前驱期 低热、倦怠、头痛、恶心、全身不适,继而恐惧不安,烦躁失眠,对声、光、风等刺激敏感而有喉头紧缩感。在愈合的伤口及其神经支配区有痒、痛、麻及蚁走等异样感觉。本期持续 2~4 天。

2.兴奋期 表现为高度兴奋,突出为极度恐怖表情、恐水怕风。体温常升高(38~40 ℃)。恐水为本病的特征,但不一定每例都有。典型患者虽渴极而不敢饮,见水、闻水流声,饮水,甚至提及"水"字均可引起咽喉肌痉挛。风、光、声等刺激也可引起咽喉肌痉挛。声嘶、说话吐词不清,严重发作时可出现全身肌肉阵发性抽搐,因呼吸肌痉挛致呼吸困难和发绀。患者交感神经功能常亢进,表现为流涎、大汗,心率加快,血压升高。患者神志多清楚,可出现精神失常,幻听、幻视等。本期 1~3 天。

3.麻痹期 肌肉痉挛停止,进入全身弛缓性瘫痪,渐趋安静进入昏迷。最后因呼吸、循环衰竭而死亡。本期持续 6~18 h。

除上述狂躁型表现外,尚有以脊髓或延髓受损为主的麻痹型(静型)狂犬病。该型无兴奋症状及恐水表现,而表现为高热、头痛、呕吐、腱反射消失、肢体软弱无力、共济失调、大小便失调,呈横贯性脊髓炎或上行性麻痹等症状,最终因瘫痪而死亡。

【辅助检查】

1.血液及脑脊液 外周血白细胞总数轻至中度增多,中性粒细胞占 80% 以上。脑脊液蛋白质及细胞数可稍增多,糖、氯化物正常。

2.病原学检查

(1)病毒分离:取患者的唾液、脑脊液、泪液或脑组织接种于鼠脑。

(2)内格里小体(Negri body):取动物或死者的脑组织做切片染色,镜检找内格里小体。

（3）病毒核酸：RT-PCR 直接检测标本中的狂犬病病毒核酸。

（4）病毒抗原：取角膜印片、发际皮肤或脑组织通过免疫荧光抗体检测技术检测病毒抗原，如与病毒接种法结合，阳性率可达 98%~99.5%。

3.特异性抗体检测　现 WHO 和美国 CDC 推荐用快速荧光焦点抑制试验（rapid fluorescent focus inhibition test，RFFIT）检测血清或脑脊液中和抗体。方法快捷，特异性和敏感性均高。国内多采用 ELISA 检测血清中特异性抗体，主要用于流行病学调查。

【诊断与鉴别诊断】

依据被犬或病兽咬伤或抓伤史及特有的临床表现即可作出临床诊断。确诊有赖于病原学检查。

本病尚需与破伤风、病毒性脑膜脑炎、脊髓灰质炎等鉴别。

病例讨论

患者，男性，20 岁，低热，乏力，恶心，烦躁不安 2 天，继而出现对声、光、风刺激敏感，不能进食，并有右上肢麻痛感。查体：T 38.5 ℃，P 110 次/min，神志清楚，呈极度恐惧状态，声嘶，流涎，见水、扇风可致咽肌痉挛。请讨论：

1.该病例最可能的诊断是什么？

2.还需做哪些检查以确诊？

【治疗】

以对症综合治疗为主，包括：

1.单室隔离护理　保持安静，减少风、光、声等刺激，必要时可用镇静剂。防止唾液污染。

2.支持对症治疗　补充水、电解质及热量。有心动过速、心律失常、高血压等应及时处理，出现脑水肿应及时给予脱水剂。

【预防】

1.控制感染源　捕杀野犬、管理和免疫家犬、对进口动物检疫。

2.伤口处理　正确处理伤口对预防狂犬病有非常重要的意义。恰当的处理方法如下：①及时处理伤口：争取在咬伤后 2 h 内处理伤口。②彻底清洗：用 20%肥皂水或 0.1%苯扎溴铵（新洁尔灭）反复冲洗至少 0.5 h（两者不可合用）。③认真消毒：冲洗后用 70%酒精擦洗或 2.5%~5%的活力碘反复涂拭。④伤口深者清创。⑤伤口一般不予缝合或包扎。⑥伤口周围浸润注射狂犬病病毒免疫血清，注射前作皮肤过敏试验，皮试阳性者行脱敏疗法。

3.降低人群易感性　预防接种对防止发病有肯定作用。

（1）暴露前预防接种：主要用于高危人群，如兽医、从事狂犬病病毒研究的实验室工作人员、动物管理人员、野外工作人员等。WHO 建议的方案为 0、7、28 天于三角肌注射三剂疫苗，并每两年加强一剂。暴露前的预防接种，使得被病犬咬伤后的发病率降至 0.15%。

（2）暴露后的处理：目前多采用 5 针免疫方案，即咬伤后 1、3、7、14 和 30 日各注射 1 剂。严重咬伤者可全程注射 10 针，即当日至第 6 日各注射 1 针，随后于 10、14、30、90 日各注射 1 针。

（陈艳成）

思考题

1.试述慢性肝炎的诊断和治疗。

2.应如何预防艾滋病?

3.被犬咬伤后如何处理?

☞ 实践二 病毒性肝炎患者的诊治

【实践目的和要求】

(1)熟悉病毒性肝炎的临床分型、病原分型、临床表现、辅助检查。

(2)能对病毒性肝炎患者进行正确的问诊、体格检查,申请各种辅助检查。

(3)能对病毒性肝炎患者拟出恰当的治疗方案。

(4)能对病毒性肝炎患者及家属进行健康指导。

【实践方法】

病例介绍、床边查房、讲解、小组讨论。

【实践内容】

(1)病例介绍:介绍典型病毒性肝炎病例。

(2)病史询问:在老师的带领下,床边询问病史。

(3)体格检查:对患者进行正确的全面体格检查。

(4)辅助检查:开出适当、必要的辅助检查项目,以利于诊断。

(5)初步诊断:根据病史、体格检查及辅助检查等资料作出初步诊断。

(6)诊疗计划:在老师的指导下,列出诊疗计划。

(7)治疗:学习不同类型病毒性肝炎的治疗原则与方法。

(8)健康指导:疾病知识指导;疾病预防指导。

【考核】

(1)病毒性肝炎的病原分型、临床分型及主要临床表现。

(2)病毒性肝炎(慢性乙型肝炎)的诊断依据。

(3)病毒性肝炎的治疗原则。

(陈艳成)

第三章 立克次体感染病

导学

💊 立克次体感染病是由不同立克次体引起的一组急性感染病。

💊 流行性斑疹伤寒、地方性斑疹伤寒与恙虫病的流行病学各有不同。

💊 流行性斑疹伤寒与地方性斑疹伤寒的临床表现相似,但后者轻。

💊 血清学检查(外斐反应)具有重要的诊断价值。

立克次体(Rickettsiae)是一类严格细胞内寄生的原核细胞型微生物,可引起斑疹伤寒、斑点热、恙虫病等感染病。美国医师 Howard Taylor Ricketts 于 1906 年首先发现。

立克次体目(Rickettsiales)包括立克次体科和无形体科。对人类致病的主要有立克次体科的立克次体属(*Rickettsia*)、东方体属(*Orientia*),以及无形体科的埃立克体属(*Ehrlichia*)、无形体属(*Anaplasma*)和新立克次体属(*Neorickettsia*)。

立克次体共同特性为:①专性在细胞内寄生。②有革兰阴性菌细胞壁,形态多样,主要为球杆状,大小介于细菌和病毒之间。③与变形杆菌的某些 X 菌株的菌体抗原有共同抗原成分。④含有 DNA 和 RNA 两类核酸。⑤以二分裂为繁殖方式。⑥以节肢动物为传播媒介,寄生在吸血节肢动物体内,使其成为寄生宿主,或储存宿主。⑦除 Q 热病原体外,多数立克次体对热及一般消毒剂抵抗力弱,但均耐低温及干燥。⑧对广谱抗生素敏感。

我国较常见的立克次体感染病有流行性斑疹伤寒、地方性斑疹伤寒和恙虫病等。

第一节 斑疹伤寒

一、流行性斑疹伤寒

流行性斑疹伤寒(epidemic typhus)又称虱传斑疹伤寒(louse-borne typhus),是普氏立克次体(*Rickettsia prowazekii*)经人虱传播所致的急性感染病。临床上,以急性起病、稽留高热、剧烈头痛、皮疹及中枢神经系统症状为主要特征。随着卫生条件改善,其发病率已显著下降。

【病原学】

普氏立克次体属于立克次体属,斑疹伤寒群。呈多形态性,以短杆形为主,大小为(0.3~

1.0)μm×(0.3~0.4)μm。革兰染色阴性,但不易着色,常用吉姆萨(Giemsa)染色。病原体的化学组成及代谢产物有蛋白质、糖、脂肪、磷脂、DNA、RNA、多种酶类、维生素及内毒素样物质。其胞壁的脂多糖层有内毒素样作用。因酶系统不完整,必须从所寄生的真核细胞中获取辅酶A、烟酰胺腺嘌呤二核苷酸(NAD)等物质才能生长繁殖。可用鸡胚卵黄囊做组织培养,也可做动物接种。当接种雄性豚鼠腹腔,可引起发热及血管病变,但不引起阴囊红肿,这可与莫氏立克次体鉴别。立克次体具有群特异性和种特异性抗原两种,前者主要由脂多糖构成,后者主要由外膜蛋白构成。与变形杆菌的某些 X 菌株的菌体抗原有共同抗原成分,故可用这些菌株的 O 抗原(如 OX_{19}、OX_2、OX_K)代替立克次体抗原检测患者血清中相应抗体。

普氏立克次体耐低温及干燥,-20 ℃以下可长期保存,在干燥虱粪中可存活 2 个月左右,但对热、紫外线及一般消毒剂均敏感,56 ℃ 30 min 或 37 ℃ 5~7 h 可灭活。

【流行病学】

1.感染源　患者是本病唯一感染源,潜伏期末即有传染性,发病后第 1 周传染性最强,一般不超过 3 周。东方鼩鼠,以及牛、羊、猪等家畜也可为该病原体的储存宿主,但尚未证实为感染源。

2.传播途径　人虱是本病的传播媒介,主要为体虱,头虱次之,阴虱一般不传播。人虱叮咬感染源后,立克次体在虱肠壁上皮细胞内繁殖,胀破细胞,大量立克次体排入肠腔。易感者被人虱叮咬时,搔抓或虱被压碎使立克次体逸出,通过抓痕侵入皮肤内而感染。干燥虱粪内的立克次体,偶可通过呼吸道或眼结膜感染人体。当患者发热或死亡,人虱将迁移至新宿主,致使本病在人群中传播。

3.人群易感性　人普遍易感,病后可获较持久免疫力。

4.流行特征　本病多发生在寒冷地区,冬春季发病较多,因天冷衣服少换洗,有利于虱的孳生及活动。战争、饥荒、贫困及不良的卫生条件等,均易引起本病的发生和流行。

【发病机制与病理】

1.发病机制　主要为病原体所致的血管病变、毒素引起的毒血症和超敏反应。普氏立克次体侵入人体后,主要侵犯小血管及毛细血管内皮细胞。在胞浆大量繁殖,引起血管内皮细胞病变。当细胞溶解破裂,大量立克次体进入血液形成立克次体血症,使机体各主要脏器的内皮细胞受到感染。对血管内皮细胞的直接损伤和其释放的内毒素将引起全身微循环障碍。临床上则表现出组织器官受损的相应的临床症状。病程第 2 周出现的免疫超敏反应加重病变。

2.病理解剖　基本病变是小血管炎,典型病变为增生性、血栓性、坏死性血管炎及其周围炎性细胞浸润而形成的斑疹伤寒结节。此种病变可遍及全身,尤以皮肤真皮、心肌、脑及脑膜、肺、肾、肾上腺及睾丸等部位明显。皮疹部位的表皮毛细血管及小血管内皮细胞肿胀,内有大量立克次体,病变可扩展至真皮及皮下组织的小血管内,并可引起坏死及血栓形成,血管周围有单核细胞浸润,一般不侵犯血管平滑肌。心肌细胞水肿,灶性或弥漫性心肌炎症,有斑疹伤寒结节,间质有淋巴细胞、浆细胞和巨噬细胞浸润。肺为间质性肺炎,肺泡壁及肺泡间隔充血、水肿及炎性细胞浸润。肾损害主要表现为间质性肾炎,可并发肾小球肾炎。肾上腺有出血、水肿及斑疹伤寒结节。脑及脑膜也可见斑疹伤寒结节,以小脑、大脑皮质内多见。脾可因单核-吞噬细胞、淋巴母细胞及浆细胞增生而呈急性肿大。

【临床表现】

潜伏期为 5~23 天，通常为 10~14 天。可分为以下临床类型：

1.典型斑疹伤寒 起病多急骤，体温于 1~2 天内迅速上升至 40 ℃以上，开始为稽留热，以后可为弛张热，可伴寒战，高热持续 2~3 周后，于第 3~4 天体温迅速下降至正常。伴乏力、全身疼痛、肌痛、剧烈头痛，面部及眼结膜充血等全身毒血症症状。90%以上患者有皮疹，为本病的重要特征。多于病后第 3~5 天开始出疹，1~2 天内皮疹由躯干遍及全身，而手掌、足底无皮疹，面部也多无疹。皮疹开始为鲜红色充血性斑丘疹，压之退色，以后转为暗红色，也可为出血性皮疹，多孤立存在，皮疹多于 1 周左右消退，轻者则 1~2 天即消退，常留有色素沉着。中枢神经系统症状表现为持续剧烈头痛、头晕、失眠、耳鸣及听力减退，甚至出现反应迟钝、谵妄、狂躁、双手震颤及脑膜刺激征。约 90%患者有轻度脾大，少数患者有肝大，偶见黄疸。其他可有食欲差、恶心、呕吐、腹胀及便秘等消化道症状。部分患者有明显的咳嗽。严重者可出现中毒性心肌炎、循环衰竭和肾衰竭的症状。

2.轻型 近年来，我国发生的散发病例多为此型。其特点如下：①病程短，一般 7~17 天。②热度低，体温多在 39 ℃以下，呈弛张热型。③全身毒血症症状轻，虽有明显头痛及全身疼痛，很少出现意识障碍及其他神经系统症状。④无皮疹或仅有少量充血性皮疹，1~2 天即消退。⑤肝脾大者少见。

3.复发型斑疹伤寒 复发性斑疹伤寒也称 Brill-Zinsser 病，多呈轻型表现，我国少见。第一次发病后，立克次体潜伏在体内，当机体免疫力下降时，再度繁殖而引起复发。临床特点为无季节性，散发，大龄人群组发病率高。表现为低热，热型不规则，热程仅 7~11 天。可有明显头痛，但无其他神经系统症状。无皮疹或仅有少许斑丘疹。并发症少、病死率低。外斐反应常为阴性，如复发与首发时间相距 10 年以上者可呈阳性。普氏立克次体补体结合试验常阳性。

【并发症】

可有肺炎、心肌炎、中耳炎及腮腺炎，可并发感染性精神病及指、趾端坏疽，现已少见。

【辅助检查】

1.血象 白细胞计数多在正常范围，中性粒细胞常增高，嗜酸性粒细胞减少或消失。血小板也可减少。

2.血清学检查

（1）外斐反应（Weil-Felix reaction）：在外斐反应中，变形杆菌 OX_{19} 凝集试验多在第 1 周出现阳性，第 2~3 周达高峰，持续数周至 3 个月。效价≥1∶160 或病程中有 4 倍以上增高者有诊断价值。但特异性较差，不能与地方性斑疹伤寒相鉴别，与回归热螺旋体、伤寒沙门菌、肝炎病毒和布鲁菌等发生凝集反应而出现假阳性。

（2）补体结合试验：用普氏立克次体与患者血清做补体结合试验，效价≥1∶32 有诊断意义。第 1 周阳性率约 64%，第 2 周达高峰，阳性率 100%。特异性强，可与地方性斑疹伤寒鉴别。此抗体持续时间很长（10~30 年），故可用于流行病学调查。

（3）立克次体凝集试验：用普氏立克次体与患者血清做凝集反应，阳性率高，特异性强，虽与地方性斑疹伤寒患者血清有交叉凝集反应，但同种间血清反应呈高凝集效价，可达

1：2 560。阳性反应出现时间早,第 5 天阳性率为 85%,第 2~3 周 100%。

(4)微量间接血凝试验:用患者血清与被红细胞致敏物质(普氏立克次体抗原中的成分)所致敏的绵羊红细胞进行凝集反应。阳性反应出现早。仅用与其他群立克次体感染鉴别。但不能区别流行性和地方性斑疹伤寒。

(5)微量间接免疫荧光试验:检测血清中特异性 IgM 抗体,可作早期诊断。方法敏感,特异性强。可与其他立克次体感染包括地方性斑疹伤寒进行鉴别。同时检测特异性 IgG 抗体可鉴别初次感染和复发型,因后者仅有 IgG 抗体。

3.核酸检测 DNA 探针杂交与 PCR 基因扩增技术,检测患者血中立克次体 DNA,用于斑疹伤寒的早期诊断。

4.病原体分离 一般不用于临床诊断。取急性期尚未用抗生素治疗的患者血 3~5 mL,注入雄性豚鼠腹腔,7~10 天后发热,但阴囊无明显红肿。取其脑、肾上腺、脾、睾丸鞘膜或腹膜,做涂片或刮片及染色,可检出大量立克次体。也可接种于鸡胚卵黄囊内,经多次传代后分离立克次体。

【诊断与鉴别诊断】

1.诊断 流行区居民或 1 个月内去过流行区,有与带虱者接触史或被虱叮咬可能性。出现发热,第 4~5 天出现出血性皮疹;剧烈头痛及意识障碍。外斐反应滴度大于 1：160 或效价 4 倍以上增长即可诊断。可做立克次体凝集试验、补体结合试验、间接血凝或间接免疫荧光试验检测特异性抗体。

2.鉴别诊断

(1)其他立克次体病:恙虫病除高热、头痛及皮疹外,恙螨叮咬处皮肤可有焦痂及淋巴结肿大,变形杆菌 OX$_k$ 凝集试验阳性。Q 热除发热及头痛外,主要表现为间质性肺炎,无皮疹,外斐反应阴性,贝纳立克次体补体结合试验、凝集试验及荧光抗体检测阳性。

(2)回归热:是由回归热螺旋体经虱或蜱传播引起的急性虫媒感染病。有急起骤退的发热、全身痛、中毒症状及肝脾大。但发热间断数日可再次发热。凡诊断斑疹伤寒用广谱抗生素治疗无效时,应怀疑本病。血、尿及脑脊液在暗视野中可见活动的螺旋体。

(3)其他感染病:伤寒、肾综合征出血热等均有发热等症状,但它们各有特点,根据流行病学资料、临床表现和辅助检查等不难鉴别。

【治疗】

1.一般治疗 患者均应剃发、更衣和洗澡,剃下的头发焚烧,衣服消毒灭虱。不能剃发者,可用 10% 百部煎液灭虱。卧床休息,保证足够水分及热量。

2.病原治疗 可用多西环素(doxycycline),成人每天 0.2~0.3 g,顿服或分 2 次服用,小儿用量酌减。若合用甲氧苄啶(TMP)疗效更好,成人每天 0.2~0.4 g,分 2 次服用。治疗需持续至体温正常后 2~3 天。发病后 1~2 天即进行治疗的患者可出现复发,因患者没有产生获得性免疫来抑制残余立克次体的增殖。成人患者也可选择喹诺酮类药物进行治疗。

3.对症治疗 剧烈头痛等神经系统症状明显时,可用止痛镇静药;毒血症症状严重者,可应用肾上腺糖皮质激素。

病例讨论

患者,女性,42 岁,因持续发热、剧烈头痛、全身肌肉酸痛 4 天,失眠、疲乏 2 天,皮疹 1 天入院。T 39.5 ℃,P 92 次/min,眼结膜及面部充血,颈部、腋下、上臂内侧有直径 3~4 mm 椭圆形斑丘疹,压之退色。左肾区有轻度叩痛。辅助检查:尿蛋白(+),尿沉渣镜检:WBC 8~10/HP,RBC 6~8 个/HP,管型 1~3 个/LP;BUN 10.5 mmol/L,AST、ALT 均为异常。末梢血象检查:WBC $5.6×10^9$/L,N 0.60,L 0.25,M 0.15,PLT $160×10^9$/L,外裴氏反应(变形杆菌 OX_{19})效价 1∶320。请讨论:

1.试述该病例的初步诊断及诊断依据。

2.该患者应如何治疗?

【预后】

本病预后与病情轻重、年龄大小及治疗早晚有关。未经治疗的典型斑疹伤寒病死率为 10%~60%。60 岁以上患者病死率最高。早期诊断、及时应用有效抗生素治疗,多可治愈,病死率在 1.4%以下。

【预防】

应采用灭虱为中心的综合措施,灭虱是控制流行及预防发生本病的关键。

1.控制感染源 及时发现、早期隔离、正确治疗患者和医学观察密切接触者 21 天为原则。

2.切断传播途径 防虱、灭虱是关键。注意个人卫生,勤洗澡及换衣。用品可用干热、湿热或煮沸等方法灭虱,温度在 85 ℃以上 30 min;也可用敌敌畏及敌百虫等。

3.降低人群易感性 应对疫区居民及新入疫区人员注射疫苗,常用鸡胚或鼠肺灭活疫苗,皮下注射 2 次;也可用减毒 E 株活疫苗,注射 1 次,免疫效果维持 5 年。人工免疫只能减轻病情,不能完全阻止发病。

二、地方性斑疹伤寒

地方性斑疹伤寒(endemic typhus)又称鼠型斑疹伤寒(murine typhus),是由莫氏立克次体(*Rickettsia mooseri*)经鼠蚤传播的急性感染病。临床表现与流行性斑疹伤寒相似,但症状轻,病程短,病死率低。

【病原学】

莫氏立克次体的形态、染色特点、生化反应、培养条件及其对热及消毒剂的抵抗力,与普氏立克次体相似。但 DNA 同源性的比较研究结果显示:二者无密切关系。二者有共同的耐热可溶性抗原,有交叉反应,而不耐热之颗粒性抗原有所不同,可用补体结合试验及立克次体凝集试验相区别。莫氏立克次体接种雄性豚鼠腹腔,可引起阴囊明显肿胀,称为豚鼠阴囊现象,是与普氏立克次体的重要鉴别点。莫氏立克次体接种能使大鼠和小鼠感染致死,可用来保存立克次体或进行传代及分离病原。然而,大、小鼠对普氏立克次体均不敏感。

【流行病学】

1.感染源 家鼠是本病的主要感染源,莫氏立克次体通过鼠蚤在鼠间传播。鼠蚤在鼠死亡后离开鼠体,叮咬人而传播。患者及牛、羊、猪、马、骡也可能作为感染源。

2.传播途径　主要通过鼠蚤为媒介传播,传播方式与流行性斑疹伤寒相似。含有病原体的蚤粪和呕吐物排出在人体皮肤上,或蚤被压碎,其体内病原体通过抓痕进入人体内。干蚤粪内的病原体偶可通过呼吸道及眼结膜使其受染。人虱寄生人体时,也可作为传播媒介。

3.人群易感性　人群普遍易感,感染后可获持久免疫力,与流行性斑疹伤寒有交叉免疫。

【发病机制与病理】

莫氏立克次体经吞噬作用进入内皮细胞,并大量繁殖,使细胞破坏,引起血管炎。但病情较轻,毛细血管的血栓形成较少见。

【临床表现】

潜伏期为1~2周,临床表现与流行性斑疹伤寒相似,但症状轻,病程短。

1.发热　起病多急骤,体温多在39 ℃左右,为稽留热或弛张热,热程一般9~14天,热多渐退。伴发冷、头痛、全身疼痛及结膜充血。患者有干咳,23%患者胸部 X 线检查可见致密影。有研究发现,50%患儿仅表现夜间发热,而白天可正常活动。

2.皮疹　50%~80%患者有皮疹。皮疹出现时间及特点与流行性斑疹伤寒相似,皮疹数目虽较少,但足底和手掌有时可见,多为充血性,出血性皮疹极为少见。持续数日皮疹消退,一般不留痕迹。

3.中枢神经系统症状　大多数患者仅有头痛、头晕、失眠等轻度神经系统症状。意识障碍及脑膜刺激征等少见。

4.其他　约50%患者轻度脾大,肝大少见。其他脏器也很少受累,故并发症少见。偶见淋巴结病、腓肠肌触痛和长久坐立所致静脉血栓。

儿童感染后,临床症状与成人基本相同。

【辅助检查】

1.血象　白细胞总数及分类多正常。

2.血清学检查　外斐反应变形杆菌OX_{19}凝集试验呈阳性,但效价较流行性斑疹伤寒低。需依赖补体结合试验及立克次体凝集试验来鉴别。最近采用的特殊间接免疫荧光抗体技术具有一定临床意义。

3.DNA 探针杂交与 PCR 基因扩增技术　检测患者血中立克次体 DNA,用于本病早期诊断。

4.动物接种　见流行性斑疹伤寒。

【诊断与鉴别诊断】

居住地区有本病发生,有鼠及被蚤叮咬史更重要。临床表现与流行性斑疹伤寒相似,但症状轻,病程短。结合外斐反应变形杆菌OX_{19}凝集试验阳性可作出临床诊断。确诊应做补体结合试验或立克次体凝集试验。

本病需与流行性斑疹伤寒鉴别,参阅流行性斑疹伤寒。

病例讨论

患者,女性,46岁,农民,家住浙江安吉县。发热,头痛,全身关节酸痛,食欲缺乏,胸部以上皮肤潮红5天,于2009年6月26日收入院。查体:T 38.5 ℃,P 80 次/min,R 20 次/min,

Bp 95/65 mmHg。躯干皮肤充血性斑丘疹,左肩部有虫咬伤口结痂。辅助检查:血常规检查:WBC 5.8×10^9/L,N 83%,L 17%,PLT 80×10^9/L,Hb 114 g/L;血生化检查:ALT 24U/L,AST 46U/L;尿常规检查:隐血(+2)蛋白质(+1)。请讨论:

1.对该病例,你的初步诊断是什么?

2.需要进一步检查的项目有哪些?

【治疗】

同流行性斑疹伤寒。患儿对多西环素(doxycycline)反应较佳,病情很快好转。

【预后】

本病病情较轻,并发症少,偶见出现多脏器衰竭病例。未经治疗者,病死率一般不到5%。用抗生素治疗后,患者很少死亡。近年来虽有暴发流行,但无死亡者。

【预防】

1.主要措施是灭鼠灭蚤。

2.对患者及早隔离、治疗。

3.本病多为散发,一般不用预防注射。但从事动物实验人员和灭鼠人员需进行预防接种,可用普氏立克次体株灭活疫苗。

第二节　恙虫病

恙虫病(tsutsugamushi disease)又名丛林斑疹伤寒(scrub typhus),是由恙虫病东方体(*Orientia tsutsugamushi*)引起的一种急性自然疫源性感染病。鼠类是主要的感染源。本病通过恙螨幼虫(chigger)叮咬传播给人。临床上以叮咬部位焦痂(eschar)或溃疡形成、发热、皮疹、淋巴结肿大、肝脾大以及周围血液白细胞数减少等为特征。

【病原学】

恙虫病东方体呈球形或球杆状,大小为(0.3~0.6)μm×(0.5~1.5)μm。专性细胞内寄生,在细胞浆内靠近细胞核旁成堆排列。革兰染色呈阴性,但以吉姆萨染色显色较好,呈紫蓝色。恙虫病东方体呈二分裂方式进行繁殖,在原代鼠肾细胞、原代鸡胚细胞、Hela 细胞中生长良好,用鸡胚卵黄囊接种可分离本病病原体,也可通过动物实验如小鼠腹腔内接种来分离病原体。

恙虫病东方体与变形杆菌 OX$_K$株有交叉免疫原性,临床上利用变形杆菌 OX$_K$的抗原与患者的血清进行凝集反应,有助于本病的诊断。

恙虫病东方体抵抗力弱,有自然失活、裂解倾向,不易保存,即使在液氮中也仅存活 1 年左右。对各种消毒方法都很敏感,如在 0.5%石炭酸溶液中或加热至 56 ℃ 10 min 即死亡。对氯霉素、四环素类和红霉素类均极敏感,但能耐受青霉素类、头孢菌素类及氨基糖苷类抗生素。

【流行病学】

1.感染源 鼠类是主要感染源。我国广东省的市镇以家鼠为主,而农村以社鼠、黄毛鼠为主,福建以黄毛鼠和褐家鼠为主,四川以黑线姬鼠为主,云南、浙江以黄胸鼠为主,台湾以赤家鼠为主,海南以黄胸鼠和黑家鼠为主。此外,兔、猪、猫和鸡等也能感染本病,它们也是感染源。恙螨被恙虫病东方体感染后,可经卵传给后代,故也能起到感染源的作用。人患本病后,虽然血液中也有恙虫病东方休,但被传播媒介恙螨幼虫叮咬的可能性极小,故患者作为感染源的意义不大。

2.传播途径 恙螨(mite)是本病的传播媒介。能传播本病的恙螨有数十种,在我国最主要的是地里纤恙螨和红纤恙螨。内地以地里纤恙螨为主要传播媒介,中国台湾地区则以红纤恙螨为主要传播媒介。恙螨的生活周期包括卵、幼虫、蛹、稚虫和成虫5期。其中,只有幼虫是寄生性。当人在疫区的草地上工作、活动或坐卧时,被带有病原体的幼虫叮咬而得病。

3.人群易感性 人对恙虫病东方体普遍易感。从事野外劳动、较多接触丛林杂草的青壮年因暴露机会多而发病率较高。病后对同一血清型的病原体有较持久的免疫力。

4.流行特征 本病主要流行于亚洲太平洋地区,尤以东南亚多见。在我国,本病流行区包括广东、福建、广西、江西、湖南、云南、四川、贵州、西藏、安徽、陕西、江苏、浙江、山东、台湾和海南等,以东南沿海地区为多发。一般为散发,但也可发生流行。我国南北流行的季节有差异,南方省区多发生于夏秋季,见于5—11月,以6—8月为高峰,与此期间降雨集中引起地面恙螨扩散有关。但北方省份多发于秋冬季,发病以9—12月居多,流行高峰出现在10月,与恙螨及野鼠的密度增加有关。

【发病机制与病理】

病原体从恙螨幼虫叮咬处侵入人体,先在叮咬局部组织细胞内繁殖,引起局部的皮肤损害,继而直接或经淋巴系统进入血流,形成恙虫病东方体血症,血流中的病原体到达身体各器官组织,侵入血管内皮细胞和单核吞噬细胞内生长繁殖。恙虫病东方体死亡后所释放的毒素是引起全身毒血症状和多脏器病变的主要因素。

本病的基本病理变化为全身小血管炎、血管周围炎及单核乔噬细胞增生。被恙螨叮咬的局部皮肤先有充血、水肿,形成小丘疹,继成小水疱,水疱中央坏死、出血,形成圆形或椭圆的黑色痂皮,称为焦痂。痂皮脱落可呈溃疡。焦痂或溃疡附近的淋巴结显著肿大,并可伴全身淋巴结肿大。浆膜腔,如胸腔、腹腔、心包中可见黄绿色渗出液。血管周围可见单核细胞、淋巴细胞、浆细胞浸润,重型患者可见血管内皮细胞水肿及血管壁坏死、破裂。内脏普遍充血,肝脾因充血及单核-吞噬细胞增生而肿大,可出现局灶性或弥漫性心肌炎、出血性肺炎、间质性肾炎及淋巴细胞性脑膜炎等。

【临床表现】

潜伏期为4~21天,常为10~12天。

一般无前驱症状,起病急骤,体温迅速上升达39~40 ℃,热型呈稽留热、弛张热或不规则热,持续1~3周。常伴有寒战、剧烈头痛、全身酸痛、疲乏、嗜睡、食欲下降、恶心、呕吐等。体征可有颜面及颈胸部潮红、结膜充血、焦痂或溃疡、淋巴结肿大、皮疹、肝脾大等。病程进入第2周后,病情常加重,神经系统的表现可有神情淡漠、重听、烦躁、谵妄,甚至抽搐或昏迷,可出现脑膜刺激征;循环系统可有心率快、心音弱、心律紊乱等心肌炎表现;呼吸系统可出现咳嗽、气促、胸痛、两肺啰音等肺炎表现。少数患者可有广泛的出血现象,如鼻出血、胃肠道出血等。危重病例严重的多器官损害,出现心、肝、肾衰竭及循环衰竭,还可发生播散性血管内凝血(disseminated intravascular coagulation),第 3 周后,患者体温渐降至正常,症状减轻至消失,并逐渐康复。但如未及时得到有效的病原治疗,部分患者可病重死亡。由于我国南北流行的恙虫病东方体株毒力不同,南方夏季型恙虫病临床表现重,而北方秋冬型表现较轻。

恙虫病特征性体征如下:

1.焦痂与溃疡 为本病之特征。可见于 70%~100% 的患者。人被受感染的恙螨幼虫叮咬后,局部随即出现红色丘疹,继成水疱,然后发生坏死和出血,随后结成黑色痂皮,形成焦痂。焦痂呈圆形或椭圆形,大小不等,直径 8~15 mm。其边缘突起,如堤围状,周围有红晕,如无继发感染,则不痛不痒,也无渗液。痂皮脱落后即成溃疡,其基底部为淡红色肉芽创面,起初常有血清样渗出液,而后逐渐减少,形成一个光洁的凹陷面,偶有继发性化脓现象。多数患者仅有1~3 个。焦痂可见于体表任何部位,但由于恙螨幼虫喜好叮咬人体湿润、气味较浓以及被压迫的部位,故焦痂多见于腋窝、外生殖器、腹股沟、会阴、肛周和腰背等处。

2.淋巴结肿大 焦痂附近的局部淋巴结常明显肿大(可借此寻找焦痂),大者如核桃,小者如蚕豆,可移动,常伴疼痛和压痛,不化脓,多见于腹股沟、腋下、耳后等处,消退较慢,在疾病的恢复期仍可扪及。全身表浅淋巴结常轻度肿大。

3.皮疹 皮疹多出现于病程的第 2~8 天,为暗红色充血性斑丘疹,少数呈出血性,不痒,大小不一,直径为 2~5 mm,多散在分布于躯干和四肢,面部很少,手掌和脚底部更少,极少数可融合呈麻疹样皮疹。皮疹持续 3~7 天后消退,不脱屑,可遗留少许色素沉着。有些患者于病程第 7~10 天可在口腔软、硬腭及颊部黏膜上发现黏膜疹或出血点。发生率各地报道差别较大(35%~100%),可能与就诊时病期不同及病情轻重程度不同有关。

4.肝脾大 肝大率 10%~20%,脾大占 30%~50%,质软,表面平滑,可有轻微触痛。

【并发症】

较常见的并发症是中毒性肝炎、支气管肺炎、心肌炎、脑膜脑炎、消化道出血及急性肾衰竭等。

【辅助检查】

1.血象 周围血白细胞数多减少或正常,重型患者或有并发症时对增多,分类常有中性粒细胞核左移、淋巴细胞数相对增多。

2.血清学检查

(1)变形杆菌 OX_K 凝集试验(外斐反应 Weil-Felix reaction):患者血清中的特异性抗体能与变形杆菌 OX_K 抗原起凝集反应,为诊断提供依据。外斐反应最早可于第 4 病日出现阳性,到病程第 1 周末约 30% 阳性,第 2 周末约为 75%,第 3 周可达 90% 左右,效价为 1:160~1:1 280。第 4 周阳性率开始下降,至第 8~9 周多转为阴性。效价在 1:160 以上有诊断意义,效价 4 倍以上增长更具诊断价值。本试验的特异性较低,其他疾病如钩端螺旋体病也可出现阳性。

(2)补体结合试验:阳性率较高,特异性较强。补体结合抗体在体内的持续时间较长,可达 5 年左右。最好选用当地流行株作抗原或采用多价抗原,这样可提高检测的阳性率。

(3)免疫荧光试验:用间接免疫荧光试验检测血清中特异性抗体,在病程的第 1 周末开始出现阳性,第 2~3 周末达高峰,2 个月后效价逐渐下降,但可持续数年。

（4）斑点免疫测定（dot immunoassay）：用各种血清型的恙虫病东方体或其蛋白作为抗原，吸附在硝酸纤维膜上，检测患者血清中各血清型的特异性 IgM 或 IgG 抗体，其中特异性 IgM 抗体的检测有早期诊断价值。该法敏感性高，特异性强，可区分各种血清型。

（5）酶联免疫吸附试验（ELISA）与酶免疫测定（EIA）：可作各种血清型恙虫病东方体的特异性 IgM 或 IgG 抗体检测，敏感度和特异性与斑点免疫测定相仿，也可用于血清分型，但操作更简便。

3.病原学检查

（1）病原体分离：可采用动物实验、鸡胚卵黄囊接种或 Hela 细胞培养等方法分离恙虫病东方体。临床上常用小鼠作病原体分离，取患者全血 0.5 mL 接种小鼠腹腔，小鼠多在接种后第 7~9 天发病，解剖濒死的小鼠可发现双肺充血、水肿，肝、脾、淋巴结充血肿胀，出现胸水和腹水。取腹水涂片，腹膜、肠系膜、肝、脾或肾印片，干后用吉姆萨染色镜检，可在单核细胞浆内，靠近核旁发现紫蓝色、团状分布的恙虫病东方体。若用特异性抗体作直接免疫荧光试验，在荧光显微镜下可见细胞内有黄绿色的荧光。

（2）分子生物学检查：采用聚合酶链反应（PCR）技术可检测细胞、血液等标本中的恙虫病东方体基因，具有敏感度高、特异性强的特点，对于本病诊断及血清型的鉴定有一定价值。

【诊断与鉴别诊断】

（一）诊断

1.流行病学资料　发病前 3 周内是否到过恙虫病流行区，在流行季节有无户外工作、露天野营或在林地草丛上坐、卧等。

2.临床表现　起病急、高热、颜面潮红、焦痂或溃疡、皮疹、浅表淋巴结肿大、肝脾大。尤以发现焦痂或特异性溃疡最具临床诊断价值。对怀疑患本病的患者应仔细寻找焦痂或溃疡，它多位于肿大、压痛的淋巴结附近。

3.辅助检查　变形杆菌 OX_K 凝集试验为诊断提供依据，斑点免疫测定用于检测特异性 IgM 抗体，有早期诊断价值。确诊有赖于病原学阳性发现。

（二）鉴别诊断

本病需与钩端螺旋体病、斑疹伤寒、伤寒、流行性感冒、疟疾、败血症、登革热和肾综合征出血热等鉴别。

【治疗】

1.一般治疗　宜卧床休息，进食易于消化的食物，加强护理，注意口腔卫生，定时翻身。重症患者应加强观察，及时发现各种并发症和合并症，采取适当的治疗措施。高热可用冰敷、乙醇拭浴等物理降温，酌情使用解热药物，但慎用大量发汗的解热药。烦躁不安时，可适量应用镇静药物。

2.病原治疗　氯霉素（chloramphenicol）、四环素和红霉素对本病有良好疗效，用药后大多在 1~3 天内退热。氯霉素剂量，成人 2 g/d，儿童 25~40 mg/（kg·d），4 次分服，口服困难者可静脉滴注给药。热退后剂量减半，再用 7~10 天，以防复发。四环素的剂量与氯霉素相同，但四环素对儿童的不良反应较多，宜慎用。红霉素的成人剂量为 1.0 g/d。

此外，多西环素（doxycycline）、罗红霉素（roxithromycin）、阿奇霉素（azithromycin）、诺氟沙星（norfloxacin）等，对本病也有疗效。然而，青霉素类、头孢菌素类和氨基糖苷类抗生素对本病无治疗作用。

少数患者可出现复发,用相同的抗生素治疗同样有效。

病例讨论

患者,男性,25 岁,农民,以寒战、高热伴剧烈头痛 1 周入院。体温 39.5 ℃,烦躁,头面及颈胸皮肤潮红,左会阴处有 1 个焦痂,左腹股沟淋巴结肿大,有触痛,眼结膜充血,双瞳孔等圆等大,对光反射存在,颈软,心肺正常,腹软,肝右肋下 15 mm,质软、触痛,四肢肌力、肌张力正常,神经系统检查:克氏征阴性,布氏征阴性,巴氏征阴性。胸透:心肺正常;肝功能检查:ALT 120 IU/L;尿检:蛋白(+);血常规:血红蛋白 100 g/L,粒细胞 $5.4×10^9$/L,中性 0.72,淋巴 0.28;外斐氏反应:OX_k 1:160。请讨论:

1.该病例的初步诊断及依据是什么?

2.该患者应该怎样治疗?

【预后】

若能早期诊断及有效的病原治疗,绝大部分患者预后良好。老年人、孕妇、有并发症者预后较差。病死率各地报道不一,未用抗生素病死率为 9%~60%,自应用有效抗生素治疗后已降低至 1%~5%。病死率除与恙虫病东方体的株间毒力强弱差异有关外,还与病程的长短有关。进入病程的第 3 周后,患者常因心、肾、肺功能衰竭、肺或消化道大出血而死亡。

【预防】

1.控制感染源 主要是灭鼠。应采取综合措施,用各种捕鼠器与药物灭鼠相结合。常用的灭鼠药物有磷化锌、安妥和敌鼠等。患者不必隔离,接触者不作检疫。

2.切断传播途径 关键是避免恙螨幼虫叮咬。不要在草地上坐卧,在野外工作活动时,必须扎紧衣袖口和裤脚口,并可涂上防虫剂,如邻苯二甲酸二苯酯或苯甲酸苄酯等。此外,应改善环境卫生,除杂草,消除恙螨孳生地,或在丛林草地喷洒杀虫剂消灭恙螨。

3.降低人群易感性 目前,恙虫病疫苗尚处于实验研究阶段。

(陈艳成)

思考题

1.试述外斐反应的原理。

2.如何鉴别流行性斑疹伤寒与地方性斑疹伤寒?

3.简述恙虫病的临床表现特点。

第四章 衣原体感染

导 学 📋

　　衣原体为一类独立的微生物类型,仅少数具有致病性。是人类最常见的病原体,
但很少造成死亡。

　　了解衣原体的特性是理解衣原体感染病的前提基础。

　　衣原体除引起沙眼、呼吸道、泌尿生殖道等感染病外,还与多种内科疾病相关。

第一节　概　述

　　衣原体(chlamydia)是一类专性真核细胞内寄生的原核细胞型微生物,广泛寄生于人类、
哺乳动物和禽类,仅有少数种类引起人类沙眼、泌尿生殖道和呼吸道等感染病。衣原体是人类
最常见的病原体之一,引起的病损甚多,但很少造成死亡。

【病原学】

　　衣原体是一类严格真核细胞内寄生、有独特发育周期、能通过常用细菌滤器的原核细胞型
微生物。早年被认为是病毒,后确定为一类独立的微生物类型,归属于广义的细菌学范畴。衣
原体广泛寄生于人类、哺乳动物和禽类,但仅有少数衣原体种类引起人类沙眼、泌尿生殖道和
呼吸道感染等疾病。

　　衣原体的共同特征是:①圆形或椭圆形体,大小 0.2~0.5 μm,革兰阴性。②同时含有 DNA
和 RNA。③严格真核细胞内寄生,有独特的发育周期,二分裂方式繁殖。④具有类似革兰阴
性菌的细胞壁。⑤有核糖体和较复杂的酶类,能独立进行一些代谢活动,但必须由宿主细胞提
供所有代谢活动的能量来源。⑥对多种抗生素敏感。

　　目前,根据 16S rRNA 和 23S rRNA 进化树同源性分析,衣原体分为独立的门(Phylum),独
立的纲(Class)和目(Order)。将衣原体目(Chlamydiales)分为 8 个科(Family),12 个属
(Genus)。其中,衣原体科分为衣原体、嗜衣原体 2 个属,衣原体属又分为沙眼衣原体
(*Chlamydia trachomatis*)、鼠衣原体(*Chlamydia muridarum*)和猪衣原体(*Chlamydia suis*)3 个
种;嗜衣原体属分为肺炎嗜衣原体(*Chlamydophila pneumoniae*)、鹦鹉热嗜衣原体
(*Chlamydophila psittaci*)、流产嗜衣原体(*Chlamydophila abortus*)、猫嗜衣原体(*Chlamydophila*

felis)、兽类嗜衣原体(*Chlamydophila pecorum*)及豚鼠嗜衣原体(*Chlamydophila caviae*)6 个种。对人致病的衣原体主要有 4 种,其特性见表 4.1。

表 4.1 对人致病的衣原体特性

性 状	沙眼衣原体	肺炎嗜衣原体	鹦鹉热嗜衣原体	兽类嗜衣原体
自然宿主	人、小鼠	人	鸟类、低等哺乳类	牛、羊
引起的主要人类疾病	沙眼、性传播疾病、肺炎	肺炎、呼吸道感染	肺炎、呼吸道感染	呼吸道感染
原体形态	圆、椭圆	梨形	圆、椭圆	圆
包涵体糖原	+	−	−	−
血清型	18 个	1 个(TWAR)*	不明	3 个
同种 DNA 同源性/%	>90%	>90%	14%~95%	>88%
异种 DNA 同源性/%	<10%	<10%	<10%	<12%
对磺胺的敏感性	敏感	不敏感	不敏感	不敏感

注:* TWAR:Tai Wan Acute Respiratory。

衣原体在宿主细胞内生长繁殖时,有独特的发育周期,可呈现为两种形态:原体(elementary body,EB)和始体(initial body)。原体为小球形,直径 0.2~0.4 μm,有细胞壁,吉姆萨法染成蓝色,Macchiavello 法染成红色,电镜下可见致密的核质和少量核糖体,无繁殖能力,但有感染性,在细胞外时较为稳定。始体又称网状体(reticulate body,RB),大球形,直径 0.5~1.2 μm,无细胞壁,吉姆萨法和 Macchiavello 法均染成蓝色,无致密核质,但有纤细网状结构,能以二分裂方式形成子代原体,无感染性,主要存在于细胞内,细胞外很快死亡。原体首先以硫酸乙酰肝素(heparan sulfate)吸附于易感上皮细胞,然后通过吞噬或吞饮作用、受体介导的内吞 3 种方式侵入细胞。由于原体进入细胞后初期阶段大多形成囊泡,故认为受体介导的内吞是最主要的侵入细胞方式。细胞内原体一般经 8~12 h 发育成始体,24~36 h 后开始分裂繁殖,30~45 h 发育为子代原体,48~72 h 感染细胞破裂释放子代原体。沙眼衣原体始体和子代原体均有膜包绕,内含糖原,在胞浆内多种形态的包涵体(inclusion body)。若有多个原体同时感染一个细胞,沙眼衣原体的始体往往互相融合形成一个包涵体,鹦鹉热衣原体的始体不互相融合而形成多房性包涵体。一个原体侵入细胞后,一般可形成 16~24 个子代原体。

常用 6~8 天龄鸡胚卵黄囊接种法培养衣原体。HeLa-229、McCoy(鸡成纤维细胞)、BHK-21(Baby Hamster Syrian Kidney,乳仓鼠肾细胞)和 HL(白血病)细胞是常用于培养衣原体的传代细胞株。此外,沙眼衣原体性病淋巴肉芽肿亚种可接种于小鼠脑内、鹦鹉热衣原体接种于小鼠腹腔进行培养。

衣原体有属特异性、种特异性和型特异性 3 种抗原。属特异性抗原位于细胞壁,化学本质为脂多糖,但缺乏 O-多糖和部分核心多糖,仅有一个属特异性抗原决定簇,可用补体结合试验和免疫荧光法检测。种特异性抗原为相对分子质量 $40×10^3$ 的衣原体主要外膜蛋白(major outer membrane protein,MOMP),MOMP 占外膜总蛋白的 60% 以上,可用补体结合试验和中和试验检测。型特异性反映了 MOMP 氨基酸序列不同而导致的抗原性差异,据此可将沙眼衣原体沙眼亚种分为 14 个血清型、性病淋巴肉芽肿亚种分为 4 个血清型。

临床上常见的衣原体感染病为沙眼、非淋菌性尿道炎、性病淋巴肉芽肿、支气管炎、肺炎及鹦鹉热等。内毒素样物质(endotoxin-like substance,ELS)是衣原体主要致病物质。衣原体感染所引起的宿主病理性免疫应答,也是衣原体重要的致病机制之一,MOMP 被认为是诱导病理性免疫反应的主要抗原。

衣原体不耐热,60 ℃仅存活 5~10 min。耐低温,−70 ℃可保存数年,冷冻干燥可保存数十年。75%乙醇 0.5 min、2%甲酚皂 5 min 均可杀死衣原体。临床上常用红霉素、多西环素和磺胺类等药物进行治疗。

【发病机制】

衣原体可侵犯各种细胞,机体反应乃因组织器官及病原的不同而异。

沙眼衣原体的致病机制还不太清楚,其靶细胞为眼结膜、女性子宫颈及泌尿生殖道黏膜上皮、直肠及男性泌尿道上皮等。该衣原体还可侵犯附睾、前列腺及新生儿呼吸道柱状上皮细胞。在眼和生殖道感染后主要是浆细胞浸润,其后淋巴滤泡形成,此乃由黏膜下淋巴细胞和巨噬细胞集聚所致,上皮增生乃导致乳头增生和肥大,继而纤维组织增生,瘢痕形成。

衣原体可诱发干扰素等细胞因子的产生。此外,衣原体的热休克蛋白(heat shock protein,HSP)与人类的 HSP 有相当多同源性。因此,人的抗 HSP-60 抗体可起自身免疫作用,导致细胞毒反应。

【辅助检查】

1.抗原检测

(1)衣原体分离培养:①采用 7~8 天龄的鸡胚分离培养,对 2 日后死亡鸡胚及 9 日后仍存活者进行解剖,收集卵黄囊膜制涂片,吉姆萨染色,如找到紫红色颗粒者为阳性。②采用 McCoy、HeLa229、HL 等细胞分离培养,敏感性 80%~90%,是目前最可靠的方法,属金标准。

(2)涂片检查:结膜涂片可用吉姆萨染色,或单克隆抗体染色,寻找包涵体;宫颈涂片以单克隆抗体(荧光)寻找抗原颗粒。

(3)ELISA 法:用于检测结膜刮片、尿道和宫颈拭子等,敏感性相当于细胞培养的 70%~80%。

2.抗体检测　生殖道感染而无并发症者也可产生低滴度的抗体;约 20%急性衣原体尿道炎患者不产生抗体。常用方法有以下 3 种:

(1)补体结合试验(CFT):适用于性病淋巴肉芽肿、鹦鹉热及肺炎嗜衣原体感染的诊断,其敏感度较低。当效价≥1∶32 提示为衣原体感染,但不能鉴别病原的型别。用于性病淋巴肉芽肿的证实试验时,要求效价≥1∶64。

(2)微量间接免疫荧光试验:本试验是诊断肺炎嗜衣原体感染最敏感的方法之一。以肺炎嗜衣原体作为抗原进行试验,检测特异性抗体。若双份血清效价成 4 倍增加,或单份血清 IgM 抗体效价≥1∶16,或 IgG 抗体效价≥1∶512,可诊断为急性感染。既往感染者的 IgG 抗体效价介于 1∶8~1∶256。

(3)ELISA 法:近日有应用重组肺炎嗜衣原体蛋白作为抗原,以 ELISA 法来检测抗体,特异性及敏感性均好。

3.核酸检测

（1）DNA 探针：按照衣原体 DNA 的序列设计非放射性核素标记探针以检测 DNA。

（2）PCR 法：简便快速，具有高度的敏感性和特异性，且可同时从标本中直接鉴定衣原体的种和型。从 7.5 kb 质粒 ORF3 选择了一对具有种特异性引物，检测的灵敏度达 10^{-17} g DNA。有尿路感染症状者取尿道拭子检测后的敏感性约 90%，但宫颈标本的敏感性较差。

【治疗】

沙眼衣原体对多西环素、米诺环素、红霉素、利福平均敏感。此外，克拉霉素、阿奇霉素也可供选用，另可采用氟喹诺酮类，如左氧氟沙星、加替沙星、莫西沙星等。β 内酰胺类、氨基糖苷类抗生素、万古霉素及大观霉素等均无效。有效治疗的疗程需 7~21 日。

第二节 肺炎嗜衣原体感染

肺炎嗜衣原体（*Chlamydophila pneumoniae*，CP）感染常累及上下呼吸道，可引起咽炎、喉炎、扁桃体炎，鼻窦炎、支气管炎和肺炎。常在聚居场所的人群中流行，如军队、学校、家庭，通常感染所有的家庭成员，但 3 岁以下的儿童患病较少。

肺炎嗜衣原体（*Chlamydophila pneumoniae*）是一个衣原体新种，最初分离的两株，TW-183 株（Taiwan-183）于 1965 年首先于中国台湾在沙眼样患者的眼中分离出来，而 AR-39 株（acute respiratory-39）于 1983 年在美国西雅图一位急性呼吸道感染患者的咽部分离出来，经研究发现此两株属同一菌株，1989 年命名为 TWAR。

【流行病学】

患者为感染源，其呼吸道、眼分泌物中存在病原。肺炎嗜衣原体主要经呼吸道分泌物传播。儿童和青年为易感人群，但新近发现老年人感染也在增加。血清流行病学调查表明成人中至少有 40%感染过衣原体。在社区获得性肺炎中肺炎嗜衣原体肺炎占 10%~15%，可以单一感染，也可与细菌（如肺炎链球菌）一起形成混合感染，并使病情加重。

【临床表现】

儿童衣原体肺炎症状较轻微，而成人则较严重。起病多隐袭，早期表现为上呼吸道感染症状，与支原体肺炎颇为相似。通常症状较轻，发热、寒战、肌痛、干咳，非胸膜炎性胸痛，头痛、不适和乏力。少有咯血。咽喉炎者表现为咽喉痛、声音嘶哑。有些患者可表现为双阶段病程：开始表现为咽炎，经对症处理好转，1~3 周后又发生肺炎或支气管炎，咳嗽加重。少数患者可无症状。也可伴有肺外表现，如中耳炎，关节炎，甲状腺炎，脑炎，吉兰-巴雷综合征等。体格检查肺部偶闻湿啰音，随肺炎加重湿啰音可变得明显。

【辅助检查】

血白细胞正常或稍高，血沉加快。可从痰、咽拭子、咽喉分泌物、支气管肺泡灌洗液中直接分离肺炎嗜衣原体，也可用 PCR 方法对呼吸道标本进行 DNA 扩增。原发感染者，早期检测血清衣原体 IgM，急性期血清标本如 IgM 滴度≥1：32 或急性期和恢复期的双份血清 IgM 或 IgG 有 4 倍以上的升高可诊断。再感染者 IgG 滴度≥1：512 或 4 倍增高，或恢复期 IgM 有较大的升高。咽拭子分离出肺炎嗜衣原体是诊断的金标准。

　　X线检查显示疾病早期以单侧、下叶肺泡渗出为主,有少到中量的胸腔积液,后期可发展成双侧病变,表现为肺间质和肺泡渗出混合存在,病变可持续几周。原发感染者多为肺泡渗出,再感染者则为肺泡渗出和间质病变混合。

【诊断与鉴别诊断】

　　肺炎嗜衣原体感染缺乏特异的临床表现,确诊主要依据有关病因的特殊实验室检查,如病原体分离和血清学检测。应结合呼吸道和全身症状、X线检查、病原学和血清学检查作综合分析。如肺炎患者应用β-内酰胺类抗菌药物治疗无效,患者仍旧干咳时应警惕肺炎嗜衣原体肺炎。

病例讨论 🖌️

　　患者,男性,77 岁,于 1994 年 7 月 6 日受凉后出现咳嗽、咯少量痰,感右侧胸痛,但不发热,自服"感冒"药后不好转,1994 年 7 月 14 日摄胸片见右下肺云絮片状阴影,以肺炎收入院。查体:T 36.6 ℃,P 74 次/min,R 16 次/min,Bp 120/75 mmHg,右下肺闻及广泛细湿啰音,血象化验 WBC $9.5×10^9$/L,N 0.83。ESR 111 mm/1 h。ALT 36U/L(正常 30U/L)。诊断为右下肺炎,给予奥格门汀(Augmentin)1.2 g 静脉滴注 1 次/12 h,治疗 1 周,症状不见缓解,但出现低热,T 37.6 ℃左右,胸闷不适,右下肺啰音增多,复查胸片见右下肺阴影扩大、增浓且累及右上肺叶,WBC $8.8×10^9$/L,N 0.87,肺炎支原体抗体、嗜肺军团菌抗体、冷凝集试验均阴性,痰培养多次获草绿色链球菌,奈瑟菌,克雷伯杆菌和绿脓杆菌,但找抗酸杆菌阴性。故先后改用氧哌嗪青霉素、头孢唑啉钠、头孢他定、亚胺硫霉素-西拉司丁钠等抗菌素治疗近 2 个月,咳嗽、胸闷持续存在,体温波动在 37.4 ℃左右,以午后为著,体重下降 2 kg,血沉在 50~89 mm/1 h,胸部平片和 CT 片示右肺阴影未见吸收,且出现右侧少量胸腔积液和胸膜增厚改变。请讨论:

　　1.对该病例的诊断,你是怎样考虑的?

　　2.需做哪些检查方可确诊?

【治疗】

　　首选红霉素,也可选用多西环素或克拉霉素,疗程均为 14~21 天。阿奇霉素 0.5 g/d,连用 5 天。氟喹诺酮类也可选用。对发热、干咳、头痛等可对症治疗。

第三节　其他衣原体感染

(一)沙眼

　　沙眼衣原体依抗原性可分为 18 个血清型,引起沙眼的是其中的 A、B、Ba 或 C 型。沙眼的表现为结合膜上有乳头增生及滤泡形成、瘢痕形成及角膜血管翳等,沙眼病情轻重与衣原体型别无关,而和重复感染的频繁程度相关。

(二)泌尿生殖系统感染

泌尿生殖系统感染成人最常见。50%~60%的男性非淋菌性尿道炎由沙眼衣原体感染引起,其中20%症状不明显,可有尿频、尿急、排尿不畅、尿道黏膜充血及分泌物增加等,合并前列腺炎表现为尿频、排尿困难及会阴部疼痛。

女性患者感染的危害更严重。早期可有尿频、尿急、尿痛、子宫颈炎及宫颈糜烂。后者表现为阴道黏液脓性分泌物及性交后出血,可上行发展为子宫内膜炎和输卵管炎,可有发热、腹痛及阴道出血,导致不孕或宫外孕。妊娠期感染可导致流产、早产、死胎及产后盆腔炎,并经产道传给新生儿引起感染,其感染率高达50%~70%。

(三)性病淋巴肉芽肿

性病淋巴肉芽肿(lymphogranuloma venereum)的病原为沙眼衣原体的 L_1、L_2 和 L_3 血清型。性病淋巴肉芽肿分布于全世界,以热带和亚热带多见,如南美、非洲、印度和东南亚等地。通过性接触感染。患者多为青壮年,男女比例约为5:1。潜伏期通常为10~15日,可更短或更长。

1.初期 阴茎冠沟、包皮内侧,阴唇、阴道或子宫颈出现小丘疹或水疱,称为初疮。初疮很快破溃形成溃疡,常为单个,也可多个,直径2~3 mm,外围以红晕,无自觉症状。约1周后自然消退,不留瘢痕,故患者尤其是女性常无感觉。

2.中期 也称腹股沟横痃期。大多单侧,约1/3为双侧。腹股沟淋巴结开始肿大并融合成大的团块,与周围组织粘连。其相应皮肤呈红色。自觉疼痛,有压痛。肿大的淋巴结团块中间有凹陷的腹股沟韧带似沟槽,将淋巴结团块分成上、下两个部分,称为沟槽症,具特征性。淋巴结很快化脓穿孔,在皮肤表面形成多数瘘管,流出黄色浆液性或血性脓液。皮肤表面似喷水壶样,一般经数月方能愈合,留下凹陷性瘢痕。除自觉疼痛外,一般无全身症状。有时先出现的一侧横痃化脓,而另一侧后出现的横痃不再化脓、穿孔,称顿挫型性病淋巴肉芽肿横痃。女性生殖器部位的淋巴引流途径与男性不同,初疮部位常位于阴道内,淋巴引流指向肛门直肠淋巴结和髂淋巴结,易引起直肠下段周围淋巴结炎,导致直肠壁脓肿,形成生殖器肛门直肠综合征,出现腹痛、腹泻、里急后重、便脓血、腰背痛等。愈合的瘢痕致使直肠狭窄、出现排便困难或肛周瘘管。直肠镜检查有直肠炎症,表现为黏膜炎症和溃疡。

患者常有轻重不一的全身症状如发热、头痛、关节痛,全身不适,肝、脾肿大等。有时出现多形红斑或结节性红斑样皮肤损害。

3.晚期 即外生殖器象皮肿和直肠狭窄期。晚期损害出现在1~2年后。由于外生殖器及周围淋巴结炎症和淋巴管阻塞,出现外生殖器象皮肿。象皮肿的部位在男性多为阴茎和阴囊。女性则常见于大、小阴唇和阴蒂。女性象皮肿往往十分严重。另外,直肠和直肠周围的长期炎症以及溃疡和瘘管愈合后留下的萎缩性瘢痕的收缩使直肠变狭窄,逐渐产生排便困难。肛指检查可发现肠壁增厚,肠腔狭窄,有坚实的肿块。直肠狭窄多见于女性和男性同性恋者。

辅助检查参照本章第一节"概述"部分。

性病淋巴肉芽肿主要应与硬下疳和软下疳的横痃鉴别。软下疳横痃疼痛明显,瘘管单个,病原菌为杜克雷嗜血杆菌。硬下疳横痃质硬,很少破溃,不痛,可查到梅毒螺旋体。腹股沟肉芽肿主要表现是外生殖器及其周围组织出现匐行性溃疡,不痛,局部淋巴结不肿大,肉芽肿损害中可查到杜诺瓦小体。

治疗可选以下药物:①多西环素或米诺环素0.1 g,每日2次,连服3周。②四环素0.5 g,

每日 4 次,连服 3 周。③红霉素 0.5 g,每日 4 次,连服 14 日。④复方磺胺甲噁唑 2 片,每日 2 次,连服 14 日。

波动的淋巴结切忌切开引流,应抽吸脓液。晚期出现的象皮肿和直肠狭窄酌情考虑外科手术疗法。

沙眼及包涵体结膜炎的治疗可用 0.1% 利福平、0.5% 金霉素、0.5% 氯霉素或 15% 磺胺醋酰钠滴眼,夜间用四环素或红霉素软膏。

第四节　衣原体与各种内科疾病的关系

(一)慢性阻塞性肺疾病

目前认为,慢性阻塞性肺疾病(COPD)与衣原体相关,其依据为抗衣原体 IgA 及 IgG 升高,痰中分泌型 IgA 增多,痰中 PCR 可检出衣原体,人体内有衣原体的免疫复合物。衣原体与 COPD 的相关性乃源于该病原本身,即为慢性支气管炎的病原之一。

(二)支气管哮喘

近来研究表明,47% 肺炎嗜衣原体感染患者具有喘息症状,部分患者在肺炎嗜衣原体感染后才新发生哮喘。引发哮喘致病机制是:①与抗肺炎嗜衣原体 IgE 抗体的产生密切相关,特异性 IgE 抗体的免疫应答反应引起化学介质的释放,导致支气管痉挛,气道炎症和气道变应性。②哮喘患者的支气管黏膜几乎都有不同程度的炎症反应,患者的肺炎嗜衣原体特异性 IgA 抗体水平明显升高,且发作次数越多,产生的特异性 IgA 抗体也越多。

(三)动脉粥样硬化

有证据表明,肺炎嗜衣原体在动脉粥样硬化及其并发症的产生中起着重要作用。研究表明,肺炎嗜衣原体抗体阳性在冠心病患者中极为常见,检出率为 58%~77%。从动脉硬化患者的血液中以 PCR 方法检测抗原的阳性率为 43%~50%,病灶中用 PCR 方法检出抗原的阳性率也近 60%。肺炎嗜衣原体引起动脉硬化的可能机制是:肺炎嗜衣原体在呼吸道感染肺泡巨噬细胞,病原从受损血管内皮释放,随血流又感染远处血管内皮细胞、平滑肌细胞及单核巨噬细胞,并在细胞内增殖,导致炎症细胞聚集;致凝作用增强,纤溶能力减弱,促成动脉粥样斑块形成,炎症与高凝状态持续存在,加上白介素-6 和基础纤维细胞原生长因子(DF-GF)水平的升高,也促进纤维斑块形成,使动脉硬化进展。

(四)心肌炎

目前在小鼠中获得一些资料,由于鼠心肌特异性 α 肌浆蛋白重链与 3 种衣原体的外膜蛋白具有同源性,给鼠注射衣原体后,会引起针对自身心脏特异性肽的反应,造成自身免疫性心脏病。但在人体上尚未证实。

(五)神经系统疾病

1.多发性硬化　曾有报告 17 例多发性硬化患者中有半数脑脊液中有肺炎嗜衣原体感染。另有报告有 64% 培养出肺炎嗜衣原体。机体在感染肺炎嗜衣原体时,免疫细胞会把髓鞘组织当成靶细胞进行攻击。

2.老年痴呆症 曾有报告从死亡的 19 例老年痴呆症(AD)患者中有 17 例用 PCR 方法查出肺炎嗜衣原体的 DNA,而非 AD 患者的 18 例中仅 1 例阳性。因此,认为肺炎嗜衣原体可能与 AD 相关,具体机制尚不详。

(陈艳成　杨友谊)

思考题

1.试述衣原体感染病的特点。

2.如何诊断衣原体感染病?

第五章 支原体感染

导学📋

💊 支原体无细胞壁决定了其形态的多态性,也决定了其对作用于细胞壁的抗菌药物不敏感性。

💊 支原体肺炎发病率高,但多可自愈。

💊 泌尿生殖道的支原体感染率高,部分表现为疾病。

第一节 概 述

支原体是细胞内生存的最小微生物,能引起多种动植物疾病。支原体科(Mycoplasmataceae)含支原体(Mycoplasma)和脲原体(Ureaplasma)两个属。支原体属中对人致病的有肺炎支原体(M.pneumonia)、人型支原体(M.hominis)和生殖器支原体(M.genitalium),脲原体属中致病的主要是溶脲脲原体(U.urealyticum)。肺炎支原体可引起支气管炎和间质性肺炎,溶脲脲原体、人型支原体、生殖器支原体则引起泌尿生殖道感染。

【病原学】

支原体大小一般为 0.2~0.3 μm,结构简单。无细胞壁,其形状呈高度多态性,有球形、双球形、丝状 3 种基本形态。繁殖以二分裂方式为主,也可通过出芽、分枝、丝状体断裂等方式繁殖。不易被革兰染料着色,吉姆萨染色法(Giemsa stain)染色呈淡紫色。

支原体细胞膜呈现为 3 层结构,内、外层由蛋白质和糖类组成,中层为脂质。外层蛋白质是型特异性抗原,很少有交叉反应,对支原体鉴定有重要价值。脂质层胆固醇含量较多,约占总脂质的 1/3。胞质内含有核糖体、DNA 和 RNA,基因组为双链环状 DNA。部分菌种细胞膜外尚有一层由多糖或肽聚糖组成的荚膜,往往与毒力有关。一些支原体膜蛋白可与红细胞表面神经氨酸酶结合,故有红细胞吸附(hemadsorption)现象。

支原体培养营养要求高,培养基一般以牛心浸液为基础,需加入血清、酵母浸膏,以提供胆固醇、长链饱和及不饱和脂肪酸、核苷前体和维生素等。生长缓慢,在液体培养基中的增殖周期约需 18 h,通常需培养 2~3 周。多数支原体可利用葡萄糖、精氨酸为主要能源,溶脲脲原体能源可能是尿素。

支原体可被脂溶剂和常用消毒剂灭活,对紫外线、干燥、加热(56 ℃ 30 min)、低渗透压敏感。对铊盐、亚碲酸盐、结晶紫抵抗力大于细菌。耐低温,-70 ℃或冷冻干燥可长期保持菌种。

【发病机制】

支原体致病的机制有两个方面:一为病原对宿主细胞的破坏,二为机体的免疫反应。支原体是细胞膜表面寄生物,平时牢固吸附于细胞表面,能避免纤毛的清除并逃避吞噬细胞吞噬。与机体呈共生状态,一旦机体的免疫状况下降,支原体把毒性代谢产物释放至宿主细胞内,使后者发生病理变化。

机体产生的免疫反应颇为复杂,一是宿主组织中存在与支原体相似的抗原成分,宿主产生抗体后可以造成组织病理损害;二是因为支原体可改变某些组织的细胞膜抗原结构,使机体产生自身抗体,也会造成组织损害。

支原体还会引起 T 细胞、B 细胞、巨噬细胞、NK 细胞的激活,诱导细胞因子的产生,造成病理损害。

【辅助检查】

1.支原体培养 支原体为兼性厌氧微生物,在 5%~10%CO_2、80%~90%湿度的条件下,生长较好,支原体细胞中的主要成分胆固醇及蛋白质均来自培养基,后者需含血清、卵黄等。菌落形似煎荷包蛋,一般为大菌落,大小为 100~300 nm,生长需 7~14 日,溶脲脲原体的菌落大小为 10~25 nm,生长快,只需 24~48 h。

2.免疫学检查

(1)抗体检测:①冷凝集试验:在肺炎支原体感染后第 1 周末第 2 周初,约 50%患者的红细胞冷凝集试验阳性,这是一种非特异性方法,是在 4 ℃时检测人类红细胞的自身抗体 IgM,效价 1∶32 以上,或恢复期效价 4 倍增长均有诊断意义。但应注意呼吸道合胞病毒、腮腺炎病毒、流感病毒的感染时,冷凝集抗体也可阳性。②酶联免疫吸附试验(ELISA):检测支原体 IgM,敏感性高。③免疫荧光试验:也用于检测 IgM,特异性强,但对操作者也有一定要求。④间接血凝试验:本法较实用。

(2)抗原检测:应用单克隆抗体通过 ELISA 试验从患者痰、鼻洗液或支气管灌洗液中检测支原体的分子量约 43 000 多肽或分子量 190 000 的 P1 蛋白。

3.核酸检测 以特异性引物通过聚合酶链反应(PCR)技术从患者痰中检测肺炎支原体DNA。此法还可验证治疗效果。

【治疗】

因支原体缺乏细胞壁,故作用于细胞壁的抗生素,如各种 β 内酰胺类抗生素均无效,青霉素类及头孢菌素类皆不宜采用,氨基糖苷类在体外虽有作用,但尚无体内应用的系统报告。肺炎支原体感染的治疗以红霉素为首选,阿奇霉素及喹诺酮类中的环丙沙星和左氧氟沙星等也有效。若溶脲脲原体对四环素耐药,氟喹诺酮类及阿奇霉素可能有效。

【预防】

肺炎支原体肺炎可引起暴发流行,曾有人设计疫苗进行预防,但保护率仅 50%,抗生素预防也无系统报告。

第二节　肺炎支原体肺炎

肺炎支原体肺炎(mycoplasmal pneumonia)是由肺炎支原体引起的呼吸道和肺部的急性炎症改变,常同时有咽炎、支气管炎和肺炎。支原体肺炎占非细菌性肺炎的 1/3 以上,或各种原因引起的肺炎的 10%。秋、冬季节发病较多,但季节性差异并不显著。

【流行病学】

感染源为患者,发病前 2~3 天直至病愈数周,皆可在呼吸道分泌物中发现病原体。传播途径为呼吸道传播,易感者因吸入含病原体的空气、飞沫而感染。肺炎支原体的易感人群以儿童及青年人居多,婴儿间质性肺炎也应考虑本病的可能。该病呈散发性发病或小流行。

【发病机制与病理】

肺炎支原体通常存在于纤毛上皮之间,不侵入肺实质,通过细胞膜上神经氨酸受体位点吸附于宿主呼吸道上皮细胞表面,抑制纤毛活动与破坏上皮细胞。其致病性可能与患者对病原体或其代谢产物的过敏反应有关。

肺部病变为支气管肺炎、间质性肺炎和细支气管炎。肺泡内可含少量渗出液,并可发生灶性肺不张。肺泡壁与间隔有中性粒细胞、单核细胞及浆细胞浸润。支气管黏膜充血,上皮细胞肿胀,胞质空泡形成,有坏死和脱落。胸腔可有纤维蛋白渗出和少量渗出液。

【临床表现】

潜伏期 2~3 周,起病较缓慢。症状主要为乏力、咽痛、头痛、咳嗽、发热、食欲缺乏、腹泻、肌痛、耳痛等。咳嗽多为阵发性刺激性呛咳,可有少量黏液痰。发热可持续 2~3 周,体温恢复正常后可能仍有咳嗽。偶有胸骨后疼痛。肺外表现更为常见,如皮炎(斑丘疹和多形红斑)等。体格检查可见咽部充血,儿童偶可并发鼓膜炎或中耳炎,颈淋巴结肿大。胸部体检与肺部病变程度常不相称,可无明显体征。

【辅助检查】

患者血白细胞总数正常或略增高,以中性粒细胞为主。起病 2 周后,约 2/3 的病例冷凝集试验阳性,滴度≥1∶32,如果滴度逐步升高,更有诊断价值。如血清支原体 IgM 抗体≥1∶64,或恢复期抗体滴度有 4 倍增高,可进一步确诊。直接检测呼吸道标本中肺炎支原体抗原,可用于临床早期快速诊断。单克隆抗体免疫印迹法、核酸杂交技术及 PCR 技术等具有高效、特异而敏感等优点。

X 线检查显示肺部多种形态的浸润影,呈节段性分布,以肺下野为多见,有的从肺门附近向外伸展。病变常经 3~4 周后自行消散。部分患者出现少量胸腔积液。

【诊断与鉴别诊断】

需综合临床症状、X 线影像表现及血清学检查结果作出诊断。培养分离出肺炎支原体虽对诊断有决定性意义,但其检出率较低,技术条件要求高,费时 3 周,临床不实用。血清学试验有一定参考价值,尤其血清抗体有 4 倍增高者,但多为回顾性诊断。本病应与病毒性肺炎、军团菌肺炎等鉴别。外周血嗜酸粒细胞数正常,可与嗜酸粒细胞肺浸润相鉴别。

病例讨论

患儿,女性,11 岁,间断发热 1 周,伴咳嗽 3 天。患儿 1 周前受凉后发热,体温达 39.1 ℃,阿奇霉素 3 天无效,继而出现阵发性刺激性咳嗽,少痰。胸片提示:双肺纹理增粗,右上肺片影。体格检查:T 37.0 ℃,R 32 次/min,P 94 次/min,颌下可及多个轻度肿大淋巴结,活动度好,无触痛,咽部稍红,右肺呼吸音降低。实验室检查:血常规:WBC $4.4×10^9$/L,N 63%,L 26.6%;Hb 128 g/L;PLT $191×10^9$/L。ALT 9U/L,AST 16U/L。肺部 CT 显示双肺纹理增粗,右肺上叶及下叶见大片模糊阴影,右侧胸腔见少量积液影像。纵隔内见肿大的淋巴结影。请讨论:

1.该病例的初步诊断?

2.需进一步做哪些检查以确诊?

【治疗】

本病有自限性,多数病例不经治疗可自愈。早期使用适当抗菌药物,可减轻症状及缩短病程。大环内酯类抗生素为首选,如红霉素、罗红霉素和阿奇霉素。对大环内酯不敏感者则可选用呼吸氟喹诺酮类,如左氧氟沙星、莫西沙星等,四环素类也可应用。疗程一般 2~3 周。因肺炎支原体无细胞壁,青霉素或头孢菌素类等抗生素无效。对剧烈呛咳者,应适当给予镇咳药。若合并细菌感染,可根据病原学检查,选用针对性的抗菌药物治疗。

第三节　人型支原体及溶脲脲原体感染

虽然在泌尿生殖道中可以分离出 7 种支原体属及脲原体属微生物,仅溶脲脲原体及人型支原体可引起人类泌尿生殖系统感染,其余 5 种并不重要。

【病原学】

由于溶脲脲原体的生长有其特点,因此,该病原的培养、鉴定方法也有所不同。如培养的最佳环境为 pH 6.0 以下,溶脲脲原体所含尿素酶可使尿素分解为氨,后者为碱性,可提高 pH,借指示剂可以显示。人型支原体则可分解精氨酸而产氨,pH 变化同上。溶脲脲原体的培养,需时仅 1~2 日,人型支原体则需一周。溶脲脲原体的菌落较小,而人型支原体则较大。

溶脲脲原体有 14 个血清型,人型支原体有 7 个血清型。

【流行病学】

婴儿在通过感染的产道时,可成为带菌者,尤其是通过阴道产出时,1/3 女婴的生殖器中可分离出溶脲脲原体,但人型支原体很少。男婴的检出率低。男女婴的呼吸道中,溶脲脲原体的检出率为 15%。

新生儿携带病原时间大约为 2 年,女婴持续携带病原时间较长。青春期男性生殖道中很少分离出支原体,而女性则有 1/5 带溶脲脲原体,6%带有人型支原体。

成人生殖道中的支原体乃与性交有关。支原体的分离率还与社会经济状况相关,在社会经济条件较差地区的医院中,半数人带有人型支原体,3/4 带有溶脲脲原体,而同一地区的妇产科医院则分别为 1/5 及 1/2。社会经济情况、性生活与支原体分离率的关系尚未完全阐明。妊娠妇女的分离阳性率较非妊娠妇女高,停经妇女的分离率较低,性激素对其似有影响。

【临床表现】

（一）非淋球菌尿道炎

约 30% 由人型支原体所致,溶脲脲原体也为重要病原。有人以 $5×10^4$ 个溶脲脲原体注入志愿者尿道内,受试者发生排尿困难、尿频、尿痛以及脓尿,尿中可分离出同型支原体,经治疗后,症状消失。正常人中也可分离出溶脲脲原体,须鉴别是感染还是带"菌"。

（二）肾盂肾炎

约 10% 急性肾盂肾炎患者可获人型支原体纯培养,以间接血凝法可测得抗体。人型支原体还可以引起慢性肾盂肾炎的急性发作。

（三）盆腔炎

英国、瑞典的研究者经输卵管镜取标本,约 10% 急性患者可分离到人型支原体。仅在少量的输卵管炎及卵巢脓肿中可分离到溶脲脲原体。但其临床意义尚不清楚。

（四）输卵管炎

半数急性输卵管炎患者用间接血凝试验可测得人型支原体抗体,正常人的阳性率仅10%,该病原可引起自限性输卵管炎及子宫旁炎,而溶脲脲原体则无此作用。

（五）流产后发热及产后热

流产后发热的患者,10%可分离到人型支原体,流产后不发热及正常分娩者则阴性,且半数发热患者的抗人型支原体阳性。以上资料乃说明人型支原体与流产后发热的关系。溶脲脲原体则与之无关。人型支原体可引起子宫内膜炎。溶脲脲原体的作用尚不明。

（六）其他

低球蛋白血症患者的持续性人型支原体感染可引起慢性膀胱炎。还可从关节炎滑囊液中分离出该病原。

免疫缺陷者可发生人型支原体败血症与腹膜炎。新生儿脑膜炎、脑脓肿患者脑脊液中可培养出人型支原体,病原大多来自产道。尿道炎、前列腺炎、附睾炎均可由溶脲脲原体引起。

【治疗】

由人型支原体或溶脲脲原体引起的非淋球菌尿道炎应采用多西环素 100 mg,每日 2 次,7日为 1 个疗程。10%溶脲脲原体对四环素耐药,但对红霉素敏感,遇四环素疗效不佳时需改用红霉素 0.5 g,每日 4 次,疗程 7 日,或阿奇霉素 1 g 单剂治疗。另外,可选用左氧氟沙星每日500 mg 顿服;或氧氟沙星 300 mg,每日 2 次;或阿莫西林 500 mg,每日 3 次,疗程均 7 日。

由人型支原体及沙眼衣原体引起的盆腔感染,四环素为首选,若出现耐药人型支原体,可改用林可霉素。

（陈艳成　刘　琴）

思考题

1.支原体引起的主要人类疾病是哪些?

2.如何治疗支原体感染?

第六章 细菌感染

> ## 导学
>
> 🔖 常见的细菌感染病有霍乱、伤寒、菌痢、流脑、百日咳等,弯曲菌肠炎与幽门螺杆菌感染受到普遍重视。
>
> 🔖 有效的抗菌治疗往往能缩短病程,减少并发症发生。
>
> 🔖 伤寒沙门菌内毒素引起的感染中毒症状比较特殊,体现"缓"的特征。

第一节 奈瑟菌感染

一、脑膜炎奈瑟菌感染

脑膜炎奈瑟菌侵入机体可引起流行性脑膜炎、败血症、菌血症及其他部位的感染灶。流行性脑膜炎(epidemic meningitis)在中国称为流行性脑脊髓膜炎(epidemic cerebrospinal meningitis)简称流脑,经飞沫直接传播,其主要临床表现为突发高热、剧烈头痛、频繁呕吐、皮肤黏膜瘀点、瘀斑及脑膜刺激征。严重者可有感染性休克和脑实质损害,常危及生命。

【病原学】

脑膜炎奈瑟菌(*Neisseria meningitidis*)属于奈瑟菌属,革兰染色阴性,肾形,直径 0.6~0.8 μm,多成对或四联排列。为专性需氧菌,营养要求较高,在血液琼脂或巧克力培养基上生长良好。最适生长条件为 35~37 ℃、5%~10%CO_2,pH 7.4~7.6。低于 32 ℃或高于 41 ℃不能生长。裂解时产生内毒素,是重要的致病因子。可产生自溶酶,在体外易自溶而死亡。

根据该菌表面特异性荚膜多糖抗原的不同,将其分为 A、B、C、D、H、I、K、L、X、Y、Z、29E、W135,共 13 个血清群,以 C 群致病力最强。对人类致病的多为 A、B、C 群,我国的流行菌群95%是 A 群。

人是该菌唯一的天然宿主。该菌对外界环境抵抗力弱,不耐热,温度高于 56 ℃极易死亡。对干燥较敏感,对寒冷有一定耐受力。对一般的消毒剂敏感,如漂白粉、乳酸等 1 min 死亡。紫外线照射 15 min 死亡。

【流行病学】

1.感染源　带菌者和流脑患者是本病的感染源。患者从潜伏期末至发病后 10 天均具有很强的传染性,但有效抗菌治疗后传染性随即消失。在流行期间,人群带菌率高达50%以上。带菌者无临床症状,不易被发现,作为感染源意义更重要。

2.传播途径　病原菌主要通过咳嗽、喷嚏、说话等由飞沫直接传播。由于本菌在体外生活能力极弱,故间接传播的机会极少。密切接触如同睡、怀抱、喂乳、接吻等,对2岁以下婴幼儿传播本病有重要意义。

3.人群易感性　人群普遍易感。新生儿出生时有来自母体杀菌抗体故发病少见,6个月至2岁时抗体水平最低,以后因隐性感染获得免疫。因此,5岁以下儿童尤其是6个月至2岁的婴幼儿发病率最高。人感染后对同群产生持久免疫力,各群间有交叉免疫,但不持久。

4.流行特征

(1)地区性差异:流脑呈世界性分布,但不同地区流行程度有很大不同:非洲国家和蒙古常大流行,发病率(80～395)/10万;亚洲国家呈局部流行;欧美国家发病率低,发病率约1/10万。

我国分别于1938年、1958年、1966年、1976年发生流脑大流行,1980年以后被控制。但近几年我国流脑发病率有上升趋势,局部地区出现C群流行。

(2)周期性流行:流脑流行后,人群因感染获得免疫力。但随着新易感者的逐渐增多,人群易感性即增高,使得本病可呈周期性流行:一般每3～5年出现一次小流行,8～10年出现一次大流行。

(3)季节性:流脑全年均可发病,但多见于冬春季节,从11月份开始上升,3—4月份达高峰,5月份开始逐渐下降。

(4)感染类型:易感人群感染后60%～70%为无症状带菌者,25%～30%为出血点型,5%～7%为上呼吸道感染型,仅约1%为典型流脑。

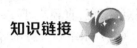

"脑膜炎地带"

　　非洲是世界上脑膜炎高发地区。东起埃塞俄比亚,西至塞内加尔,跨越撒哈拉沙漠以南21个非洲国家,被称为"脑膜炎地带"。每年的12月到次年的5月是脑膜炎的高发季节。干燥的天气、强烈的沙尘和夜间较低的气温等使人群容易发生呼吸系统感染而致细菌性脑膜炎。

【发病机制与病理】

(一)发病机制

　　侵入鼻咽部的脑膜炎奈瑟菌导致何种感染表现,取决于人体防御功能和细菌致病性。若人体免疫力较强时,细菌被清除。如果免疫力较弱,病原菌可在鼻咽部繁殖,多数成为无症状带菌状态,部分则可出现轻微上呼吸道炎症,并因此获得免疫力而不治自愈;少数情况下,因为机体免疫力低下或侵入人体的脑膜炎奈瑟菌致病性较强,细菌可自鼻咽部黏膜侵入血流,形成短暂菌血症。临床上,多数无明显症状或仅出现皮肤黏膜出血点。

　　仅极少数感染者发展为败血症,甚至细菌通过血脑屏障侵入中枢神经系统,引起化脓性脑膜炎。

细菌内毒素是致病的重要因素。大量内毒素作用于外周小血管和毛细血管,导致严重的外周急性微循环障碍,临床上出现感染性休克;大量内毒素作用于脑部,引起脑部微循环障碍,导致脑实质损害,出现脑膜脑炎型。

(二)病理

1.败血症　主要病变为血管内皮损害,血管壁炎症、坏死和血栓形成,血管周围出血,表现为皮肤黏膜的瘀点、瘀斑。

2.脑膜炎　主要病变位于大脑半球表面及颅底软脑膜,表现为血管充血、出血、炎性渗出,引起颅内压升高;大量纤维蛋白、中性粒细胞及血浆外渗,导致脑脊液浑浊。颅底软脑膜的化脓性炎症和粘连可引起视神经、外展神经、动眼神经、听神经等脑神经损害,产生相应临床表现。

3.暴发型脑膜脑炎　病变主要在脑实质,引起脑组织坏死、充血、出血及水肿,颅内压显著升高,严重者可发生脑疝。慢性患者可引起脑室孔阻塞,造成脑脊液循环障碍,引起脑积水。

【临床表现】

流脑潜伏期1~10天,一般2~3天。按临床表现分为以下4种类型:

1.普通型　此型约占全部病例的90%。

(1)前驱期(上呼吸道感染期):主要表现为上呼吸道感染症状,如低热、咽痛、咳嗽,鼻咽部黏膜充血及分泌物增多等,持续1~2天。

(2)败血症期:患者常无前驱症状,突起畏寒、高热、体温可达39~40 ℃,常伴头痛、呕吐、全身乏力、肌肉酸痛、食欲缺乏及神志淡漠等毒血症症状。幼儿则表现为哭啼吵闹、烦躁不安、皮肤感觉过敏及惊厥等。少数患者有关节疼痛或关节炎。

此期的重要体征是皮疹,有70%~90%的患者皮肤黏膜出现瘀点、瘀斑,直径大小1~20 mm,色泽鲜红,后变为紫红色,发病后数小时即可出现,常见于四肢、软腭、眼结膜及臀部等部位,可逐渐发展至全身皮肤,其出现速度、范围大小及颜色与病情有关。病情严重者瘀点、瘀斑可迅速扩大,且因中央血栓形成,常出现大片紫黑色坏死或形成大疱。此期持续1~2日后进入脑膜炎期。

(3)脑膜炎期:败血症期的毒血症症状依然存在,并出现明显的中枢神经系统症状。持续高热、剧烈头痛、喷射性频繁呕吐、皮肤感觉过敏、怕光、烦躁不安。脑膜刺激征明显,出现颈项强直、克氏(Kernig)征及布氏(Brudzinski)征阳性。重者出现谵妄、抽搐及意识障碍。

婴幼儿因颅骨缝和囟门尚未完全闭合,中枢神经系统发育尚不成熟,因而临床表现往往不典型,脑膜刺激征往往缺如,而高热、拒乳、烦躁、哭闹不安、尖叫、惊厥、嗜睡等神经系统症状体征及咳嗽、呕吐、腹泻等呼吸道和消化道症状常见。前囟突出或紧张,有助于诊断。但有时由于频繁呕吐、失水等原因,患儿仅可见前囟下陷,从而造成诊断困难。

此期经过合理治疗,大多于2~5天内进入恢复期。

(4)恢复期:经治疗后体温逐渐降至正常,皮肤黏膜瘀点和瘀斑消失,大片瘀斑也逐渐结痂愈合。其他症状逐渐好转,神经系统检查也逐渐恢复正常。病程中约10%患者出现口周单纯疱疹。

一般在1~3周内痊愈。

2.暴发型　少数患者起病急骤,病情凶险,进展快,如果不及时抢救,常于 24 h 内危及生命。儿童多见。此型可分为以下 3 种类型:

(1)休克型:突发剧烈寒战、高热,体温可达 39~40 ℃,严重者体温可不升,伴头痛、呕吐及严重的全身毒血症状,数小时后精神极度萎靡,嗜睡或烦躁不安、惊厥。常在短期内全身出现广泛瘀点、瘀斑,且迅速融合成大片,常有皮下出血,或继以大片坏死。循环衰竭为本型的突出特征,表现为面色苍白,唇周及指端发绀,四肢厥冷,皮肤呈花纹状,脉搏细数,尿量减少,血压下降或测不到。若病情进一步加重,可伴有呼吸急促,少尿或无尿,甚至昏迷。脑膜刺激征大多缺如。

(2)脑膜脑炎型:主要表现为脑膜及脑实质损害,常于 1~2 天内出现严重中枢神经系统症状。患者高热、头痛、呕吐,意识障碍加深,迅速出现昏迷。可有反复惊厥,锥体束征阳性,严重者发生脑疝。枕骨大孔疝时,小脑扁桃体疝入枕骨大孔内,压迫延髓,此时患者昏迷加深,瞳孔明显缩小或散大,或忽大忽小,瞳孔边缘也不整齐,对光反应迟钝。双侧肌张力增高或强直,上肢多内旋,下肢多呈伸展性强直。呼吸不规则,快慢、深浅不均匀,可出现抽泣样呼吸、点头样呼吸、潮式呼吸、间停呼吸等,此类呼吸常提示呼吸中枢功能障碍,有呼吸突然停止的可能。天幕裂孔疝是因颞叶的钩回或海马回嵌入天幕裂孔,压迫间脑及动眼神经所致,除有上述颅内压增高的症状外,常有同侧瞳孔因动眼神经受压而扩大,对光反应消失,眼球固定或外展,对侧肢体轻度瘫痪等症状,进而出现呼吸衰竭。

(3)混合型:可先后或同时出现休克型和脑膜脑炎型表现,病情极重。

3.轻型　常发生于流脑流行后期。病情轻,临床表现为低热,咽痛及轻微头痛等上呼吸道症状,皮肤黏膜可有出血点。脑脊液改变不明显,咽培养可发现病原菌。

4.慢性败血症型　少见,主要见于成年人。病程迁延数周或数月。患者出现间歇性寒热,每次发热历时 12 h,间隔 1~4 天再次发作。发作时皮肤出现瘀点、瘀斑、斑丘疹及四肢关节疼痛,少数患者有脾大。需多次血培养及瘀点涂片检查方能找到病原菌。在慢性病程中,少数患者可发生化脓性脑膜炎或心内膜炎导致病情急剧恶化。

【并发症】

1.继发感染　以肺炎多见,尤其多见于老年人与婴幼儿。其他并发症有压疮、角膜溃疡及因小便潴留而引起的尿道感染等。

2.化脓性迁徙性病变　如中耳炎、化脓性关节炎、脓胸、心内膜炎、心肌炎、全眼炎、睾丸炎及附件炎等。

3.中枢神经系统病变　脑及其周围组织因炎症或粘连而引起的损害有动眼神经麻痹、视神经炎、听神经及面神经损害、肢体运动障碍、失语、大脑功能不全、癫痫、脑脓肿等。慢性患者,尤其是婴幼儿,因脑室孔或蛛网膜下腔粘连以及间脑膜间的桥梁静脉发生栓塞性静脉炎,可分别发生脑积水和硬膜下积液。

【后遗症】

可由任何并发症引起,其中常见的有:耳聋(小儿发展为聋哑)、失明、动眼神经麻痹、瘫痪、智力或性情改变,精神异常等。

【辅助检查】

1.血象　白细胞总数明显增加,一般在(10~30)×10^9/L 以上。中性粒细胞明显增多,常在80%~90%,可出现中毒颗粒和空泡。并发DIC者,血小板显著下降。

2.脑脊液检查　脑脊液检查是明确诊断的重要方法。脑脊液压力升高、外观浑浊,白细胞数明显升高,在1 000×10^6/L以上,以中性粒细胞为主,蛋白含量常显著增高,糖及氯化物明显降低。若临床有脑膜炎症状及体征而早期脑脊液检查正常,应于12~24 h后再次检查,以免漏诊。

3.细菌学检查　细菌学检查是确诊的重要手段。应注意标本及时送检、保暖、及时检查。

(1)涂片:取皮肤瘀点组织液和脑脊液离心沉淀物涂片检查。皮肤瘀点检查时,用针尖刺破瘀点上的皮肤,挤出少量血液和组织液,将其涂于载玻片上经革兰染色后镜检,阳性率可达60%~80%。此法简单易行,是早期诊断的重要方法之一。

(2)细菌培养:可取血液、瘀斑组织液或脑脊液进行细菌培养。注意在应用抗生素之前进行标本采集。①血培养:脑膜炎奈瑟菌的阳性率较低,但血培养对普通型流脑败血症期、暴发型败血症及慢性脑膜炎奈瑟菌败血症诊断甚为重要,宜多次采血送验。②脑脊液培养:将脑脊液置于无菌试管离心后,取沉淀立即接种于巧克力琼脂培养基,同时注入葡萄糖肉汤,在5%~10%CO_2浓度下培养。

(3)内毒素检测:鲎溶解物试验(limulus lysate test,LLT)的原理是海洋生物鲎的血细胞溶解物与内毒素发生凝集反应。用于检测血清和脑脊液中的内毒素,有助于革兰阴性细菌感染的诊断。

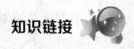

知识链接

古老的鲎

　　鲎俗称三刺鲎、夫妻鱼(雄鲎总是趴在雌鲎的背上,如影随形;而雌鲎也乐意背负着雄鲎四处活动),因其长相既像虾又像蟹,故人们又称为“马蹄蟹”,是一类与三叶虫一样古老的动物。鲎的血液中含有铜离子,它的血液是蓝色的。这种蓝色血液的提取物即为“鲎试剂”。

4.免疫性检查　①特异性抗原:用对流免疫电泳、乳胶凝集试验、金黄色葡萄球菌A蛋白协同凝集试验、反向被动血凝试验,酶联免疫吸附试验等,检测血液、脑脊液或尿液中的荚膜多糖抗原。一般在病程1~3天内可出现阳性。较细菌培养阳性率高,方法简便、快速、敏感、特异性强。②特异性抗体:测定抗体的免疫学试验主要有间接血凝试验、杀菌抗体测定试验等。双份血清抗体效价4倍以上增长,则有诊断价值。因抗体多在发病1周后开始升高,故不能作为早期诊断指标。

5.其他

(1)RIA法检测脑脊液β$_2$微球蛋白:流脑患者明显增高,且与脑脊液中的蛋白含量及白细胞数平行。此项检测更敏感,早期脑脊液检查尚正常时,β$_2$微球蛋白即可升高,恢复期可正常。故有助于早期诊断、鉴别诊断、病情监测及预后判断。

(2)核酸检测:应用PCR检测患者急性期血清或脑脊液中脑膜炎奈瑟菌DNA特异片段,敏感、特异性高,且不受抗生素治疗的影响。

【诊断与鉴别诊断】

1.诊断　根据当地疫情、接触史、发病季节、发病年龄、临床表现(突发高热、剧烈头痛、喷射性呕吐、皮肤黏膜瘀斑及脑膜刺激征)等,结合辅助检查进行诊断。确诊有赖于病原学的阳性发现。

2.鉴别诊断

(1)其他化脓性脑膜炎:根据病菌侵入途径可初步区别,如肺炎链球菌脑膜炎大多继发于肺炎、中耳炎的基础上;葡萄球菌脑膜炎大多发生在葡萄球菌败血症病程中;革兰阴性杆菌脑膜炎易发生于颅脑手术后;流感杆菌脑膜炎多发生于婴幼儿;绿脓杆菌脑膜炎常继发于腰穿麻醉、造影或手术后。上述各细菌性脑膜炎均无明显的季节性,无皮肤瘀点、瘀斑。确诊有赖于细菌学检查。

(2)流行性乙型脑炎:发病季节多在7—9月,脑实质损害严重,昏迷、惊厥多见,皮肤一般无瘀点。脑脊液较澄清,细胞数大多在$(50 \sim 500) \times 10^6/L$,蛋白量稍增高,糖、氯化物正常。免疫学检查如特异性 IgM 补结试验等有助于鉴别。

(3)结核性脑膜炎:多有结核病史或结核病密切接触史,起病缓慢,病程长,有低热、盗汗、消瘦等症状,神经系统症状出现晚,无瘀点、瘀斑,脑脊液改变为外观较清澈,细胞数$(200 \sim 500) \times 10^6/L$,以淋巴细胞为主。X 线检查有助于结核病诊断,病原学检测可确诊。

(4)中毒型菌痢:主要见于儿童,发病季节在夏秋季。短期内有高热、惊厥、昏迷、休克、呼吸衰竭等症状,但无瘀点。脑脊液检查正常。确诊依靠粪便细菌培养。

(5)蛛网膜下腔出血:成人多见,起病突然,以剧烈头痛为主,重者出现昏迷,体温常不升高。脑膜刺激征明显,但无皮肤黏膜瘀点、瘀斑,无明显中毒症状。脑脊液为血性。脑血管造影可发现动脉瘤、血管畸形等改变。

病例讨论

患儿,7 岁,突发畏寒、发热、头痛、呕吐 2 天,嗜睡 1 天于 2 月 1 日入院。查体:T 39.5 ℃,P 120 次/min,浅昏迷,瞳孔正大等圆,对光反射较灵敏,颈部有明显抵抗感,胸、腹部发现多个出血点,Kernig 征及 Brudzinski 征均为阳性,Babinski 征阴性。血象:WBC $18 \times 10^9/L$,N 0.85,L 0.15。请讨论:

1.本病最可能的诊断是什么?

2.主要应与哪些疾病鉴别?

3.需进一步做哪些检查以明确诊断?

【治疗】

(一)普通型

1.一般治疗　卧床休息,加强护理,密切观察病情变化,保持皮肤清洁,防止瘀斑破溃感染,保证足够液体量及电解质。保持呼吸道通畅,预防并发症。

2.病原治疗　尽早、足量应用细菌敏感并能透过血脑屏障的抗菌药是病原治疗原则。近年来脑膜炎奈瑟菌已出现耐药菌株,应引起注意。常用药物有:

(1)青霉素:目前对脑膜炎奈瑟菌仍高度敏感。成人 800 万 U,每 8 h 1 次;儿童 20 万 ~

40万 U/kg,分3次加入5%葡萄糖液中静脉滴注,疗程5~7天。

(2)头孢菌素:第三代头孢菌素对脑膜炎奈瑟菌抗菌活性强,易透过血脑屏障,且毒性低。头孢噻肟钠,成人2 g,儿童50 mg/kg,每6 h静脉滴注1次;头孢曲松,成人2 g,儿童50~100 mg/kg,每12 h静脉滴注1次。疗程7天。

(3)氯霉素:易透过血脑屏障,对脑膜炎奈瑟菌有良好抗菌活性,但抑制骨髓造血,故一般不推荐应用。只慎用于不宜用磺胺和青霉素的患者。成人2~3 g/d,儿童50 mg/(kg·d),分次加入葡萄糖液中静脉滴注,疗程5~7天。

(4)磺胺嘧啶:在脑脊液中浓度高,但对败血症期疗效欠佳。剂量:成人每天6~8 g,小儿75~100 mg/kg,分4~6次口服,也可肌内注射、静脉注射或静脉滴注。

3.对症治疗 高热时可用物理降温及退热药物,如有颅内压升高,可用20%甘露醇1~2 g/kg,脱水降颅压,每4~6 h 1次,快速静脉滴注。可与50%葡萄糖交替应用,以减少甘露醇用量。

(二)暴发型

1.休克型

(1)尽早应用有效抗菌药:青霉素G 20万~40万 U/(kg·d),用法同前。

(2)迅速纠正休克:①扩充血容量及纠正酸中毒:最初1 h内成人1 000 mL,儿童10~20 mL/kg,快速静脉滴注。输注液体为5%碳酸氢钠液5 mL/kg和低分子右旋糖酐液。此后酌情使用晶体液和胶体液,24 h输入液量在2 000~3 000 mL,儿童为50~80 mL/kg,其中含钠液体应占1/2左右,补液量应视具体情况。原则为"先盐后糖、先快后慢"。用5%碳酸氢钠液纠正酸中毒。②血管活性药的应用:在扩容及纠酸的基础上,若休克仍未好转,可用血管活性药。常用药物为莨菪类,首选副作用较小的山莨菪碱(654-2),每次0.3~0.5 mg/kg,重者可用1 mg/kg,每10~15 min静注1次,见面色转红,四肢温暖,血压上升后,减少剂量,延长给药时间而逐渐停药。阿托品可替代山莨菪碱。也可用多巴胺,2~6 μg/(kg·min),根据治疗反应调整速度与浓度。

(3)肾上腺糖皮质激素:用于毒血症症状明显的患者。地塞米松,成人10~20 mg/d,儿童0.2~0.5 mg/(kg·d),分1~2次静脉滴注。疗程一般不超过3天。

(4)DIC的治疗:尽早应用肝素,0.5~1.0 mg/kg,以后可4~6 h重复一次。应用肝素时,用凝血时间监测,要求凝血时间维持在正常值的2.5~3倍为宜。

2.脑膜脑炎型

(1)抗菌药的应用:用法同休克型。

(2)防治脑水肿:及早发现脑水肿,积极脱水治疗,预防脑疝的发生。可用甘露醇,此外还可使用白蛋白、呋塞米、肾上腺糖皮质激素等治疗。

(3)防治呼吸衰竭:保持呼吸道通畅,必要时气管插管,使用呼吸机治疗。

【预后】

本病普通型经及时诊断,合理治疗,多不发生并发症及后遗症。暴发型病死率较高,其中脑膜脑炎型及混合型预后极差。小于1岁的婴幼儿及老年人预后差。但如能早期诊断,及时予以综合治疗,病死率可显著下降。血小板减少、抗凝血酶减少、纤溶酶原激活因子抑制物(PAI-1)升高和C反应蛋白降低均与预后不佳有关。

【预防】

1.控制感染源　对患者予以隔离治疗,隔离至症状消失后 3 天,一般不少于病后 7 天。

2.切断传播途径　流行期间做好卫生宣传。应尽量避免大型集会及集体活动,不要携带儿童到公共场所,外出应戴口罩。

3.降低人群易感性　菌苗预防注射以 15 岁以下儿童为主要对象,新兵入伍及免疫缺陷者均应注射。国内多年应用脑膜炎奈瑟菌 A 群多糖菌苗,保护率达 90% 以上。近年由于 C 群的流行,我国已开始接种 A+C 结合菌苗,也有很高的保护率。

4.药物预防　密切接触者可预防用药。复方磺胺甲噁唑,成人 2 g/d,儿童 50~100 mg/kg,分 2 次服用,连用 3 天。另外,头孢曲松、氧氟沙星等也能起到良好的预防作用。

二、淋病奈瑟菌感染

淋病奈瑟菌感染通常是指由淋病奈瑟菌引起的泌尿生殖系统的化脓性感染,但也包括由淋病奈瑟菌引起的眼炎、咽炎、直肠炎、盆腔炎及播散性感染。淋病为我国法定的乙类传染病。

【病原学】

淋病奈瑟菌(Neisseria gonornhoeae)又称淋球菌,属于奈瑟菌属,呈肾形或豆形,常成对排列,直径为 0.6~0.8 μm,革兰染色阴性。无鞭毛,无荚膜、不形成芽胞,致病菌株有菌毛。专性需氧,巧克力色血琼脂平板是适宜培养基。35~36 ℃孵育 48 h 后,形成凸起、圆形、灰白色、直径 0.5~1.0 mm 的光滑型菌落。为提高淋病奈瑟菌检出率,可选用万古霉素、多黏菌素等选择性培养基来抑制其他杂菌生长。

淋病奈瑟菌表层抗原至少可分为菌毛蛋白抗原、外膜蛋白抗原和脂寡糖抗原:①菌毛蛋白:由菌毛蛋白组成菌毛(pili),介导对非纤毛化上皮细胞的黏附,具有抵抗中性粒细胞的杀菌作用。菌毛 C 端为高变区,通过变异或相变,逃逸对再感染的免疫力。②外膜蛋白:有 Por 蛋白(porin proteins,P Ⅰ)、Opa 蛋白(opacity proteins,P Ⅱ)和 Rmp 蛋白(reduction-modifiable proteins,P Ⅲ)。Por 蛋白分 Por A 和 Por B,Por A 有 18 个亚型,Por B 有 28 个亚型。介导细菌与敏感细胞的黏附,具有阻止吞噬溶酶体形成,有利细菌在细胞内生存。Opa 蛋白能促进细菌牢固黏附于上皮细胞或介导细菌间黏附。Rmp 蛋白保护其他表面抗原(Por 蛋白、LOS)免于杀菌抗体作用。③脂寡糖:由脂质 A 和核心寡糖组成脂寡糖(lipooligosaccharide,LOS)类似 LPS,具有内毒素活性。

淋病奈瑟菌对外界理化因素抵抗力较弱,不耐干燥和高温,在完全干燥的环境中仅可存活 1~2 h,在衣裤和被褥中可存活 18~24 h,在脓液或湿润的物体上可存活数天。一般消毒剂易将其杀灭,1∶4 000 硝酸银溶液 2~7 min、1% 石炭酸溶液 1~3 min 可将其杀死。

【流行病学】

1.感染源　感染源为病人和无症状感染者。

2.传播途径

(1)性接触传播:性交为主要的传播途径。男性与患淋病的女性 1 次性交后可有 20% 的感染机会,性交次数增多感染机会增加。女性与患淋病的男性性交后,感染机会可高达 60% 以上。在临床上,有 5%~20% 的男性和 60% 以上的女性感染者呈无症状经过,这在流行病学上有很大意义。

(2)接触传播:直接或间接接触病人的分泌物也可被感染,如新生儿经母体产道可引起淋菌性结膜炎,接触分泌物污染的衣裤、床上用品、毛巾、浴盆、马桶等物品也可以受染。患淋病的孕妇胎膜破裂,继发羊膜腔内感染,也可感染胎儿。

3.人群易感性 人群普遍易感,任何人对淋病奈瑟菌均无先天性和获得性免疫力。

4.流行特征 淋病在全世界范围内流行。供销人员、长途卡车驾驶员、夜总会和宾馆服务员、个体经商者和出国人员等为淋病的好发人群。淋病奈瑟菌感染几乎可以发生于任何年龄,但主要为年轻性活跃者。

【发病机制】

尿道、宫颈、直肠、咽及眼结膜为常见的受染部位。淋病奈瑟菌进入人尿道后,它借助菌体外膜蛋白 PⅡ 和菌毛的作用很快黏附到柱状上皮细胞表面的受体结合区,增殖并形成微小菌落。微小菌落很快被细胞表面的纤毛包埋并侵入细胞。侵入细胞的淋病奈瑟菌在宿主细胞基底形成囊包并在其中大量增殖,继而侵入黏膜下层,引起细胞破裂和炎症。局部出现多核白细胞浸润、黏膜红肿、糜烂、上皮细胞脱落。组织液大量渗出,形成典型的尿道脓性分泌物,出现了尿道流脓。众多多形核白细胞在炎症区吞噬淋菌,因淋病奈瑟菌毒素的作用而死亡,随脓液流出。脱落的细胞和黏膜随尿排出,即成为尿中的"淋丝"。由于黏膜的破坏,排尿时尿液直接刺激神经末梢,患者产生尿痛、尿急和排尿时的烧灼感。

播散性淋病特别是那些复发性播散性淋病奈瑟菌感染者,可能有某种补体成分的先天缺陷。淋病奈瑟菌的外膜蛋白 PⅢ 可阻滞 IgM 抗体的杀菌作用,使淋病奈瑟菌具有稳定的血清抵抗力。尽管已了解到引起血行播散的淋病奈瑟菌菌株有其特殊性,但播散性淋病病人的补体 C5、C6、C7、C8 常有缺陷或异常,这些成分的正常功能对于人的免疫系统保护人免受奈瑟菌感染起着重要作用。此外,激素因素和循环免疫复合物的形成可能对发生播散性淋病奈瑟菌感染也有作用,但尚待深入研究。

【临床表现】

潜伏期一般为 2~10 日,平均 3~5 日。

根据淋病奈瑟菌侵犯的部位和范围在临床上可将淋病分为以下 4 类:

(一)无并发症淋病

1.男性淋菌性尿道炎 典型症状初起为尿道口红肿、微痒或轻度刺痛,有少量稀薄黏液性或黏液脓性分泌物流出。1~2 日后分泌物变为脓性,呈黄色或深黄色,较黏稠,同时出现尿痛和排尿困难,也可有尿频、尿急及全身不适等症状。由于疼痛,夜间常有阴茎痛性勃起。查体时尿道口有脓性分泌物,量大,尿道口发红和水肿,严重者尿道黏膜外翻。

2.女性泌尿生殖系统淋病 宫颈为最常见的初发部位,表现为阴道分泌物增多或异常,出现轻度尿痛、尿急、尿频或排尿困难。查体时可见宫颈有轻重不等的充血、红肿和触痛,宫颈口有黄色脓性分泌物流出。宫颈受淋病奈瑟菌感染后,也有 40%~60% 的感染者不表现任何症状。前庭大腺受感染时出现前庭大腺炎,多为单侧,腺体开口处有红肿、剧痛,腺管阻塞可形成脓肿。

(二)有并发症淋病

1.男性有并发症淋病 淋菌性尿道炎如未获及时治疗,可造成尿路上行感染,引起前列腺、精囊、输精管和附睾等的炎症。由于炎症导致输精管狭窄或阻塞,可继发不育症。①淋菌性前列腺炎:急性者,有高热、寒战、会阴部疼痛及排尿困难,直肠指检可触及肿大的前列腺,触痛明显。炎症转为慢性时,会阴部有不适及坠胀感。直肠指检触及前列腺质地较硬或有小结节,有压痛。前列腺液检查可见上皮细胞和少量脓细胞,卵磷脂小体减少。②淋菌性精囊炎:急性期有发热,有时伴精液潴留。直肠指诊可触及精囊肿大,触痛剧烈,有波动,慢性时无明显自觉症状,但有时可有血精,直肠指诊可触及质地较硬的精囊。③淋菌性附睾炎:多发生在急性淋菌性尿道炎之后,多为单侧。可有发热和附睾肿大,疼痛明显,同侧腹股沟和下腹部可有反射性牵扯痛。检查时,患部皮肤红肿、发热、附睾大、触痛剧烈。淋菌性附睾炎常与前列腺炎和精囊炎同时发生。

2.女性有并发症淋病　多为淋菌性宫颈炎未及时治愈,炎症上行感染所致。并发症有:①淋菌性盆腔炎:包括子宫内膜炎、输卵管炎,以及输卵管卵巢脓肿破裂所致的盆腔脓肿、腹膜炎等。约2/3病人在月经后发生。患子宫内膜炎患者月经量多,经期延长和有腹痛。可突然出现寒战、高热、头痛、食欲缺乏、恶心、呕吐和双侧下腹痛,以一侧为重;腹膜刺激征阳性,双侧附件增厚和压痛。由于炎症产生输卵管狭窄或闭塞,以及附件肿块,可引起宫外孕或不孕症。②淋菌性肝周炎:发生在淋菌性盆腔炎之后,淋病奈瑟菌可播散到上腹部引起腹膜炎和肝周围炎。肝周围炎时肝脏与腹壁间形成粘连,表现为突发性右上腹疼痛,深呼吸及咳嗽时疼痛加剧,有发热、恶心或呕吐。检查时右上腹有明显压痛。

(三)播散性淋病奈瑟菌感染

约2/3为女性在月经期或妊娠中、后期发生。若发生淋菌性败血症,则病情较严重,如不及时治疗可危及生命。临床表现有寒战、高热、全身不适。常在四肢远端的关节附近出现皮疹,开始为红斑,以后发展成为脓疱和血疱、中心坏死,形成浅溃疡。约90%的病例有多发性关节炎、骨膜炎或腱鞘炎,表现为红肿和疼痛,多发生于腕、指、肘、膝、踝关节处。严重者还可发生淋菌性心内膜炎、心肌炎、心包炎及淋菌性脑膜炎等。

(四)其他部位淋病

1.淋菌性结膜炎　新生儿多数是在经淋病母亲产道时双侧眼结膜受感染引起,2~3日后出现症状。成人病例多因自身有淋菌性尿道炎,自体污染眼睛所致。开始多为单侧,继之再感染另一侧。表现为起病急,眼结膜及眼睑充血、水肿、有较多脓性分泌物。若角膜受感染发生角膜炎,角膜可浑浊,发生溃疡和穿孔,最终导致失明。

2.淋菌性咽炎　主要见于口淫者,在同性恋男性中占10%~25%;在异性恋的男性中占3%~7%;在异性恋的女性中占10%~20%。本病约80%可无症状。有症状者仅轻微咽痛、咽干、咽部潮红充血,很少有渗出性炎症。少数可发生齿龈炎和扁桃体炎。

3.淋菌性直肠炎　主要见于男性同性恋者(约40%),而女性多为阴道分泌物的自身感染(约5%)。通常症状轻微,肛门处有轻度瘙痒及烧灼感。有时可无任何症状。但严重者可有里急后重、脓血便和疼痛不适。检查肛管及直肠黏膜有充血水肿和脓性分泌物。

4.淋菌性皮炎　多由淋菌性尿道炎的分泌物污染附近或其他部位皮肤所致。常发生包皮龟头炎,表现为包皮、龟头和冠状沟潮红、水肿,并有大量脓性分泌物,尤以包皮过长者多见。在阴茎和会阴部也常有炎症。此外,也可发生于生殖器以外的皮肤,皮损初为红斑,继之发展成水疱、脓疱或糜烂,周围绕以红晕。偶见阴茎中线淋病奈瑟菌感染引起的脓疱疹。

【辅助检查】

淋病奈瑟菌主要侵犯柱状上皮细胞,因而,对男性患者应将拭子插入尿道口3~4 cm处,对女性应从宫颈管内 1~1.5 cm 处取样。对怀疑是淋菌性直肠炎的患者应从肛门内 2.5 cm 直肠隐窝处取样。对疑似淋菌性咽炎的病人,应从扁桃体或扁桃体窝中取样。

（一）病原学检查

1.涂片检查 涂片检查方法简便、价格低廉。它对有症状的男性病人,敏感性和特异性都在 95% 以上。世界卫生组织不推荐用涂片法检查女性病人,也不推荐用涂片法检查诊断直肠和咽部的淋病奈瑟菌感染和判愈。

2.淋病奈瑟菌培养 培养主要用作菌落形态观察,以作进一步确诊和某些特殊的目的（如需要活菌做药物敏感性试验等）。淋菌的培养对症状很轻或无症状的女性和男性都是很敏感的。

3.氧化酶试验 淋病奈瑟菌在生长过程中产生氧化酶。在培养基上生长了 24 h 的淋病奈瑟菌菌落上滴加氧化酶试剂（0.5%~1% 新配制的盐酸二甲基对苯二胺水溶液）,淋病奈瑟菌菌落的颜色可变成紫红乃至黑色。

4.过氧化物酶试验（superoxal test） 淋病奈瑟菌具有比其他奈瑟菌更多的过氧化氢酶,该酶是一种能催化过氧化氢分解成氧和水的血红蛋白酶。在菌落或培养物上滴加 1 滴 30% 过氧化氢溶液,立即（1 s 内）出现大量气泡为阳性。反应延迟（3 s 或更久）,以及弱的气泡或无气泡的为阴性反应。过氧化物酶试验阴性一般可排除淋病奈瑟菌。

（二）淋病奈瑟菌的确诊试验

1.糖发酵试验 在淋病奈瑟菌培养基中加各种糖类和指示剂。淋病奈瑟菌有分解葡萄糖的酶类,当它分解葡萄糖时产酸,使培养基的 pH 降低,因而培养基中的指示剂颜色改变,如酚红由红变黄,溴甲酚紫由紫变黄等。

2.直接免疫荧光染色 1988 年美国 Syva 公司的淋病奈瑟菌培养确证试剂 Micro Track 问世,该试验采用鼠抗淋病奈瑟菌主要外膜蛋白的单克隆荧光抗体,具较高的敏感性和特异性,迄今尚未发现单克隆抗体与非淋病奈瑟菌有交叉反应,但观察到能与其他病原菌如金黄色葡萄球菌的非特异性 Fc 结合。因此,仅推荐该试验检测氧化酶阳性的革兰阴性双球菌。

3.酶反应 淋病奈瑟菌具有特殊的酶类,能使某些酶的产色底物显色可据此与其他奈瑟菌区别开来。

4.核酸扩增试验 核酸扩增试验（NAAT）是通过扩增病原微生物特异性 DNA 序列对其进行检测。检测淋病奈瑟菌的 NAAT 有 PCR（聚合酶链反应）、LCR（连接酶链反应）、TMA（transcription mediated amplification,转录酶扩增术）、SDA（strand displacement amplification,链置换扩增术）等。

【诊断与鉴别诊断】

（一）淋病的诊断要点

1.接触史 有非婚性接触史或配偶感染史或接触病人分泌物的病史。

2.临床表现 男性有尿道炎症状,女性有尿道不适及阴道分泌物增多症状。其他部位的淋病、淋病合并症,以及播散性淋病奈瑟菌感染时应根据不同表现确定其临床分类。

3.辅助检查 根据涂片（菌体形态）、培养（菌落形态）、氧化酶试验阳性结果,对淋病可作出初步诊断。如有某些性状不符合淋病奈瑟菌时可再利用糖发酵试验、直接免疫荧光试验、酶反应等作进一步的鉴定。

(二)鉴别诊断

1.需与男性淋病相鉴别的疾病　①非特异性尿道炎:开始常有明显诱因,如机械性刺激、创伤、器械损伤等。实验室检查多为葡萄球菌、大肠埃希菌和变形杆菌等,淋病奈瑟菌检查阴性。②非淋菌性尿道炎:有性接触史,潜伏期1~3周。症状较轻微或无明显症状,有少量黏液性或黏液脓性分泌物。病原体主要为沙眼衣原体或解脲脲原体,少数可查到滴虫和疱疹病毒。淋病奈瑟菌检查阴性。③尿道内疱疹:局部烧灼感明显,可有间断性发作。一般在尿道口仅有少量稀薄的分泌物,常在龟头、冠状沟、包皮等处有疱疹损害。若发现尿道外部有水疱,则有助于鉴别。有条件的单位可进行生殖器疱疹病毒检测,结果有助于确诊。

2.需与女性淋病相鉴别的疾病　①非特异性阴道炎:具有多种诱因,如损伤、异物、腐蚀性药物等。常见的细菌为葡萄球菌、链球菌、大肠埃希菌、变形杆菌等。临床表现为阴道灼热,坠胀感,分泌物增多,呈脓性或浆液性。淋病奈瑟菌检查阴性。②沙眼衣原体感染:有性接触史,症状不明显或无症状。宫颈充血水肿,易出血,有黏液性或黏液脓性分泌物。检查病原体为沙眼衣原体。③念珠菌性阴道炎:有外阴、阴道瘙痒伴灼痛。白带增多,黏稠,呈白色豆渣样或凝乳样。阴道黏膜充血水肿,有白膜黏附,白膜脱落可见轻度糜烂面。阴道分泌物镜检可查到假菌丝和孢子。④滴虫性阴道炎:阴道有瘙痒,白带增多。分泌物呈灰黄色、乳白色,泡沫状。阴道及宫颈黏膜红肿,充血并有出血点,常呈草莓状突起,严重时分泌物带血性。分泌物中可查到滴虫。⑤细菌性阴道病:白带增多,呈灰白色,均匀一致,pH增高,有鱼腥味。涂片可见乳酸杆菌减少,革兰阴性短杆菌增多。盐水湿片中可查到线索细胞。

【治疗】

1.治疗原则　淋病应早期诊断、早期治疗,及时、足量、规则使用抗菌药物;注意耐药菌株感染,采用有效药物治疗,防止淋病继续传播;不同的病情采用不同的最适方法治疗;配偶及性伴应同时治疗;注意是否同时有沙眼衣原体及其他性病病原体感染。

治愈标准:治疗结束后2周内无性接触史,符合以下标准:①症状和体征全部消失。②在治疗结束后4~7日患部取材,淋病奈瑟菌培养阴性。

2.一般处理　病人应卧床休息;避免食用刺激性食物及饮料,如酒、辣椒、浓茶及咖啡等;用药期间应停止性生活;注意隔离消毒;禁止与婴儿同床,共浴;保持局部清洁卫生。

3.治疗方案

(1)淋菌性尿道炎、宫颈炎、直肠炎:①头孢曲松250 mg,1次肌内注射。②或大观霉素2 g(宫颈炎4 g),1次肌内注射。③或头孢克肟400 mg,1次口服。④或环丙沙星500 mg,1次口服。⑤或氧氟沙星400 mg,1次口服。

为防止可能的衣原体感染,可用阿奇霉素1 g,1次口服;或多西环素100 mg,每日2次,口服,共7日。

氟喹诺酮类药物对泌尿生殖道和直肠淋病均有效,其优点是可口服给药,价格较低,但在亚洲及我国已有较多对氟喹诺酮药物耐药的菌株,并已有一些治疗无效的病例报道。该类药物禁用于妊娠、哺乳期妇女,以及年龄小于18岁和肝肾功能障碍者。

大观霉素适用于对头孢菌素和氟喹诺酮类药物不能耐受的病人。

(2)淋菌性咽炎:头孢曲松0.25 g,1次肌内注射;或环丙沙星0.5 g,1次口服;或氧氟沙星0.4 g,1次口服。大观霉素对淋菌性咽炎无效。咽部淋病奈瑟菌感染较难清除,治愈率很难超过 90%。

(3)妊娠期淋病:头孢曲松 0.25 g,1 次肌内注射;或头孢噻肟 1 g,1 次肌内注射;或大观霉素 2 g,1 次肌内注射。推断或确诊同时有衣原体感染者加红霉素 0.5 g,每日 4 次口服,共 7 日。孕妇禁用喹诺酮类及四环素类药物。无味红霉素有肝毒性,孕妇也禁用。

(4)淋菌性结膜炎:①成人淋菌性结膜炎:头孢曲松 1 g,1 次肌内注射,连续 7 日;或大观霉素 2 g,肌内注射,每日 1 次,连续 7 日。并同时用等渗盐水冲洗眼部,每小时 1 次。②新生儿淋菌性结膜炎:用头孢曲松 25~50 mg/kg,1 次静脉或肌内注射,每日 1 次,连续 7 日;或大观霉素 40 mg/kg,肌内注射,每日 1 次,连续 7 日。

淋菌性结膜炎除全身用药外,可使用抗生素眼药水和眼药膏局部用药。

(5)儿童淋病(包括淋菌性外阴阴道炎、尿道炎、咽炎、直肠炎):体重≥45 kg 的儿童,以成人推荐方案进行治疗,但氟喹诺酮类药物禁用于儿童;体重<45 kg 的儿童,用头孢曲松 125 mg,1 次肌内注射,或大观霉素 40 mg/kg(最大量 2 g),1 次肌内注射。

(6)有并发症淋病(淋菌性盆腔炎、淋菌性附睾炎等):头孢曲松 0.25~0.5 g,肌内注射,每日 1 次,共 10 日;或大观霉素 2 g,每日 1 次,连续 10 日。

(7)播散性淋病奈瑟菌感染:头孢曲松 1 g,静脉或肌内注射,每 24 h 1 次,连续 10 日以上;或大观霉素 2 g,肌内注射,每日 2 次,连续 10 日以上。淋菌性脑膜炎疗程应持续 14 日,心内膜炎疗程至少 4 周。

【预防】

1.控制感染源　对患者及性伴进行规范治疗。做好对孕妇的性病查治。

2.切断传播途径　提倡安全性行为,正确使用安全套。避免接触患者污染的物品,必要时需消毒处理。患者泌尿生殖道分泌排泄物进行彻底消毒。

3.药物预防　认真执行新生儿的滴眼制度,防止新生儿淋菌性眼结膜炎的发生。成人发生不洁性行为后,预防性使用对淋病奈瑟菌有效的药物。

(陈艳成　张　敏)

第二节　结核病

结核病(tuberculosis)是由结核分枝杆菌引起的全身慢性感染病,以肺结核(pulmonary tuberculosis)最常见,主要临床表现为午后低热、盗汗、咳痰、咯血等。这是一个非常古老的疾病,但迄今仍然严重威胁人类健康,成为当今重大公共卫生问题。

【病原学】

结核分枝杆菌(*Mycobacterium tuberculosis*)俗称结核杆菌(tubercle bacillus),属于放线菌目、分枝杆菌科、分枝杆菌属(*Mycobacterium*),可分为人型(*M.tuberculosis*)、牛型(*M.bovis*)、鸟型(*M.avium*)及鼠型(*M.microti*)等类型。对人致病主要是人型(标准株 $H_{37}R_V$),牛型少见。结核分枝杆菌大小为(0.3~0.6)μm×(1~4)μm,稍弯曲,需氧、无鞭毛、无芽胞、无运动力,生长慢,繁殖一代至少需要 18 h,培养 4~6 周才出现肉眼可见的菌落。虽革兰染色阳性,但不易着色。

一般用齐-尼(Ziehl-Neelsen)抗酸染色法染色,经 5%苯酚复红加温染色后可着色,但不能被 3%盐酸乙醇脱色,故菌体呈红色,即为抗酸染色阳性。对外界抵抗力强,在阴湿处能生存 5 个月以上,干燥痰标本内可存活 6~8 个月,−8~−6 ℃下能存活 4~5 个月。不耐热,对紫外线也甚敏感。烈日暴晒 2 h、5%~12%甲酚皂溶液接触 2~12 h、70%乙醇接触 2 min、煮沸 1 min 能被灭活。

结核分枝杆菌细胞壁有分枝杆菌酸(mycolic acid)、糖脂、磷脂、硫脂及分枝杆菌糖脂(mycoside)等多种类脂质。其致病性与结核分枝杆菌引起的炎症、菌体成分和代谢产物,以及机体对菌体成分等的免疫反应有关。

结核分枝杆菌的形态、致病力、抗原性及其对药物的敏感性等均可发生变化。结核分枝杆菌耐药性按产生机制分选择性突变耐药、适应性耐药、质粒介导耐药及交叉耐药等类型,按耐药获得方式分自然与获得性耐药。把至少耐异烟肼(INH)和利福平(RFP)的结核病称为耐多药结核病(multiple-drug-resistant tuberculosis,MDR-TB)。

【流行病学】

1.感染源　感染源为排菌的患者和动物(主要是牛)。未治疗的排菌肺结核患者是主要感染源,尤其是无明显症状者。接受正规抗结核化疗 2~4 周后,随着排菌量减少,患者作为感染源的意义降低。

2.传播途径

(1)空气、飞沫和尘埃:为结核病主要的传播途径。肺结核患者咳嗽、喷嚏、大声说话,甚至呼气,均能将结核分枝杆菌排至空气中。痰液干燥后,结核分枝杆菌随尘埃飘浮在空气中,易感者吸入含结核分枝杆菌的空气而致感染。

(2)其他:患者污物传播机会少。饮用含结核分枝杆菌牛乳致肠道感染、结核病孕妇经母婴传播及经皮肤伤口感染均罕见。

3.人群易感性　人群普遍易感,感染后多为潜伏性感染。

4.流行特征　①地区性:经济状况差,卫生条件差的地区发病率高。②好发年龄:婴幼儿、青春后期及老年人发病率较高。③细胞免疫功能低下时好发:糖尿病、矽肺、百日咳,以及过度劳累、妊娠等易诱发结核病;恶性肿瘤、肾移植、肝移植或 AIDS 等好发结核病。

【发病机制与病理】

(一)发病机制

结核分枝杆菌入侵宿主后所形成的感染,其过程大致分为以下 4 个阶段(图 6.1):①起始期:入侵呼吸道的结核分枝杆菌被肺泡巨噬细胞吞噬。因菌量、毒力和巨噬细胞非特异性杀菌能力的不同,被吞噬结核菌的命运各异。若在出现有意义的细菌增殖和宿主细胞反应之前结核菌即被非特异性防御机制清除或杀灭,则不留任何痕迹或感染证据。如果细菌在肺泡巨噬细胞内存活和复制,便扩散至邻近非活化的肺泡巨噬细胞和形成早期感染灶。②T 细胞反应期:由 T 细胞介导的细胞免疫(cell mediated immunity,CMI)和迟发性超敏反应(delay type hypersensitivity,DTH)在此期形成,从而对结核病发病、演变及转归产生决定性影响。③共生期:生活在流行区的多数感染者发展至 T 细胞反应期,仅少数发生原发型结核病。大部分感染者体内结核菌可以持续存活,表现为潜伏性感染,细菌与宿主处于共生状态。纤维包裹的坏死灶干酪样中央部位被认为是结核分枝杆菌持续存在的主要场所。低氧、低 pH 和抑制性脂肪酸的存在使细菌不能增殖。宿主的免疫机制也是抑制细菌增殖的重要因素,倘若免疫损害便可引起受抑制结核分枝杆菌的重新活动和增殖。④细胞外增殖和传播期:固体干酪灶中包含具有生长能力但不繁殖的结核分枝杆菌。干酪灶一旦液化便给细菌增殖提供了理想环境,即使免疫功能健全的宿主,从液化干酪灶释放的大量结核分枝杆菌也足以突破局部免疫防御机制,引起播散。

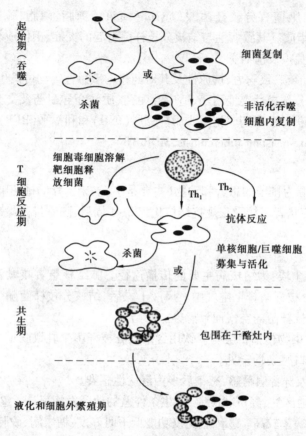

图 6.1　结核菌感染宿主反应分期

结核分枝杆菌注入未受染的豚鼠,10~14 天注射局部形成肿结,逐渐形成溃疡,淋巴结肿大,豚鼠死于结核播散;少量结核分枝杆菌感染豚鼠后 3~6 周,再注射与前述等量结核分枝杆菌后 2~3 天局部迅速形成溃疡,其后较快愈合,无淋巴结肿大与全身播散,豚鼠存活,此即Koch 现象。再次感染时,局部剧烈反应说明超敏反应参与,但因获得免疫力,病灶趋于局限。

Koch 现象与原发型肺结核(primary pulmonary tuberculosis)和继发型肺结核(secondary pulmonary tuberculosis)的不同表现一致。初次感染的结核分枝杆菌潜伏于淋巴结,或随血流至其他脏器而形成潜伏性感染,当机体免疫力下降时发展为临床感染。初次接触结核分枝杆菌后,3~6 周内发生的临床感染为原发型结核病,多发生于儿童,占感染者的 5%;结核分枝杆菌侵入机体 3~6 周后发生的临床感染为继发型结核病,多发生于成人,占感染者的 5%;90%的结核分枝杆菌感染者可终身不发病。

(二)病理解剖

1.基本病变　有渗出、变质和增生 3 种基本病变,结核结节和干酪性坏死(caseous

necrosis)是特征性病变。渗出性病变包括组织充血、水肿,中性粒细胞、淋巴细胞及单核细胞浸润,纤维蛋白渗出等。结核分枝杆菌数量少而致敏淋巴细胞增多时形成增生性病变,即结核结节形成。结节中央为朗格汉斯细胞(Langethans cell)、周围是类上皮细胞及淋巴细胞、浆细胞。增生性病变另一种表现是结核性肉芽肿,是一种弥漫性增生性病变,多见于空洞壁、窦道及其周围以及干酪坏死灶周围,由类上皮细胞和新生毛细血管构成,其中散布有朗格汉斯细胞、淋巴细胞及少量中性粒细胞。病变恶化变质表现为干酪性坏死,镜下组织混浊肿胀、脂肪变性、胞核溶解,肉眼观坏死组织呈黄色乳酪样。坏死区域周围为肉芽组织增生,最后成为纤维包裹的纤维干酪样病灶。3 种病变可相互转化、交错存在,常以某种病变为主。

2.病理演变　渗出性病变组织结构大体完整,机体免疫力强或经有效化疗后病变可吸收。轻微干酪样坏死可经治吸收,遗留细小纤维瘢痕。随着炎性成分吸收,结节性病灶(nodular focuses)成纤维细胞和嗜银细胞增生,形成纤维化。局限的干酪病灶可脱水形成钙化灶。纤维化和钙化是机体免疫力增强、病变静止、愈合的表现。空洞壁可变薄,空洞可逐渐缩小、闭合,遗留瘢痕。空洞久治不愈或严重免疫抑制可引起结核分枝杆菌扩散。包括局部病灶蔓延邻近组织、支气管、淋巴管和血行播散到肺外器官。钙化灶或其他静止期结核分枝杆菌可重新活跃。

【临床表现】

(一)临床类型及其发生机制

1.原发型肺结核(Ⅰ型)　为初次感染即发病的肺结核,包括原发综合征(primary syndrome)及胸内淋巴结结核。典型表现有肺原发病灶、引流淋巴管和肺门或纵隔淋巴结结核性炎症,三者合称原发综合征。X 线可仅显示肺门淋巴结或纵隔淋巴结肿大,也称为支气管淋巴结结核。此型多见于儿童,近年青年和成年人原发肺结核发病呈增高趋势。病灶多见于肺上叶下部和下叶上部。4~6 周后随免疫力形成,炎症逐渐消退,90%以上原发病灶不治而愈。严重者病灶可发展为干酪性肺炎;淋巴结干酪样坏死物破入支气管引起支气管结核,并可沿支气管播散;肿大淋巴结压迫或坏死物阻塞支气管可有肺不张。

2.血行播散型肺结核(Ⅱ型)　多由原发型肺结核发展而来,常见于儿童。成人可由原发感染后进入血循环或因肺及其他脏器结核侵袭淋巴血道引起,包括急性、亚急性和慢性三种类型。结核分枝杆菌短期大量入侵引起的急性血行播散型肺结核(acute hematogenous pulmonary tuberculosis),常伴结核性脑膜炎(tuberculous meningitis)等肺外结核。少量结核分枝杆菌入侵或机体免疫力较好时,表现为亚急性及慢性血行播散型结核,病变局限于肺部。

3.继发型肺结核(Ⅲ型)　是常见类型,由原发感染后体内潜伏结核分枝杆菌活跃或因再次感染结核分枝杆菌所致。由于免疫反应及治疗等因素的影响,可表现为浸润性肺结核(exudative pulmonary tuberculosis)、增殖型肺结核(hyperplastic tuberculosis)、干酪性肺炎、结核球(tuberculoma)或空洞等。好发于肺上叶尖后段或下叶尖段。

4.结核性胸膜炎(Ⅳ型)　是结核分枝杆菌及其代谢产物进入处于高度过敏状态的胸膜引起的炎症。常发生于原发感染后数月,为播散型结核病的一部分。在发展的不同阶段有结核性干性胸膜炎(dry pleurisy)、渗出性胸膜炎(exudative pleurisy)及结核性脓胸(tuberculous empyema)等表现,以结核性渗出性胸膜炎最常见。

5.其他肺外结核(Ⅴ型)　常因初染结核分枝杆菌潜伏于肺外脏器,机体抗力降低时发病。

如结核性脑膜炎、骨结核、肾结核(renal tuberculosis)、结核性腹膜炎(tuberculous peritonitis)、肠结核(intestinal tuberculosis),以及睾丸、附睾、女性输卵管等结核病。

(二)症状与体征

1.起病形式　结核病的起病形式多种多样,主要有:①多数患者无明显症状,X线检查始被发现。②以结核病典型症状缓慢起病,如低热、盗汗、乏力、食欲缺乏、体重减轻、咳嗽、咯血等。③因突然咯血而发现。④少数患者起病急骤,有高度中毒症状和呼吸道症状,往往与血型播散型肺结核或干酪性肺炎相关。⑤长期以慢性支气管炎症状掩盖了肺结核。⑥一些重症患者,因继发感染、高热,甚至发展到败血症或呼吸衰竭方就诊。⑦个别长期发热待查的患者,或误用糖皮质激素治疗使结核病灶扩散时,才被确认。

2.全身表现　典型的结核中毒症状表现为午后低热、乏力、盗汗、食欲减退和体重减轻等。当肺部病灶急剧进展时,可表现为高热。育龄女性患者可以有月经不调。

3.呼吸系统表现

(1)症状:①咳嗽咳痰:是肺结核最常见症状。咳嗽较轻,干咳或少量黏液痰。有空洞形成时,痰量增多,若合并其他细菌感染,痰可呈脓性。若合并支气管结核,表现为刺激性咳嗽。②咯血:1/3~1/2的患者有不同程度的咯血,多数患者为痰中带血或少量咯血,少数为大咯血。③胸痛:结核累及胸膜时可表现胸痛,为胸膜性胸痛。随呼吸运动和咳嗽加重。④呼吸困难:多见于干酪样肺炎和大量胸腔积液患者。

(2)体征:多寡不一,取决于病变性质和范围。病变范围较小时,可以没有任何体征;渗出性病变范围较大或干酪样坏死时,则可以有肺实变体征,如触觉语颤增强、叩诊浊音、听诊闻及支气管呼吸音和细湿啰音。较大的空洞性病变听诊也可以闻及支气管呼吸音。当有较大范围的纤维条索形成时,气管向患侧移位,患侧胸廓塌陷、叩诊浊音、听诊呼吸音减弱并可闻及湿啰音。结核性胸膜炎时有胸腔积液体征:气管向健侧移位,患侧胸廓望诊饱满、触觉语颤减弱、叩诊实音、听诊呼吸音消失。支气管结核可有局限性哮鸣音。

4.其他系统表现　淋巴结结核(tuberculosis of lymph nodes)常出现无痛性淋巴结肿大,可坏死液化、破溃、瘘管等。结核性脑膜炎多有高热、头痛、呕吐、意识障碍等。结核性腹膜炎常有腹腔积液或腹膜粘连,表现为发热、腹痛、腹胀、腹壁揉面感等。肠结核以回盲部常见,表现为消瘦、腹泻与便秘交替等,右下腹扪及肠索等。结核性心包炎(tuberculous pericarditis)表现为心前区疼痛,心界扩大,大量积液可有端坐呼吸、颈静脉怒张等表现。肾、输尿管及膀胱结核有膀胱刺激征、血尿及脓尿等。肝结核(tuberculosis of liver)表现为发热、消瘦、肝肿大等。脾结核(tuberculosis of spleen)表现为长期发热、中度贫血及轻度脾肿大等。少数患者可以有类似风湿热样表现,称为结核性风湿症。多见于青少年女性。常累及四肢大关节。在受累关节附近可见结节性红斑或环形红斑,间歇出现。

【并发症】

肺结核可并发气胸、脓气胸、肺不张、肺源性心脏病、支气管扩张及胸膜粘连等;结核性脑膜炎可有脑疝、癫痫、瘫痪等;肠结核可并发肠粘连、肠梗阻及肠出血等。

【辅助检查】

1.一般检查　白细胞多正常,播散型结核病白细胞增多。可有血红蛋白降低,血沉加快。

2.病原学检查

（1）涂片镜检：痰、尿、胸水、粪便等各种分泌物、排泄物，以及淋巴结穿刺（lymph node puncture）吸引物涂片可查到抗酸杆菌，但阳性率低。

（2）细菌培养：改良罗氏（Lowenstin-Jensen）培养基或米德布鲁克（Middlebrook）培养基，对痰培养敏感性和特异性高于涂片，培养时间 4~6 周。痰等接种于含放射性 14 碳棕榈酸为底物的 12B 培养基（即 Bactec 460 系统），分枝菌生长代谢产物与底物作用生成物含 $^{14}CO_2$，Bactec 仪可自动检测，并可用于药敏测定，可在 5~7 天内出报告。有报道用 Bactec MGTI 96 系统或 Bactec 9000 MB 系统快速培养、分离结核分枝杆菌，并行耐药性检测，但设备和试剂昂贵。

（3）特异性核酸检测：核酸探针、PCR 及 DNA 印迹杂交等可测结核分枝杆菌 DNA。PCR 可测出 1~100 fg 纯化结核分枝杆菌 DNA，相当于 1~20 个结核分枝杆菌，实时定量 PCR（real-time PCR）扩增和检测同步进行效果好，但有一定假阳性率。基因芯片技术已用于结核分枝杆菌鉴定、耐药性、基因组分析等。

3.影像学检查　影像检查对于结核病是必需的。X 线胸片可见斑点状、密度较高、边缘清楚的结节影，或云雾状、密度较淡、边界模糊的渗出灶，或环形透光的空洞。CT 显示纵隔肺门淋巴结、肺隐蔽区病灶与结节、空洞、钙化、支气管扩张及骨关节结核等均较 X 线敏感。

4.结核菌素试验　制剂包括旧结核菌素（old tuberculin，OT）和结核分枝杆菌纯蛋白衍化物（purified protein derivative，PPD）。PPD 有两种：一种是人结核分枝杆菌制成的 PPD-C，另一种是卡介苗制成的 BCG-PPD。以 PPD（或 OT）0.1 mL（5 IU，0.1 μg，1∶2 000）于前臂皮内注射。48~72 h 注射局部皮肤硬结 5~10 mm 为弱阳性；11~20 mm 为阳性反应，提示结核分枝杆菌感染；成人强阳性（硬结节直径>20 mm 或<20 mm 但有水疱或坏死）提示活动性结核病可能；高浓度（100~250 IU）仍阴性（硬结节直径<5 mm）基本可以排除结核病。

5.内镜检查　支气管镜检查可见支气管被压迫、淋巴结-支气管瘘或支气管内膜结核（endobronchial tuberculosis），对分泌物或冲洗标本涂片、支气管或肺内病灶刷片有助于诊断。结肠纤维镜检查有助于肠结核的诊断。

6.γ-干扰素释放试验　通过特异性抗原 ESAT-6 和 GFP-10 与全血细胞共同孵育，然后检测 γ-干扰素水平或采用酶联免疫斑点试验（ELISPOT）测量计数分泌 γ-干扰素的特异性 T 淋巴细胞，可以区分结核分枝杆菌自然感染与卡介苗接种和大部分非结核分枝杆菌感染，因此诊断结核感染的特异性明显高于 PPD 试验，但成本较高。

7.活体组织检查　淋巴结、骨、关节、肝、脾或阴道活检等有助于肺外结核病的诊断。

【诊断】

（一）肺结核诊断

1.病史与临床表现　有下列情况应警惕本病可能：①缓慢起病或咳嗽、咳痰 3 周以上。②呼吸道感染正规抗炎治疗无效。③长期低热，痰中带血或咯血。④肩胛区湿啰音或哮鸣音。⑤免疫性疾病或免疫抑制剂治疗等诱发因素。⑥结节性红斑、关节疼痛、泡性结膜炎而无免疫性疾病依据。⑦渗出性胸膜炎、淋巴结肿大或肛瘘等病史。⑧密切接触排菌的肺结核患者的婴幼儿或儿童等。

2.辅助检查　胸部 X 线检查有助于肺病变部位、范围及性质判断。胸部 CT 可发现肺隐蔽区域病灶与孤立性结节。痰菌阳性是确诊依据。结核菌素试验需结合临床判断。纤维支气管镜检查可收集分泌物或冲洗液涂片抗酸染色与结核分枝杆菌培养,也可病灶活检。

3.活动性判断　根据症状、肺部 X 线及痰菌综合判断结核病变活动性。下列情况之一为进展期:新发现活动性病变;病变较前恶化、增多;新出现空洞或空洞增大;痰菌阳性。下列 3 项之一为好转期:病变较前吸收好转;空洞闭合或缩小;痰菌阴转。稳定期依据有:病变无活动性,空洞闭合,痰菌(每月查 1 次)连续 6 次阴性,空洞存在则须痰菌连续阴性 1 年以上。

(二)肺外结核的诊断

胸膜、腹膜及心包结核主要结合病史、症状、体征、浆液性渗出等综合分析作出初步诊断。结核性脑膜炎根据亚急性或慢性非化脓性脑膜炎等特点综合分析判断。肠结核者胃肠 X 线及纤维结肠镜检查有助于诊断。骨关节及泌尿生殖系统等结核的诊断主要根据表现、影像学检查分析判断。淋巴结、肝脾等结核病确诊均依赖于活体组织检查。

【鉴别诊断】

应结合症状、体征、辅助检查资料与下列疾病相鉴别。

1.肺炎　支原体、细菌性及过敏性肺炎 X 线检查均可与肺结核相似。支原体肺炎可在 2~3 周好转。细菌性肺炎常急性起病、高热寒战、胸痛、肺大片炎症,痰可培养分离出致病菌,有效抗菌治疗 2~3 周炎症消失。过敏性肺炎血嗜酸性粒细胞增多,肺部常表现为游走性炎症。

2.肺脓肿　肺结核空洞应与肺脓肿鉴别,后者起病急、高热、白细胞及中性粒细胞增高,大量脓痰,痰细菌培养阳性。空洞型肺结核继发细菌感染应注意与慢性肺脓肿区别。

3.肺癌　中央型肺癌痰带血及肺门阴影等与肺结核相似。周围型肺癌呈球形团块应与结核球鉴别。肺癌多见于 40 岁以上男性,无明显毒血症状而刺激性咳嗽、胸痛及消瘦明显。胸片可见癌肿边缘常有切迹、毛刺。胸部 CT、脱落细胞检查、纤维支气管镜与活检有助于鉴别。

4.支气管扩张　本病慢性咳嗽、咳痰及反复咯血,应与慢性纤维空洞型肺结核鉴别。胸片无异常发现或仅肺纹增粗。痰查抗酸杆菌阴性、支气管碘油造影或胸 CT 检查有助于鉴别。

5.其他疾病　伤寒、败血症、淋巴瘤等疾病可与肺结核的某些表现相似,应注意临床特点与肺结核鉴别诊断。肝、脾、肾等器官疾病应根据相应临床表现同肺外结核病鉴别。

【治疗】

在抗结核化疗、对症治疗及手术治疗等方法中,化疗是治愈病人、防止传播的根本措施。

(一)化学治疗

1.化学治疗原则　①肺结核化学治疗的原则:早期、规律、全程、适量、联合。整个治疗方案分强化和巩固两个阶段。②肺外结核治疗原则:参照肺结核化疗方案,骨关节结核、结核性脑膜炎等疗程较长。

2.化学药物　常用抗结核药物 10 多种,主要种类、剂量及毒副作用见表 6.1。常规量试管内达到结核分枝杆菌 MIC 浓度 10 倍以上的药物为杀菌药,常规量达不到这种浓度的药物为抑菌剂。杀菌药又分为杀菌剂与灭菌剂。杀菌剂可杀灭代谢活跃、生长繁殖旺盛的结核分枝杆菌,如异烟肼(isoniazid,INH,H)、利福平(rifampin,RFP,R)、吡嗪酰胺(pyrazinamide,PZA,Z)、链霉素(streptomycin,SM,S)等。INH、RFP 能杀灭细胞内外结核分枝杆菌,称为全价杀菌剂。只能杀灭细胞外、碱性环境的结核分枝杆菌(如 SM),或只能杀灭细胞内、酸性环境的结核分枝杆菌(如 PZA)称为半价杀菌剂。灭菌剂对代谢低下、生长繁殖迟缓菌群有杀菌作用,如RFP、PZA 等。RFP 是全价杀菌剂,又是灭菌剂。抑菌剂有对氨基水杨酸钠(para-aminosalicylic acid,PAS,P)、乙胺丁醇(ethambutol,EMB,E)、氨硫脲(TB₁)、乙硫异烟胺(ethionamide,1314TH,ETH)等。理想抗结核药物应有杀菌或较强抑菌作用;毒性低,不良反应少;价廉,使用方便;口服或注射后血中达有效浓度,并能渗入细胞内、浆膜腔及脑脊液,疗效迅速持久。一般首选一线药物,如 INH、RFP、PZA、EMB 等。联合用药是正规、合理化疗的基础,其作用为:①协同作用,提高疗效,可同时杀灭不同酸碱环境及细胞内外结核分枝杆菌。②延缓或避免产生耐药。

表 6.1　常用抗结核药物成人剂量和主要不良反应

药　名	缩　写	每日剂量/g	间歇疗法一日量/g	作用机制	主要不良反应
异烟肼	H,INH	0.3	0.6~0.8	DNA 合成	周围神经炎、偶有肝功能损害
利福平	R,RFP	0.45~0.6*	0.6~0.9	mRNA 合成	肝功能损害、过敏反应
链霉素	S,SM	0.75~1.0△	0.75~1.0	蛋白合成	听力障碍、眩晕、肾功能损害
吡嗪酰胺	Z,PZA	1.5~2.0	2~3	吡嗪酸抑菌	胃肠不适、肝功能损害、高尿酸血症、关节痛
乙胺丁醇	E,EMB	0.75~1.0**	1.5~2.0	RNA 合成	视神经炎
对氨基水杨酸钠	P,PAS	8~12***	10~12	中间代谢	胃肠不适,过敏反应、肝功能损害
丙硫异烟胺	1321Th	0.5~0.75	0.5~1.0	蛋白合成	胃肠不适、肝功能损害
阿米卡星	Am	0.75~1.0		蛋白合成	听力障碍、眩晕、肾功能损害
卡那霉素	K,KM	0.75~1.0△	0.75~1.0	蛋白合成	听力障碍、眩晕、肾功能损害
卷曲霉素	Cp,CPM	0.75~1.0△	0.75~1.0	蛋白合成	听力障碍、眩晕、肾功能损害
氧氟沙星	Ofx	0.6~0.8		抑制 DNA 回旋酶	肝、肾毒性、光敏性皮炎
左氧氟沙星	Lfx	0.6~0.75		同上	肝、肾毒性、光敏性皮炎
莫西沙星	Mfx	0.4		同上	肝毒性、Q-Tc 间期延长、光敏性皮炎
卫非特(R120,H80,Z250)	Rifater	4~5 片/顿服			同 H、R、Z
卫非宁(R150,H100)	Rifinah	3 片/顿服			同 H、R

注:* 体重<50 kg 用 0.45 g,>50 kg 用 0.6 g;S、Z、Th 用量也按体重调节;△ 老年人每次 0.75 g;** 前 2 月 25 mg/kg;其后减至 15 mg/kg;*** 每日分 2 次服用(其他药均为每日一次)。

3.化疗方案

(1)初治:指新发病或活动性结核正规疗程未满或不正规治疗未满 4 周者。根据药物和结核分枝杆菌相互作用,分为两个连续阶段:第一阶段强化治疗2个月,旨在杀灭生长繁殖的结核分枝杆菌,使菌转阴,病灶吸收,迅速控制病情。第二阶段巩固治疗4个月,在于消除生长缓慢的结核分枝杆菌。方案药名前数字表示月数,药名右下方数字表示每周用药次数。常用方案:2S(E)HRZ/4HR;2S(E)HRZ/4H$_3$R$_3$;2S$_3$(E$_3$)H$_3$R$_3$Z$_3$/4H$_3$R$_3$;2S(E)HRZ/4HRE;2RIFATER/4RIFNAH(RIFATER:卫非特,RIFINAH:卫非宁)。初治强化期第2个月末痰涂片仍阳性,强化方案延长1个月,总疗程仍6个月。若第5个月痰涂片仍阳性,第6个月阴性,巩固期延长2个月,总疗程8个月。粟粒型肺结核(无结核性胸膜炎)上述方案疗程可延长,不间歇治疗,强化期3个月,巩固期为HR方案6~9个月,总疗程9~12个月。痰菌阴性肺结核可在上述方案强化期减去SM或EMB。

(2)复治:指初治失败、正规足够疗程后痰菌复阳、不正规化疗4周及慢性排菌者。复治的原则是强化期3个月,巩固期5个月,疗程8个月。WHO复治方案为:2SHRZE/1HRZE/5HRE;2SHRZE/1HRZE/5H$_3$R$_3$E$_3$;2S$_3$H$_3$R$_3$Z$_3$E$_3$/1H$_3$R$_3$Z$_3$E$_3$/5H$_3$R$_3$E$_3$。复治应根据药敏试验进行,对上述方案无效的排菌病例可参考MDR-TB方案用药。慢性排菌者上述方案多无效,必要时可手术治疗。

(3)耐多药肺结核(MDR-TB):对于耐INH、RFP两种或以上药物的肺结核主张每日用药,疗程延长至21个月。WHO推荐一线和二线药物可混用,一线药物中除INH和RFP已耐药外,仍可依药敏试验选用:①SM:在标准方案中仅用于强化期1个月,且儿童、老年人及注射不便者常以EMB替代,实际应用少。②PZA:多用于标准短程化疗方案强化期,耐药频率较低,虽药敏试验难以证实结核分枝杆菌对其敏感性,但国际上常将其用于治疗MDR-TB。③EMB:抗结核分枝杆菌作用与SM相近,结核分枝杆菌对其耐药性较低。

MDR-TB主要用二线药物治疗,包括:①氨基糖苷类:阿米卡星(amikacin,AKM)和卷曲霉素(capreomycin,CPM)等。②硫胺类:丙硫异烟胺(protionamide,1321TH,TBI)、乙硫异烟胺(1314TH,ETH)等。③氟喹诺酮:氧氟沙星(OFLX)和左氧氟沙星(LVFX)与PAS联合对杀灭吞噬细胞内结核分枝杆菌有协同作用,长期应用安全性及肝耐受性也较好。④环丝氨酸:对神经系统损害大,应用范围受限制。⑤对氨基水杨酸钠:为抑菌药物,可预防其他药物耐药。⑥利福布喷丁(RBT),耐RFP菌株部分对其敏感。⑦帕星肼(异烟肼对氨基水杨酸盐,PSNZ),耐INH菌株中部分对其敏感。

未获得(或缺乏)药敏试验结果而临床考虑MDR-TB时,可使用方案强化期为AMK(或CPM)+TH+PZA+OFLX联合,巩固期TH+OFLX联合。强化期3个月,巩固期至少18个月,总疗程超过21个月。获得药敏试验结果后,可在上述方案基础上酌情调整,保证3种以上敏感药物。对病变范围局限,化疗4个月痰菌不阴转,或只对2~3种效果较差的药物敏感,有手术适应证者应手术治疗。

(4)注意事项:密切观察治疗反应,以及病情、痰菌变化。定期复查肝、肾功能,尤其有肝病史或HBV、HCV感染者应根据肝功能情况,适时调整治疗方案。

(二)对症治疗

1.中毒症状的处理　重者卧床休息,进食富含营养及多种维生素的饮食。维持水与电解质平衡。

2.其他症状的处理　对高热、咯血、胸痛、失眠及盗汗者,给予相应处理。急性粟粒型肺结核合并浆膜渗出伴严重毒血症状,在有效抗结核治疗的同时,肾上腺皮质激素有助于渗出液吸收,减少粘连。自发性气胸可胸腔抽气、闭式引流术抽气等。合并细菌感染应及时使用有效抗生素。

（三）手术与萎陷治疗

手术指征为：空洞正规抗结核治疗 9~12 个月未闭合，痰菌阳性；巨大干酪病灶；单侧肺毁损；慢性结核性脓胸、支气管胸膜瘘内科治疗无效；反复多量咯血不能控制等。肺结核大咯血经其他治疗无效、无肺硬变及胸膜腔粘连者也可人工气腹止血。

病例讨论

患者，男性，28 岁。低热、盗汗 2 个月伴乏力、消瘦。2 h 前剧咳后咯鲜血约 500 mL，伴气短来诊。查体：口唇发绀，呼吸困难，大汗。请讨论：

1.首选的紧急处理措施是什么？

2.为明确诊断，还需做哪些检查？

【预后】

早期诊治多可痊愈。下列情况预后差：肺结核并发肺纤维化、肺心病，心包结核患者年龄大、心包液发展快、心肌损害重，肠结核并发肠梗阻、肠穿孔，肝脾结核确诊晚等。

【预防】

1.控制感染源　早发现、早诊断、早治疗痰菌阳性肺结核病人。加强本病防治知识宣传。直接督导下短程化疗（directly observed therapy short course，DOTS）是控制本病的关键。

2.切断传播途径　养成良好的卫生习惯，不随地吐痰。患者痰液用 2%煤酚皂或 1%甲醛（2 h 可灭结核分枝杆菌）消毒，污染物阳光暴晒。接触患者时需戴口罩。

3.降低人群易感性　新生儿出生时或 1 岁以内接种 BCG 后可获免疫力，但不提倡复种。免疫力较 BCG 更强的疫苗，如重组牛结核分枝杆菌疫苗、DNA 疫苗、减毒分枝杆菌疫苗等在研究中。加强营养和锻炼，以提高非特性免疫力。

4.化学药物预防　针对感染结核分枝杆菌并存在发病高危因素的人群进行药物预防，主要对象包括：HIV 感染者、涂阳肺结核的密切接触者、糖尿病、矽肺、长期使用肾上腺皮质激素和免疫抑制剂的患者等。可单用 INH 口服，成人每日顿服 0.3 g，服用 6~9 个月，儿童用量为 4~8 mg/（kg·d），或利福平和异烟肼 3 个月，每日顿服或每周 3 次。

（陈艳成　刘　琴）

第三节　百日咳

百日咳（pertussis，whooping cough）是由百日咳鲍特菌所引起的急性呼吸道感染病，临床以阵发性痉挛性咳嗽，以及咳嗽终止时伴有鸡鸣样吸气吼声为特征。咳嗽症状可持续 2~3 个月，故名"百日咳"。多发生于儿童。

【病原学】

病原菌是鲍特菌属（*Bordetella*）的百日咳鲍特菌（*Bordetella pertussis*），俗称百日咳杆菌。

革兰染色阴性和两端着色较深的短杆菌,为需氧菌。该菌初次分离时,常需用甘油、马铃薯和新鲜血液的鲍-金(Border-Gengous)培养基。

百日咳鲍特菌具有以下物质:外膜蛋白中的凝集抗原,丝状血凝素(FHA)及分子量 69 kD 的百日咳鲍特菌黏附素(pertactin),其他毒性物质还包括百日咳外毒素(PT)、不耐热毒素(HLT)、内毒素(ET)、腺苷酸环化酶毒素(ACT)、气管细胞毒素(TCT)和皮肤坏死毒素(DNT)等。目前认为外膜蛋白中的凝集抗原、黏附素、丝状血凝素和外毒素等具有诱导宿主产生保护性抗体作用。

本菌抵抗力弱,对紫外线和一般消毒剂均敏感。56 ℃ 30 min 或日光直射 1 h 可死亡。干燥尘埃中能存活 3 天。

【流行病学】

1.感染源　本病感染源为患者,包括非典型患者和轻型患者。潜伏期末即从呼吸道排菌,发病第 1~3 周尤其以第 1 周卡他期传染性最强。

2.传播途径　主要通过飞沫传播,家庭内传播较为多见。接触也可引起传播。

3.人群易感性　人群普遍易感,但以幼儿易感性最高。由于母体缺乏足够的保护性抗体传递给胎儿,因此,6 个月以下婴儿发病率最高,新生儿也可发病。儿童经菌苗接种若超过 12 年,其发病率仍可达 50%以上。成人也可患百日咳。病后免疫力持久。

4.流行特征　全球均有本病,但多见于温带、寒带。常为散发,也可引起流行。四季都可发生,但冬春季多见。

【发病机制与病理】

百日咳鲍特菌侵入易感者呼吸道后,首先黏附于呼吸道上皮细胞纤毛上,并不侵入细胞中。细菌在纤毛上繁殖并产生毒素和毒素性物质,引起上皮细胞纤毛的麻痹、细胞变性坏死及全身反应。百日咳外毒素由 5 种亚单位所组成(S_1~S_5),其中 S_2~S_5 是没有毒性作用的非共价链亚单位,但它能与细胞表面受体结合,而且在 S_1 亚单位移位进入细胞溶质中起作用。S_1 有酶活性,在上皮细胞能抑制腺苷酸环化酶系统的调节,抑制鸟苷三磷酸结合蛋白即 G 蛋白的合成,导致细胞变性坏死。毒性物质、淋巴细胞促进因子进入血流后,能使脾、胸腺和淋巴结释放淋巴细胞增多,因而外周血白细胞总数及淋巴细胞增高。

由于呼吸道上皮细胞纤毛的麻痹和细胞的破坏,使呼吸道炎症所产生的黏稠分泌物排出障碍,潴留的分泌物不断刺激神经末梢,通过咳嗽中枢引起痉挛性咳嗽,直至分泌物排出为止。由于长期咳嗽刺激,使咳嗽中枢形成持续的兴奋灶,因此,其他刺激如检查咽部,进食等也可引起痉挛性咳嗽。

百日咳鲍特菌主要引起支气管和细支气管黏膜的损害,但鼻咽部、喉和气管也可看到病变。主要是黏膜上皮细胞基底部有中性粒细胞和单核细胞浸润,并可见细胞坏死。支气管和肺泡周围间质炎性浸润明显,气管和支气管旁淋巴结常肿大,分泌物阻塞支气管时可引起肺不张或支气管扩张。并发脑病者脑组织可有水肿、充血或弥散性出血点、神经细胞变性等。

【临床表现】

潜伏期为 3~21 天,平均 7~10 天。

典型临床过程可分为以下 3 期:

1.卡他期　从起病至阵发性痉咳的出现,7~10 天。可有低热、咳嗽、喷嚏、流泪等。咳嗽开始为单声干咳,2~3 天热退后咳嗽加剧,以夜晚为甚。常因缺乏特征性症状而漏诊。

2.痉咳期　本期持续 2~4 周或更长。此期已不发热,但有特征性的阵发性、痉挛性咳嗽,阵咳发作时连续 10 余声至 20~30 声短促的咳嗽,继而深长的吸气,吸气时空气通过狭窄、紧张状态的声带而发出鸡鸣样吸气声。紧接着又是一连串阵咳,如此反复,直至排出大量黏稠痰液及吐出胃内容物为止。痉咳一般以夜间为多,情绪波动、进食、检查咽部等均可诱发痉咳。痉咳发作前可有喉痒、胸闷等不适。患儿预感痉咳来临而恐惧。痉咳发作时儿童表情痛苦,由于脸部充血而脸红耳赤;由于胸腔压力增高影响静脉回流可见颈静脉怒张;此外因腹压增高而大小便失禁。

痉咳频繁者可出现颜面浮肿、球结膜下出血或鼻出血。由于痉咳时舌向外伸,舌系带与下门齿摩擦而引起系带溃疡。无并发症者肺部无阳性体征。

婴幼儿和新生儿由于声门较小,痉咳后,甚至不发生痉咳就可因声带痉挛使声门完全关闭,加以黏稠分泌物的堵塞而发生窒息,出现深度发绀。也可因脑部缺氧而发生抽搐,称为窒息性发作。此发作常在夜晚发生,若抢救不及时,常可因窒息而死亡。成人及年长儿童可没有典型的痉挛性咳嗽发生。

3.恢复期　一般持续 2~3 周。阵发性咳嗽次数减少,鸡鸣样吸气声消失,患儿精神、食欲逐渐恢复正常。若有并发症此期可相应延长。

【并发症】

1.支气管肺炎　支气管肺炎是最常见并发症,为继发感染所致。患儿持续高热、呼吸浅而快,肺部出现啰音。此时,常无阵发性痉咳。

2.肺不张　肺不张多见于病情严重者,常位于肺中叶和下叶。因分泌物引流不畅所致。诊断主要依靠 X 线检查。

3.肺气肿及皮下气肿　由于支气管或细支气管被黏稠分泌物部分堵塞以及痉咳所致的肺泡内高压,可导致肺气肿。若肺泡撕裂则引起肺间质气肿。气体通过气管前筋膜下至颈部皮下,严重者可达脸部及胸部皮下可引起气肿。

4.百日咳脑病　百日咳脑病为最严重的并发症,多见于痉咳期。表现为惊厥或反复抽搐,也可出现高热、昏迷或脑水肿,可危及生命。

【辅助检查】

1.血象检查　病初白细胞和淋巴细胞升高,痉咳期白细胞一般为(20~40)×10^9/L,最高可达 100×10^9/L,淋巴细胞占 60%~80%。继发感染者中性粒细胞增高。

2.血清学检查　ELISA 检测百日咳鲍特菌特异性 IgM,可作为早期诊断参考。

3.细菌学检查　常用鼻咽拭子培养法。培养越早,阳性率越高。卡他期培养阳性率可达 90%,发病第 3~4 周阳性率仅 50%。

4.分子杂交与 PCR 检查　应用百日咳鲍特菌克隆的基因片段或百日咳鲍特菌部分序列,对百日咳患者的鼻咽吸出物进行分子杂交或 PCR 检查,特异性和敏感性均很高,且可作快速诊断。

【诊断与鉴别诊断】

根据流行病学资料,结合患者卡他性表现,体温下降后咳嗽反而加剧,尤以夜间为甚且无明显肺部体征者应考虑百日咳的可能性。结合白细胞计数和淋巴细胞分类明显增高可以作出临床诊断。确诊需靠细菌学或血清检查。

痉咳期较易诊断,但需与百日咳综合征、肺门淋巴结核、痉挛性支气管炎等疾病鉴别。

【治疗】

1.一般治疗和对症治疗　按呼吸道传染病隔离。半岁以下婴儿常突然发生窒息,应有专人守护。痉咳剧烈者可给镇静剂,如苯巴比妥钠、地西泮等。沙丁胺醇也能减轻咳嗽,可以试用。

2.抗菌治疗　卡他期应用抗生素治疗可以减轻痉咳。首选为红霉素,每天 30~50 mg/kg,分 3~4 次服用。复方磺胺甲噁唑也可选用。疗程 2~3 周。

3.肾上腺糖皮质激素与高价免疫球蛋白治疗　重症患者可应用泼尼松,每天 1~2 mg/kg,疗程 3~5 天。也可应用高价免疫球蛋白,有报告应用含百日咳外毒素和丝状血凝素抗体的高价免疫球蛋白,可减少痉咳次数和缩短痉咳期。

4.并发症治疗　肺不张并发感染给予抗生素治疗。单纯肺不张可采取体位引流,必要时用纤维支气管镜排出堵塞的分泌物。百日咳脑病发生惊厥时可应用苯巴比妥钠每次 5 mg/kg 肌内注射或地西泮每次 0.1~0.3 mg/kg 静脉注射。出现脑水肿时静脉注射甘露醇每次 1~2 g/kg。

病例讨论

　　患儿,男性,1 岁。因咳嗽 20 日于 1 月 5 日入院。患儿 20 日前出现咳嗽,伴有发热(体温 37.5~38 ℃)、流涕、打喷嚏,5 日后体温下降至正常,卡他症状消失,但咳嗽症状未消失,尤以夜间为甚,10 日前出现阵发性痉挛性咳嗽,每日 10 余次,每日咳毕均出现"鸡鸣样"吸气。双肺呼吸音清晰,胸部 X 线光片正常。血常规:WBC 22×10^9/L,L 0.65。请讨论:

　　1.该病例最可能的诊断是什么?

　　2.治疗上首先考虑用哪些药物?

【预后】

1 岁以下尤其是不满 3 个月婴儿、并发百日咳脑病、支气管肺炎者预后差。

【预防】

1.控制感染源　隔离患者至发病后 40 天,或隔离至痉咳后 30 天。对密切接触者应观察至少 3 周。

2.切断传播途径　保持室内空气清新,充分利用日光照射,必要时可进行空气消毒。接触患者时应戴口罩。

3.降低人群易感性　目前常用白喉、百日咳、破伤风三联制剂,每月注射 1 次,共 3 次。若百日咳流行时,可提前至出生后 1 个月接种。此外,对密切接触的曾注射过菌苗的 7 岁以下儿童,可以加强注射一次菌苗。菌苗接种后有效免疫期为 4 年。鉴于百日咳菌苗接种后极少数可发生休克和惊厥,因此,出生时有外伤史、过敏史、有精神神经疾病家族史和急性感染时,均不宜作菌苗注射。目前,国内外研究利用百日咳鲍特菌的某些抗原成分组成疫苗,不良反应少,预防效果也较满意。

4.药物预防　对易感者或有本病接触的婴幼儿可进行药物预防,其中包括红霉素或复方磺胺甲噁唑,用药时间 7~10 天。

(陈艳成)

第四节　猩红热

猩红热(scarlet fever)是由 A 组 β 型溶血性链球菌引起的急性呼吸道感染病。其临床特征为发热、咽峡炎、全身弥漫性鲜红色皮疹和疹退后明显脱屑。少数患者病后可出现超敏反应性心、肾、关节损害。

【病原学】

A 组 β 型溶血性链球菌(group A β-hemolytic streptococcus)也称化脓性链球菌(Strepotococcus pyogenes),直径 0.6~1.0 μm,革兰染色阳性。在含血的培养基上易生长,初从体内检出时带有荚膜,无芽胞,无鞭毛。易在血液培养基上生长,并产生完全(β 型)溶血。按其菌体细胞壁上所含多糖类抗原(C 抗原)的不同,可分为 A~U(无 I、J)19 个组,A 组是猩红热的主要病原体。A 组又可依其表面蛋白抗原 M 分为 80 个血清型。该 M 蛋白是细菌的菌体成分,对中性粒细胞和血小板均具免疫毒性作用。M 蛋白和细菌荚膜都有抗吞噬作用,近来证明链球菌产生的脂壁酸对生物膜有较高的亲和力,有助于链球菌黏附于人的上皮细胞。链球菌能产生 A、B、C、D 4 种抗原性不同的致热性外毒素(即红疹毒素),均能致发热和猩红热皮疹,并可抑制吞噬系统和 T 细胞功能,触发 Schwartzman(内毒素出血性坏死)反应。此外,该细菌能产生:

(1)链激酶(溶纤维蛋白酶):溶解血块并阻止血浆凝固。

(2)透明质酸酶(扩散因子):溶解组织间的透明质酸,利于细菌在组织内扩散。

(3)链道酶:又称脱氧核糖核酸酶,能裂解具有高黏稠度的 DNA,从而破坏宿主的组织和细胞。

A 组 β 型溶血性链球菌对热及干燥的抵抗力较弱,56 ℃ 30 min 及一般消毒剂均可将其杀灭,但在痰及脓液中可生存数周。

【流行病学】

1.感染源　主要是患者和带菌者。自发病前 24 h 至疾病高峰时期传染性最强。A 组 β 型溶血性链球菌引起的咽峡炎,排菌量大且不被隔离,是重要的感染源。

2.传播途径　主要经空气飞沫传播。也可经皮肤伤口或产道等处感染,后者称为"外科型猩红热"或"产科型猩红热"。

3.人群易感性　普遍易感。感染后人体可产生抗菌免疫和抗毒免疫。抗菌免疫主要来自抗 M 蛋白的抗体,具有型特异性,可抵抗同型菌的侵犯,但对不同型别的链球菌感染无保护作用。抗红疹毒素对免疫力较持久,但由于红疹毒素有 5 种血清型,其间无交叉免疫,若再次感染不同类型红疹毒素的 A 组链球菌仍可再次发病。

4.流行特点　本病多见于温带地区,寒带和热带少见。全年均可发病,但冬春季节发病较多,夏秋季少。可发生于任何年龄,但以儿童最为多见,5~15 岁为好发年龄。

近 40 年来,猩红热的发病率明显下降,临床表现渐趋轻症化,病死率明显下降。其原因可能与下列因素有关:①敏感的抗菌药物广泛应用及长时间外界环境作用下,引起链球菌变异。②早期应用抗菌药物致使链球菌很快被抑制或杀灭,控制了症状进一步加重。

【发病机制与病理】

猩红热的临床表现主要由化脓性、中毒性和超敏反应性病变综合而成。

1.化脓性病变　A 组 β 型溶血性链球菌借助脂壁酸黏附于黏膜上皮细胞，进一步侵入组织引起炎症，通过 M 蛋白保护细菌不被吞噬，在透明质酸酶、链激酶及溶血素作用下，使炎症扩散和引起组织坏死。

2.中毒性病变　病原菌所产生的红疹毒素及其他产物经咽部丰富的血管进入血流，引起发热、头痛、食欲缺乏等全身中毒症状。红疹毒素则引起皮肤血管充血、水肿，上皮细胞增殖，白细胞浸润，以毛囊周围最为明显，形成典型的猩红热样皮疹。最后表皮死亡而脱落。黏膜充血，有时呈点状出血，形成"内疹"。肝、脾、淋巴结可有充血和脂肪变性，心肌可有浊肿和变性。肾可有间质性炎症。

3.超敏反应性病变　个别病例于病程第 2、3 周时，可出现超敏反应性变化，主要见于心和肾浆液性炎症。可能系因 A 组链球菌某些型与被感染者的心肌、心瓣膜、肾小球基底膜的抗原相似，当产生特异免疫后引起的交叉免疫反应；或可能因抗原抗体复合物沉积而致。

【临床表现】

潜伏期 1~7 天，一般 2~3 天。

1.普通型　流行期间大多数属于此型。典型临床表现有：

(1)发热：体温可达 39 ℃左右，多为持续性，伴有头痛、全身不适等全身中毒症状。发热的高低及热程均与皮疹的多寡及其消长相一致。自然病程约 1 周。

(2)咽峡炎：表现有咽痛、吞咽痛，局部充血并可有脓性渗出。腭部可见有充血或出血性黏膜疹，可先于皮疹出现。颈及颌下淋巴结呈非化脓性改变，肿大，有压痛。

(3)皮疹：发热后第 2 天开始发疹，始于耳后、颈及上胸部，24 h 内迅速蔓及全身。典型皮疹是在弥漫性充血的皮肤上出现分布均匀的针尖大小的丘疹，伴有痒感。部分患者可见带黄白色脓头且不易破溃的皮疹，称为"粟粒疹"。严重者可见出血性皮疹。在皮肤皱褶处，皮疹密集或因摩擦出血而呈紫色线状，称为"线状疹"（也称 Pastia 线）。如颜面部位仅有充血而无皮疹，口鼻周围充血不明显，与面部充血相比之下显得发白，称为"口周苍白圈"。多数情况下，皮疹于 48 h 达高峰，继之依出疹顺序开始消退，2~3 天内退尽，但重者可持续 1 周左右。疹退后开始皮肤脱屑，皮疹越多越密脱屑越明显，以粟粒疹为重，多呈片状脱皮，掌、指(趾)处由于角化层较厚，片状脱皮常完整，呈指或趾套状，而面部及躯干常为糠屑状。

出疹同时可出现舌乳头肿胀，初期舌面覆盖白苔，明显红肿的舌乳头凸出于白苔之外，称为"草莓舌"；2~3 h 后舌苔脱落舌面光滑呈绛红色，舌乳头凸起，称为"杨梅舌"。

2.中毒型　中毒症状明显，高热、头痛、剧烈呕吐，甚至神志不清，可出现中毒性心肌炎、中毒性肝炎及中毒性休克等。咽峡炎不重但皮疹很明显，可为出血性。但若发生休克，则皮疹常变成隐约可见。病死率高，目前很少见。

3.脓毒型　主要表现为咽部严重的化脓性炎症、坏死及溃疡，渗出物多，往往形成脓性假膜。常可波及邻近组织引起颈淋巴结炎、化脓性中耳炎、鼻窦炎等。也可侵入血液循环引起败血症及迁徙性化脓性病灶。目前已罕见。

4.外科型　包括产科型，病原菌经伤口或产道侵入而致病，故没有咽峡炎，皮疹始于伤口或产道周围，然后延及全身，中毒症状较轻，预后也较好。伤口分泌物培养可获得病原菌。

【并发症】

初期可发生化脓性和中毒性并发症,如化脓性淋巴结炎、化脓性中耳炎及中毒性心肌炎、中毒性肝炎等。在病程 2~3 周,主要有风湿病、肾小球肾炎和关节炎,为超敏反应所致。近年由于早期应用抗生素使病情得以控制,故并发症少见。

【辅助检查】

1.血象　白细胞总数增高,多在(10~20)×10⁹/L,中性粒细胞常在 80% 以上,严重患者可出现中毒颗粒。出疹后嗜酸性粒细胞增多,占 5%~10%。

2.尿液　常规检查常无明显异常改变,若发生肾脏超敏反应并发症时,则可出现尿蛋白、红细胞、白细胞及管型。

3.病原学检查　咽拭子或其他病灶分泌物培养可有 β 型溶血性链球菌生长。

4.血清学检查　可用免疫荧光法检测咽拭涂片进行快速诊断。

【诊断与鉴别诊断】

(一)诊断

1.流行病学资料　当地有本病流行,有猩红热或咽峡炎患者接触史。

2.临床表现　骤起发热、咽峡炎、病后 2 天内出疹,为在充血的皮肤上有猩红色皮疹者。若疹退后皮肤有脱屑,则临床诊断可能性更大。

3.辅助检查

(1)外周血白细胞总数高,中性粒细胞比分高,出现中毒颗粒。出疹后嗜酸性粒细胞增多。

(2)咽拭子或脓液培养分离出 A 组 β 型溶血性链球菌,或上述标本涂片用免疫荧光法检测有 A 组溶血性链球菌。

(3)狄克(Dick)试验在发病早期呈阳性,而恢复期转为阴性者。用稀释的红疹毒素0.1 mL(相当于 1 个皮肤试验单位)做皮内注射,24 h 后局部红肿直径超过 1 cm 者为阳性,提示无抗毒免疫力,对猩红热易感;如为阴性,则表示有抗毒免疫力。

(二)鉴别诊断

在出皮疹前咽峡炎与一般急性咽峡炎较难鉴别,病原学检查有助于诊断。金黄色葡萄球菌感染、药疹等,也能引起猩红热样皮疹,其他如麻疹、风疹等发疹性疾病,均需与猩红热鉴别。

病例讨论

患儿,女性,10 岁。因发热 3 日伴出疹 2 日于 12 月 1 日入院。入院查体:T 39 ℃,P 120 次/min,R 20 次/min,意识清,发热面容,全身皮肤潮红,并可见与毛囊一致的红色丘疹,舌苔白厚,舌乳头突出,呈草莓样,咽部充血,扁桃体肿大,并可见脓性分泌物。双肺、心脏、腹部均无阳性体征。血常规:WBC 15×10⁹/L,N 0.95。请讨论:

1.本病例最可能的诊断是什么?

2.为明确诊断,可考虑做哪些检查?

【治疗】

1.一般支持对症治疗 包括急性期卧床休息,呼吸道隔离。若发生感染中毒性休克,要积极补充血容量,纠正酸中毒,给血管活性药等。对已化脓的病灶,必要时给予切开引流或手术治疗。

2.病原治疗 早期病原治疗可缩短病程,减少并发症。青霉素为首选药物,成人 80 万 U/次,每天 2~4 次,儿童每天 2 万~4 万 U/kg,分 2~4 次。根据病情选择肌注或静脉给药途径,疗程 5~7 天。中毒型或脓毒型者成人可加大剂量到 800 万 U/d,儿童 20 万 U/(kg·d),分两次静脉滴注,连续用药到热退后 3 天。用青霉素治疗 80% 的患者 24 h 后即可退热,皮疹也随之逐渐消退。近年对青霉素耐药菌株有所增多,值得关注。

青霉素过敏者可选用红霉素,每天 20~40 mg/kg,分 3 次给药,疗程同青霉素,也可选用第一代头孢菌素等。

【预防】

1.隔离患者 住院或家庭隔离至咽拭子培养 3 次阴性,且无化脓性并发症出现,可解除隔离(自治疗日起不少于 7 天)。咽拭子培养持续阳性者应延长隔离期。

2.接触者的处理 对接触者医学观察 7 天,并可用苄星青霉素 120 万 U 肌注一次进行预防。儿童机构内有本病流行时,对咽峡炎或扁桃体炎患者,也应按猩红热隔离治疗。流行期间应避免到人群密集的公共场所,接触患者应戴口罩。

(陈艳成)

第五节 白 喉

白喉(diphtheria)是白喉棒状杆菌引起的急性呼吸道感染病。临床上以局部灰白色假膜和全身毒血症状为特征。重型或贻误治疗的患者可并发心肌炎和神经瘫痪。

【病原学】

白喉棒状杆菌(俗称白喉杆菌)具明显多形性,呈杆状或稍弯曲,一端或两端稍膨大,内有易染颗粒称为极体,革兰染色阳性。不能运动,不产芽胞,在奈瑟(Neisser)染色时菌体呈黄褐色,颗粒呈黑蓝色,庞(Ponder)氏染色菌体呈淡蓝色,颗粒呈深蓝色。白喉棒状杆菌在含血、血清和鸡蛋的培养基上生长良好。

白喉棒状杆菌对冷冻、干燥抵抗力较强,尤其是随分泌物排出者。可在牛奶内繁殖,在玩具、衣物上可存活数天,因而可构成间接传播。该菌对湿热及化学消毒剂敏感,100 ℃ 1 min 或 58 ℃ 10 min 即可死亡,阳光直射下仅能存活数小时。

该菌分泌的外毒素是致病的主要物质,为不耐热的单链多肽。有 A、B 两个片段,B 片段由跨膜、转位和受体结合区 3 部分组成;A 片段无直接毒性,在 B 片段携带下与细胞膜受体结合、转位到胞质才发挥毒性作用。白喉棒状杆菌产生外毒素的能力来自所感染的噬菌体,由噬菌体的产毒基因所控制。

【流行病学】

1.感染源 白喉患者和带菌者是感染源。潜伏期末即有传染性,鼻白喉症状轻而带菌时间长,不典型和轻症患者常漏诊,延误诊断,在白喉传播中有重要意义。健康带菌者占人口0.1%~5%,本病流行期带菌率可达10%~20%,恢复期带菌率10%左右。

2.传播途径 以呼吸道飞沫传播为主,也可经食物、玩具及物品间接传播,或通过污染的牛奶和食物引起暴发流行,偶可经破损皮肤或黏膜而感染。

3.人群易感性 人对白喉普遍易感,但不同年龄组差异较大。新生儿经胎盘及母乳获得的免疫力,出生后3个月明显下降,1岁后基本消失。2~10岁发病率最高,但近年因计划免疫发病年龄推迟,成人发病明显增多。病后可产生针对外毒素的抗体,免疫力持久。预防接种或隐性感染可获得特异性免疫力。用锡克试验(Schick test)可测人群免疫水平,也可用间接血凝或 ELISA 法测人群血清抗毒素水平。

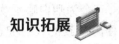

知识拓展

锡克试验

于一侧前臂屈侧皮内注射 0.1 mL 稀释的白喉外毒素(相当于最低致死量的 1/50),于另一侧皮内注射 0.1 mL 对照液(经 70 ℃ 10 min 加热后的白喉外毒素,毒素已破坏)。试验侧出现红斑硬结,直径>1 cm 为阳性,24~48 h 出现,72~96 h 最明显,7 天后逐渐消失。阳性结果表示受试者对白喉毒素无免疫力。

4.流行特征 本病见于世界各地,散发为主。实施计划免疫后,儿童发病数明显下降,发病年龄推迟。一年四季均可发病,以冬春季多发。居住拥挤,卫生条件差容易引起流行。

【发病机制与病理】

因白喉棒状杆菌侵袭力较弱,侵入上呼吸道后仅在黏膜表层繁殖,而不侵入深部组织和血流。白喉棒状杆菌外毒素的强烈毒性引起黏膜细胞破坏,纤维蛋白渗出,白细胞浸润。大量渗出的纤维蛋白与白喉性坏死组织、炎性细胞、细菌等凝结而形成特征性白喉假膜(diphtheric pseudomembrane,DPM)。假膜呈灰白色,有混合感染时呈黄色,伴出血时呈黑色。咽部假膜与组织粘连较紧不易脱落,强行剥脱易出血。但喉及气管处假膜则易脱落引起窒息。白喉棒状杆菌外毒素自局部吸收后,经血流和淋巴系统扩散引起全身毒血症状。毒素吸收量与假膜部位和广泛程度有关。假膜面积大,毒素吸收多,症状重。喉及气管处假膜因与假膜下组织非紧密粘连,故毒素吸收较少,全身症状较轻;鼻白喉毒素吸收量最大,症状也最重。

病理改变以中毒性心肌炎和白喉性神经炎最显著。心脏扩大,心肌常有脂肪变性、玻璃样及颗粒样变性,心肌纤维断裂并可累及传导系统。神经炎以周围运动神经为主,第Ⅸ、Ⅹ对颅神经受损较常见,神经髓鞘呈脂肪变性,随之神经轴断裂。还可有肾浊肿、肾小管上皮细胞脱落,肾上腺退行性变,肝细胞脂肪变性等。

【临床表现】

潜伏期1~7天,多为2~4天。

按假膜所在部位分为咽白喉、喉白喉、鼻白喉和其他部位白喉等临床类型。

1.咽白喉　约占白喉的80%。按假膜大小及病情轻重又可分为以下4型：

（1）普通型：典型咽白喉即为普通型。起病慢，常有咽痛、中度发热、食欲缺乏、全身不适等。咽充血，扁桃体肿大。24 h后即可有灰白色片状假膜形成，并逐渐增厚扩大。假膜边缘清楚，不易剥离，强行剥离则基底裸面出血。可有颌下淋巴结肿大压痛。

（2）轻型：全身症状轻，可仅轻微发热、咽痛。假膜多局限于扁桃体，呈点状或小片状。假膜可不明显而白喉棒状杆菌培养阳性，流行时此型多见，易漏诊或误诊，应加以注意。

（3）重型：全身症状重，体温常超过39 ℃，面色苍白，极度乏力，恶心呕吐，脉搏增快，严重者出现血压下降。局部假膜迅速扩大，可扩至腭弓、腭垂及咽后壁。假膜呈大片状，色灰黄污秽，口臭。可有淋巴结周围软组织水肿。常有心肌炎或周围神经麻痹。

（4）极重型：假膜较重型更广泛，污黑色，有特殊腐败口臭味，颈部因软组织水肿变粗而似"牛颈"。全身中毒症状极为严重，高热或体温不升，烦躁不安，呼吸急促，面色苍白，唇指发绀，脉快细弱，血压下降，可有心脏扩大，心律失常或奔马律等，抢救不及时常易死亡。

2.喉白喉　约1/5的白喉表现为喉白喉，其中原发性喉白喉约占25%，其余为咽白喉延续而成。特征性表现为"犬吠"样咳嗽，声音嘶哑或失声，甚至吸气时有喉梗阻所致的"三凹现象"、发绀、恐惧等。假膜延至气管、支气管或假膜脱落常窒息死亡。

3.鼻白喉　继发性鼻白喉多来自咽白喉。原发性鼻白喉较少见。表现为鼻塞、浆液血性鼻涕，鼻孔周皮肤受累发红、糜烂、结痂。鼻前庭可有假膜。全身症状轻，可有张口呼吸及哺乳困难等。

4.其他部位白喉　其他部位白喉少见，皮肤白喉多见于热带。伤口白喉、眼结膜白喉及耳、口腔、食管、外阴、新生儿脐带等部位白喉，常仅有局部假膜而全身症状轻。

【并发症】

1.中毒性心肌炎　是本病最常见的并发症，也是本病的主要死因。可分为早期和晚期两型。早期（第3~5天）系严重毒血症引起，可于数分钟或数小时内突然死亡；晚期（第5~14天）系心肌病变继而影响周围循环，表现为极度苍白后出现发绀、腹痛，多见脉搏细弱、脉率减慢、第一心音低钝甚至消失，心律可完全不规则，血压下降等。

2.周围神经麻痹　多见于病程第3~4周。常有软腭麻痹，出现鼻音声重、进食呛咳及腭垂反射消失。其次为颜面肌、眼肌及四肢肌麻痹等。

3.其他　可有支气管肺炎、其他化脓性感染、中毒性肾病及中毒性脑病等。

【辅助检查】

1.一般检查　白细胞常达(10~20)×10⁹/L，中性粒细胞增高，严重时可出现中毒颗粒。

2.病原体检查　取假膜与黏膜交界处标本涂片染色后查白喉棒状杆菌，但应作细菌培养与非致病的类白喉棒状杆菌鉴别。荧光标记的特异性抗体染色查白喉棒状杆菌阳性率和特异性均较高，有利于早期诊断。另外，用2%亚锑酸钾涂布假膜10~20 min后变为黑色或深灰色为阳性，提示有棒状杆菌感染。

【诊断与鉴别诊断】

依据流行病学资料和典型表现可以作出临床诊断，经病原学检测可确诊。

咽白喉应与奋森(Vincent)咽峡炎、急性扁桃体炎及鹅口疮等相鉴别；喉白喉应与急性咽炎、超敏反应性喉水肿及气管内异物相区别。鼻白喉应与慢性鼻炎、鼻内异物相鉴别。

【治疗】

早期使用抗毒素和抗生素是治疗成功的关键。

1.一般治疗　必须卧床休息3周以上,重者需4~6周。合并心肌炎者绝对卧床,过早活动极易猝死。供给足够热量,保持水与电解质平衡,注意口腔护理。

2.病原治疗　应合用抗毒素与抗生素。

(1)抗毒素:为本病特异治疗手段。白喉抗毒素不能中和进入细胞内的外毒素,故宜尽早(病后3~4天内)使用。用量按假膜部位、中毒症状、治疗早晚而定,轻中型为3万~5万U,重型6万~10万U;治疗晚者加大剂量;喉白喉适当减量,注意用抗毒素后假膜很快脱落阻塞气道的危险。抗毒素静脉注射30 min达血峰浓度,肌内注射达血峰浓度需24 h。重症及治疗晚者常将其稀释于100~200 mL葡萄糖液缓慢静脉滴注。注射前做皮肤过敏试验,过敏者脱敏疗法注射。

(2)抗生素:可抑制白喉棒状杆菌生长,缩短病程和带菌时间。青霉素G对各型白喉均有效,每天80万~160万U,分2~4次肌内注射;青霉素过敏者用红霉素40~50 mg/(kg·d),分4次口服。也可用阿奇霉素或头孢菌素治疗。疗程均为7~10天。并发细菌性肺炎应根据药敏试验选用相应抗生素。

3.对症治疗　并发心肌炎或中毒症状重者可用肾上腺糖皮质激素。必要时用镇静剂。喉梗阻或脱落假膜堵塞气道者应及时将气管切开取膜,也可用喉镜直接抽吸取膜。咽肌麻痹者鼻饲,必要时呼吸机辅助治疗。

病例讨论

患儿,女性,10岁,因发热、咽痛3日入院。查体:T 38.5 ℃,P 120次/min,R 20次/min,咽部红肿,扁桃体、腭弓及咽后壁上均可见片状光滑灰白色膜状物,不易拭去。患儿双侧颌下淋巴结肿大、有压痛。血常规:WBC 20×10⁹/L,N 0.90。请讨论:

1.本病例最可能的诊断是什么?

2.该患儿你将怎样治疗?

【预防】

1.控制感染源　呼吸道隔离,治愈后两次(隔日1次)咽拭子培养阴性者可解除隔离。接触者检疫7天。带菌者可用青霉素或红霉素隔离治疗7天,无效者可考虑扁桃体切除。

2.切断传播途径　患者鼻咽分泌物及所用物品应严格消毒。

3.降低人群易感性　最重要的环节。新生儿出生后3个月就应按计划免疫程序注射百白破(PDT)三联疫苗。7岁以上儿童首次免疫或流行期易感者,接种吸附精制白喉类毒素或吸附精制白喉和破伤风类毒素。密切接触的易感者可肌内注射精制白喉抗毒素1 000~2 000 U(儿童1 000 U)作被动免疫,有效预防期为2~3周,1个月后再行类毒素全程免疫。

(陈艳成)

第六节　伤寒与副伤寒

一、伤　寒

伤寒(typhoid fever)是由伤寒沙门菌引起的经饮品、食物传播的一种急性感染病。临床特征为持续发热、消化道症状、神经系统特殊中毒症状、相对缓脉、肝脾大、玫瑰疹及白细胞减少等。病理改变主要为全身单核-吞噬细胞系统的增生性反应,尤以回肠下段淋巴组织病变最明显。有时可出现肠出血、肠穿孔等严重并发症。

【病原学】

伤寒沙门菌(*Salmonella typhi*)也称伤寒杆菌,属于沙门菌属中的 D 组。革兰染色阴性,呈短杆状,大小(2~3)μm×(0.6~1)μm。有菌毛、周身鞭毛,能活动,不形成芽胞,无荚膜。伤寒沙门菌为需氧及兼性厌氧菌,在普通培养基上即可生长,但在含有胆汁的培养基中更易生长。

伤寒沙门菌的脂多糖菌体抗原(O 抗原)、鞭毛抗原(H 抗原)和多糖毒力抗原(Vi 抗原)均可刺激机体产生相应的抗体。其中 O 抗原及 H 抗原的抗原性较强,可刺激机体产生特异性 IgM 及 IgG 抗体。用血清凝集试验(Widal test,肥达试验)可测定 O 抗原及 H 抗原各自相应的抗体效价;Vi 抗原见于新分离的菌株,在体内具有抗吞噬和抗溶菌的作用,故该类菌株可在巨噬细胞内生存、繁殖。但因其抗原性不强,所产生的 Vi 抗体的效价低,对本病的诊断意义不大,但 90%带菌者 Vi 抗体阳性,故可用于发现带菌者。伤寒沙门菌裂解释放出的内毒素在发病机制中起重要作用。

伤寒沙门菌是人的病原菌,对非人类不致病。在自然环境中的生存能力较强,在水中可存活 2~3 周,在粪便中可存活 1~2 个月,在牛奶中不仅能生存且能繁殖;耐低温,在冰冻环境中可持续存活数月,但对光、热、干燥及消毒剂的抵抗力较弱。阳光直射数小时死亡;加热至 60 ℃ 15 min 或煮沸后立即死亡;在 5%石炭酸中 5 min 即被杀死;消毒饮用水余氯达 0.2~0.4 mg/L时即被迅速杀灭。

【流行病学】

1.感染源　患者或带菌者是感染源。带菌者有以下 3 种情形:①患者在潜伏期内即由粪便排菌,称为潜伏期带菌者。②恢复期仍然排菌但在 3 个月内停止者,称为暂时带菌者。③少数患者(2%~5%)可持续排菌达 3 个月以上,称为慢性带菌者。

原先有胆石症或慢性胆囊炎等胆道系统疾病的女性或老年患者容易变为慢性带菌者,少数患者可终身排菌。慢性带菌者是我国近年来伤寒不断传播或流行的主要感染源,有重要的流行病学意义。典型伤寒患者在发病后第 2~4 周内排菌量最大,每克粪便中含菌量可达数十亿个,传染性最强。

2.传播途径　感染源排出的病菌直接或间接污染饮品、食物而传播。苍蝇、蟑螂等媒介起机械传递作用。日常生活接触是散发病例的主要传播方式;水源污染是传播本病的重要途径,常是引起本病暴发流行的主要原因;食物污染也可酿成流行。

3.人群易感性　未患过伤寒及未接种过伤寒疫苗的个体,不分性别和年龄均对伤寒易感。

伤寒发病后可以获得较稳固的免疫力,仅有 2% 的患者可再次患病。伤寒与副伤寒之间并无交叉免疫。

4.流行特征　伤寒遍布于世界各地,以热带及亚热带地区为多,在不重视饮食卫生的地区可引起流行。随着经济发展与社会卫生状况改善,发病率呈下降趋势,在发达国家,伤寒的发病率维持在低水平。伤寒沙门菌没有动物宿主,随着带菌率的不断下降,发达国家最终将控制伤寒流行。伤寒以散发为主,但在一些发展中国家仍有地方性流行或暴发流行。流行多在夏秋季,发病以儿童及青壮年多见,无明显性别差异。

【发病机制与病理】

人体摄入伤寒沙门菌后是否发病取决于细菌的致病性和机体防御能力。当侵入的细菌量达 10^5 以上,机体非特异免疫力下降,如胃酸分泌减少、胃肠动力异常等,则可导致发病。

未被胃酸消灭的伤寒沙门菌进入小肠后,侵入肠黏膜,部分病菌被巨噬细胞吞噬并在其胞浆内繁殖;部分经淋巴管进入回肠集合淋巴结、孤立淋巴滤泡及肠系膜淋巴结中繁殖,然后由胸导管进入血流引起短暂的菌血症。此阶段相当于临床上的潜伏期。伤寒沙门菌随血流进入肝、脾、胆囊、骨髓等组织器官内继续大量繁殖,再次进入血流,引起第二次菌血症,并释放强烈的内毒素,引起临床发病,相当于临床初期。在病程第 2~3 周,胆囊中的伤寒沙门菌经胆管进入肠道,部分再度侵入肠壁淋巴组织,在已致敏的肠壁淋巴组织中产生严重炎症反应,引起肿胀、坏死、溃疡形成,相当于临床极期。若病变波及血管可引起出血,若溃疡深达浆膜则致肠穿孔。病程第 4~5 周,人体免疫力增强,伤寒沙门菌从体内逐渐清除,组织修复而痊愈。少数患者痊愈后,胆囊中长期存在细菌而成为慢性带菌者。

伤寒的主要病理特点是全身单核-吞噬细胞的增生性反应,以回肠末端集合淋巴结和孤立淋巴结最为显著。此病变镜检的最显著特征是以巨噬细胞为主的细胞浸润,巨噬细胞有强大吞噬能力,可见胞质内含有吞噬的淋巴细胞、红细胞、伤寒沙门菌及坏死组织碎屑,称为"伤寒细胞"。若伤寒细胞聚积成团,则称为"伤寒小结"或伤寒肉芽肿,是本病的特征性病变,具有病理诊断意义。除肠道病变外,肝、脾也非常显著。胆囊呈轻度炎症病变。少数患者痊愈后伤寒沙门菌仍可在胆囊中继续繁殖而成为慢性带菌者。心脏、肾等脏器也有轻重不一的中毒性病变。

伤寒沙门菌释放脂多糖内毒素可激活单核-吞噬细胞,使其释放 IL-1 和肿瘤坏死因子等细胞因子,引起持续发热、表情淡漠、相对缓脉、便秘、休克和白细胞减少等表现。

【临床表现】

潜伏期为 3~60 天,通常 7~14 天。

(一)典型伤寒的临床表现

可分为 4 期,自然病程为 4~5 周。

1.初期　为病程的第 1 周,也称侵袭期。大多起病缓慢,发热是最早出现的症状,体温呈阶梯状上升,于 3~7 天后逐步达到高峰,可达 39~40 ℃ 以上,发热前可有畏寒,但很少有寒战,出汗不多。发热时常伴有全身不适、食欲缺乏、乏力、四肢酸痛、咽痛、咳嗽、腹部不适等症状。部分患者出现便秘或轻度腹泻。右下腹可有轻压痛。部分患者此时可触及肿大的肝脏及脾脏。

2.极期　为病程的第 2~3 周,出现伤寒特有的典型表现。

(1)持续发热:高热以稽留热为主,一般持续 10~14 天。

(2)消化道症状:约半数病例可有腹部隐痛,位于右下腹或全腹,腹胀、多数患者出现便秘。仅有10%左右的患者出现腹泻,多为水样便,每天2~3次。右下腹可有深压痛。

(3)特殊中毒症状:由于伤寒沙门菌内毒素的致热和毒性作用所致的神经系统中毒症状。表现为表情淡漠、无欲貌、呆滞、反应迟钝、耳鸣、重听或听力减退等,重者可有谵妄、昏迷或出现脑膜刺激征。

(4)循环系统症状:成人患者常出现相对缓脉(脉搏不随体温增高而相应加快),部分尚可出现重脉。儿童病例或并发中毒性心肌炎时,相对缓脉不明显。

(5)肝脾大:半数以上患者于起病第1周前后出现轻度脾脏肿大,质软,有压痛。部分患者也可出现肝脏肿大,质软,可有压痛。如果患者出现黄疸或肝功能明显异常(如 ALT 上升等)时,常提示患者并发中毒性肝炎。

(6)玫瑰疹:在病程第1周末,约半数患者于前胸、腹部出现淡红色的小斑丘疹,称为玫瑰疹,直径达2~4 mm,压之退色,散在分布,量少,一般仅数个至十几个,可分批出现,多见于胸、腹及肩背部,四肢罕见,多在2~4日内变暗淡、消退。有时可变成压之不退色的小出血点。

3.缓解期　为病程的第4周。体温开始波动下降,各种症状逐渐减轻,食欲好转,腹胀渐消失,肿大的脾脏开始回缩。但由于本期小肠病理改变仍处于溃疡期,有发生肠出血及肠穿孔的可能。

4.恢复期　为病程的第5周。体温恢复正常,症状、体征消失。但体质虚弱,完全恢复一般约需1个月。

(二)其他类型

根据不同的发病年龄、机体免疫状态、是否存在基础疾病、所感染伤寒沙门菌的数量和毒力以及使用有效抗菌药物的早晚等因素,除典型伤寒外,临床上还可见到轻型、暴发型、迁延型、逍遥型及顿挫型等其他临床类型的伤寒。

1.轻型　患者一般症状较轻,体温多在38 ℃左右,症状轻,病程短,1~2周即可痊愈。多见于儿童,或发病后早期接受有效抗菌药物治疗,或已接受过伤寒菌苗注射者。由于轻型患者的病情轻,症状颇不典型,目前又较多见,临床上易漏诊或误诊。

2.暴发型　起病急,中毒症状严重,患者常骤起高热,可出现超高热或体温不升,血压降低,常出现休克、中毒性脑病、中毒性肝炎、中毒性心肌炎、肠麻痹、DIC 与出血倾向等。病情凶险。但如能及时确诊并进行有效的病原及对症治疗,仍有治愈的可能。

3.迁延型　常见于原先有慢性乙型肝炎、胆道结石或慢性血吸虫病等消化系统基础疾病的患者。起病与典型伤寒相似,但由于患者机体免疫功能低下,发热可持续不退,热程可达5周以上至数月之久,呈弛张热或间歇热,肝脾大明显。

4.逍遥型　起病时毒血症状较轻微,患者可照常工作。部分患者可因突然性肠出血或肠穿孔而就医,始被发现。

5.顿挫型　起病较急,开始症状典型,但病程极短,于1周左右发热等症状迅速消退而痊愈。

(三)伤寒的复发与再燃

1.再燃　当伤寒患者进入缓解期,体温波动下降,但尚未达到正常时,体温又再次升高,持续5~7天后才恢复正常,常无固定症状,血培养可为阳性,称为再燃。再燃的发生机制为,在菌血症仍未被完全控制的情形下,抗菌力量急剧减弱,如抗菌药物治疗中断或机体出现并发症等。

2.复发　患者进入恢复期体温正常 1~3 周后,发热等临床表现再次出现,血培养再度阳性,称为复发。复发多见于抗菌治疗不彻底的患者,在机体免疫力低下时,病灶中未被消灭的病菌大量繁殖,再度侵入血液循环,引起复发。但较初发为轻,病程较短(1~3 周),并发症少,采用原方案治疗仍可奏效。

【并发症】

1.肠出血　是较常见的严重并发症,多见于病程的第2~4周,可以有大便潜血阳性至大量血便,大出血的发生率为2%~15%。少量出血可无症状或仅有轻度头晕、脉快;大量出血时,体温骤降后很快回升,脉搏细数,体温与脉搏呈现交叉现象,并有头晕、面色苍白、烦躁、出冷汗、血压下降等休克表现。饮食不当、活动过多、排便过度用力、腹泻以及便秘处理不当等常为诱因。

2.肠穿孔　为最严重的并发症,多见于病程的第2~4周,发生率1%~4%。好发于回肠末段。穿孔前常有腹胀、腹泻或肠出血等先兆,穿孔时患者突然右下腹剧痛,伴有恶心、呕吐、出冷汗、脉搏细数、呼吸急促、体温与血压下降等,经1~2 h后体温又迅速上升,并出现腹膜刺激征等,肝浊音界缩小或消失,X 线检查膈下有游离气体,白细胞计数升高。肠穿孔的诱因与肠出血基本相同。

3.其他并发症　尚可并发中毒性心肌炎、中毒性肝炎、肺部感染、溶血尿毒综合征、胆囊炎、血栓性静脉炎等。

【辅助检查】

1.常规检查

(1)血常规:白细胞计数偏低或正常,一般在(3~5)×10⁹/L。中性粒细胞减少,嗜酸性粒细胞明显减少或消失,嗜酸性粒细胞计数随病情好转而恢复正常,复发者再度减少或消失,其消长情况可作为判断病情与疗效指征之一。

(2)尿常规:常出现轻度蛋白尿,偶见少量管型。

(3)粪便常规:在肠出血时有血便或便潜血试验阳性。少数患者当病变侵及结肠时可有黏液便甚至脓血便。

2.细菌培养

(1)血培养:是本病最常用的确诊方法。发病第 1~2 周血培养阳性率最高,可达80%以上,以后阳性率逐渐下降,第4周时常呈阴性,复发时可再度阳性。

(2)骨髓培养:由于骨髓中巨噬细胞丰富,含菌多,故骨髓培养阳性率高于血培养,全病程均可获较高的阳性率,第1周可高达90%,且较少受抗菌药物的影响,对已用抗生素治疗、血培养阴性的患者尤为适用。

(3)粪培养:整个病程中均可出现阳性,在第3~5周时阳性率最高,可达75%,对早期诊断价值不高,但可用于判断带菌情况。

(4)尿培养:早期多为阴性,病程第3~4周的阳性率约为25%(注意标本不被粪便污染)。

(5)其他:玫瑰疹刮取液与胆汁培养可在必要时进行,不作常规检查。

3.血清学检查　肥达试验(Widal test)所用的抗原有伤寒沙门菌菌体 O 抗原和鞭毛 H 抗原,以及引起副伤寒的甲型副伤寒沙门菌（*Salmone paratyphi A*）、肖氏沙门菌（*S. schottmuelleri*）、希氏沙门菌（*S. hirschfeldii*）鞭毛 H 抗原等5种,与患者血清做定量凝集试验,目的在于测定患者血清中各种相应抗体的凝集效价。通常 O 抗体效价在 1:80 以上,H 抗体效价在 1∶160 以上,有诊断价值。抗体通常在发病 1 周后出现,从病程第 2 周开始阳性率逐渐增加,至第 3~4 周可达 90%,效价也较高,第 4~6 周效价达高峰,病愈后阳性反应可持续数月乃至数年之久。

【诊断与鉴别诊断】

(一)诊断

1.流行病学资料　包括当地的伤寒疫情,既往是否进行过伤寒菌苗预防接种,是否有过伤寒史,最近是否与伤寒患者有接触史,以及夏秋季发病等流行病学资料均有重要的诊断参考价值。

2.临床表现　典型病例可有三症状:持续热、消化道症状、特殊中毒症状;三体征:相对缓脉、玫瑰疹和肝脾大。

3.辅助检查　外周血白细胞减少、嗜酸性粒细胞明显减少或消失;伤寒沙门菌培养阳性;肥达试验阳性。其中血或骨髓培养阳性有确诊意义。

(二)鉴别诊断

1.病毒性上呼吸道感染　患者有高热、头痛、白细胞减少等表现,与伤寒相似。可借助该病起病急、咽痛、鼻塞、咳嗽等呼吸道症状明显,而无表情淡漠、玫瑰疹、肝脾大,且病程一般不超过 1~2 周。

2.细菌性痢疾　患者有发热、腹痛、腹泻等表现与伤寒相似。可借助患者腹痛以左下腹为主,伴里急后重、排黏液脓血便、白细胞升高、粪便培养为志贺菌。

3.斑疹伤寒　流行性斑疹伤寒多见于冬春,地方性斑疹伤寒多见于夏秋。一般起病较急,脉搏较速,多有明显头痛。第 5~6 病日出现皮疹,数量多且可有出血性皮疹。外斐反应(Weil-Felix reaction)阳性。治疗后退热比伤寒为快。

4.败血症　少部分败血症患者的白细胞计数不增高,可与伤寒混淆。败血症多有原发病灶,热型多为弛张热或不规则热,伴寒战,无相对缓脉。白细胞总数虽可减少,但中性粒细胞升高,血培养可分离出致病菌。

5.血行播散性肺结核　患者多有结核病史或与结核病患者密切接触史。发热不规则,常伴盗汗、脉搏增快、呼吸急促等。发病 2 周后 X 线胸片检查可见双肺有弥漫的细小粟粒状病灶。

6.疟疾　患者发热、肝脾大、白细胞减少与伤寒相似。但疟疾患者临床表现特点为周期性发作的寒战、高热、大汗后缓解,间歇期无不适。外周血或骨髓涂片可找到疟原虫。

病例讨论

患者,男性,39 岁,9 月 13 日入院。入院前 14 天开始持续发热,明显腹胀,轻微腹痛,大便每 3~4 日一次,2 天前开始排鲜红色糊状大便。入院查体:T 39 ℃,P 68 次/min,轻度贫血貌,无欲貌,听力下降,肝在右锁骨中线肋下 1 cm 触及,质软,脾在左锁骨中线肋下2 cm触及,右下腹部压痛。白细胞数 $3.0×10^9$/L,Hb 92 g/L,大便潜血(+++)。请讨论:

1.该患者的初步诊断及依据?

2.为确诊还需做哪些检查?

【治疗】

目前,有较多的抗菌药物对伤寒沙门菌有特效,在治疗伤寒和副伤寒中起到了决定性作用。但是,一般治疗和对症治疗不可忽视,对消化道症状的处理显得尤为重要。

(一)一般治疗

1.消毒和隔离　患者入院以后按照消化道隔离。临床症状消失后,每隔 5~7 天送粪便进行伤寒沙门菌培养,连续 2 次阴性才可解除隔离。

2.休息　发热期应卧床休息,退热后 2~3 天可在床上稍坐,退热后 1 周才由轻度活动逐步过渡到正常活动量。

3.护理　观察体温、脉搏、血压和大便性状等变化。注意口腔和皮肤清洁,定期更换体位,预防压疮和肺部感染。

4.饮食　发热期应给予流质或无渣半流质饮食,少量多餐。退热后饮食仍应从稀饭、软饭逐渐过渡,退热后 2 周方可能恢复正常饮食。饮食的质量应包括足量的碳水化合物、蛋白质和各种维生素,以补充发热期的消耗,促进恢复。过早进食多渣、坚硬或容易产气的食物有诱发肠出血和肠穿孔的危险。

(二)对症治疗

1.降温措施　高热时可行物理降温,使用冰袋冷敷,或/和 25%~30%乙醇擦浴。发汗退热药,如阿司匹林,有时可引起低血压,以慎用为宜。

2.便秘　可使用生理盐水 300~500 mL 低压灌肠。无效时可改用 50%甘油 60 mL 或液状石蜡 100 mL 灌肠。禁用高压灌肠和泻剂。

3.腹胀　饮食应减少豆奶、牛奶等容易产气的食物。腹部使用松节油涂擦,或者肛管排气。禁用新斯的明等促进肠蠕动的药物。

4.腹泻　应选择低糖低脂肪的食物。酌情给予小檗碱 0.3 g,每天 3 次。一般不使用鸦片制剂,以免引起肠蠕动减弱,产生肠胀气。

5.肾上腺糖皮质激素　仅使用于出现谵妄、昏迷或休克等严重中毒症状的高危患者,应在有效、足量的抗菌药物配合下使用,可降低死亡率。可选择地塞米松(dexamethasone),2~4 mg,静脉滴注,每天 1 次。或者氢化可的松(hydrocortisone),50~100 mg,静脉滴注,每天 1 次。疗程 3 天。使用肾上腺糖皮质激素时,有可能掩盖肠穿孔的症状和体征,在观察病情变化时应给予重视。

(三)病原治疗

1.第三代喹诺酮类药物　为治疗伤寒的首选药物。常用药物有:诺氟沙星 0.2~0.4 g,每天 3 次,疗程 14 天;环丙沙星 0.5 g,每天 2 次,疗程 14 天,对于重型或有并发症的患者,0.2 g,静脉滴注,每天 2 次,症状控制后改为口服,疗程 14 天。此外,还有左旋氧氟沙星、氧氟沙星、培氟沙星、洛美沙星等均有满意疗效。但儿童及孕妇慎用。

2.第三代头孢菌素　抗菌活性强,胆汁浓度高,不良反应少,可作为儿童及孕妇的首选药。常用药物如:头孢噻肟钠:成人 2 g,静脉滴注,每天 2 次;儿童,50 mg/kg,静脉滴注,每天 2 次,疗程 14 天。此外,还有头孢哌酮钠、头孢他啶、头孢曲松钠等。

3.复方磺胺甲噁唑　用于敏感菌株的治疗。2 片/次,每天 2 次,疗程 14 天。

4.氯霉素　用于氯霉素敏感株。0.5 g,每天 4 次;重症患者 0.75~1 g,静脉滴注,每天 2

次;体温正常后,剂量减半,疗程 10~14 天。注意骨髓抑制的不良反应,外周白细胞少于 0.25×
10^9/L 时停药。

(四)带菌者的治疗

1.氧氟沙星或环丙沙星 氧氟沙星,每次 0.2 g,每天 2 次;或环丙沙星,每次 0.5 g,每天
2 次,疗程 4~6 周。

2.氨苄西林或阿莫西林 氨苄西林,4~6 g,静脉滴注,每天 1 次,使用前必须做皮肤过敏
试验;或者阿莫西林,每次 0.5 g,每天 4 次;可联合丙磺舒,每次 0.5 g,每天 4 次,疗程 4~6 周。

3.合并胆结石或胆囊炎的慢性带菌者 病原治疗无效时,需做胆囊切除,以根治带菌
状态。

(五)并发症治疗

1.肠出血 禁食,绝对卧床休息,补充血容量,维持水、电解质平衡。应用止血剂,必要时
输血。严密观察病情,内科治疗无效时应考虑手术。

2.肠穿孔 禁食,胃肠减压,加大抗感染力度;并发腹膜炎时应及时手术治疗,同时加用足
量有效抗菌药物。

【预后】

伤寒的病死率不同地区差别甚大:发达国家在 1% 以下,而巴布亚新几内亚和印度尼西亚
高达 30%~50%。

与预后有关的因素包括:年龄、病情轻重、并发症有无、治疗恰当与否等。

【预防】

1.控制感染源 对患者应及早隔离治疗,其排泄物及衣物等应彻底消毒。隔离期应自发
病日起至临床症状完全消失、体温恢复正常后 15 日为止,有条件者应隔离 5~7 天作粪便培养
1 次,如连续 2 次阴性,可解除隔离。早期发现带菌者,严格登记,认真处理。对托儿所、食堂、
饮食行业、自来水厂、牛奶厂等工作人员以及伤寒恢复期患者均应作定期检查,如发现带菌者,
应调离工作,并给予彻底治疗。对密切接触者医学观察 15 天。

2.切断传播途径 开展群众性爱国卫生运动,做好卫生宣传工作,搞好"三管一灭"(粪便
管理、水源管理、饮食卫生管理和消灭苍蝇)。养成良好卫生与饮食习惯,坚持饭前、便后洗
手,不饮生水、不吃不洁未熟食物等。

3.降低人群易感性 目前,国内应用的伤寒、副伤寒甲、乙三联菌苗是用伤寒、副伤寒甲、
乙 3 种沙门菌培养后经过加酚处理的死菌苗。一般皮下注射 2 次,间隔 7~10 天,70%~85%
的易感者即可获得保护,保护期 3~4 年。近年来,有用伤寒沙门菌 Ty21a 变异株制成的口服
活菌苗,对伤寒的保护率达 96%,可根据条件选用。

二、副伤寒

副伤寒(paratyphoid fever)是由甲型副伤寒沙门菌、肖氏沙门菌、希氏沙门菌所致的急性感
染病。副伤寒的临床表现与伤寒相似,但一般病情较轻,病程较短,病死率较低。副伤寒丙尚
可表现为急性胃肠炎或脓毒血症。

副伤寒的病原体有 3 种:甲型副伤寒沙门菌、肖氏沙门菌、希氏沙门菌。它们分别引起人
类的副伤寒甲、乙、丙。它们均有 O 和 H 抗原,在自然条件下,它们只对人类致病。

副伤寒甲、乙的发病机理与病理变化大致与伤寒相同,副伤寒丙的肠道病变较轻,肠壁可无溃疡形成,但体内其他脏器常有局限性化脓病变,可见于关节、软骨、胸膜、心包等处。

副伤寒甲、乙的特点为:起病缓,但骤起者也不少见,尤以副伤寒乙为多。开始时可先有急性胃肠炎症状如腹痛、呕吐、腹泻等,2～3天后症状减轻,继而体温升高,伤寒样症状出现。发热常于3～4天内达高峰,波动较大,极少稽留。热程较伤寒短,毒血症状较轻,但肠道症状则较显著。皮疹出现较早,且数量多,直径大。复发与再燃多见,而肠出血、肠穿孔少见。

副伤寒丙的临床症状复杂,常见有以下3种类型:①伤寒型:症状与副伤寒甲、乙大致相似,但较易出现肝功能异常。②胃肠炎型:以胃肠炎症状为主,表现为发热、恶心、呕吐、腹痛、腹泻,病程短。③脓毒血症型:常见于体弱儿童和慢性消耗疾病患者。发病急、寒战、高热、热型不规则,热程1～3周不等。

常有皮疹、肝脾大,并可出现黄疸。半数以上患者可出现胸膜炎、脓胸、关节及骨的局限性脓肿、脑膜炎、心包炎、心内膜炎、肾盂肾炎等迁徙性化脓性并发症,此类并发症极顽固,治疗期长且困难。

(陈艳成)

第七节　细菌性食物中毒

细菌性食物中毒(bacterial food poisoning)是指进食被细菌或细菌毒素污染的食物而引起的急性感染中毒性疾病。根据临床表现不同,可分为胃肠型食物中毒和神经型食物中毒。

一、胃肠型食物中毒

常发生于夏秋季,临床主要表现为恶心、呕吐、腹痛、腹泻等急性胃肠炎的症状。

【病原学】

许多细菌均可引起胃肠型食物中毒,常见的有以下5种:

1.沙门菌　沙门菌(Salmonella)是最常见的食物中毒病原菌之一,其中有以鼠伤寒、肠炎、猪霍乱沙门菌为常见。革兰阴性杆菌,有鞭毛,运动性好。沙门菌常见的载体为蛋、肉、家禽、西红柿、甜瓜等,细菌能在这些载体上存活很长时间,温度适宜(22～30 ℃)能生长繁殖。此菌不耐热,60 ℃ 15～30 min死亡。

2.金黄色葡萄球菌　金黄色葡萄球菌(Staphylococcus aureus)为常见的食物中毒病原菌,它至少能产生7种抗原性各异的肠毒素:A、B、C、C2、C3、D、E。均为单股多肽,耐热,100 ℃ 30 min不被破坏,但不能抵御胃蛋白酶及胰酶。

3.副溶血性弧菌　副溶血性弧菌(Vibrio parahaemolyticus)为革兰阴性杆菌,常呈多形性,一端有鞭毛,运动活泼。嗜盐,对营养要求不高,宜于碱性条件下生长而不耐酸,食醋中3 min即死。不耐热,56 ℃ 5 min即灭活。在7%NaCl的兔血或人血琼脂上产生完全溶血,此为神奈川现象(Kanagawa phenomenon,KP),为耐热直接溶血毒素所致。临床分离株中96%KP阳性,而环境分离株中只有1%KP阳性。KP阳性株引起腹泻,而KP阴性株则不引起腹泻。本菌的主要载体是海鲜、海产品、海水及咸菜等。

4.大肠埃希菌　大肠埃希菌(*Escherichia coli*)是肠道正常存在的菌群,一般不致病。致病的主要有以下4种类型:①产肠毒素大肠埃希菌,是旅游者及婴幼儿腹泻的重要病原。②致病性大肠埃希菌,是婴幼儿腹泻的重要病原。③侵袭性大肠埃希菌,通常在较大儿童和成人中引起腹泻,类似痢疾表现。④肠出血性大肠埃希菌,引起出血性肠炎。

5.变形杆菌　变形杆菌(*Proteus*)为肠道的正常菌群,自然界分布广,存在于土壤、污水和垃圾中。革兰染色阴性,无芽胞多形性小杆菌,有鞭毛,运动活泼。其抗原结构有菌体(O)及鞭毛(H)抗原2种。依生化反应的不同,可分为8个菌种。其中普通变形杆菌(*P.vulgaris*)、奇异变形杆菌(*P.mirablis*)及产黏变形杆菌(*P.myxofacens*)能引起食物中毒。变形杆菌在食物中能产生肠毒素,还可产生组胺脱羧酶,使蛋白质中的组氨酸脱羧成组胺,从而引起过敏反应。

还有其他一些细菌如蜡样芽胞杆菌、耶尔森菌、毗邻单胞菌等均能引起食物中毒。

【流行病学】

1.感染源　被致病菌感染的动物或人。

2.传播途径　通过进食被细菌和/或其毒素污染的食物而传播。发生的主要原因是:①食品加热不彻底,未达到灭菌的目的。②制作不符合卫生要求,如生、熟食共用刀、砧板、容器等。③熟食保管不善,致病菌污染后大量繁殖,达到足以致病的菌量。

3.人群易感性　普遍易感,病后通常不产生持久免疫力,且致病菌血清型多,可反复感染。

4.流行特征　多发生于夏秋季,各年龄组均可发病。可散发,也可暴发流行。后者特征为:①集中发病,潜伏期短。②共同进食同一种受污染食物。③停止食用污染食物,疫情便可控制。

沿海地区气温较高,经济发达,生活条件较好,居民有生食海鲜的习惯,导致副溶血性弧菌、河弧菌、霍乱弧菌等弧菌属及沙门菌属、变形杆菌属等细菌引起的细菌性食物中毒较多。内地因经济因素制约,卫生条件较差,葡萄球菌、蜡样芽胞杆菌和大肠菌科引起的食物中毒较多。

【发病机制与病理】

细菌性食物中毒,可分为毒素型、感染型和混合型3类。细菌污染食物并繁殖,产生大量毒素,致机体中毒,称毒素型食物中毒。引起此型的细菌有金黄色葡萄球菌、蜡样芽胞杆菌、肉毒梭菌(引起神经型食物中毒)等。误食被细菌污染的食物后,细菌在体内繁殖并侵袭机体而致病,称感染型食物中毒。引起此类的细菌有沙门菌、弯曲菌、志贺菌、李斯特菌、创伤弧菌、侵袭性大肠埃希菌、耶尔森菌等。细菌及其毒素经污染的食物进入机体,或细菌进入机体后,在体内繁殖并产生毒素而致病,称混合型食物中毒。引起此型的细菌有蜡样芽胞杆菌、副溶血性弧菌、产气荚膜梭状芽胞杆菌、产肠毒素大肠埃希菌、肠出血性大肠埃希菌、霍乱弧菌、气单胞菌、毗邻单胞菌等。

发病与否及病情轻重,与进食细菌和/或毒素的量及人体抵抗力强弱有关。

由于发病后吐泻症状显著,细菌及其毒素大多被迅速排出体外,故较少引起败血症或严重毒血症症状,病程也短。重症可有结肠炎症与出血,肝、肾、肺等脏器有中毒性病变。

【临床表现】

潜伏期短,毒素型食物中毒平均1~3 h,感染型为24~72 h,混合型介于两者之间。超过72 h可基本排除食物中毒。

各种细菌性胃肠型食物中毒的临床表现大致相似,主要表现为恶心、呕吐、腹痛、腹泻等急性胃肠炎的症状。部分病例伴有发热。一般起病急,先有上腹不适、腹痛,腹痛多在上中腹部,呈持续性或阵发性痉挛性疼痛。继之恶心、呕吐,严重者吐出肠内容物。随后腹泻,大便次数多少不等,每天数次至 10 余次。大便性状因细菌而异,多为稀便、水样便,也可为黏液血便,甚至脓血便而无粪质,如鼠伤寒沙门菌食物中毒。有些细菌引起的腹泻呈血水样,如肠出血性大肠埃希菌、副溶血性弧菌、志贺菌、气单胞菌等。金黄色葡萄球菌食物中毒呕吐剧烈。变形杆菌食物中毒可出现大面积皮肤潮红、荨麻疹等过敏症状。腹泻严重者可导致脱水、酸中毒,甚至休克。病程短,多在 1~3 天内恢复。

【辅助检查】

1.一般检查 ①血常规:血白细胞计数多在正常范围。副溶血弧菌及金黄色葡萄球菌感染者,白细胞数可增高达 $10×10^9/L$ 以上,中性粒细胞比例增高。②大便常规:稀水样便者镜检可见少量白细胞;血水样便者镜检可见多数红细胞,少量白细胞;血性黏液便则可见到多数红细胞及白细胞,与痢疾样便无异。

2.血清学检查 患者双份血清特异性抗体效价 4 倍以上增长可确诊。由于病程短,血清学检查较少应用。但确诊变形杆菌感染应采患者血清,进行对 OX_{19} 及 OX_K 的凝集反应,效价在 1:80 以上有诊断意义。

3.病原学检查 ①细菌培养:将患者的吐、泻物以及进食的可疑食物做细菌培养,如能获得相同病原菌有利于确诊。②核酸检查:特异性核酸探针进行核酸杂交和特异性引物进行聚合酶链反应以检查病原菌,同时可做分型。

【诊断与鉴别诊断】

(一)诊断依据

1.流行病学资料 ①进食变质食物或海产品、腌制品等病史。②共餐者短期内集体发病。③好发季节多在夏秋季。

2.临床表现 主要表现为急性胃肠炎,病程较短,恢复较快。

3.辅助检查 对可疑食物、患者呕吐物及粪便做细菌培养,分离鉴定菌型。怀疑为毒素型食物中毒,可做动物实验观察。

(二)鉴别诊断

1.非细菌性食物中毒 包括化学性食物中毒(砷、升汞、有机磷农药等)和生物性食物中毒(发芽马铃薯、生鱼胆、苦杏仁、河豚、毒蕈)。潜伏期短(数分钟至数小时),除胃肠道症状外,尚有神经系统与肝肾功能损害等症状。可疑食物、呕吐物、粪便等标本中可检出毒物。

2.急性细菌性痢疾 全身感染中毒症状较明显,恶心、呕吐少见。大便性状为黏液脓血便,量少,伴里急后重。粪便培养见志贺菌生长。

3.霍乱 有流行病学线索可查。常先泻后吐,无痛性腹泻,泻吐物呈米泔水样。多伴不同程度脱水、酸中毒、周围循环衰竭。粪便悬滴镜检及制动试验或培养可检出病原菌。

4.急性坏死性出血性肠炎 起病急,突发剧烈腹痛,血水样大便中常伴有坏死组织。全身中毒症状严重,易出现休克,甚至出现肠麻痹、腹膜炎。

病例讨论

患者,女性,42 岁,因腹痛、腹泻一天入院。患者在一天前开始出现腹泻,大便 8 次,为黄色稀便,伴腹胀,无里急后重,无呕吐、无发热。曾自服黄连素 3 片,但效果欠佳。既往体健,无肝炎、结核、痢疾等病史。病前一天曾一家三口在餐馆吃晚饭,进食过凉拌菜及肉食等,其丈夫也出现腹痛、腹泻情况,但症状较轻。体查:T 37.5 ℃,P 98 次/min,R 20 次/min,Bp 112/80 mmHg,神志清晰,皮肤弹性好,无脱水征。心肺听诊未闻异常,腹平软,无压痛反跳痛。肝脾肋下未触及,肠鸣音活跃。实验室检查:外周血象:WBC 8.6×10^9/L,N 70%,Hb 123 g/L。大便常规:WBC +/HP,RBC 2~6/HP。请讨论:

1.试述本病例的诊断及诊断依据。

2.为明确诊断,还需要做哪些检查?

【治疗】

病原菌或毒素多于短期内排出体外,病程短,应以对症治疗为主。

1.支持对症治疗　卧床休息。流质半流质饮食。感染型食物中毒者床旁隔离。严重腹泻者可用解痉药,如山莨菪碱、阿托品等。高热者给予物理降温或药物降温。凡有液体丢失,无论有无脱水症状,均给口服补液。严重呕吐者,可静脉补液。

2.病原治疗　通常不用抗菌药物,适当的对症治疗,多数能治愈。感染型食物中毒者,应及时选用抗菌药物,如喹诺酮类、第三代头孢类及氨基苷类等。

【预防】

搞好饮食卫生,加强食品卫生管理是预防本病的关键措施。

对屠宰场、食品厂饮食行业进行有力的卫生监督,以保证出售的食品无变质腐败,对相关的从业人员做定期健康检查。

做好饮食卫生的宣传教育,以提高广大民众的饮食卫生认识。

一旦发生食物中毒,立即报告当地卫生防疫部门,以便及时处理,及早控制疫情。

二、神经型食物中毒(肉毒中毒)

肉毒中毒是进食被肉毒梭菌外毒素污染的食物而导致的中毒性疾病。临床上以神经系统症状如眼肌及咽肌瘫痪为主要表现。抢救不及时,病死率高达 10%~50%。

【病原学】

肉毒梭菌(Clostridium botulinum)严格厌氧,革兰染色阳性的梭状芽胞杆菌,有鞭毛,能运动。芽胞对热及化学消毒剂抵抗力强,干热 180 ℃ 15 min、高压蒸汽灭菌 121 ℃ 30 min 方能灭活,沸水中可存活 5~22 h。5%石炭酸或 20%甲醛 24 h 才能将其灭活。

各型肉毒梭菌产生抗原性不同的外毒素,可分为 A、B、C、D、E、F、G 7 种。引起人类疾病的主要是 A、B 和 E 型外毒素,偶可由 F 型引起。肉毒梭菌外毒素是一种嗜神经毒素,毒力极强,但不耐热,80 ℃ 30 min 或煮沸 10 min 即被破坏。外毒素经甲醛处理后注射于动物体内可产生抗毒素,不同的外毒素只能被相应的抗毒素中和。

【流行病学】

1.感染源　肉毒梭菌存在于动物肠道,随粪便排出后,芽胞在土壤中存活期较长,但仅在缺氧环境下才大量繁殖,产生毒素。患病后无传染性,患者不是感染源。

2.传播途径 主要通过肉毒梭菌外毒素污染的食物传播,多见于腊肉、罐头、香肠等腌制食品,发酵豆制品及发酵面制品。偶可因伤口感染肉毒梭菌发生中毒。

3.人群易感性 肉毒梭菌外毒素有高度致病性,人群普遍易感。无病后免疫力。

【发病机制与病理】

肉毒梭菌外毒素食入后,胃液不能将其破坏,经肠黏膜吸收,主要作用于脑神经核、肌肉神经接头处及自主神经末梢,抑制神经传导介质乙酰胆碱的释放,使肌肉收缩运动障碍而致软瘫。

脑及脑膜显著充血、水肿,并有广泛的点状出血及小血栓形成。镜下可见神经节细胞变性。

【临床表现】

潜伏期多为 12~36 h(2 h~10 天)。潜伏期越短,病情越重。

起病突然,以神经系统症状为主。先有全身乏力、头痛、头晕,继而出现视力模糊、复视、瞳孔散大、眼肌瘫痪。重者出现咀嚼、吞咽、发音等困难,甚至呼吸困难。

病程长短不一,通常于 4~10 天后逐渐恢复,但乏力,眼肌瘫痪可持续数月之久。重症抢救不及时,可在 2~3 天内死于呼吸中枢麻痹。

婴儿患者首发症状常为便秘,迅速出现颅神经麻痹,可因骤发中枢性呼吸衰竭而猝死(婴儿猝死综合征)。

【辅助检查】

1.细菌培养 将可疑食物、呕吐物或排泄物加热煮沸 20 min 后,接种血琼脂做厌氧培养,可检出肉毒梭菌。

2.毒素检查

(1)动物试验:将检查标本浸出液饲喂动物,或做豚鼠、小白鼠腹腔内注射,同时设对照组,以加热 80 ℃ 30 min 处理的标本或加注混合型肉毒抗毒素于标本中,如试验组动物肢体麻痹死亡,而对照组无此现象,则本病的诊断可成立。

(2)中和试验:将各型抗毒素血清 0.5 mL 注入小白鼠腹腔内,随后接种检查标本 0.5 mL,同时设对照组,从而判断毒素有无并作型别鉴定。

(3)禽眼睑接种试验:将含有毒素的浸出液,视禽大小,0.1~0.3 mL 注入禽眼内角下方眼睑皮下,出现眼睑闭合或出现麻痹性瘫痪和呼吸困难,经数十分钟至数小时家禽死亡,可作快速诊断。

【诊断与鉴别诊断】

1.诊断依据

(1)流行病学资料:曾进食可疑食物如腊肉、罐头等,同餐者集体发病。

(2)临床表现:特殊的神经系统症状与体征,如眼肌瘫痪,吞咽、发音、呼吸困难等。

(3)辅助检查:可疑食物做厌氧菌培养,可发现肉毒梭菌。以食物渗出液做动物试验。

2.鉴别诊断 应与河豚中毒、毒蕈中毒、乙脑、脊髓灰质炎等鉴别。

【治疗】

1.对症治疗 进食 4 h 内用 5% 碳酸氢钠或 1∶4 000 高锰酸钾溶液洗胃。服泻药并清洁灌肠,以清除毒素。进食困难者可鼻饲或静脉补充营养和水分。保持呼吸道通畅及有效呼吸。

2.抗毒素治疗　早期用多价抗毒血清有效。一次用 5 万~10 万 U,由静脉及肌肉各半量注入,必要时 6 h 重复 1 次。过敏者行脱敏疗法。毒素类型确定后用单价抗毒素血清,每次 1 万~2 万 U。

3.其他治疗　盐酸胍乙啶有促进末梢神经释放乙酰胆碱的作用,可用以治疗肉毒梭菌中毒,半数患者症状好转,但对严重呼吸衰竭患者无效。

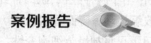

案例报告

肉毒中毒事件

　　2006 年 1 月 28 日下午 5 时许,贵州省榕江县某村民因几天来感觉视力模糊、周身乏力被送入贵阳医学院二附院。他的家族共有 5 人患病,其中,其妻 29 日晚间在医院就诊时死亡;其弟媳因病情危重,于 27 日放弃抢救,死亡;另一病情不严重患者在县医院接受治疗。据称 12 天前该村出现家禽大量死亡,该患者有接触死禽史,且部分患者食用过。患者主要表现为视力模糊、四肢乏力、双眼睑下垂、吞咽困难、呼吸不畅等症状。

　　在患者病前食物——水豆豉中培养出肉毒杆菌,确诊为 B 型肉毒杆菌食物中毒。

　　2 月 2 日下午 5 时 35 分接受抗肉毒毒素血清治疗,2 月中旬,盘应朝脱离生命危险并很快出院。另两名患者恢复较快,治愈出院。

【预防】

同胃肠型食物中毒。

（陈艳成　余　芳）

第八节　志贺菌病

　　志贺菌病(shigellosis)是由志贺菌属(*Shigella*)细菌引起的常见肠道感染病,以直肠、乙状结肠的炎症与溃疡为主要病理变化。主要临床表现为畏寒、发热,腹痛、腹泻、排黏液脓血便伴里急后重,严重者可出现感染性休克和/或中毒性脑病。急性病例病程仅数日,少数病例迁延不愈发展为慢性。主要流行于夏秋季,卫生条件差的国家和地区发病率高。志贺菌病与细菌性痢疾(bacillary dysentery,简称菌痢)为同义词。

【病原学】

　　志贺菌属细菌俗称痢疾杆菌(dysentery bacterium),属肠杆科菌,大小为(0.5~0.7)μm×(2~3)μm,革兰阴性杆菌,有菌毛,无鞭毛,无荚膜。在普通培养基上即可生长。根据抗原结构和生化反应不同将志贺菌属细菌分为 4 群即 A 群痢疾志贺菌(*S.dysenteriae*)、B 群福氏志贺菌(*S.flexneri*)、C 群鲍氏志贺菌(*S.boydii*)、D 群宋内志贺菌(*S.sonnei*)以及 40 多个血清型。志贺菌的流行类型不断变迁,我国多数地区多年来一直是 B 群福氏志贺菌为主要流行菌群,其次为 D 群宋内志贺菌,再次是 C 群鲍氏志贺菌。近年河南、云南等少数地区有 A 群痢疾志贺菌流行。

各群志贺菌均产生内毒素,这可能是引起患者发热、毒血症及休克的主要因素。A 群痢疾志贺菌还可产生外毒素-志贺毒素(shiga toxin),具有肠毒素、细胞毒素及神经毒素作用,可引起相应的临床表现。

志贺菌在外界环境中生存力较强,在瓜果、蔬菜及污染物上可生存 1~2 周,但对物理消毒法及化学消毒剂均敏感。日光照射 30 min、加热 56 ℃ 10 min 或煮沸 2 min 可杀灭。D 群宋内志贺菌抵抗力最强,其次为 B 群福氏志贺菌,A 群痢疾志贺菌抵抗力最弱。

【流行病学】

1.感染源 菌痢患者及带菌者均是感染源。其中,非典型病例、慢性患者及带菌者更具流行病学意义。

2.传播途径 经粪-口途径传播。志贺菌随感染源的粪便排出体外,污染食物、水、生活用品或手,经口使人感染。也可通过苍蝇污染食物而传播。在流行季节污染食物或水源可引起暴发流行。

3.人群易感性 人群普遍易感。病后可获得一定免疫力,但持续时间短,且不同菌群及血清型之间无交叉免疫,但有交叉抗药性,故易复发、重复感染。

4.流行特征 菌痢主要集中发生在发展中国家,尤其是医疗、卫生条件差的地区。全年均可发病,但有明显季节性,5 月份开始上升,8—9 月份达高峰,10 月后逐渐减少。各年龄均可发病,但以儿童发病率最高,青壮年次之。

【发病机制与病理】

志贺菌进入人体后是否发病,取决于细菌的数量、致病力以及人体的抵抗力。志贺菌的致病力表现在以下 3 个方面:①具有介导细菌吸附的光滑型脂多糖 O 抗原。②具有侵袭上皮细胞并在其中繁殖的能力。③侵袭、繁殖后可产生毒素。志贺菌的感染剂量较其他肠道病原菌要小得多,食入 10~100 个细菌就能引起发病。实验证明,志贺菌有相对耐酸能力,较其他细菌更容易在酸性胃液里存活。

志贺菌进入消化道,大部分被胃酸杀灭,或者被肠道正常的菌群抑制,或者被肠黏膜细胞分泌的分泌型 IgA 中和而消灭。当机体免疫力低下时,细菌侵入结肠黏膜上皮细胞和固有层,繁殖并产生毒素,引起肠黏膜的炎症反应和固有层小血管循环障碍,造成肠黏膜炎症、坏死和溃疡,而发生腹痛、腹泻和脓血便。直肠括约肌受刺激出现里急后重。

内毒素吸收后引起发热及毒血症,加之机体对之敏感而产生强烈的过敏反应,血中儿茶酚胺等多种血管活性物质增加,致全身小血管痉挛引起急性微循环障碍,导致感染性休克、DIC、脑水肿、脑疝及重要脏器功能衰竭,临床上表现为中毒型菌痢。

外毒素是由志贺菌志贺毒素基因编码的蛋白,它能不可逆地抑制蛋白质合成,从而导致上皮细胞损伤,可引起出血性结肠炎和溶血尿毒综合征(hemolytic uremic syndrome)。

菌痢的肠道病变主要在结肠,以乙状结肠和直肠病变最为显著,严重者可累及整个结肠,甚至回肠下段。急性期肠黏膜基本病变是弥漫性纤维蛋白渗出性炎症。肠黏膜表面有大量黏液脓性渗出物覆盖。严重者肠黏膜上皮细胞大片坏死,与黏液脓性渗出物共同形成灰白色假膜,脱落后形成黏膜溃疡,病变通常局限于固有层,很少引起肠穿孔及大量出血。但出血有时很严重,甚至出现血水样大便。慢性期可有肠黏膜水肿和肠壁增厚,肠黏膜溃疡不断形成与修复,导致瘢痕与息肉,并可导致肠狭窄。中毒型菌痢则结肠局部病变很轻,仅有黏膜充血、水肿,很少有溃疡形成,但全身病变重,多器官微血管痉挛及通透性增加。大脑及脑干水肿,神经细胞变性及点状出血。肾小管上皮细胞变性坏死,肾上腺皮质出血和萎缩。

【临床表现】

潜伏期 1~2 天(数小时至 7 天)。

各群志贺菌感染所引起的临床表现轻重不一:A 群痢疾志贺菌感染临床表现较重;D 群宋内志贺菌感染多较轻;B 群福氏志贺菌感染病情介于两者之间,但易转为慢性。

(一)急性志贺菌病

急性志贺菌病(acute shigellosis,acute bacillary dysentery,急性菌痢)根据毒血症及肠道症状轻重,可以分为以下 4 型:

1.普通型(典型) 起病急,以发热开始,可伴畏寒、全身不适、乏力、肌肉酸痛等。继之出现腹痛、腹泻和里急后重。腹痛常为痉挛性、阵发性脐周痛。腹泻初为稀便,多有粪质,量较多。经 2~3 次或 3~5 次排便后,转变为黏液脓血便,大便量少,排便次数每天十余次至数十次。可有左下腹压痛及肠鸣音亢进。未经治疗 1~2 周后大多数病例自然好转;及时治疗,多数患者 1 周左右恢复,少数可转为慢性。

2.轻型(非典型) 全身毒血症状和肠道症状均较轻,不发热或低热,腹泻每天数次,稀便有黏液但无脓血,腹痛轻,无明显里急后重。病程 3~7 天,少数可转为慢性。

3.重型 多见于年老、体弱或营养不良患者。急起发热,腹泻每天可达 30 次以上,为稀水样脓血便,甚至大便失禁,伴明显腹痛和里急后重。后期可出现严重腹胀和中毒性肠麻痹,并有恶心、呕吐、严重脱水等,可引起周围循环衰竭。部分以中毒性休克为主要表现,体温不升、酸中毒和水电解质紊乱,甚至出现心、肾衰竭。

4.中毒型 多见于 2~7 岁儿童,成人偶有发生。起病急骤,突起畏寒、高热,体温达 40 ℃以上,伴精神萎靡、嗜睡、反复抽搐、昏迷,可迅速发生循环和/或呼吸衰竭,临床上以严重全身毒血症、休克和/或中毒性脑病为主要表现,而消化道症状较轻,甚至起病初无腹痛、腹泻,发病数小时后方出现腹泻和痢疾样大便。按其临床表现可分为以下 3 型:

(1)休克型(周围循环衰竭型):表现为感染性休克。由于全身微血管痉挛,而有面色苍白、皮肤花斑、四肢厥冷及发绀,血压下降,脉细速,也可有心、肾功能不全的症状。此型常见。

(2)脑型(呼吸衰竭型):主要表现为中枢神经系统症状,由于脑血管痉挛导致脑缺血、缺氧、脑水肿及颅内高压,甚至脑疝。出现烦躁不安、抽搐或惊厥、嗜睡、昏迷,瞳孔不等大,对光反应迟钝或消失。严重者出现呼吸衰竭。此型病情重,病死率高。

(3)混合型:上述两型临床表现兼而有之,最为凶险,病死率极高。

(二)慢性志贺菌病

菌痢病程超过 2 个月,即为慢性志贺菌病(俗称慢性菌痢)。其发生与下述三方面因素有关:①机体因素,如原有营养不良、消化道慢性疾病等造成机体抵抗力低下;②细菌因素,如福氏志贺菌感染、细菌耐药等;③治疗因素,急性期不及时治疗或治疗不彻底。根据临床表现可分为以下 3 型:

1.慢性迁延型 主要表现为反复出现腹痛、腹泻,大便常有黏液及脓血,伴有营养不良、贫血及乏力等症状。也可表现为腹泻与便秘交替出现。

2.急性发作型 有慢性菌痢史,常因进食生冷食物、受凉或劳累等因素诱发,出现腹痛、腹泻及黏液脓血便,但发热等全身毒血症症状不明显。

3.慢性隐匿型　1年内有急性菌痢史,近期(超过2个月)无明显腹痛、腹泻等症状,但乙状结肠镜检查有肠黏膜炎症,大便培养有志贺菌。

【并发症及后遗症】

1.志贺菌败血症　发病率0.4%~7.5%,多发生于营养不良儿童,症状重,病死率高。严重者可出现溶血性贫血、感染性休克、溶血性尿毒综合征、肾衰竭及DIC。

2.关节炎　急性期或恢复期偶尔并发大关节的渗出性关节炎,超敏反应所致。

3.瑞特尔(Reiter)综合征　志贺菌病消退后1~3周发生,主要表现为尿道炎、结膜炎和关节炎三联征。

4.神经系统后遗症　极少数儿童患脑型中毒型菌痢后可有耳聋、失语及肢体瘫痪等后遗症。

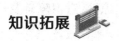
知识拓展

瑞特尔综合征

瑞特尔综合征(Reiter Syndrome)是一种侵犯泌尿生殖系统、眼睛、皮肤黏膜及关节为主的风湿免疫病,是青年男性常见的风湿病。1916年由Reiter首先报道。美国调查资料显示,本病的患病率为3.5/10万~60/10万,男女之比为(10~20):1,以16~35岁多见。表现为尿道炎、关节炎、结膜炎三联症称为完全型,如仅有尿道炎、关节炎,则称为不完全型,后者更多见。根据发病原因分为二型:由痢疾引起的称为痢疾型,性病尿道炎所致者称为性病型。本病还表现有3种典型的肌肉骨骼病变:腊肠指(趾)、骨膜炎和下背痛。

本病治疗药物有四环素、红霉素、柳氮磺吡啶及非甾体抗炎药等,严重病例需加用甲氨蝶呤(MTX)。对于性病型病人的配偶或性伴侣,最好用一个疗程的抗菌药物治疗。急性虹膜睫状体炎可用肾上腺糖皮质激素局部和全身治疗,1%阿托品眼药水滴眼。外出应戴防护眼镜。注意口腔卫生,忌烟酒。

【辅助检查】

1.常规检查　急性期血白细胞总数增高,多在(10~20)×10^9/L,中性粒细胞增高。慢性患者可有轻度贫血。大便常规检查可见粪便量少,外观多为黏液脓血便,无粪质。镜检可见大量脓细胞或白细胞(≥15个/HP)及红细胞和少量巨噬细胞。

2.病原学检查

(1)细菌培养:粪便培养检出志贺菌有助于菌痢的确诊,药物敏感试验以指导治疗。取粪便脓血部分及时送检、早期多次送检可提高细菌培养阳性率。

(2)志贺菌核酸检测:用核酸杂交或PCR检测粪便中的志贺菌核酸,具有灵敏度高、特异性强、快速简便、对标本要求较低等优点。PCR尚能检测标本中死亡的志贺菌DNA,尤其适用于已使用抗生素细菌培养阴性的患者。

3.免疫学检查

(1)免疫荧光微菌落法:粪便标本接种于荧光素标记的志贺菌属免疫血清的液体培养基中,4~8h可发生凝集,用荧光显微镜检测,可用于快速诊断。且细菌可继续培养并作药敏试验。

(2)新型乳胶凝集试验:应用纯化的痢疾多价抗体致敏重氮基聚苯乙烯乳胶制成重氮乳

胶试剂,用于检测志贺菌。敏感性高,只需约 8 h 即可作出诊断。

4.乙状结肠镜或纤维结肠镜检查　常用于慢性腹泻病因不明者。急性菌痢一般不用。慢性菌痢可见结肠黏膜轻度充血、水肿、呈颗粒状,有溃疡、息肉与增生性改变。刮取黏液脓性分泌物培养,可提高阳性率。

5.X 线钡剂灌肠检查　也可用于慢性菌痢。可见肠道痉挛、动力改变、袋形消失、肠腔狭窄、肠黏膜增厚或呈节段状。

【诊断与鉴别诊断】

(一)诊断

1.流行病学资料　多发生在夏秋季、有不洁饮食史及菌痢患者接触史。

2.临床表现　急性菌痢有发热、腹痛、腹泻、黏液脓血便、里急后重、左下腹压痛等。慢性菌痢有急性菌痢史,病程超过 2 个月。中毒型菌痢则儿童多见,有高热、惊厥、意识障碍及循环、呼吸衰竭,而胃肠道症状轻微。

3.辅助检查　血常规检查,急性期患者可有白细胞总数及中性粒细胞增高,慢性菌痢患者则可有贫血。粪便镜检有大量白细胞或脓细胞及红细胞。确诊有赖于粪便培养检出志贺菌。

(二)鉴别诊断

1.急性志贺菌病(急性菌痢)　需与下列 5 种疾病鉴别。

(1)急性阿米巴痢疾:鉴别要点见表 6.2。

表 6.2　急性志贺菌病与急性阿米巴痢疾的鉴别

鉴别要点	急性志贺菌病	急性阿米巴痢疾
病原体	志贺菌	溶组织内阿米巴
流行病学	散发性或呈流行	散发性
潜伏期	数小时至 7 天	数周至数月
全身症状	多有发热及毒血症症状	多不发热,少有毒血症症状
胃肠道症状	腹痛重,有里急后重,腹泻每天数次至数十次,多为左下腹压痛	腹痛轻,无里急后重,腹泻每天数次,多为右下腹压痛
粪便检查	量少,黏液脓血便;镜检有大量白细胞及红细胞,可见巨噬细胞,粪便培养有志贺菌	量多,暗红色果酱样血便,有腥臭;镜检白细胞少,红细胞成堆,常有夏科-雷登结晶(Charcot-Leyden crystals),有溶组织阿米巴滋养体,培养志贺菌阴性
血象	急性期白细胞总数及中性粒细胞增高	早期略增高
乙状结肠镜检	肠黏膜弥漫性充血、水肿及浅表溃疡	肠黏膜大多正常,有散在溃疡,边缘整齐,周围有红晕

(2)细菌性胃肠型食物中毒:由于进食被细菌及其毒素污染的食物而引起。常见的病原菌有沙门菌、变形杆菌、大肠埃希菌及金黄色葡萄球菌等。有集体进食同一食物及在同一潜伏期内集体发病病史。有恶心、呕吐、腹痛、腹泻等急性胃肠炎表现,大便多为稀水便、脓血便、里

急后重少见。确诊有赖于从患者呕吐物、粪便及可疑食物中检出同一病原菌。

（3）其他细菌引起的肠道感染：非志贺菌如侵袭性大肠埃希菌、空肠弯曲菌、邻单胞菌、气单胞菌等也可引起痢疾样症状，鉴别有赖于粪便培养检出不同的病原菌。

（4）急性肠套叠：多见于小儿。婴儿肠套叠早期无发热，因腹痛而阵阵啼哭，发病数小时后可排出血黏液便，镜检以红细胞为主，腹部可扪及包块。

（5）急性坏死性出血性小肠炎：多见于青少年。有发热、腹痛、腹泻及血便。毒血症严重，短期内出现休克，常有严重腹胀及全腹压痛。大便镜检以红细胞为主，大便培养物志贺菌生长。

2.慢性志贺菌病（慢性菌痢） 需与下列 3 种疾病鉴别：

（1）结肠癌及直肠癌：此类患者继发肠道感染时可出现腹痛、腹泻及脓血便，但常伴进行性消瘦。肛诊、乙状结肠镜、纤维结肠镜等有助于鉴别。

（2）慢性血吸虫病：也可有腹泻及脓血便。但有血吸虫疫水接触史，肝脾大，大便孵化沉淀检查或直肠黏膜活检可有阳性发现。

（3）克罗恩病：为自身免疫性疾病，病程长，粪便培养无致病菌生长，抗菌治疗无效。乙状结肠镜或纤维结肠镜检查可见肠黏膜脆弱易出血，有散在溃疡。

3.中毒型菌痢 需与下列两种疾病鉴别：

（1）其他感染性休克：血及粪便培养检出不同的致病菌。

（2）乙脑：脑脊液检查符合中枢神经系统病毒性感染的改变，而粪便检查无异常。

病例讨论

患儿，男性，4 岁，高热、抽搐 4 h，于 8 月 15 日急诊来院。查体：T 40 ℃，Bp 66/40 mmHg，神志不清，面色苍白，四肢凉冷，脉细速。血象示白细胞总数 $18×10^9$/L，中性 90%。追问病史其母述前一日曾进食未洗的葡萄。请讨论：

1.该患儿最可能的诊断？

2.为明确诊断，需进一步做哪些检查？

【治疗】

（一）急性菌痢

1.一般治疗 消化道隔离至临床症状消失，粪便培养连续 2 次阴性。毒血症状重者需卧床休息。饮食以少渣易消化的流质或半流质为宜。注意水、电解质及酸碱平衡，脱水轻且不呕吐者，可口服补液。不能进食者则需静脉补液。

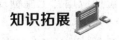
知识拓展

细菌性痢疾的饮食治疗

在发热、腹痛、腹泻明显时，应禁食，当症状稍有减轻时，可进食清淡、易消化、脂肪少的流质饮食，如藕粉、米汤、果汁、菜汁。禁饮牛奶、豆浆及易产气的饮食，以保证肠道的充分休息，要补充水分和电解质。每天 6 餐，每餐 200～250 mL。

发热，腹泻症状好转后，可食少渣无刺激性饮食，由少渣、少油半流过渡到半流、软食或普食。可食用粥、面条、面片、小馄饨、豆腐、蒸蛋羹、小肉丸、鱼丸、烧鱼、菜泥等，每天可3餐或5餐，量不宜过多。应多饮水，改善脱水和毒血症，利于毒素的排泄。禁食油煎或油炸食物，芹菜、韭菜、萝卜、咖啡、浓茶、酒类、刺激性调味品，生冷食物，待肠道病变康复后再食用普通膳食。

2.病原治疗　应根据患者所在地区当前细菌耐药情况，并结合药物敏感试验选用抗菌药物。

(1)喹诺酮类：抗菌活性强，细菌覆盖面广，口服吸收完全，毒副作用少，对耐药菌株也有较好效果，是目前治疗菌痢较为理想的抗菌药，可首选。诺氟沙星(norfloxacin)成人每次0.2~0.4 g，每天4次，儿童20~40 mg/(kg·d)，分4次口服；或环丙沙星(ciprofloxacin)每次0.25~0.5 g，每天2次，儿童10 mg/(kg·d)，分2次口服；其他喹诺酮类，如左氧氟沙星(L-ofloxacin)、司帕沙星(sparfloxacin)等也可酌情选用，但孕妇、哺乳期妇女禁用12岁以下儿童不宜应用。疗程一般5~7天。

(2)复方磺胺甲噁唑(SMZ-TMP)：每片含SMZ 400 mg、TMP 80 mg，成人每次2片，每天2次，儿童酌情减量。严重肝肾疾病、磺胺药过敏及白细胞明显减少者忌用。

(3)其他：小檗碱、庆大霉素、阿米卡星、头孢菌素等抗菌药也可选用。

3.对症治疗　高热以物理降温为主，必要时可用退热药；腹痛剧烈者用解痉药如阿托品、颠茄；毒血症严重者可给予小剂量肾上腺糖皮质激素。

(二)中毒型菌痢

采取以对症治疗为主的综合抢救措施，力争早期治疗。

1.病原治疗　应用有效的抗菌药物静脉滴注，可选用环丙沙星、左氧氟沙星、加替沙星等喹诺酮类；也可选用第三代头孢类抗生素如头孢曲松钠、头孢噻肟钠等。

2.对症治疗

(1)降温镇静：高热易引起惊厥而加重脑缺氧及脑水肿，应积极行物理降温，必要时用退热药，使体温保持在38.5℃以下；高热伴烦躁不安、惊厥者，可采用亚冬眠疗法。反复惊厥者给予地西泮、水合氯醛或苯巴比妥钠。

(2)休克型的处理：积极抗休克治疗：①迅速扩充血容量及纠正酸中毒，快速滴入低分子右旋糖酐及葡萄糖盐水，同时给予5%碳酸氢钠(3~5 mL/kg)。②血管活性药：山莨菪碱可解除微血管痉挛，每次10~60 mg，(儿童1~2 mg/kg)，每5~15 min静脉注射1次。至面色红润、肢体转暖、尿量增多及血压回升后即可减量停药。如疗效不佳，可选用升压药如多巴胺、酚妥拉明、间羟胺等。③保护重要器官功能：有心力衰竭者，给予强心药。④短期应用肾上腺糖皮质激素。

(3)脑型的处理：①脑水肿：用20%甘露醇，每次1~2 g/kg快速静脉注射，每4~6 h 1次。及时应用血管扩张药山莨菪碱以改善脑血管痉挛，还需应用肾上腺糖皮质激素。②防治呼吸衰竭：吸氧，保持呼吸道通畅，保证有效的呼吸。

(三)慢性菌痢

采取综合治疗措施，强调整体与局部，内因与外因相结合的方针。

1.一般处理　注意提高身体素质及心理素质,如生活规律、适当锻炼、加强营养,保持良好的心态及情绪等;积极治疗并存的慢性疾病。

2.病原治疗

(1)根据药敏试验结果选用有效的抗生素。

(2)联合应用两种不同类型的抗菌药物,疗程需适当延长,往往需要 1~3 个疗程。

(3)也可应用药物保留灌肠,选 0.3% 小檗碱液、5% 大蒜素液或 2% 磺胺嘧啶银悬液其中一种,每次 100~200 mL,每晚 1 次,10~14 天为 1 个疗程。灌肠液中可加肾上腺糖皮质激素,以提高疗效。

3.对症治疗　及时纠正肠道功能紊乱,有肠道菌群失调者,可给予微生态制剂如乳酸杆菌、双歧杆菌制剂等以纠正。

【预后】

急性菌痢经治疗多于 1 周左右痊愈,少数患者可转为慢性或带菌者。中毒型菌痢预后差,尤其脑型和混合型,如不及时有效治疗,病死率较高。

【预防】

采用以切断传播途径为主的综合预防措施。

1.控制感染源　患者及带菌者应及时隔离、彻底治疗,隔日 1 次大便培养,连续 2 次大便培养阴性方可解除隔离。从事饮食业、保育及水厂工作人员,必须定期进行大便培养,更需作较长期的追查,必要时暂离工作岗位。各级医疗部门应加强疫情报告,早期发现患者,特别对轻症的不典型病例,进行详细登记以便及时治疗。

2.切断传播途径　注意饮食、饮水卫生,搞好个人及环境卫生。

3.降低人群易感性　口服含福氏和宋内志贺菌"依链"株的 FS 双价活疫苗可刺激肠黏膜产生特异性分泌型 IgA,保护率达 80% 左右,免疫力维持 6~12 个月。但与其他菌型之间无交叉免疫。

(陈艳成　余　芳)

第九节　霍　乱

霍乱(cholera)是由霍乱弧菌所致的一种烈性肠道感染病。其发病急、传播快,常引起世界大流行。属国际检疫传染病,在我国归于甲类传染病。典型病例表现为剧烈的水样腹泻和呕吐,常导致脱水、肌肉痉挛,严重者出现周围循环衰竭和急性肾损伤等。

【病原学】

(一)分类

霍乱的病原体为霍乱弧菌(Vibrio cholerae),WHO 腹泻控制中心根据弧菌的生化性状、O抗原的特异性和致病性等不同,将霍乱弧菌分为以下 3 群:

1.O_1 群霍乱弧菌　本群是霍乱的主要致病菌。包括古典生物型(classical biotype)和埃尔托生物型(El Tor biotype),两型有相同的菌体(O)抗原结构。O 抗原有 A、B、C 3 种成分,A 为

O_1群的特异性抗原。根据 O 抗原成分又可分为 3 种血清型,即稻叶型(原型,含 AC),小川型(异型,含 AB)和彦岛型(中间型,含 ABC)。

2.非 O_1 群霍乱弧菌 其鞭毛抗原与 O_1 群相同,但 O 抗原不相同,不能被 O_1 群霍乱弧菌的多价血清所凝集,故统称为不凝集弧菌。本群根据 O 抗原的不同,可分为 200 个以上血清型,从 O_2 到 O_{200} 以上,一般均无致病性,但其中 O_{139} 血清型具有特殊性,它是 1992 年孟加拉流行霍乱时发现的弧菌,不被 O_1 群和非 O_1 群的 $O_2 \sim O_{138}$ 血清型霍乱弧菌诊断血清所凝集,Shimada 等命名为 O_{139} 血清型霍乱弧菌,并将"Bengal"作为其同义词(这些命名已被国际腹泻疾病研究中心认可)。该型含有与 O_1 群霍乱弧菌相同的毒素基因,引起的腹泻与 O_1 群霍乱弧菌引起的腹泻同样对待。

3.不典型 O_1 群霍乱弧菌 虽可被多价 O_1 群血清凝集,但不产生肠毒素,因此无致病性。

(二)生物学特性

1.染色及形态 霍乱弧菌革兰染色阴性,呈弧形或逗点状杆菌,长 1.5~3.0 μm,宽 0.3~0.6 μm。一般无芽胞,无荚膜,菌体尾端有一根鞭毛,运动活泼,在暗视野悬滴镜检可见穿梭状运动,粪便直接涂片可见弧菌纵列呈"鱼群"样。其中,O_{139} 霍乱弧菌在菌体外还有较薄的荚膜。

2.培养特性 霍乱弧菌属兼型厌氧菌,在普通培养基中生长良好。在碱性培养基生长繁殖更快,一般增菌培养常用 pH 8.4~8.6 的碱性蛋白胨水,并可抑制其他细菌生长。O_{139} 血清型霍乱弧菌能在无 NaCl 或 3%NaCl 蛋白胨水中生长,不能在 8%NaCl 浓度下生长。

3.抗原结构和致病力 霍乱弧菌有耐热的菌体抗原(O)和不耐热的鞭毛抗原(H)。后者为霍乱弧菌所共有;O 抗原特异性高,有群和型特异性两种抗原,是霍乱弧菌分群和分型的基础。

霍乱弧菌的致病力包括:鞭毛运动、黏蛋白溶解酶、黏附素、毒素协同菌毛 A、霍乱肠毒素、神经氨酸酶、血凝素及菌体破裂所释放的内毒素等。霍乱肠毒素(cholera toxin,CT)即霍乱原,是霍乱弧菌产生的一种外毒素,是引起剧烈腹泻的主要原因,不耐热,56 ℃ 30 min 即被破坏,有 A、B 两个亚单位。CT 具有免疫原性,经甲醛处理后所获得的无毒性 CT 称为类霍乱原,免疫人体所产生的抗体能对抗 CT 的攻击。毒素协同菌毛(toxin coregulated pilus,Tcp)是霍乱弧菌体表上的一种特殊的菌毛,能与 CT 协同调节表达。主要亚单位为 TcpA,使霍乱弧菌定居在肠壁上,被称为"定居因子"。

4.抵抗力 霍乱弧菌在未经处理的井水、塘水、河水、海水中可存活 1~3 周。对干燥、热、酸和消毒剂均敏感,煮沸 1~2 min 或 0.2%~0.5%过氧乙酸溶液可立即将其杀死,在正常胃酸中仅能存活 5 min。

【流行病学】

自 1817 年至今曾有 7 次全球霍乱大流行,目前认为第 5 次与第 6 次大流行与古典生物型有关。1961 年以来的第 7 次大流行则以埃尔托霍乱弧菌为主。1992 年在孟加拉、印度等地由 O_{139} 血清型引起霍乱暴发流行,并逐渐波及巴基斯坦、泰国、斯里兰卡、尼泊尔、英格兰、美国、日本、德国和我国部分地区。1993 年 5 月在我国新疆发现 O_{139} 型霍乱病例,至 2014 年共报告 1 000 余例。

1.感染源 患者和带菌者为主要感染源。患者在患病期间,可连续排菌。中、重型患者排菌量大,排泄物中含霍乱弧菌 $10^7 \sim 10^9/mL$,是重要的感染源。轻型患者及带菌者易被忽视,常得不到及时隔离和治疗,也是重要感染源。

2.传播途径 患者与带菌者粪便或排泄物污染水源或食物经口感染人群,引起传播。经水传播是最主要途径,常呈暴发流行。水产品鱼、虾等传播作用也较大。日常生活接触和苍蝇也起传播作用。

3.人群易感性 人群普遍易感,隐性感染多。感染后可产生一定免疫力,产生抗菌抗体和抗肠毒素抗体,但持续时间短,也有再感染的报道。

4.流行特征 在热带地区全年均可发病,但我国仍以夏秋季为流行季节,一般集中于7—10月份。沿海地区如广东、广西、浙江、江苏、上海等地发病较多。O_{139}霍乱的流行特征为疫情来势猛,传播快,病例散发,无家庭聚集现象。人群普遍易感,发病以成人为主,男性多于女性,主要经水和食物传播,与 O_1 群及非 O_1 群其他弧菌无交叉免疫性。

【发病机制与病理】

(一)发病机制

霍乱弧菌侵入人体后发病与否主要取决于机体的免疫力和食入的菌量。正常胃酸可杀死一定数量的霍乱弧菌,口服活菌苗可使肠道产生特异性 IgM、IgG 和 IgA 抗体,也能阻止弧菌黏附于肠壁而免于发病。胃酸缺乏、胃液稀释或感染的霍乱弧菌数量超过 $10^8 \sim 10^9$ 时,未被杀死的弧菌可进入小肠致病。霍乱弧菌进入小肠后,借助鞭毛运动和其产生的蛋白酶作用,穿过肠黏膜表面的黏液层,在 TcpA 和血凝素的作用下,黏附于小肠上段黏膜上皮细胞的刷状缘,不侵入至肠黏膜下层,在小肠碱性环境中大量繁殖,并产生霍乱肠毒素(CT)。当 CT 与肠黏膜接触后,其 B 亚单位能识别肠黏膜上皮细胞上的受体-神经节苷脂(GM_1),并与之结合,继而具有酶活性的 A 亚单位进入肠黏膜细胞内,可使细胞质内烟酰胺腺嘌呤二核苷酸(NAD)分离出腺苷二磷酸(ADP)-核糖转移到磷酸鸟嘌呤核苷调节酶(GTP 酶或称 G 蛋白)上,使 GTP 酶活性受抑制,导致腺苷酸环化酶持续活化,使三磷酸腺苷不断转变为环磷酸腺苷(cAMP)。细胞内 cAMP 浓度持续升高,刺激肠黏膜隐窝细胞过度分泌水、氯化物及碳酸氢盐,同时抑制肠绒毛细胞对钠和氯离子的吸收,使水和氯化钠等在肠腔内积聚,因而引起严重水样腹泻和呕吐。CT 还作用于肠壁杯状细胞,使大量黏液微粒出现于水样便中。腹泻导致失水,致胆汁分泌减少,故形成米泔水样大便。另外,弧菌内毒素、溶血素、酶和代谢产物等也有一定的致病作用。因此,霍乱的发病机制并非小肠上皮细胞的器质性损伤,而是肠黏膜生理功能失调的结果,而霍乱肠毒素是引起霍乱的主要原因。

(二)病理生理

1.水、电解质紊乱 霍乱患者由于剧烈的腹泻和呕吐,体内水和电解质大量丧失,导致脱水和电解质紊乱。严重脱水导致周围循环衰竭,进一步引起急性肾损伤。霍乱患者丢失的是等渗性肠液,但其中含钾量是血清的 $4 \sim 6$ 倍,而钠和氯则稍低于血清。

2.代谢性酸中毒 丢失的肠液中含大量碳酸氢根是代谢性酸中毒的主要原因。此外,失水导致的周围循环衰竭,组织因缺氧进行无氧代谢,乳酸产生过多加重代谢性酸中毒。急性肾损伤丧失排酸保碱作用也是酸中毒的原因。

(三)病理解剖

本病主要病理变化为严重的脱水,脏器实质性损害不严重。可见皮肤苍白、干燥、无弹性,皮下组织及肌肉干瘪,内脏浆膜无光泽,肠内积满米泔水样液体,胆囊内充满黏稠胆汁。心、肝、脾等脏器因脱水体积缩小。肾小球和肾间质毛细血管扩张,肾小管变性和坏死。小肠明显水肿,色苍白、暗淡,黏膜面粗糙。

【临床表现】

潜伏期数小时至 7 天,一般为 1~3 天。

大多数患者起病突然,少数发病前 1~2 天可有头晕、乏力或轻度腹泻等症状。古典生物型和 O_{139} 型霍乱弧菌引起的霍乱,症状较重;埃尔托生物型所致者常为轻型,隐性感染较多。

1.典型病例临床经过

典型病例临床经过可分为以下 3 期:

(1)泻吐期:本期持续数小时或 1~2 天。①腹泻:腹泻是发病的第一个症状,表现为无痛性剧烈腹泻,无发热,无里急后重感。大便性状初为含粪质的稀便,见黏液,后转为黄色水样便或米泔水样便,有肠道出血者多为洗肉水样血便,无粪臭。便次逐增,每天数次至数十次,甚至排便失禁,单次便量可超过 1 000 mL。O_{139} 型霍乱患者,发热、腹痛比较常见(40%~50%),而且可以并发菌血症等肠道外感染。②呕吐:一般发生在腹泻后,多为喷射性、连续性呕吐,呕吐物初为胃内容物,继之为米泔水样液体,偶有恶心。

(2)脱水期:频繁而剧烈的腹泻、呕吐使患者迅速出现脱水、电解质紊乱和代谢酸中毒,严重者出现周围循环衰竭。此期一般为数小时至 2~3 天,病程长短主要取决于治疗是否及时、正确。①脱水:轻度脱水可见口唇与皮肤干燥,眼窝稍陷,皮肤弹性稍差,约失水 1 000 mL,儿童 70~80 mL/kg。中度脱水表现为皮肤弹性差,眼窝凹陷,声音轻度嘶哑,血压下降及尿量减少,失水 3 000~3 500 mL,儿童 80~100 mL/kg。重度脱水时皮肤干皱,无弹性,眼窝及眼眶下陷、两颊深凹,声音嘶哑,烦躁不安、惊恐或神志不清。患者极度无力,尿量明显减少,大约失水 4 000 mL,儿童 100~120 mL/kg。②电解质紊乱:主要表现为低血钠、低血钾。严重泻吐丢失大量钠盐、钾盐,大量补液后使血液稀释也发生低血钠、低血钾。低钠可引起腓肠肌和腹直肌痉挛,表现为痉挛部位的疼痛和肌肉呈强直状态。低血钾表现为腹胀、肌张力减弱、肌腱反射减弱或消失,甚至心律失常。③代谢性酸中毒:碳酸氢根离子大量丧失,产生代谢性酸中毒。少尿及循环衰竭,使酸中毒进一步加重。④循环衰竭:为严重失水所致的低血容量性休克。表现为面色苍白,四肢厥冷,脉搏细数甚至不能触及,血压下降或不能测出。脑供血不足时,表现为烦躁不安、呆滞、嗜睡甚至昏迷。

(3)恢复期或反应期:腹泻停止,脱水纠正后,患者症状逐渐消失,体温、脉搏、血压恢复正常,尿量增多。少数患者可有反应性发热,一般波动于 38 ℃左右,持续 1~3 天后自行消退,尤以儿童多见。发热的原因为残留肠道的少量霍乱弧菌内毒素吸收所致。

2.临床类型　根据起病情况和病情轻重,将霍乱分为轻、中、重 3 型以及暴发型。

(1)轻型:脱水占体重的 4%以下。起病缓慢,腹泻每天在 10 次以下,为稀便,有粪质,一般无呕吐,无明显脱水表现,持续腹泻 3~5 天后恢复。

(2)中型:脱水占体重的 4%~6%。起病突然,腹泻每天达 10~20 次,为水样或米泔水样便,无粪质,量多,有明显失水表现。神情淡漠,皮肤干燥,缺乏弹性,眼窝下陷,常有腓肠肌和腹直肌痉挛,脉搏细数,血压下降(收缩压 70~90 mmHg),尿量减少(24 h 500 mL 以下)。

(3)重型:脱水占体重的 6%以上。除有典型腹泻(每天 20 次以上)和呕吐症状外,存在严重失水,因而出现周围循环衰竭。表现为极度烦躁或昏迷,皮肤无弹性,眼窝深陷,腓肠肌和腹直肌严重痉挛,脉搏微弱或无脉,血压明显下降(收缩压低于 70 mmHg,或不能测出)。24 h 尿量 50 mL 以下。

(4)暴发型:或称中毒型,又称为"干性霍乱"(cholera sicca),起病急骤,发展迅猛,尚未出现泻吐症状即出现中毒性休克而死亡。为肠道内大量霍乱弧菌内毒素吸收所致。

【并发症】

1.急性肾衰竭　发病初期由于剧烈泻吐导致脱水,脱水严重导致循环衰竭,进而可引起肾前性少尿,经及时补液可不发生肾衰竭。如得不到及时纠正,可由于肾脏供血不足,肾缺血缺氧,出现少尿或无尿、尿比重增高、血中尿素氮、肌酐不断上升,出现氮质血症,严重者可出现尿毒症而死亡。多发生于病后 7~9 天。

2.急性肺水肿和急性心力衰竭　代谢性酸中毒可导致肺循环高压,又由于输注大量不含碱性液的盐水,且输注速度过快,可诱发急性肺水肿及急性心力衰竭。

3.其他　妊娠期患霍乱时,易导致流产或早产。

【辅助检查】

1.一般检查　①血常规及生化检查:脱水可引起血液浓缩,红细胞、血红蛋白及白细胞计数均增高,尿素氮、肌酐升高,碳酸氢根离子下降。补液后可有低血钠、低血钾。②尿常规:可见少量蛋白、红细胞、白细胞和管型,比重在 1.010~1.025。③粪便常规:可见黏液和少许红细胞、白细胞。

2.血清学检查　机体感染霍乱弧菌后可产生抗菌抗体和抗毒抗体,抗菌抗体中的抗凝集素抗体一般在发病第 5 天出现,病程 8~21 天达高峰。血清免疫学检查主要用于流行病学的追溯诊断和粪便培养阴性的可疑患者的诊断。抗凝集素抗体双份血清滴度 4 倍以上有诊断意义。

3.病原学检查

(1)涂片染色:取泻吐物或早期培养物涂片做革兰染色镜检,可见呈鱼群状排列的革兰阴性稍弯曲的弧菌,无芽胞,无荚膜(O_{139}霍乱弧菌可有荚膜)。

(2)动力试验和制动试验:将新鲜粪便做悬滴或暗视野显微镜检,如见运动活泼呈穿梭状的弧菌,即为动力试验阳性。随后加上 1 滴抗 O_1 群血清,如细菌运动停止,提示标本中有 O_1 群霍乱弧菌。如细菌仍在活动,再加 1 滴抗 O_{139} 血清,细菌活动消失,则证明为 O_{139} 群霍乱弧菌。

(3)增菌培养:所有怀疑霍乱患者的粪便,除做显微镜检外,均应进行增菌培养。粪便留取应在使用抗菌药物之前,且应尽快送到实验室做培养。粪便接种于 pH 8.4~8.6 的碱性蛋白胨水,36~37 ℃培养 6~8 h,在培养液表面形成菌膜,取菌膜进一步做碱性玉脂平皿分离培养,10~12 h 后选择典型菌落再进行涂片染色、动力观察和制动试验等。增菌培养能提高霍乱弧菌的检出率,有助于早期诊断。

(4)核酸检测:利用 PCR 方法识别霍乱肠毒素基因亚单位 CTxA 和毒素协同菌毛基因 TcpA 来鉴别霍乱弧菌和非霍乱弧菌。然后根据 TcpA 基因上的序列差异,进一步鉴别古典生物型和埃尔托生物型霍乱弧菌。根据 O_{139} 血清型的特异引物做 PCR 可检测 O_{139} 霍乱弧菌。

【诊断与鉴别诊断】

凡是在霍乱流行地区、流行季节,任何有腹泻和呕吐症状的患者,均应疑及霍乱可能,需做排除霍乱的粪便细菌学检查。凡有典型症状者,应先按霍乱处理。

1.确定诊断 符合以下3项中任何一项者即可诊断为霍乱。

(1)有腹泻症状,粪便培养霍乱弧菌阳性(症状+培养)。

(2)疫区人群在流行期间有典型的霍乱腹泻和呕吐症状,迅速出现严重脱水,循环衰竭及肌肉痉挛者。虽然粪便培养未发现霍乱弧菌,但无其他原因可查。如有条件可做双份血清凝集素试验,滴度4倍以上增长者,也可确诊为霍乱(疫区+症状+血清试验)。

(3)疫源检索中发现粪便培养阳性前5天内有腹泻症状者,可诊断为轻型霍乱(培养+5日内腹泻)。

2.疑似诊断 符合以下两项中之一项者,可诊断为疑似霍乱。

(1)具有典型症状的首发病例,但病原学检查尚未肯定。

(2)霍乱流行期间与患者有明显接触史,且发生泻吐症状,不能以其他原因解释者。

疑似病例应进行隔离、消毒,填写疑似霍乱的疫情报告,并每天做粪便培养,若连续2次阴性,可做否定诊断,并作疫情订正报告。

3.鉴别诊断

(1)急性细菌性胃肠炎:一般指细菌性食物中毒感染,可由副溶血性弧菌、沙门菌、金黄色葡萄球菌等引起,有食用不洁食物史,常集体发病,起病急,先吐后泻,可有剧烈腹痛,水样或黏液脓血便,且发热与中毒症状明显,但循环衰竭少见。呕吐物与粪便培养可获得致病菌。

(2)急性细菌性痢疾:由志贺菌属侵袭肠黏膜,引起炎症及溃疡,患者有发热、腹泻、里急后重及排黏液脓血便,便次多,便量少。粪检有大量脓细胞,培养有志贺菌生长。

(3)病毒性胃肠炎:常由人轮状病毒、诺沃克病毒等引起。患者一般有发热,除腹泻、呕吐外可伴有腹痛、头痛和肌痛。少数有上呼吸道症状。大便为黄色水样,能检出病毒抗原。

病例讨论

患者,男性,31岁,因腹泻12 h于8月2日入院。患者于12 h前开始出现腹泻,大便10余次,为黄色水样便,曾呕吐2次,为胃内容物。无发热、腹痛及里急后重感,起病后曾自服氟哌酸4粒,但效果欠佳。既往身体健康,无肝炎、结核病等病史。病前一天曾进食过海鲜。体查:T 36.8 ℃,P 96 次/min,R 22 次/min,Bp 87/60 mmHg,神志清晰,皮肤弹性差,口唇干燥,眼窝四陷。心肺听诊未闻异常,腹平软,无压痛反跳痛。肝脾肋下未触及,肠鸣音活跃。膝、跟腱反射存在,病理反射未引出,脑膜刺激征(-)。实验室检查:外周血象:WBC $9.8×10^9$/L,N 79%,Hb 165 g/L。大便常规:WBC 0~3 个/HP,RBC 0~2/HP。请讨论:

1.该病例的诊断及诊断依据是什么?

2.为明确诊断,还需要做哪些检查?

【治疗】

本病治疗的关键是及时足量的补液,纠正脱水、酸中毒及电解质紊乱,使心、肾功能改善。

(一)对症治疗

1.补液疗法

(1)静脉输液:原则是早期、迅速、足量,先盐后糖,先快后慢,纠酸补钙,见尿补钾。输液总量应包括纠正脱水量和维持量。

①液体的选择:目前国内广泛应用与患者丢失的电解质浓度相近的541液,即每升溶液中含氯化钠5 g,碳酸氢钠4 g,氯化钾1 g,另加50%葡萄糖20 mL,以防低血糖。其配制可按照0.9%氯化钠550 mL,1.4%碳酸氢钠300 mL,10%氯化钾10 mL加10%葡萄糖140 mL的组合比例。幼儿由于肾脏排钠功能较差,为避免高血钠,其比例调整为每升液体含氯化钠2.65 g,碳酸氢钠3.75 g,氯化钾1 g,葡萄糖10 g。另外,临床上也可选用腹泻治疗液、2∶1溶液及林格乳酸钠溶液等。②输液的量及速度:最初24 h,轻型脱水者3 000~4 000 mL,儿童120~150 mL/kg,含钠液量60~80 mL/kg;中型脱水者4 000~8 000 mL,儿童150~200 mL/kg,含钠液量80~100 mL/kg;重型脱水者8 000~12 000 mL,儿童200~250 mL/kg,含钠液量100~120 mL/kg。最初1~2 h宜快速静脉滴入,轻型者5~10 mL/min;中型者在最初2 h内快速静脉输入2 000~3 000 mL,待血压脉搏恢复正常后,速度减为5~10 mL/min;重型者应多条静脉管道输注,先按40~80 mL/min速度快速输入,30 min后改为20~30 mL/min,以后视脱水情况改善,逐步减慢输液速度。在脱水纠正且有排尿时,应注意及时补充氯化钾,剂量按0.1~0.3 g/kg计算,浓度不超过0.3%。及时补充钾盐对儿童患者很重要,因其粪便含钾量高,腹泻时容易出现低钾血症。治疗24 h后的补液量和补液速度应根据病情再作调整,输液过快易致急性心力衰竭。

(2)口服补液:口服补液适用于轻型病例,也可用于经静脉补液后休克已纠正的中、重型患者。口服补液能减少患者的静脉补液量,从而减少静脉输液的副作用及医源性电解质紊乱,这对年老体弱患者,心肺功能不良患者以及需要及时补钾的患者尤为重要,因为口服补液能防止补液量不足或过多而引起的心肺功能紊乱以及医源性低血钾的发生。

WHO推荐的口服再生水盐(oral rehydration solutions,ORS)配方为1 000 mL可饮用水,内含葡萄糖20 g、氯化钠3.5 g、碳酸氢钠2.5 g、氯化钾1.5 g。ORS液用量:在最初6 h,成人每小时750 mL,儿童(<20 kg)每小时250 mL,以后口服补液总量约为腹泻量的1.5倍。

2.其他对症处理 重症患者经补足血容量后,血压仍较低,可加用肾上腺糖皮质激素及血管活性药物。对急性肺水肿及心力衰竭应暂停输液,给予镇静剂,如安定、利尿剂如速尿、强心剂如西地兰等。对低钾血症,轻者口服氯化钾或枸橼酸钾,严重者静脉滴注氯化钾。对急性肾衰竭者应纠正酸中毒及电解质紊乱,对伴有高血容量、高血钾、严重酸中毒,可酌情采用透析治疗。氯丙嗪和小檗碱有抗肠毒素作用,临床应用可减轻症状。

(二)抗菌治疗

应用抗菌药物是治疗霍乱的辅助治疗,有可能缩短泻吐期及排菌期,减少腹泻次数和迅速从粪便中清除病原菌,但不能代替补液治疗。目前,常用药物有:环丙沙星,成人每次250~500 mg,每天2次口服;诺氟沙星成人每次200 mg,每天3次;多西环素,成人200 mg,每天2次,小儿6 mg/(kg·d),分2次口服;四环素成人500 mg,每天4次。以上药物可任选其中之一,连服3天。近年来有报道,霍乱弧菌对多种抗生素耐药并通过质粒传播,以致对四环素、氨苄西林、卡那霉素、链霉素、复方磺胺甲噁唑等不敏感。O₁₃₉霍乱弧菌对四环素、环丙沙星、多西环素、氨苄西林、氯霉素、红霉素、头孢唑林等均敏感,而对复方磺胺甲噁唑、链霉素、呋喃唑酮等有不同程度的耐药。

【预后】

本病的预后与所感染霍乱弧菌型别、临床病情轻重、治疗是否及时正确等有关。及时正确治疗,病死率在 1% 以下,而中、重型或治疗不及时,病死率可高达 20%;另外,年老体弱、婴幼儿或有并发症者预后差。死亡原因主要是循环衰竭和急性肾损伤。

【预防】

1.控制感染源　加强疫情监测,建立、健全肠道门诊,进行登记和采便培养是发现霍乱患者的重要方法。发现患者应按甲类传染病进行严格隔离,直至症状消失后 6 天,并隔日粪便培养 1 次,连续 3 次阴性。对接触者要严密检疫 5 天,留粪便培养并服抗菌药物预防,如多西环素 300 mg 顿服或诺氟沙星 200 mg,每天 3 次,连服 2 天。

2.切断传播途径　加强饮用水消毒和食品管理,建立良好的卫生设施。对患者和带菌者的排泄物以及污染的衣物用具等进行彻底消毒,做好随时消毒和终末消毒。此外,应消灭苍蝇等传播媒介。

3.降低人群易感性　WHO 推荐 3 种霍乱疫苗,即灭活全菌体疫苗 rBS-WC、WC-O₁ 及活疫苗 CVD 103-HgR。这些疫苗可用来保护地方性流行区的高危人群。

(陈艳成)

第十节　弯曲菌病和幽门螺杆菌感染

弯曲菌病(Campylobacter disease)是由弯曲菌引起的腹泻及全身性疾病。弯曲菌属感染在人类并不少见,并已被世界各国所重视。国际系统细菌会议 1980 年的分类将弯曲菌分为空肠弯曲菌(C.jejuni)、结肠弯曲菌(C.coli)、胎儿弯曲菌(C.fetus)胎儿亚种和性病亚种、唾液弯曲菌(C.sputorum)及其亚种。现已公认的约有 12 种和亚种。

与人类急性腹泻有关的弯曲菌多为空肠弯曲菌和结肠弯曲菌,而胎儿弯曲菌为人类机会病原菌。近年发现幽门螺杆菌与慢性胃炎和消化性溃疡高度相关。

一、弯曲菌肠炎

弯曲菌肠炎(Campylobacter enteritis)是由数种弯曲菌引起的小肠结肠炎。临床有毒血症、腹痛、腹泻,甚至里急后重,脓血便等症状,因腹痛可在右下腹而常误会为急性阑尾炎。本病各年龄组的人群均可患病。在发展中国家,患病率随年龄增加而逐渐减少。

【病原学】

弯曲菌是严格微需氧菌,革兰染色阴性,形态细长,呈弧形、螺旋形、S 形等多形态小杆菌。大小为(0.2~0.5)μm×(1.5~5)μm。无荚膜,无芽胞,一端或两端具有鞭毛 1 根。运动活泼,常有特征性螺旋状突进运动。其最适生长环境是含氧气 5%、二氧化碳 10%、氮气 85%。空肠弯曲菌在 42 ℃中生长良好。而胎儿弯曲菌在 25~37 ℃生长良好。弯曲菌无芽胞,无荚膜。本菌属对糖类不发酵,氧化酶和过氧化酶阳性,不分解尿素,不形成吲哚,甲基红和 VP 反应阴性。空肠弯曲菌对甘氨酸耐受性试验和 H₂S 生长试验均呈阳性。对喹诺酮类药物敏感而对头孢噻吩耐药。而胎儿弯曲菌对上述试验均呈阴性,且对喹诺酮类药物耐药。一般认为马尿酸水解试验和氯化三苯基四氮唑(TTC)试验阳性系空肠弯曲菌的生物标志。

本菌抗原结构复杂,具有 O 抗原和 H 抗原,另有 K 抗原。其中 O 抗原对热稳定,而 H 与

K 抗原对热不稳定。空肠弯曲菌在体外存活力较强,在 4 ℃牛奶中可存活 160 天,在室温内可存活 2 个月以上。但可被干燥、直接阳光及弱消毒剂等所杀灭,58 ℃ 5 min 即可杀死。

【流行病学】

1.感染源　空肠弯曲菌的储存宿主主要是家禽、家畜、鸟类。从鸡粪或鸡肠内容物分离出本菌均在 60%以上,高者可达 90%。因家禽基础体温高,是弯曲菌的适宜储存宿主。狗也是重要感染源,接触病犬或带菌的健康犬而发病者相当多见。曾有一家三口与家犬先后发病,并对分离到的空肠弯曲菌经质粒分析,提示为同源传播。牛也可感染本菌,且通过污染牛奶而引起人的感染。人感染后可暂时带菌,而以儿童带菌率高。

2.传播途径　可由动物宿主通过多种途径传给人。最常见是进食或饮用被空肠弯曲菌污染的食物或水而经口传染。还可通过母婴之间、人与动物之间等接触传播。

3.人群易感性　普遍易感,但发病率以儿童和青少年为高。

4.流行特征　在急性肠炎患者中,空肠弯曲菌检出率在国外一般为 5%~14%,国内成年人为 9.6%,婴幼儿为 10%~18%,全年均可发病,高峰期在夏秋季。

【发病机制与病理】

细菌经口感染后经胃到小肠,小肠上部为微氧环境,有利于本菌生长繁殖。目前一般认为本菌主要是由于其直接侵袭力而导致发病。用鸡胚细胞侵犯性试验和雏鸡接种试验均证明了本菌有侵犯能力。本病患者临床上出现的肠炎伴血性腹泻。乙状结肠镜检查可发现肠黏膜有病理变化,故认为有侵袭黏膜上皮细胞的能力。也有实验证明空肠弯曲菌可产生一种细胞毒素,使 Hela 细胞和中国田鼠卵巢细胞致死,可能为该菌侵袭力的一个因素。

病理变化主要在空肠、回肠和结肠,该菌侵入肠黏膜上皮细胞后,分泌毒素致细胞内质网明显肿胀、细胞脱落。结肠镜检可见肠黏膜水肿、点状出血、浅表溃疡、隐窝脓肿、黏膜下层镜检有中性粒细胞、浆细胞和淋巴细胞浸润。

【临床表现】

本病潜伏期不一,一般 3~5 天。病情轻重不一,可从无症状的排菌或轻症到重症。典型患者有发热、腹泻、血便和腹痛。发热一般为首发症状,可高达 40 ℃,伴全身乏力、头痛、眩晕、肌肉酸痛,时有寒战和谵妄。发热 12~24 h 后开始水样腹泻、量多、恶臭。每天多者可达 20 余次,1~2 天后部分患者出现痢疾样粪便,有血液及黏液,伴里急后重。脱水和休克并不常见。病程多数 1 周后自行缓解,但少数患者可持续数周,有时腹泻可反复发作,或粪便可反复检得弯曲菌,婴幼儿可出现大便带血、抽搐等,约 1/4 患者有呕吐。在发病早期有脐周疼痛,间歇性或呈绞痛,常放射至右下腹部,便后可暂时缓解。少数患者以腹痛为主,伴有腹膜炎体征。

少数患者本菌可进入血流,出现败血症或腹膜炎、胆囊炎、关节炎、阑尾炎等。新生儿感染后可出现尿道炎、关节炎等。如原有其他严重疾病的患者如肝硬化等,其预后较差,并可发展为重型。

【辅助检查】

1.常规检查　大便对为水样便或黏液血便,镜检可见少量白细胞或多录红细胞及脓细胞。血象白细胞总数和中性粒细胞可有轻度增加。

2.病原学检查　直接涂片检查可直接取新鲜粪便置于载玻片上,加生理盐水少许混匀后,覆盖玻片制成悬滴标本,在显微镜下可见呈特征性突进运动的螺旋形细菌。也可涂片后进行革兰染色,镜检可见弯曲菌呈 S 形、螺旋形,革兰染色为阴性。

细菌培养一般使用 Butzler 和 Skirrow 培养基。它们都是加多种抗菌剂的血琼脂培养基,能抑制正常肠道菌丛,而弯曲菌生长。在我国目前多数采用 Campy-BAP 培养基,其组成为布氏琼脂培养基加 10%绵羊血,万古霉素 0.1 mg/L,甲氧苄啶 5 mg/L,多黏菌素 B 2 500 U/L,两性霉素 B 2 mg/L。接种后放在不加触媒的厌氧缸内,抽去 2/3 空气,然后加入 95%氮和 5%二氧化碳混合气体,在 42 ℃培养 48 h。

3.血清学检查 可用试管凝集法、间接荧光法、酶联吸附法或被动血凝法测定血清中特异性抗体。多数患者在病后数日即可出现抗体反应,数月后逐渐下降。

【诊断】

有与感染动物或患者接触史,或进食可疑污染的食物、水等,临床表现为急性起病,发热、腹痛、腹泻、血便等,大便镜检有红、白细胞,应疑及本病。大便镜检找到弯曲菌有助诊断。大便或血培养阳性,恢复期血清抗体滴度比急性期升高 4 倍以上,或其他血清学检测阳性结果可确诊。

【鉴别诊断】

本病应与急性细菌性痢疾、肠套叠、肠息肉、轮状病毒肠炎、溃疡性结肠炎、沙门菌肠炎及其他细菌性腹泻相鉴别。

病例讨论

患儿,男性,1 岁 2 个月,1985 年 3 月 27 日就诊。腹泻 10 天,初期大便成形,后呈水样便,曾服复方新诺明,多酶片 2 天后腹泻好转,就诊前两天又开始腹泻,3~4 次/日,为稀糊状,黏胨便,含不消化食物,不发热,不吐。家庭养鸡,每日玩鸡,且有拾地上食物吃的习惯。粪便检查:脓细胞+/HP,红细胞少许,吞噬细胞 0~4 个/HP。请讨论:

1.该病例的初步诊断是什么?

2.为确诊,需进一步做哪些检查?

【治疗】

1.一般治疗 卧床休息、半流质饮食、降温,保持水、电解质平衡等对症治疗。

2.抗菌治疗 空肠弯曲菌的肠道感染大多能自愈,因此轻症者不需抗菌药物治疗。对于中、重度病症者,应选用抗菌药物治疗,这样可缩短排菌时间并加速症状恢复,减少复发。常用抗菌药物首选红霉素口服,成人每天 0.9~1.2 g,小儿每天 40~50 mg/kg,分 3~4 次。新的大环内酯类可减少给药次数,降低不良反应,如罗红霉素(roxithromycin)、阿奇霉素(azithromycin)等,还可选择氨基糖苷类,如庆大霉素、妥布霉素均高度敏感。其他敏感的药物还有多西环素、四环素、氯霉素、氟喹诺酮等。同时,可根据患者分离的菌株对抗菌药物的敏感性来确定抗菌药物的选择。

【预后】

老年患者及有严重其他疾病合并者预后不佳。部分肠炎患者偶有复发者,常发生在腹泻消失后 2 周~3 个月内,少数可形成慢性腹泻。

【预防】

注意食品管理和饮水卫生,防止家禽、家畜的粪便污染,作好牛奶消毒和患者排泄物的严格消毒。

二、幽门螺杆菌感染

幽门螺杆菌(*Helicobacter pylori*, *H.pylori*)是人类慢性胃炎和消化性溃疡的重要致病因素,因而引起人们的高度重视。

【病原学】

幽门螺杆菌是一种微需氧的革兰阴性菌,有 1~3 个螺旋或呈 S 形,长 2.5~4.0 μm,宽 0.5~1.0 μm,一端有 2~6 根鞭毛,在 4 ℃水中至少可存活 1 年,但在室温空气中只能存活数小时。幽门螺杆菌需在营养丰富的培养基上生长,需补充一些特殊物质如血液、血清等,最适温度 37 ℃,pH 5.5~8.5 均能生长。该菌生化反应不活泼,不分解糖类。过氧化氢酶或氧化酶阳性。尿素酶丰富,能分解尿素,是区别于其他弯曲菌的主要依据之一。

【流行病学】

幽门螺杆菌感染在世界各地都较常见,其感染率在不同地区、不同种族、不同人群之间有很大差别,在经济不发达和卫生较差的地区,幽门螺杆菌的感染率较高。本病的主要感染源可能是人,有报道幽门螺杆菌感染有家庭内集聚现象。因此,认为该菌主要是人与人之间通过粪-口或口-口途径传播。

【发病机制】

幽门螺杆菌进入机体后,首先黏附在胃黏膜黏液表层,后借其螺旋状结构和鞭毛运动穿过该黏液层,继而与胃黏膜上皮细胞接触。由于黏液分子结构呈索状,故幽门螺杆菌穿过其间时,呈鱼贯状平行分布,经黏附因子与上皮细胞结合后,幽门螺杆菌能产生多种酶,包括尿素酶、蛋白酶、过氧化氢酶、脂酶等,尿素酶水解胃液中尿素、中和胃酸,有利于幽门螺杆菌在胃液中长期生存,尿素水解后产生的氨能损伤上皮细胞。而蛋白酶、脂酶、磷酸酶等能破坏胃黏液层的完整性,增加黏液的可溶性和降低黏液的疏水性,进而降低了黏液对上皮细胞的保护作用。大约60%的幽门螺杆菌菌株可产生细胞毒素,使上皮细胞产生空泡样变。另有实验证实,幽门螺杆菌可通过其外壁上的植物血凝素,选择性地与黏液层和上皮细胞的碳水化合物结合,使其紧密黏附于上皮细胞,同时在幽门螺杆菌产生的酶、代谢产物和毒素作用下,使上皮细胞发生蜕变。另外,还发现幽门螺杆菌可通过分泌一些致炎因子如 TNF-α、IL-1β 等,促进黏膜的炎症损伤。幽门螺杆菌感染也可通过引起胃肠激素的变化而损伤胃黏膜而致病。

【临床表现】

由幽门螺杆菌引起的慢性胃炎多数患者无症状;有症状者表现为上腹痛或不适、上腹胀、早饱、嗳气、恶心等消化不良症状。

典型的消化性溃疡有以下临床特点:①慢性过程:病史可达数年至数十年。②周期性发作:发作与自发缓解相交替,发作期可为数周或数月,缓解期也长短不一,短者数周、长者数年;发作常有季节性,多在秋冬或冬春之交发病,可因精神情绪不良或过劳而诱发。③上腹部节律性疼痛:表现为空腹痛即餐后 2~4 h 或(及)午夜痛,腹痛多为进食或服用抗酸药所缓解。

【诊断】

幽门螺杆菌检测方法分为侵入性和非侵入性两大类。前者需通过胃镜检查取胃黏膜活组织进行检测,主要包括快速尿素酶试验、组织学检查和幽门螺杆菌培养;后者主要有^{13}C或^{14}C尿素呼气试验、粪便幽门螺杆菌抗原检测及血清学检查(定性检测血清抗幽门螺杆菌IgG抗体)。

下列两项中任一项阳性者可诊断:①幽门螺杆菌涂片或组织学染色。②^{13}C或^{14}C尿素呼气试验。

【治疗】

对于慢性胃炎,建议根除幽门螺杆菌特别适用于:①伴有胃黏膜糜烂、萎缩及肠化生、异型增生者。②有消化不良症状者。③有胃癌家族史者。

凡有幽门螺杆菌感染的消化性溃疡,无论初发或复发、活动或静止、有无合并症,均应予以根除幽门螺杆菌治疗。

研究证明以质子泵抑制剂或胶体铋为基础加上两种抗生素的三联治疗方案有较高根除率。

(一)质子泵抑制剂+2种抗生素

质子泵抑制剂(proton pump inhibitor,PPI)和H_2受体拮抗剂相比,质子泵抑制剂对胃酸分泌的抑制作用更强,作用也更持久。质子泵抑制剂阻断胃泌素和胆碱介导的胃酸生成。常用的质子泵抑制剂有奥美拉唑(omeprazole,洛塞克,losec)、兰索拉唑、泮托拉唑、雷贝拉唑和艾美拉唑等。①成人口服奥美拉唑20 mg+克拉霉素0.25 g+阿莫西林1.0 g,均每天2次×(1~2)周。②口服奥美拉唑20 mg+阿莫西林1.0 g+甲硝唑0.4 g,均每天2次×(1~2)周。③口服奥美拉唑20 mg+克拉霉素0.25 g+甲硝唑0.4 g,均每天2次×(1~2)周。

(二)含铋剂的低剂量三联疗法

现代应用于治疗胃病的铋剂,以胶体次枸橼酸铋(Colloidal bismuth subcitrate,CBS)为代表,又称三钾二枸橼酸铋。①成人口服胶体次枸橼酸铋110 mg+四环素0.5 g+甲硝唑0.4 g,均每天4次,于三餐前及睡前各服1次×2周。②胶体次枸橼酸铋110 mg+阿莫西林0.5 g+甲硝唑0.4 g,均每天4次×2周。③胶体次枸橼酸铋110 mg+克拉霉素0.25 g+甲硝唑0.4 g,均每天4次×2周。

(三)H_2受体阻断剂+2种抗生素

H_2受体阻断剂,如雷尼替丁(ranitidine)成人1次150 g,1日2次,或300 mg,每晚1次,加阿莫西林、克拉霉素。其他H_2受体阻断剂尚有西咪替丁、法莫替丁等。

(四)四联疗法

PPI标准剂量与含铋剂三联疗法,均每天2次,疗程1周。

【预防】

预防主要为及时发现患者和带菌者,并给予隔离和抗菌治疗。作好内镜等医疗器械消毒工作。注意环境和饮食卫生。

(陈艳成)

第十一节　布鲁菌病

布鲁菌病(brucellosis)又称布氏菌病或波状热,是由布鲁菌(Brucella)引起的动物源性感染病。其临床特点为长期发热、多汗、关节疼痛、肝脾及淋巴结肿大、易复发等。

【病原学】

布鲁菌是一组革兰阴性短小杆菌,长 0.5~1.5 μm,宽 0.4~0.8 μm。无芽胞、无鞭毛,光滑型菌株有微荚膜。

WHO 布鲁菌病专家委员会把布鲁菌属分为 6 个生物种和 19 个生物型。其中,羊布鲁菌(Brucella melitensis)、牛布鲁菌(B.abortus)、猪布鲁菌(B.suis)及犬布鲁菌(B.canis)4 种对人类致病。羊布鲁菌致病力最强,可致严重的急性病理过程和致残性并发症;猪布鲁菌次之,感染时常伴化脓性损害,病程较长;牛布鲁菌常与轻型和散发病例有关;犬布鲁菌感染多呈隐匿发病,常复发,呈慢性经过。我国布鲁菌病的病原体以羊布鲁菌为主,其次为牛布鲁菌。

布鲁菌对光、热、常用化学消毒剂等均敏感,湿热 60 ℃ 或日光下暴晒 10~20 min 可杀死此菌,3% 漂白粉和甲酚皂数分钟内能杀灭。但在外界环境中的生存力较强,在皮毛、乳及乳制品中可长期存活,在病畜的分泌物、排泄物及死畜脏器中能生存 4 个月,在食品中约生存 2 个月。

【流行病学】

1.感染源　目前已知有 60 多种家畜、家禽、野生动物为布鲁菌病的宿主。与人类有关的感染源主要是羊、牛和猪,其次是犬、鹿、马、骆驼等。染菌动物首先在同种动物间传播,造成带菌或发病,随后波及人类。

2.传播途径

(1)接触传播:直接接触病畜或其排泄物,阴道分泌物,娩出物;或在饲养、挤奶、剪毛、屠宰以及加工皮、毛、肉等过程中,经皮肤微伤或眼结膜受染;也可间接接触病畜污染的环境及物品而受染。

(2)消化道途径传播:进食被病菌污染的食品、水、生乳及未熟病畜肉类时,病菌可自消化道进入体内。

(3)呼吸道途径传播:病菌污染环境后可形成气溶胶,可通过呼吸道感染。

(4)其他途径:如苍蝇携带,蜱叮咬等。

3.人群易感性　人群普遍易感,病后可获得一定免疫力,再次感染发病者有 2%~7%。

4.流行特征　本病全球分布,每年上报 WHO 的病例数逾 50 万。我国主要流行于西北、东北、青藏高原及内蒙古等牧区。多发生于春末夏初或夏秋之间,这与羊的产羔季节有关。高危人群主要包括兽医、畜牧者、屠宰工人、皮毛工和进食被污染的动物产品或制品者。青壮年男性牧民发病率高,与接触机会多有关。

【发病机制与病理】

细菌、毒素以及超敏反应均不同程度地参与疾病的发生和发展过程。

布鲁菌自皮肤或黏膜进入人体后,随淋巴液到达淋巴结,被吞噬细胞吞噬。如未能将其杀灭,则细菌在细胞内生长繁殖,形成局部原发病灶。此阶段相当于潜伏期。细菌在吞噬细胞内大量繁殖导致吞噬细胞破裂,随之大量细菌进入淋巴液和血液循环形成菌血症。血液中的细菌又被单核细胞吞噬,并随血流带至全身,在肝、脾、骨髓、淋巴结等处的单核-吞噬细胞系统内繁殖,形成多发性病灶。当病灶内释放出来的细菌超过吞噬细胞的吞噬能力时,则在细胞外生长、繁殖,临床呈现明显的败血症。在机体各因素作用下,病原菌释放出内毒素及菌体其他成分,造成临床上不仅有菌血症、败血症,而且还有毒血症的表现。内毒素在病理损伤、临床症状方面起重要作用。机体免疫功能正常,通过细胞免疫及体液免疫清除病菌而获痊愈。如果免疫功能不健全,或感染的菌量大、毒力强,则部分细菌逃脱免疫,又可被吞噬细胞吞噬带入各组织器官形成新的感染灶。经过一定时期后,感染灶的细菌生长繁殖再次入血,导致疾病复发。如此反复成为慢性感染。

本病病理损伤广泛,受损的组织不仅包括肝、脾、骨髓、淋巴结,还累及骨、关节、血管、神经、内分泌及生殖系统。损伤波及间质细胞和实质细胞,其中以单核-吞噬细胞系统的病变最为显著。肝、脾、淋巴结、心、肾等处,以浆液性炎症渗出为主,间有少许坏死细胞;淋巴细胞、单核-吞噬细胞增生,疾病早期尤为显著,常呈弥漫性,稍后常伴纤维细胞增殖;病灶中可见有上皮细胞、巨噬细胞及淋巴细胞、浆细胞组成的肉芽肿。肉芽肿进一步发生纤维化,最后造成组织器官硬化。

【临床表现】

潜伏期 1~3 周,可长至数月,平均 2 周。

临床上可分为急性感染、亚急性感染和慢性感染。可出现局限性感染、并发症和复发等。国外分为 3 期:急性期,指患病 3 个月以内;亚急性期,3 个月到 1 年;慢性期,1 年以上。

1.急性和亚急性感染 本病起病多较缓慢,主要临床表现为发热、多汗、乏力、关节炎、睾丸炎等。典型热型为波状热,每次发热 1 至数周,然后逐渐退热,经数日至数周后又发热,如此反复数次。其他热型可为弛张热、不规则热及持续低热等。

多汗是本病的突出症状,每于夜间或凌晨退热时大汗。70%以上出现游走性大关节疼痛,可累及一个或数个关节。男性病例 20%~40%发生睾丸炎或附睾炎。还可出现头痛、神经痛、肝脾大、淋巴结肿大等。

2.慢性感染 病程持续 1 年以上称为慢性布鲁菌病。多与被不恰当治疗和局部病灶的持续感染有关。由急性期发展而来;也可缺乏急性病史,由无症状感染或轻症逐渐变为慢性。慢性期症状多不明显,也不典型,呈多样表现。主要表现为疲劳、全身不适、精神抑郁。部分患者表现为固定而顽固的关节或肌肉疼痛,反复发作达数年之久。少数患者有骨和关节的器质性损害。

3.复发 经系统治疗后约 10%的患者出现复发。复发时间可在初次治疗后的数月内,也可在多年后发生。其机制与布鲁菌可在细胞内寄生有关。

4.局灶性感染 布鲁菌可局限在某一器官中,有相应的临床表现和检查发现。

【辅助检查】

1.血常规 白细胞计数正常或稍偏低,淋巴细胞增多,分类可达 60%以上。血沉在各期均加快。病程长者可有轻或中度贫血。

2.病原学检查 取血液、骨髓、组织、脑脊液等做细菌培养,10天以上才可获阳性结果。近年来,开展的PCR检测布鲁菌DNA速度快,与临床符合率高。

3.免疫学检查

(1)凝集试验:虎红平板(RBPT)或平板凝集试验(PAT)结果为阳性,用于初筛。常用试管凝集试验来检测特异性IgM。特异性IgM抗体在发病1~7天后出现,滴度≥1:160或效价4倍以上增长有诊断意义。凝集试验的高抗体滴度持续时间长,不能区别复发与既往感染。

(2)补体结合试验:特异性IgG抗体在发病3周后出现,此抗体维持时间长,对诊断慢性布鲁菌病意义较大。此试验特异性高,抗体效价1:10为阳性。

(3)抗人球蛋白试验(Coombs test):检测不完全抗体,比凝集试验更灵敏,而且阳性出现早,消失晚。但操作复杂,一般仅用于凝集试验阴性的病例。

【诊断与鉴别诊断】

(一)诊断

1.流行病学资料 包括流行地区有接触羊、牛、猪等家畜或其皮毛,饮用未消毒的羊奶、牛奶等流行病史,对诊断有重要参考意义。

2.临床表现 反复发作的发热,伴有多汗、游走性关节痛等。查体发现肝脾及淋巴结肿大。如有睾丸肿大疼痛,神经痛,则可基本作出诊断。

3.辅助检查 血液、骨髓及其他体液等培养阳性即可确诊。免疫学检查阳性,结合病史及临床表现也可作出诊断。

(二)鉴别诊断

本病急性期需与伤寒、风湿热、疟疾、结核病、败血症等鉴别,慢性期主要与各种骨、关节疾病、神经症等相鉴别。

病例讨论

患儿,女性,5岁,学生,河北省秦皇岛市人,家住农村。2010年2月15日出现发热,曾在当地就诊,诊断为肺炎,经治疗未见明显效果,2011年2月5日,就诊于儿童医院,以"发热待查"收入院。主要症状有:弛张高热,T 41℃,伴畏寒,多汗,乏力,腹股沟淋巴结肿大。实验室检查:WBC 11.3×10^9/L。患者血标本先后进行虎红平板(RBPT)检测,结果均为阳性。家中所养牛在其发病前1月死亡。请讨论:

1.该病例初步诊断是什么?

2.需做哪些检查进一步确诊?

【治疗】

1.急性和亚急性感染

(1)支持对症治疗:注意休息、在补充必需营养的基础上,给予对症治疗。

(2)病原治疗:选择能进入细胞内的抗菌药。WHO把利福平(600~900 mg/d)与多西环素(200 mg/d)联合应用作为首选方案,连用6周。也可选用四环素与利福平联合治疗。有神经系统受累者选用四环素(2 g/d,6周)加链霉素(1 g/d,3周)已被广泛应用,复发率低。此外,喹诺酮类也可考虑应用。

2.慢性感染 治疗较为复杂,包括病原治疗、脱敏治疗及对症治疗。

(1)病原治疗:与急性和亚急性感染者治疗基本相同,必要时可重复治疗几个疗程。

(2)脱敏治疗:采用少量多次注射布鲁菌抗原的方法,既避免引起剧烈的组织损伤,又起到一定的脱敏作用。

(3)对症治疗:根据患者的具体情况采取相应的治疗方法。

【预后】

症状出现后 1 个月内得到规范治疗,预后良好。死亡病例中,主要致死原因为心内膜炎、严重神经系统并发症等。慢性病例治疗效果差,可遗留关节病变、肌腱挛缩等而使肢体活动受限。

【预防】

我国主要采取以畜间免疫为主的"检、免、处、消"相结合的综合性预防措施,即畜间全部检疫、健康畜全部免疫、病畜全部处杀、污染环境消毒,已使布鲁菌病的发病率显著下降。

1.控制感染源 对牧场、乳厂和屠宰场的牲畜进行定期卫生检查。检出的病畜,应及时隔离治疗,必要时宰杀之。病畜的流产物及死畜必须深埋。对其污染的环境用 20% 漂白粉或 10% 石灰乳消毒。病畜乳及其制品必须煮沸消毒。皮毛消毒后,还应放置 3 个月以上,方准其运出疫区。病、健畜分群分区放牧,病畜用过的牧场需经 3 个月自然净化后,才能供健康牲畜使用。

2.切断传播途径 加强对畜产品的卫生监督,禁食病畜肉、内脏及其乳品。防止病畜或患者的排泄物污染水源及其周围环境。对与牲畜或畜产品接触密切者,要进行宣传教育,做好个人防护。

3.降低人、畜易感性 易感者及健康家畜除注意防护外,重要措施是进行菌苗接种。对接触羊、牛、猪、犬等牲畜的饲养员、挤奶员、兽医、屠宰人员、皮毛加工员等,均应进行预防接种。

(陈艳成)

第十二节 鼠 疫

鼠疫(Plague)是鼠疫耶尔森菌(*Yersinia pestis*)引起的烈性感染病,主要流行于鼠类和其他啮齿类动物中,属于自然疫源性疾病。临床主要表现为高热、淋巴结肿瘤、出血倾向、肺部特殊炎症等。人类主要通过带菌的鼠蚤叮咬或经呼吸道而被感染。本病传染性强,病死率高,是危害人类最严重的感染病之一,属国际检疫传染病,我国将其列为法定甲类传染病之首。

【病原学】

鼠疫耶尔森菌俗称鼠疫杆菌,属肠杆菌科耶尔森菌属,为革兰染色阴性短小杆菌,长 1~1.5 μm,宽 0.5~0.7 μm,两端染色较深,多形性,无鞭毛,有荚膜,需氧,不能活动,不形成芽胞。荚膜是该菌能在细胞内生存和繁殖的原因之一,与具有抗吞噬作用的 F1(fraction 1)抗原有关。菌体产生内毒素性质的 V 和 W 抗原,V 抗原是蛋白质,可使机体产生保护性抗体,W 抗原为脂蛋白,不能使机体产生保护力。V/W 抗原结合物有促使产生荚膜,抑制吞噬作用,并有在细胞内保护细菌生长繁殖的能力,故与细菌的侵袭力有关。

鼠疫耶尔森菌产生两种毒素:一种是鼠毒素或外毒素(毒性蛋白质),对小鼠和大鼠有很强毒性;另一种是内毒素(脂多糖),较其他革兰阴性菌内毒素毒性强,能引起发热、DIC、组织器官内溶血等。

该菌对外界抵抗力较弱,对光、热、干燥及一般消毒剂均甚敏感。日光直射、煮烤和常用化学消毒剂均可将其杀灭。但在潮湿、低温与有机物内存活时间则较久,在痰和脓液中可存活 10~20 天,在蚤粪中可存活 1 个月,在尸体中可存活数周至数月,本菌可存在于患者的各种组织、血液和体液中,粪便也可带菌。

【流行病学】

1.感染源　主要是鼠类和其他啮齿动物。鼠疫为典型的自然疫源性疾病,在人间流行前,一般先在鼠间流行。鼠间鼠疫感染源(储存宿主)有野鼠、地鼠、狐、狼、猫、豹等,其中黄鼠属和旱獭属动物最重要。由于它们是冬眠啮齿类动物,感染后可越冬至翌春发病,再感染幼鼠,引起鼠间鼠疫。黄胸鼠、褐家鼠是短期保菌动物,一旦鼠间疫情扩散或流行,往往成为人间鼠疫的直接感染源。

鼠疫患者均可成为感染源,肺鼠疫患者是人间鼠疫最为重要的感染源。

2.传播途径　动物和人间鼠疫的传播主要以鼠蚤为媒介,构成"啮齿动物→鼠蚤→啮齿动物或人"的传播方式。鼠蚤叮咬是主要传播途径。蚤类也含病菌,可因抓痒通过皮肤伤口侵入人体。少数可因直接接触患者的痰液、脓液或病兽的皮、血、肉经破损皮肤或黏膜受染。肺鼠疫患者呼吸道分泌物中的鼠疫耶尔森菌可借飞沫传播,造成人间肺鼠疫大流行。一般情况下腺鼠疫患者并不造成对周围人群的威胁。

3.人群易感性　人群对鼠疫普遍易感,病后可获持久免疫力。预防接种可获一定免疫力,可使人群易感性降低。

4.流行特征　近几十年来人间鼠疫未发生过大流行,但有局部暴发流行的报告。非洲、亚洲发病数占全世界发病数的 80% 以上。我国主要发生在青藏高原和西北牧区,季节性与鼠类活动和鼠蚤繁殖情况有关。

课堂互动

中国卫生部于 2009 年 8 月 1 日通报了在偏僻的青海省子科滩镇暴发的多起肺鼠疫病例。首例患者是一位 32 岁的男性牧民,于 7 月 26 日发烧和咯血,在送往医院途中死亡,次日下葬。7 月 30 日,曾与首例患者密切接触的 11 人(主要是出席葬礼的亲属)因出现发烧和咳嗽而住院就医。8 月 1 日,对包括首例患者在内的 12 名患者样本的检测结果显示,他们均感染了鼠疫。

8 月 2 日,首例患者的 64 岁岳父和首例患者的一名 37 岁男性邻居(曾协助埋葬尸体)也死亡。在其他 9 位患者中,1 人病情危急,1 人发高烧和严重咳嗽,7 人病情稳定。请讨论:

1.首例患者是怎样患上鼠疫的?

2.人间鼠疫是怎样传播的呢?

【发病机制与病理】

鼠疫耶尔森菌侵入皮肤后,局部无明显炎症表现。细菌经淋巴管至局部淋巴结繁殖,引起原发性淋巴结炎(腺鼠疫)。淋巴结内大量繁殖的病菌及毒素入血,引起败血症和严重中毒症状。鼠疫耶尔森菌先侵入血液,经血液循环进入肺组织,则引起"继发性肺鼠疫"。病菌如直接经呼吸道吸入,则病菌先在局部淋巴组织繁殖,继而波及肺部,引起原发性肺鼠疫。

鼠疫基本病变是淋巴管和血管内皮细胞损害及急性出血性、坏死性病变。腺鼠疫表现为淋巴结的出血性炎症和凝固性坏死;肺鼠疫主要以肺部充血、水肿、出血为主,肺门淋巴结肿大,支气管及肺泡有出血性浆液性渗出以及散在细菌栓塞引起的坏死性结节,病灶及渗出物中有大量鼠疫耶尔森菌;鼠疫败血症则全身各组织、脏器均可有充血、水肿、出血及坏死改变,浆膜腔发生血性积液。

【临床表现】

潜伏期一般为2~5日。腺鼠疫或败血症型鼠疫2~7天;原发性肺鼠疫数小时至3天;曾预防接种者,可长至9~12天。

临床上主要有腺鼠疫、肺鼠疫、败血症型鼠疫等类型。除轻型及带菌者外,各型初期的全身中毒症状大致相似,表现为:起病急骤,畏寒、发热,体温迅速上升至39~40 ℃,头痛及四肢剧痛,可有恶心、呕吐,颜面潮红、结膜充血、皮肤黏膜出血,肝脾淋巴结肿大等,继而烦躁不安、意识模糊、言语不清、步态蹒跚,腔道出血,血压下降等。

(一)腺鼠疫

最常见,多见于流行初期。除上述的全身中毒症状外,本型以急性出血性、坏死性淋巴结炎和严重的出血为特征。因下肢被蚤咬机会较多,故腹股沟淋巴结炎最多见,约占70%,其次为腋下、颈及颌下,也可几个部位淋巴结同时受累。局部淋巴结起病即肿痛,病后第2~3天症状迅速加剧,红、肿、热、痛并与周围组织粘连成块,剧烈触痛,患者处于强迫体位。若不及时治疗,肿大淋巴结于4~5日后化脓溃破。部分可发展成败血症、严重毒血症及心力衰竭或肺鼠疫而死亡。

(二)肺鼠疫

较少见,病死率极高(70%~100%)。该型既可是原发性,也可继发于腺鼠疫。

1.原发性肺鼠疫 起病急骤,发展迅速,除严重中毒症状外,患者在24~36 h内出现剧烈胸痛、咳嗽、咳痰,初为稀薄痰液,很快咳大量泡沫样血痰或鲜红色血痰,呼吸困难、发绀;肺部仅可闻及少量散在湿啰音或轻微的胸膜摩擦音,也可无明显肺部体征。意识障碍出现早,很快进入昏迷状态。多因心力衰竭于2~3天内死亡。死后皮肤常呈紫黑色,故有"黑死病"之称。

2.继发性肺鼠疫 多由腺鼠疫演变而来,故兼有腺鼠疫及上述肺鼠疫的症状。

(三)败血症型鼠疫

1.原发性败血症型鼠疫 为最凶险的一型,也称暴发型鼠疫。起病迅速,全身中毒症状及中枢神经系统症状极为明显,并有出血倾向。主要表现为寒战、高热或体温不升;神志不清、谵妄、昏迷;呼吸急促和血压下降,皮肤黏膜出血。病情发展异常迅猛,如不及时抢救,患者可于数小时至24 h内死亡,很少超过3天,病死率高达100%。

2.继发性败血症鼠疫 多由腺鼠疫演变而来。开始表现为腺鼠疫,在病程末期,一般症状明显加剧,表现出原发性败血症鼠疫的症状,但较缓和。

(四)轻型鼠疫

轻型鼠疫又称小鼠疫,患者有不规则低热,全身症状轻微或不明显,局部淋巴结肿大,轻压痛,偶见化脓。高热时血培养可见阳性。此型多见于流行的初期或末期,发生在已接受过预防接种者。

(五)其他少见鼠疫

其他少见鼠疫如皮肤鼠疫、肠鼠疫、眼鼠疫、脑膜型鼠疫、扁桃体鼠疫等,均少见。

【辅助检查】

(一)常规检查

1.血常规　血白细胞总数常达$(20 \sim 30) \times 10^9 / L$以上,初为淋巴细胞升高,以后中性粒细胞显著增高,红细胞、血红蛋白与血小板可减少。

2.尿常规　可见蛋白尿及血尿。

3.粪便常规　肠炎型可有血性或黏液血便,培养常阳性。

(二)病原学检查

取淋巴结穿刺液、脓、痰、血、脑脊液进行检查。在光学显微镜下较容易辨认鼠疫耶尔森菌。同时应做细菌培养,必要时进行动物接种。

(三)血清学检查

1.间接血凝法(IHA)　以鼠疫耶尔森菌F1抗原检测血清中F1抗体,感染后5~7天出现阳性,2~4周达高峰,此后逐渐下降,可持续4年,常用于回顾性诊断和流行病学调查。

2.酶联免疫吸附试验(ELISA)　较IHA更为敏感。适合大规模流行病学调查。也可用抗鼠疫的IgG测定F1抗原,有助于快速诊断。

3.荧光抗体法(FA)　用荧光标记的特异性抗血清检测可疑标本,可快速准确诊断。

(四)分子生物学检测

分子生物学检测主要有DNA探针和聚合酶链反应(PCR),检测鼠疫特异性基因,近年来应用较多。环介导等温扩增技术(LAMO)作为一种新型基因检测方法,具有快速、敏感、特异性强等优点。

【诊断与鉴别诊断】

(一)诊断

1.流行病学资料　病前10天内曾到过鼠疫流行区,有鼠疫动物或患者接触史。

2.临床表现　突然发病,高热,白细胞剧增,在未用抗菌药物(青霉素无效)情况下,病情在24 h内迅速恶化并具有下列症候群之一者,应作为疑似病例诊断:

(1)急性淋巴结炎,肿胀,剧烈疼痛并出现强迫体位。

(2)出现重度毒血症症状的临床表现。

(3)咳嗽、胸痛、痰中带血或咯血。

3.辅助检查　患者的淋巴结穿刺液、血液、痰液,咽部和眼分泌物以及尸体脏器或管状骨骨髓取杯标本。患者两次(间隔10天)采集血清,用IHA法检测F1抗体呈现4倍以上增长。

（二）鉴别诊断

腺鼠疫应与急性淋巴结炎、丝虫病等相鉴别；败血型鼠疫需与其他原因所致炭疽败血症、其他细菌败血症相鉴别。肺鼠疫须与大叶性肺炎、肺出血型钩端螺旋体病相鉴别。

【治疗】

目的除了挽救患者的生命外，最重要的目的是控制该病的流行。凡确诊或疑似鼠疫患者均应迅速组织严密的隔离，就地治疗，不宜转送。

1.病原治疗　早期应用抗生素治疗是降低病死率的关键，可采取联合用药。

（1）腺鼠疫：常用链霉素加磺胺类药。链霉素首剂 1.0，以后 0.5 g，每 6 h 1 次，肌内注射，好转后改为 0.5 g，每 12 h 1 次，连用 7~10 天。链霉素可与磺胺类或四环素等联合应用，以提高疗效。

（2）肺鼠疫和败血症型鼠疫：常用链霉素或阿米卡星联合四环素治疗。链霉素用法用量同上。阿米卡星可肌注或静脉滴注，0.4 g，每 8 h 1 次，共 7~10 天。

2.对症治疗　烦躁不安或疼痛者用镇静止痛剂。注意保护心肺功能，有心力衰竭或休克者，及时强心和休克治疗，有 DIC 者采用肝素抗凝疗法，中毒症状严重者可适当使用肾上腺糖皮质激素。

【预后】

以往的病死率极高，败血症型鼠疫与肺鼠疫几乎无幸存者，腺鼠疫病死率也达 50%。近年来，由于抗生素的及时应用，使败血症型鼠疫和肺鼠疫的病死率降至 5%~22%。

【预防】

1.控制感染源　应灭鼠、灭蚤，监测和控制鼠间鼠疫。加强疫情报告，严格隔离患者，患者和疑似患者应分别隔离。腺鼠疫隔离至淋巴结肿大完全消散后再观察数日，肺鼠疫隔离至痰培养 6 次阴性。接触者医学观察 9 天，曾接受预防接种者应检疫 12 天，患者的分泌物与排泄物应彻底消毒或焚烧。死于鼠疫者的尸体应用尸袋严密包扎后焚烧。

2.切断传播途径　加强国境检疫，并且加强从流行区到非流行病区的检疫工作，对来自疫源地的外国船只、车辆、飞机等均应进行严格的国境卫生检疫，实施灭鼠、灭蚤消毒，对可疑旅客应隔离检疫。

3.降低人群易感性　疫区及其周围的居民、进入疫区的工作人员，均应进行预防接种。非流行区人员应在疫苗接种 10 天后方可进入疫区。鼠疫菌苗的用法为皮下 1 次注射，15 岁以上 1 mL，7~14 岁 0.5 mL，6 岁以下 0.3 mL，也可皮肤划痕法接种，在上臂外侧划痕处滴上菌苗，15 岁以上 3 滴，7~14 岁 2 滴，6 岁以下 1 滴，两滴间相距 2~3 cm，在每滴菌苗上各划"#"字痕。通常于接种后 10 天产生抗体，1 个月后达高峰，免疫期 1 年，需每年加强接种 1 次。

4.个人防护和药物预防　进入疫区的医务人员，工作时必须着防护服，戴口罩、帽子、手套、眼镜，穿胶鞋及隔离衣。接触患者后可服下列一种药物进行预防：四环素每天 2 g，分 4 次服；口服磺胺嘧啶每天 1 g，分 2 次服；或链霉素每天 1 g，分 1~2 次肌注，连续 6 天。

（陈艳成）

第十三节 炭 疽

炭疽(anthrax)是由炭疽芽胞杆菌(*Bacillus anthracis*)引起的一种动物源性感染病。原系食草动物(羊、牛、马等)的感染病,人因接触这些病畜及其产品或食用病畜肉而被感染。临床上主要为皮肤炭疽,表现为局部皮肤坏死及特征性黑痂。其次为肺炭疽和肠炭疽,进而可继发炭疽芽胞杆菌性败血症和炭疽脑膜炎。

【病原学】

炭疽芽胞杆菌是需氧芽胞杆菌,革兰染色阳性。菌体大小为(5~10)μm×(1~3)μm,两端钝圆,芽胞居中呈卵圆形,排列成长链,呈竹节状。在宿主体内形成荚膜,荚膜具有抗吞噬作用和很强的致病性。细菌可产生3种毒性蛋白(外毒素),包括保护性抗原、水肿因子和致死因子。细菌在有氧条件下普通培养基上生长良好,在体外可形成芽胞。芽胞的抵抗力极强,可在动物尸体及土壤中存活数年至数十年,而细菌的繁殖体则对热和普通消毒剂都非常敏感。

【流行病学】

1.感染源 患病的牛、马、羊、骆驼等是主要感染源,其次为猪和狗。它们的皮、毛、肉、骨粉均可携带细菌。炭疽患者的分泌物和排泄物可检出细菌,但人与人之间的传播极少见。

2.传播途径 皮肤直接或间接接触病畜及其皮毛,引起皮肤炭疽;吸入带芽胞的尘埃引起肺炭疽;进食染菌肉类可引起肠炭疽。

3.人群易感性 人群普遍易感。青壮年因职业(如农民、牧民、兽医、屠宰人员和皮毛加工厂工人等)关系与病畜及其皮毛和排泄物、带芽胞的尘埃等接触机会较多,其发病率较高。病后可获得较为持久的免疫力。

4.流行特征 炭疽在牧区仍呈地方性流行,发达国家由于普遍疫苗接种和广泛动物类医疗工作的施行,动物和人类炭疽病几乎被消灭。但在发展中国家仍有流行。全球每年发病数估计为1万~20万。2007年及2008年我国的年发患者数分别为421人和336人。本病全年均有发病,以夏秋季节多见,但吸入型多见于冬春季。

【发病机制与病理】

炭疽芽胞杆菌进入皮肤破损处、被吞入胃肠道或吸入呼吸道,借其具抗吞噬的荚膜保护,首先在局部繁殖,产生大量毒素,导致组织及脏器发生出血、坏死和水肿,形成原发性皮肤炭疽、肠炭疽及肺炭疽等。当机体抵抗力降低时病菌即迅速沿淋巴管及血液循环播散全身,形成败血症和继发性脑膜炎。其致病主要与其毒素中各组分的协同作用有关。炭疽毒素可直接损伤微血管的内皮细胞,使血管壁的通透性增加,导致有效血容量不足;加之急性感染时一些生物活性物质的释放增加,从而使小血管扩张,减少组织灌注量;又由于毒素损伤血管内皮,激活凝血系统及释放组织凝血活酶物质,血液呈高凝状态,故DIC和感染性休克在炭疽中均较常见。此外,炭疽芽胞杆菌本身可堵塞毛细血管,使组织缺氧缺血和微循环内血栓形成。

病理改变主要为各脏器、组织的出血、坏死和水肿。皮肤炭疽局部呈痈样病灶,四周为凝固性坏死区,皮肤组织呈急性浆液性出血性炎症,间质水肿显著。末梢神经的敏感性因毒素作用而降低,故局部疼痛不明显。肺炭疽呈小叶出血性肺炎,纵隔高度胶冻样水肿,支气管及纵隔淋巴结高度肿大,并有出血性浸润,胸膜及心包也可累及。肠炭疽的病变主要分布于小肠,肠壁呈局限性痈样病灶及弥漫性出血,病变周围肠壁有高度水肿及出血,肠系膜淋巴结肿大;腹腔内有浆液性血性渗出液,内有大量致病菌。脑膜受累时,硬脑膜和软脑膜均高度充血、水肿,蛛网膜下腔除广泛出血外,还有大量细菌和炎性细胞浸润。有败血症时,全身组织及脏器均有广泛出血性浸润、水肿及坏死,并有肝脏、肾脏及脾脏大。

【临床表现】

潜伏期因侵入途径不同而有差异,一般为1~5天,最短仅几小时,最长2周。

1.皮肤炭疽 最为多见,占90%以上。可分为炭疽痈和恶性水肿两型。病变多见于面、颈、肩、手和足等裸露部位皮肤,初为丘疹或斑疹,次日出现水疱,内含淡黄色液体,周围组织硬而肿;第3~4天中心区呈现出血性坏死,稍下陷,周围有成群小水疱,水肿区继续扩大;第5~7天水疱坏死破裂成浅小溃疡,血样分泌物结成黑色似炭块的干痂,痂下有肉芽组织形成,称为炭疽痈。黑痂坏死区的直径大小不等,自1~2 cm至5~6 cm,其周围非凹陷性水肿区直径可达5~20 cm,坚实、疼痛不明显、溃疡不化脓等为其特点。继之水肿渐退,黑痂在1~2周内脱落,再过1~2周愈合成瘢。发病1~2天后出现发热、头痛、局部淋巴结肿大及脾大等。

少数病例局部无黑痂形成而呈现大块状水肿,累及部位大多为组织疏松的眼睑、颈、大腿等处,患处肿胀透明而坚韧,扩展迅速,可致大片坏死。全身毒血症明显,病情危重,若治疗贻误,可因循环衰竭而死亡。如病原菌进入血液,可产生败血症,并继发肺炎及脑膜炎。

2.肺炭疽 大多为原发性,由吸入炭疽芽胞杆菌芽胞所致,也可继发于皮肤炭疽。起病多急骤,但一般先有2~4天的感冒样症状,且在缓解后再突然起病,临床表现为严重的呼吸困难、高热、发绀、咯血、喘鸣、胸痛及出汗等,有时在颈、胸部出现皮下水肿。肺部仅闻及散在的细湿啰音、哮鸣音和胸膜摩擦音。常并发败血症和感染性休克,偶可继发脑膜炎,若不及时诊治,常在急性症状出现后24~48 h因呼吸、循环衰竭而死亡。

3.肠炭疽 临床症状不一,可表现为急性胃肠炎型和急腹症型。前者潜伏期12~18 h,同食者可同时或相继出现严重呕吐、腹痛、水样腹泻,多于数日内迅速康复。后者起病急骤,有严重毒血症症状、持续性呕吐、腹泻、血水样便、腹胀、腹痛等,腹部有压痛或呈腹膜炎征象,若不及时治疗,常并发败血症和感染性休克而于起病后3~4天内死亡。

4.脑膜炭疽(炭疽性脑膜炎) 多为继发性。起病急骤,有剧烈头痛、呕吐、昏迷、抽搐,明显脑膜刺激症状,脑脊液多呈血性,少数为黄色,压力增高,细胞数增多。病情发展迅猛,常因误诊得不到及时治疗而死亡。

5.炭疽败血症 多继发于肺炭疽或肠炭疽,由皮肤炭疽引起者较少。可伴高热、头痛、出血、呕吐、毒血症、感染性休克、DIC等。

【辅助检查】

1.血常规 白细胞总数增高,一般在$(10\sim20)\times10^9$/L,甚至达$(60\sim80)\times10^9$/L,中性粒细胞显著增高。

2.影像学检查 肺炭疽患者做X线胸片检查可见纵隔影增宽、胸腔积液和支气管肺炎征象。

3.病原学检查 分泌物、水疱液、血液、脑脊液培养阳性是确诊依据。涂片染色见到粗大的革兰染色阳性、呈竹节样排列的杆菌有助于诊断本病。

4.血清学检查　主要用于炭疽的回顾性诊断和流行病学调查。抗荚膜抗体和保护性抗原（protective antigen,PA）外毒素抗体的免疫印迹试验对未及时获得病原学诊断依据的病例是特异和敏感的方法。

5.动物接种　上述标本接种于豚鼠或小白鼠皮下,可出现局部肿胀、出血等阳性反应。接种动物多于48 h内死亡。

【诊断与鉴别诊断】

根据接触史、职业特点、临床表现等,结合辅助检查进行诊断。

皮肤炭疽需与痈、蜂窝织炎、恙虫病等相鉴别;肺炭疽需与大叶性肺炎、钩端螺旋体病及肺鼠疫等相鉴别;肠炭疽需与出血坏死性肠炎、肠套叠等相鉴别。

【治疗】

1.一般及对症治疗　患者应严格隔离,对其分泌物和排泄物按芽胞的消毒方法进行消毒处理。给予高热量流质或半流质饮食,必要时静脉补液,出血严重者应输血。皮肤恶性水肿患者可应用肾上腺糖皮质激素,对控制局部水肿的发展及减轻毒血症有效,如氢化可的松,100～200 mg/d,短期静脉滴注,但必须在青霉素 G 的配合下采用。

2.局部治疗　对皮肤局部病灶除取标本作诊断外,切忌挤压,也不宜切开引流,以防感染扩散而发生败血症。局部可用1∶2 000 高锰酸钾液洗涤,敷以四环素软膏,用消毒纱布包扎。

3.病原治疗　以青霉素 G 为首选。对皮肤炭疽,成人 240 万～320 万 U,静脉注射,每天3～4次,疗程 7～10 天;对肺炭疽、肠炭疽、脑膜炎型及败血症型炭疽,剂量应增大,400 万～800万 U,静脉滴注,每天 4 次。还可用头孢菌素和氨基糖苷类抗生素。氟喹诺酮类抗菌药对本病也有良好疗效。

病例讨论

患者,男性,43 岁,某屠宰厂员工,主因右手背肿胀 5 天,溃烂 2 天入院。7 天前因屠宰牛时左手背部不小心被划伤,5 天前手背皮损处出现小的淡红色皮疹,轻度发痒,3 天前皮疹变为脓血性水疱,水疱周围皮肤肿胀、发硬,但无明显疼痛,1 天前水疱溃烂,中心变黑结痂,并有血性分泌物,之后溃烂周围出现较密集的水疱且皮肤肿胀加重,1 天前出现发热,体温 38 ℃左右,全身不适,食欲减退。查体:T 38.6 ℃,精神欠佳,左手背可见约5 cm 的疖肿,其中央皮肤坏死、溃烂、发黑,有黑色焦痂,周围组织肿胀明显,但不红,也无明显热感,无明显压痛。右侧腋窝淋巴结肿大,如蚕豆大小,有压痛。心肺未见异常。血常规:WBC $15×10^9$/L,N 0.89。请讨论:

1.该患者初步诊断及依据是什么?

2.还需进一步做哪些检查?

3.怎样对该患者实施治疗?

【预后】

预后与就诊的早晚有直接关系。炭疽病死率较高,皮肤型炭疽病死率为 5%～11%,吸入型肺炭疽病死率在 80%以上,肠炭疽病死率为 25%～75%。未经治疗的皮肤炭疽的病死率为20%～25%。炭疽败血症病死率为 80%～100%。

【预防】

根据《中华人民共和国传染病防治法》规定,肺炭疽采用甲类传染病的预防、控制措施。

1.控制感染源　患者应隔离至创口愈合,痂皮脱落或症状消失,分泌物或排泄物培养 2 次阴性(相隔 5 日)为止。严格隔离病畜,不用其乳液。死畜严禁剥皮或煮食,应焚毁或加大量生石灰深埋在地面 2 m 以下。

2.切断传播途径　必要时封锁疫区。对患者的衣服、用具、废敷料、分泌物、排泄物等分别采取煮沸、漂白粉、环氧乙烷、过氧乙酸、高压蒸汽等消毒灭菌措施。检验皮毛、骨粉等样品,对染菌及可疑染菌者应予严格消毒。畜产品加工厂须改善劳动条件,加强防护设施,工作时要穿工作服、戴口罩和手套。

3.降低人群易感性　对从事畜牧业、畜产品收购、加工、屠宰业、兽医等工作人员及疫区的人群注射炭疽芽胞杆菌活疫苗。方法为 0.1 mL。皮肤划痕法接种,每年 1 次。

(陈艳成)

思考题

1.如何区分与流行性脑脊髓膜炎相似的疾病?
2.如何治疗慢性菌痢?
3.当抗 O_1 及抗 O_{139} 制动试验均阴性时,你应考虑哪些原因?

☞ 实践三　志贺菌病患者的诊治

【实践目的和要求】

(1)熟悉志贺菌病(细菌性痢疾)的病原学、流行病学、临床表现、辅助检查。

(2)能对患者进行正确诊断与治疗。

(3)能对细菌性痢疾患者及家属进行健康指导。

【实践方法】

病例介绍、床边查房、讲解、小组讨论。

【实践内容】

(1)病例介绍:介绍典型细菌性痢疾病例。

(2)病史询问:在老师的带领下,床边询问病史。

(3)体格检查:对患者进行正确的全面体格检查,对腹部检查有所偏重。

(4)辅助检查:开出适当、必要的辅助检查项目,以利于诊断。

(5)初步诊断:根据病史、体格检查及辅助检查等资料作出初步诊断。

(6)诊疗计划:在老师的指导下,列出诊疗计划。

【考核】

(1)细菌性痢疾的主要临床表现。

(2)细菌性痢疾的诊断依据。

(3)细菌性痢疾的治疗措施及预防措施。

(陈艳成)

第七章 真菌感染

导学

    真菌(fungi)是一类不活动,大多需氧,无叶绿素,以孢子繁殖的微生物。真菌种类繁多,与医学有关的有400余种。

    真菌能对人类构成多种感染,从角质层的浅表感染到危及生命的脏器侵袭。真菌感染病在住院病人和免疫缺陷者中的发生率呈上升趋势。

    真菌感染病最快捷实用的诊断方法是组织活检。

    抗真菌药有以下几类:作用于真菌细胞壁麦角固醇的多烯类(polyenes)、氮二烯五环类(唑类,azoles);作用于细胞壁葡聚糖的棘白菌素(echinocandins);作用于真菌DNA与RNA合成的氟胞嘧啶(flucytosine)等。在意两性霉素B的毒性时,可使用两性霉素B脂质制剂。

第一节 念珠菌病

念珠菌病(candidiasis,白假丝酵母病)是由各种致病性念珠菌引起的真菌感染病。好发于免疫功能低下者,可侵犯局部皮肤、黏膜以及全身各组织、器官,临床表现各异、轻重不一。近年来,由于广谱抗菌药物、免疫抑制剂的广泛应用,肿瘤、移植、艾滋病等高危人群的逐年增多,念珠菌病的发病率呈明显上升趋势,为目前最常见的深部真菌病。

【病原学】

念珠菌广泛存在于自然界,到目前为止发现300余种。念珠菌为条件致病菌,其中以白念珠菌(*Candida albicans*)临床上最常见,占念珠菌感染的50%~70%,毒力也最强。其他如热带念珠菌(*C. tropicalis*)、克柔念珠菌(*C. krusei*)、光滑念珠菌(*C. glabrata*)、季也蒙念珠菌(*C.guilliermondii*)、近平滑念珠菌(*C.parapsilosis*)、假热带念珠菌(*C.pseudotropicalis*)、葡萄牙念珠菌(*C.lusitaniae*)、都柏林念珠菌(*C.dubliniensis*)等均具致病性。

念珠菌菌体呈圆形或卵圆形,直径2~6 μm,在血琼脂及沙氏琼脂上生长均良好,最适温度为25~37 ℃。念珠菌以出芽方式繁殖,又称芽生孢子。多数芽生孢子伸长成芽管,不与母细胞脱离,形成比较大的假菌丝,少数形成厚膜孢子和真菌丝,但光滑念珠菌不形成菌丝。白念珠菌 30 ℃ 培养 2~5 天,在培养基表面形成乳酪样菌落。在沙氏琼脂培养基呈酵母样生长,在米粉吐温琼脂培养基中可形成大姑假菌丝和具有特征性的顶端厚壁孢子。在念珠菌显色培养基(Chromagar Candida)上,绝大多数白念珠菌呈绿色或翠绿色,克柔念珠菌、光滑念珠菌、热带念珠菌分别呈粉红色、紫色、蓝色,其他念珠菌均呈白色,有助于临床念珠菌的快速鉴别。

白念珠菌在念珠菌感染中最常见,可引起全身各种感染。但是,近年来非白念珠菌感染的比例也在不断上升。其中,热带念珠菌能引起侵袭或播散性念珠菌病,近平滑念珠菌易引起心内膜炎。都柏林念珠菌与白念珠菌形态、生化反应及基因组都极为相似,对吡咯类抗真菌药物不敏感。克柔念珠菌对多种吡咯类药物天然耐药,光滑念珠菌也易对吡咯类药物耐药,对其他药物的敏感性也下降。葡萄牙念珠菌则对两性霉素 B 不敏感。

【流行病学】

1.感染源　念珠菌病患者、带菌者是本病的感染源。

2.传播途径

(1)内源性:较为多见,主要是由于定植体内的念珠菌,在一定的条件下大量增殖并侵袭周围组织引起自身感染,常见部位为消化道。

(2)外源性:主要通过直接接触感染如性传播、母婴垂直传播、亲水性作业等;也可从医院环境获得感染,如通过医护人员的手、医疗器械等间接接触感染;还可通过饮水、食物等方式传播。

3.人群易感性　好发于严重基础疾病及机体免疫低下患者,主要包括以下 4 种情况:①有严重基础疾病的患者,如糖尿病、肿瘤、艾滋病、系统性红斑狼疮、大面积烧伤、粒细胞减少症、腹腔疾病需大手术治疗等,尤其是年老体弱者及幼儿。②应用细胞毒性免疫抑制剂治疗者,如肿瘤化疗、器官移植,或大剂量肾上腺糖皮质激素使用等。③应用广谱抗生素过度或不当应用,如长期、大剂量、多种抗菌药物的使用,引起呼吸道、胃肠道菌群失调。④长期留置导管患者,如长期中央静脉导管、气管插管、留置胃管、留置导尿管、介入性治疗等,各种类型的导管是念珠菌感染的主要入侵途径之一。

4.流行特征　本病遍及全球,全年均可患病。对于免疫正常患者,念珠菌感染常系皮肤黏膜屏障功能受损所致,可发生在各年龄层,但最常见于婴幼儿,以浅表性感染为主,治疗效果好。系统性念珠菌病则多见于细胞免疫低下或缺陷患者。近 20 年来,深部念珠菌病的发病率呈明显上升趋势,且随着抗真菌药物的广泛应用,临床耐药菌株的产生也日益增多。

【发病机制与病理】

念珠菌是人体的正常菌群,通常寄生于正常人的皮肤、口腔、胃肠道及阴道等部位黏膜上。当各种原因引起的正常菌群失调和人体免疫力低下时,念珠菌就会大量生长繁殖,首先形成芽管,并借助于胞壁最外层的黏附素等结构黏附于宿主细胞表面,其中以白念珠菌和热带念珠菌黏附性最强。随后芽管逐渐向芽生菌丝或菌丝相转变,并穿入宿主细胞内,在宿主细胞内菌丝又可直接形成新的菌丝,导致致病菌的进一步扩散。念珠菌能产生水解酶、磷脂酶、蛋白酶等多种酶类,促进病原菌的黏附、侵袭作用,造成细胞变性、坏死及血管通透性增强,导致组织器官的损伤。

菌丝侵入机体后产生连锁炎症反应,可激发血清补体的活化、抗原抗体反应的发生,导致炎症介质的大量释放和特异性免疫反应发生,白念珠菌能激活抑制性 T 细胞,可非特异地抑制 IL-1、IL-2 和 α 干扰素的产生,及自然杀伤细胞的分化,而且对细胞毒性细胞的活性也有抑制作用,此外,还能抑制中性粒细胞的趋化、吸附及吞噬作用,因而导致机体防御功能减弱。白念珠菌表面的补体受体(CR3)是白念珠菌的毒力因子,可与补体片段 C3b 结合,介导其黏附到血管内皮细胞,对念珠菌的黏附性具有重要作用。而 CR3 与吞噬细胞上的整合素,由于在抗原性、结构、功能上的同源性,可抑制补体的调理趋化作用,有利于念珠菌逃避吞噬作用。此外,白念珠菌在宿主体内呈双相型,既可产生酵母相又可产生菌丝相,彼此间可以相互转化。酵母相有利于念珠菌在宿主体内寄生、繁殖,菌丝相则有利于侵袭和躲避宿主的防御功能。

念珠菌侵入血循环并在血液中生长繁殖后,进一步可播散至全身各器官,引起各器官内播散。其中,以肺、肾最为常见,其次是脑、肝、心、消化道、脾、淋巴结等,可引起气管炎、肺炎、尿毒症、脑膜脑炎、间质性肝炎、多发性结肠溃疡、心包炎和心肌炎等。

根据不同器官和发病阶段,组织病理改变可呈炎症性(如皮肤、肺)、化脓性(如肾、肺、脑)或肉芽肿性(如皮肤)。特殊器官和组织还可有特殊表现,如食道和小肠可有溃疡形成,心瓣膜可表现为增殖性改变,而急性播散性病例常形成多灶性微脓肿,内含大量中性粒细胞、假菌丝和芽胞,有时可有纤维蛋白和红细胞。疾病早期或免疫功能严重抑制者的组织病理中可无脓肿。

【临床表现】

急性、亚急性或慢性起病,根据侵犯部位不同,分为以下 3 种临床类型:

(一)皮肤念珠菌病

好发于皮肤皱褶处,如腋窝、腹股沟、乳房下、肛门周围、会阴部以及指(趾)间等皮肤潮湿部位,婴幼儿尿布处也十分常见,易与湿疹混淆。主要有念珠菌性间擦疹、丘疹型皮肤念珠菌病、皮肤念珠菌性肉芽肿、念珠菌性甲沟炎等临床类型。其中以念珠菌性间擦疹最为常见,又名擦烂红斑。多见于健康而较肥胖的中年妇女或儿童,一般有多汗。患者自觉瘙痒,皮损开始为红斑、丘疹或小水疱,以后扩大融合成边缘清楚的红斑。水疱破裂后脱屑或形成糜烂面,有时有少量渗液,偶有皲裂和疼痛。皮损周围常有散在的丘疹、水疱和脓疱,呈卫星状分布。有些皮损呈干燥丘疹或丘疹脓疱样。

(二)黏膜念珠菌病

1.口腔念珠菌病　为最常见的浅表性念珠菌病。它包括急性假膜性念珠菌病(鹅口疮)、念珠菌性口角炎、急慢性萎缩性念珠菌病、慢性增生性念珠菌病等。其中,以鹅口疮最为多见,好发于新生儿,成人长期使用广谱抗菌药物或肾上腺糖皮质激素时易发生,另艾滋病、恶性肿瘤等免疫力低下患者也易发生,并常伴有呼吸道、消化道以及播散性念珠菌感染的可能。常见感染部位为颊黏膜、软腭、舌、齿龈,可见灰白色假膜附着于口腔黏膜上,边界清楚,周围有红晕。可无症状,或有烧灼感,口腔干燥、味觉减退和吞咽疼痛。剥除白膜,留下湿润的鲜红色糜烂面或轻度出血。严重者黏膜可形成溃疡、坏死。

2.念珠菌性阴道炎　较常见,孕妇好发。外阴部红肿、剧烈瘙痒和烧灼感是本病的突出症状。阴道壁充血、水肿,阴道黏膜上有灰色假膜,形似鹅口疮。阴道分泌物浓稠,黄色或乳酪样,有时杂有豆腐渣样白色小块,但无恶臭。损害形态可多种多样,可有红斑、轻度湿疹样反应、脓疱、糜烂和溃疡。皮损可扩展至肛周、外阴,甚至整个会阴部。

3.消化道念珠菌病　包括念珠菌性食管炎和念珠菌性胃肠炎。食管炎患者早期多无症状,常伴有鹅口疮,继之出现食欲减退。婴幼儿有呛奶、呕吐或吞咽困难等表现,成人有进食不适,胸骨后疼痛。内镜检查多见食管壁下段充血水肿,假性白斑或表浅溃疡。胃肠炎患者均有腹泻、腹胀和血便,婴幼儿较多见,大便中有稀薄黏液或绿便。成人症状较轻微,但癌症患者可形成假膜性表浅溃疡,甚至穿孔发生。

(三)系统性念珠菌病

1.呼吸道念珠菌病 常见于长期使用广谱抗菌药物、肾上腺糖皮质激素者及中性粒细胞减少患者。临床表现主要有低热、咳嗽、咳白色黏稠痰,有时痰中带血甚或咯血。肺部听诊可闻及湿性啰音。

2.泌尿道念珠菌病 较常见,患者有尿频、尿急、排尿困难,甚至血尿等膀胱炎症状,少数患者也可出现无症状性菌尿,常继发于尿道管留置后。此外,播散性念珠菌病可经血行播散侵犯肾脏,肾皮质和髓质均可累及,形成脓肿、坏死及导致肾功能损害。临床表现为发热、寒战、腰痛和腹痛,婴儿可有少尿或无尿。

3.念珠菌菌血症 通常是指血培养一次或数次阳性,可以有临床症状如发热和皮肤黏膜病变等,或无症状。对于高危患者来说,常常会发生多个系统同时被念珠菌侵犯,又称为播散性念珠菌病,死亡率较高。可累及全身任何组织和器官,其中以肾、脾、肝、视网膜多见,但多无特异性表现。约10%患者有皮损,为单个或多发的皮下结节,红色或粉红色,大小为 0.5～10 cm。涂片或培养有助于诊断,确诊有赖于血培养,但阳性率不到50%。

4.念珠菌性心内膜炎 患者常有心脏瓣膜病变、人工瓣膜、静脉药瘾、中央静脉导管、心脏手术或心导管检查术后。临床表现与其他感染性心内膜炎相似,有发热、贫血、心脏杂音及脾肿大等表现,瓣膜赘生物通常较大,栓子脱落易累及大动脉,如髂动脉、股动脉为其特征,预后差。

5.念珠菌性脑膜炎 较少见,主要为血行播散所致,预后不佳。常累及脑实质,并有多发性小脓肿形成。临床表现为发热、头痛、谵妄及脑膜刺激征,但视乳头水肿及颅内压增高不明显。

【辅助检查】

1.直接镜检 标本直接镜检发现大量菌丝和成群芽胞有诊断意义,菌丝的存在表示念珠菌处于致病状态。如只见芽胞,特别是在痰或阴道分泌物中可能属于正常带菌,无诊断价值。

2.培养 由于念珠菌为口腔或胃肠道的正常居住菌,因此从痰培养或粪便标本中分离出念珠菌不能作为确诊依据。若采集标本是在无菌条件下获得的,如来自血液、脑脊液、腹水、胸水、中段清洁尿液或活检组织,可认为是深部真菌感染的可靠依据。同一部位多次培养阳性或多个部位同时分离到同一病原菌,也常提示为深部真菌感染。所有怀疑深部念珠菌病的患者均应做血真菌培养。为提高血培养的阳性率,有学者通过溶解离心技术对血培养方法的改进,能显著提高检出率,特别是与导管相关的念珠菌菌血症。

3.组织病理检查 组织中同时存在芽胞和假菌丝或真菌丝可诊断为念珠菌病,但不能确定感染的种别,必须进行培养再根据菌落形态、生理、生化特征作出鉴定。

4.免疫学检测

(1)念珠菌抗原检测:采用 ELISA、乳胶凝集试验、免疫印迹法检测念珠菌特异性抗原,如甘露聚糖抗原、烯醇酶抗原等,其中以 ELISA 检测烯醇酶抗原最为敏感,敏感性可达75%～85%,感染早期即获阳性,具有较好的早期诊断价值。

（2）念珠菌特异性抗体检测：可采用补体结合试验、酶联免疫吸附试验等方法检出念珠菌的特异性抗体，但由于健康人群可检测到不同滴度的抗体，疾病早期及深部真菌病患者多有免疫低下致抗体滴度低等因素的影响，使其临床应用受到很大的限制。

5.核酸检测　近年来，由于生物学技术的发展，核酸检测技术也已用于念珠菌的检测，如特异性 DNA 探针、聚合酶链反应（PCR）、限制性酶切片段长度多态性分析（RFLP）、DNA 指纹图谱、随机扩增 DNA 多态性（RAPD）等。

6.脑脊液检查　念珠菌性脑膜炎患者脑脊液中细胞数轻度增多，糖含量正常或偏低，蛋白含量明显升高。脑脊液早期检查不易发现真菌，需多次脑脊液真菌培养。

7.其他　呼吸道念珠菌病患者胸部 X 线或 CT 检查见支气管周围致密阴影或双肺弥漫性结节性改变。影像学检查无特异性，但对发现肺、肝、肾、脾侵袭性损害有一定帮助。

【诊断】

念珠菌病的临床表现常无特异性，较难与细菌感染病相鉴别。在原发病的基础上出现病情波动，经抗菌药物治疗症状反而加重，而无其他原因解释，结合用药史及存在的诱发因素，应考虑真菌感染的可能，确诊有赖于病原学证实。

【鉴别诊断】

消化系统念珠菌病应与食管炎、胃炎、肠炎等鉴别。念珠菌性肺炎、脑膜炎、心内膜炎应与结核性、细菌性及其他真菌性感染鉴别。

病例讨论

患者，男性，36 岁，已婚，江西人，于 1959 年 3 月 10 日入院。于 1957 年底因右上腹疼痛，恶心、呕吐，黄疸注射许多"青霉素"后，20 余天痊愈出院。其后 1958 年秋又出现黄疸，再次用了许多"青霉素"，此后身体衰弱、体力不如前。近 1 月余不规则畏寒、发热、出汗、咳嗽，痰不多，但黏稠常带血丝，左侧胸痛，精神差，消瘦，食欲不振，用大量青霉素、链霉素及氯霉素（其量不详）等无效。体检：T 37 ℃，Bp 130/76 mmHg，呈恶病质，四肢皮下有轻度浮肿，肺部左侧可闻少许湿性啰音，腹部稍隆起，肝左叶肿大肋下 3 cm 左右，质硬、表面平滑，有压痛。脾肋下 4 cm，质硬。

辅助检查：红细胞 $2.5×10^{12}$/L，白细胞（6~15.4）$×10^9$/L，分类正常。血培养多次阴性；痰多次找抗酸杆菌及培养结核菌均阴性。X 线胸透：两侧肺纹增多模糊左上肺区有小片影，左下肺区有大片密度增高影，意见为肺部炎症，不能除外肺结核。请讨论：

1.该病例的诊断及依据是什么？

2.为确诊，需进一步做哪些检查？

【治疗】

（一）病原治疗

1.局部用药　常用药物有：①制霉菌素软膏、洗剂或制霉菌素甘油（每克或每毫升含制霉菌素 1 万~2 万 U），每日 2~3 次。②樟硫炉洗剂 100 mL 加制霉菌素 100 万 U，每日 2~3 次，连续 1~2 周。③制霉菌素阴道栓剂（每栓含制霉菌素 5 万~10 万 U），每晚 1 粒，连续 1~2 周。此外，还有咪康唑、噻康唑、克霉唑、布康唑、三康唑等栓剂。④酮康唑、益康唑、联苯苄唑、克霉唑及咪康唑、硫康唑、奥昔康唑等霜剂,每日 2 次,适用于皮肤念珠菌病。⑤两性霉素 B 膀胱冲洗(50 μg/mL)连续 5 天,适用于有留置导尿管的念珠菌性膀胱炎。⑥制霉菌素,成人每日 200 万~400 万 U,连续 1 周,适用于消化道念珠菌病。⑦多聚醛制霉菌素雾化吸入,每 4 h 吸入 10 万 U,每日 3 次,适用于支气管肺念珠菌病。

2.全身用药 常用药物有:①酮康唑,每日 0.2~0.4 g 顿服,连服 1~2 月,适用于慢性皮肤黏膜念珠菌病,但因其肝毒性,应动态监测肝功能。②氟康唑口服或静脉注射,用于口咽部念珠菌感染,氟康唑 100~200 mg/d 顿服,连用 7~14 天;其他黏膜念珠菌感染,氟康唑 100~200 mg/d 顿服,连用 1~2 周;念珠菌性阴道炎,氟康唑 150 mg 顿服,单用 1 次;系统性念珠菌感染,氟康唑第 1 天 400 mg,随后 200~400 mg/d,疗程视临床治疗反应而定。儿童浅表念珠菌感染 1~2 mg/(kg·d),系统性念珠菌感染 3~6 mg/(kg·d)。③伊曲康唑,目前有注射液、口服溶液和胶囊 3 种剂型,口腔和(或)食管念珠菌病,200~400 mg/d 顿服,连用 1~2 周。阴道念珠菌病,200 mg/d 分 2 次,服用 1 天,或 100 mg/d 顿服,连服 3 天。系统性念珠菌病,200 mg,每 12 h 1 次,静脉滴注 2 天,然后 200 mg,每天 1 次静脉滴注 12 天,病情需要可序贯口服液 200 mg,每 12 h 1 次,数周或更长时间。④两性霉素 B 静脉滴注,每日 0.5~0.7 mg/kg。与氟胞嘧啶 100~150 mg/(kg·d)合用有协同作用。对于出现严重不良反应及肾功能不全者,可考虑使用两性霉素 B 脂质单体(liposomal amphotericin B;L-AmB)、两性霉素 B 胶态分散体(amphotericin B colloidal dispersion;ABCD)、两性霉素 B 脂质体复合物(amphotericin B lipid complex,LBLC)等两性霉素 B 脂质制剂。⑤伏立康唑(voriconazole),静脉滴注首日 6 mg/kg,每日 2 次,随后 4 mg/kg,每日 2 次,或口服首日 400 mg,每日 2 次,随后 200 mg,每日 2 次,适用于耐氟康唑的重症或难治性侵袭念珠菌感染。⑥卡泊芬净(caspofungin),首剂 70 mg,随后每日 50 mg 静脉滴注。适用于菌血症、心内膜炎等重症感染及难治性口咽炎、食管炎等,疗程视临床治疗反应而定。

3.治疗原则

(1)治疗方式:①局部用药:适用于部分皮肤和黏膜念珠菌病,一般连续使用 1~2 周。②全身用药:适用于局部用药无效的皮肤黏膜念珠菌病,以及部分黏膜、系统性念珠菌病的治疗。

(2)药物选择:由于耐药菌株的不断增加,应根据真菌的药物敏感试验来选择药物,但其对实验室的要求较高。在经验性治疗中对于皮肤、黏膜念珠菌病,通常使用吡咯类药物,相对安全有效;而对于侵袭性念珠菌病,两性霉素 B 和吡咯类药物均可采用,但如果是重症感染或重要部位非白念珠菌感染,则两性霉素 B 优先考虑(葡萄牙念珠菌除外),待药敏结果后再作调整。

(3)治疗疗程:对于重症感染如念珠菌菌血症患者,需待症状、体征消失,培养转阴性后 2 周停药;心内膜炎患者应在瓣膜置换术后继续治疗 6 周以上;眼内炎患者术后应继续治疗 6~7 周。

(4)预防用药:适用于高危人群,如对于伴粒细胞减少症的危重患者或行复杂肝脏移植术患者,常应用抗真菌药物预防念珠菌的感染。可选用氟康唑 400 mg/d 或伊曲康唑口服溶液 2.5 mg/kg,每 12 h 1 次预防。

(二)对症治疗

1.去除诱因 如粒细胞减少患者应提高白细胞总数,免疫低下患者应增强机体的免疫力,大面积烧伤患者应促进伤口的愈合等。

2.清除局部感染灶 如果为导管相关性菌血症,应拔除或更换导管,化脓性血栓性静脉炎需行外科手术治疗,如节段性静脉切除术。对于并发念珠菌心内膜炎患者,内科保守治疗效果较差,需行瓣膜置换术。

【预后】

局部念珠菌感染病如黏膜念珠菌病、念珠菌性食管炎、泌尿道念珠菌病等预后尚好。然而,念珠菌在任何部位的出现,均是引起潜在致命的播散性或全身性念珠菌病的危险因素。尽管有时念珠菌菌量不多,但如果是 ICU 患者,或安置中央静脉插管,广谱抗菌药物的长期应用,糖尿病或血液透析等,则极有可能发生全身性播散,预后差。侵袭性念珠菌病的归因病死率,成人 15%~47%,新生儿及儿童为 10%~15%。

【预防】

对易感人群应经常检查,并采取以下积极预防措施:①尽量减少血管插管及监护设施的使用次数及时间,并加强导管插管的护理及定期更换。②合理使用抗生素,尽量避免长期、大剂量的使用。③加强医护人员手的清洗,控制医用生物材料及周围环境的污染也极为重要。

第二节　隐球菌病

隐球菌病(cryptococcosis)是一种全身性真菌病,最常见于免疫抑制者。隐球菌性脑膜炎为最常见的临床类型,还可累及肺、皮肤、骨骼系统和血液等其他器官和部位。大多数患者的病原菌为新型隐球菌(*Cryptococcus neoformans*)。

【病原学】

隐球菌属(*Cryptococcus*)在自然界分布广泛,鸽粪中大量存在,也存在于人的体表、口腔和粪便中。不同于其他酵母菌的特征,包括缺乏假菌丝,对碳水化合物和硝酸盐有同化作用,以及产生盐酸苯丙醇胺、黑色素(melanin)和尿素酶等。新型隐球菌是隐球菌属的一个种,隐球菌属至少有 38 个种,包括浅白隐球菌(*Cryptococcus albidus*)和罗伦特隐球菌(*Cryptococcus laurentii*)等几个种,在免疫功能低下的患者中也可引起隐球菌病。新型隐球菌的形态在病变组织内呈圆形或卵圆形,直径为 5~10 μm,外周围绕着一层宽厚的多糖荚膜(capsule),为主要的毒力因子,以芽生进行繁殖。在外界环境中,新型隐球菌的酵母样细胞比较小,荚膜较薄,更容易气溶胶化,而被宿主吸入呼吸道。

新型隐球菌有两种变种:新型变种(variety neoformans)和盖特变种(variety gattii)。根据荚膜多糖抗原特异性的不同可分为血清型 A、B、C 和 D 四型,均可引起隐球菌病;其中,新型隐球菌新型变种(血清型 A 和 D)占大多数,特别是血清型 A 最为常见。在实验室中,用葡萄糖蛋白胨琼脂 37 ℃培养,新型隐球菌新型变种在几天内可形成光滑的褐色菌落;对比之下,新型隐球菌盖特变种(血清型 B 和 C)生长更加缓慢,而非致病性的隐球菌菌种生长不良或几乎不生长。同样,根据刀豆氨酸-甘氨酸-溴麝香草酚蓝(canavanine-glycine-hromthymol blue,CGB)琼脂的颜色反应也可进行变种的分类。

【流行病学】

1.感染源　从鸽粪、其他鸟类的排泄物、多种水果和土壤中可分离出新型隐球菌。由于新型隐球菌在 44 ℃停止生长,鸟类的正常体温为 42 ℃,阻止新型隐球菌不向肠道外侵袭,因此,鸟类并不发病。与其他鸟类的生活习性不同,鸽子保留废弃物在鸽巢中,有利于新型隐球菌的繁殖,使鸽粪中新型隐球菌的密度可高达 $5×10^7/g$。在东南亚、非洲、澳洲和美洲的热带和亚热带地区的木材,如金鸡纳树皮,赤桉树(*Eucalyptus camaldulensis*)都分离到新型隐球菌盖特变种。在美国大多数新型隐球菌盖特变种的感染发生在加利福尼亚州。

2.传播途径 人体通常是通过吸入环境中气溶胶化的新型隐球菌孢子而发生感染。尚未证实存在动物与人或人与人之间的直接传播。

3.人群易感性 新型隐球菌病多见于免疫功能低下者,当然包括艾滋病患者。新型隐球菌病患者中,大约20%病例在发病前是"正常人",未能断定这些"正常人"的细胞或体液免疫是否存在何种缺陷或者找出存在何种基础疾病。然而,有部分新型隐球菌病患者存在糖尿病、肾衰竭和肝硬化等严重基础疾病或导致细胞免疫功能异常的因素,包括恶性淋巴瘤、白血病、结节病、系统性红斑狼疮、器官移植以及长期、大量地使用糖皮质激素和其他免疫抑制剂等。

4.流行特征 新型隐球菌病呈世界性分布,高度散发,几乎没有见到集体发病和小范围暴发。在非艾滋病患者中,发病年龄以青壮年多见,青春期以前年龄段少见。由母婴垂直传播感染艾滋病的儿童,发生新型隐球菌病的年龄以6~12岁多见。男女比例大约为3:1。没有明显的种族和职业发病倾向。

【发病机制与病理】

(一)发病机制

新型隐球菌病的免疫发病机制仍未阐明,一般认为,吸入气溶胶化的新型隐球菌孢子之后,多数感染从无症状的肺部定位开始。这一时期宿主的防御功能由补体和包括γ-干扰素、肿瘤坏死因子、白细胞介素-8和白细胞介素-12等致炎症细胞因子介导中性粒细胞和巨噬细胞发挥对新型隐球菌的吞噬作用。此外,自然杀伤细胞、$CD4^+$ 和 $CD8^+$ T 淋巴细胞等非吞噬效应细胞通过氧化和非氧化机制杀伤新型隐球菌。以抗新型隐球菌抗体和补体为这些细胞机制的主要成分,最终 T 淋巴细胞免疫功能的发挥是限制新型隐球菌复制的最重要宿主因素,使新型隐球菌被局限于肺,不发生活动性病变,最后呈自限经过。

新型隐球菌荚膜多糖为主要的毒力因子,加上荚膜甘露糖蛋白等可溶性成分、黑色素和甘露醇等其他毒力因子,具有免疫抑制作用,包括抑制吞噬细胞作用,限制氮氧化物的产生和干扰抗原的呈递加工。在免疫防御功能不全的个体,可引起肺部出现侵袭病灶,或者经血行播散至肺外其他器官。由于正常人脑脊液中缺乏补体、可溶性抗隐球菌因子,脑组织中缺乏对新型隐球菌的炎症细胞,再加上脑组织具有高浓度的儿茶酚胺介质,通过酚氧化酶系统为新型隐球菌产生黑色素,促进新型隐球菌的生长,因此,肺外播散一般先累及中枢神经系统。

在艾滋病患者中,T 细胞免疫功能缺陷,对新型隐球菌尤为易感。

(二)病理解剖

1.中枢神经系统新型隐球菌病 常表现为脑膜炎,脑膜增厚,以颅底为明显,蛛网膜下腔充满含大量新型隐球菌的胶冻样物质和少量的巨噬细胞,有时出现血管内膜炎、形成肉芽肿,脑膜和脑组织可出现粘连。新型隐球菌可沿着血管周围间隙进入脑组织形成小囊肿,严重时发展为脑膜脑炎。

2.肺新型隐球菌病 表现为自限性感染的病灶,直径多在 1.5 cm 以内;表现为活动性感染病灶时,直径多在 1.5~7 cm,呈胶冻样或肉芽肿,多靠近胸膜,有时中心可坏死液化形成空洞。

显微镜下,用 GMS(Gomori's methenamine silver,六甲烯四胺银)或过碘酸 Schiff(periodic acid-Schiff,PAS)染色,可见肉芽肿内充满新型隐球菌和少量巨噬细胞。

3.皮肤新型隐球菌病　多表现为小丘疹、斑疹、表皮下坏死形成溃疡,溃疡的炎症反应较轻,周围的淋巴结不肿大。

4.骨骼新型隐球菌病　可出现溶骨性病变,形成冷脓肿。

【临床表现】

潜伏期为数周至数年不等。临床表现,轻重不一,变化多样。

(一)中枢神经系统新型隐球菌病

多数中枢神经系统新型隐球菌病患者起病缓慢,不能回忆起准确的发病日期。起病初期症状不明显,常有头痛、可位于前额、双侧颞部、枕后或眼眶后,多为胀痛或钝痛,呈间歇性。伴低热或不发热。以后头痛程度逐渐加重,发作频率和持续时间增加。在数周之内,随着颅内压的进一步增加,患者的头痛剧烈,可伴有恶心、呕吐、烦躁和性格改变等表现,体检可发现步态蹒跚,颈项强直、布氏征或克氏征等脑膜刺激征阳性。在老人可仅表现为痴呆,其他神经系统的表现不明显。

如果没有得到有效的治疗,病情恶化,病变累及脑实质,可出现淡漠、意识障碍、抽搐或偏瘫;病理神经反射阳性。病灶累及视神经和听神经时,可出现视力模糊、畏光、复视、眼球后疼痛,听力下降或丧失等表现。垂危的患者可发生颞叶钩回疝或小脑扁桃体疝而危及生命。

艾滋病患者继发中枢神经系统新型隐球菌病,发热和抽搐的表现更为常见,病程呈进行性发展。

(二)肺新型隐球菌病

肺新型隐球菌病所占的比例少于15%,远比中枢神经系统新型隐球菌病少见。肺新型隐球菌病可发生在无肺外病变的情况下;同样,肺外新型隐球菌病,肺也可不累及。

肺隐球菌病临床表现轻重差别最大,可以从无症状的自限性感染,乃至在艾滋病患者中表现为暴发性经过,出现急性呼吸窘迫综合征而迅速死亡。大多数肺新型隐球菌病患者,症状轻微,可有低热、全身疲倦和体重减轻等慢性消耗症状,咳嗽、黏液痰和胸痛常见,但咯血少见。

艾滋病患者继发肺新型隐球菌病的病程常呈进展性,更容易发生血行播散,或者发展为急性呼吸窘迫综合征。

(三)皮肤新型隐球菌病

新型隐球菌发生血行播散时,大约5%患者出现皮肤病变,可表现为痤疮样皮疹,皮疹出现破溃时可形成溃疡或瘘管。

(四)骨骼、关节新型隐球菌病

大约占新型隐球菌病的10%,表现为连续数月的骨骼、关节肿胀和疼痛,出现溶骨性病变时,通常以冷脓肿形式出现,并可累及皮肤。

(五)播散性或全身性新型隐球菌病

由肺原发性病灶血行播散所引起,除了中枢神经系统之外,几乎可波及全身所有部位,如肾、肾上腺、甲状腺、心、肝、脾、肌肉、淋巴结、唾液腺和眼球等。一般症状类似结核病,出现肉芽肿病变时,个别患者在组织学上与癌性病变类似。

【并发症】

部分艾滋病患者肺部新型隐球菌病呈现暴发性经过,可并发急性呼吸窘迫综合征。中枢神经系统新型隐球菌病可并发脑积水,听力和视力降低或丧失,性格改变和痴呆等。胸椎和腰椎的新型隐球菌病可并发截瘫。

【辅助检查】

1.血液检查 白细胞计数和分类,红细胞和血红蛋白以及血小板计数一般在正常范围。部分患者可出现淋巴细胞比例增高,轻至中度贫血。血沉可正常或轻度增加。病变不累及泌尿系统时,尿常规也无异常。艾滋病患者白细胞计数降低,不同程度的贫血,T淋巴细胞绝对计数降低,$CD4^+T$淋巴细胞计数也下降,$CD4^+/CD8^+<1$。

2.脑脊液检查 大多数中枢神经系统新型隐球菌病患者的脑脊液压力明显升高,病情严重的患者可高达$600 mmH_2O(5.4 kPa)$以上;在腰椎穿刺之前,用20%甘露醇250 mL、快速静脉滴注、可降低脑疝形成的危险性。外观澄清或稍为混浊;细胞数一般在$(40\sim400)\times10^6/L$,以淋巴细胞为主,但在疾病早期也可呈现以中性粒细胞为主;个别患者在症状明显期偶尔大于$500\times10^6/L$。蛋白质水平轻至中度升高;葡萄糖和氯化物水平下降。

3.病原学检查 从脑脊液、痰液、皮肤病灶的分泌物、冷脓肿穿刺液和血液等标本分离到新型隐球菌是建立诊断的最好方法,用墨汁涂片直接镜检,发现出芽的酵母样菌,外周有透亮的厚壁荚膜,或者用黏蛋白胭脂红染色酵母样菌的荚膜呈深玫瑰红色时,强烈提示新型隐球菌病。

沙氏琼脂培养基、血液或脑心浸液琼脂可用来培养新型隐球菌,培养2~3天可见到菌落。若连续培养6周仍没有菌落出现才能认为培养阴性。皮肤、骨骼和关节新型隐球菌病的病原学诊断除了依靠分泌物或脓液的涂片和培养外,还可从病理活检中找到病原学诊断的依据。

除了痰液和支气管分泌物中分离到新型隐球菌外,凡从人体的各种组织活检标本,尿液、血液、骨髓或脑脊液中发现新型隐球菌,提示有侵袭性感染。从痰液中分离到新型隐球菌,可能提示侵袭性肺新型隐球菌病,也可能提示处于共生状态。血清新型隐球菌荚膜抗原阳性,或者有浸润性或结节性肺部病变存在支持侵袭性肺新型隐球菌病的诊断。

4.血清学检查 针对新型隐球菌荚膜多糖抗原的乳胶隐球菌凝集试验(latex cryptococcal agglutination test,LCAT)和酶联免疫吸附试验(enzyme-link immunosorbent assay,ELISA)有较高的特异性和敏感性,中枢神经系统新型隐球菌病,隐球菌抗原在脑脊液中的阳性率几乎达100%,血清为75%左右。抗原的滴度与感染的严重性平行,可作为疗效的观察指标。艾滋病患者中枢神经系统新型隐球菌病的脑脊液,隐球菌抗原的滴度经常大于1∶1 000,血清的阳性率大于90%,可以作为艾滋病患者是否并发中枢神经系统隐球菌病的筛查工具。值得注意的是中枢神经系统以外的新型隐球菌病,隐球菌抗原的阳性率仅有25%~50%。类风湿因子阳性的血清可出现假阳性,可用二硫四羟丁醇(dithiothreitol)处理纠正。与白吉利毛芽胞酵母菌(Trichosporon beigelii)引起的播散性感染存在交叉反应。隐球菌抗原出现假阴性可能与侵入组织和脑脊液隐球菌的数量比较少、没有或缺乏荚膜的菌株感染有关。目前,建立的检测隐球菌抗体的方法缺乏敏感性和特异性,没有实用的诊断价值。

5.影像学检查 肺新型隐球菌病患者的X线检查,可发现单个或多个结节性阴影。也可表现斑点状肺炎,浸润性肺结核样阴影或空洞形成。如果出现血行播散时,出现粟粒性肺结核样的影像。一般不出现纤维性变和钙化,肺门淋巴结肿大和肺萎陷少见。中枢神经系统新型隐球菌病患者的 X 线断层扫描(CT)和磁共振成像(MRI)检查,有助于了解肉芽肿病变的大小和部位以及脑室系统受累扩张情况。骨骼新型隐球菌病患者的 X 线照片、CT 或 MRI 检查可显示溶骨病变的部位和范围。

【诊断】

1.流行病学资料 应注意患者有否暴露于鸟粪、特别是鸽粪的病史;有否存在影响免疫防御功能的基础疾病和因素,如恶性肿瘤、结缔组织病、器官移植和使用糖皮质激素或免疫抑制剂等。其中,艾滋病病毒感染是本病重要的易感因素。但是,没有流行病学资料也不能排除本病。

2.临床表现 典型的肺新型隐球菌病有咳嗽、黏液痰、胸痛等表现。中枢神经系统新型隐球菌病有逐渐加重的剧烈头痛、呕吐、脑膜刺激征阳性;严重时,可有意识障碍、抽搐、病理神经反射阳性等表现。皮肤新型隐球菌病有痤疮样皮疹,皮疹中间坏死形成溃疡等表现。骨骼新型隐球菌病有胀痛、冷脓肿形成等表现。

3.辅助检查 除外痰液检查,脑脊液、血液、皮肤病灶和全身其他组织和体液标本墨汁涂片、培养分离以及组织病理标本找到有荚膜的酵母菌是新型隐球菌病的确诊依据。对于确诊为肺新型隐球菌病的患者应进行,一次腰椎穿刺,明确是否发生了中枢神经系统感染。新型隐球菌荚膜多糖抗原检测在中枢神经系统新型隐球菌病有辅助诊断意义。影像学检查可发现新型隐球菌病引起的浸润或肉芽肿病灶。

【鉴别诊断】

新型隐球菌病的临床表现缺乏特征性,一次的病原学检查阴性不能排除新型隐球菌病,有一部分患者是第 2~5 次标本送检才发现新型隐球菌的。因此,应进行细心的鉴别诊断。

肺新型隐球菌病应与肺结核和肺恶性肿瘤等疾病相鉴别;中枢神经系统新型隐球菌病应与结核性脑膜炎和脑肿瘤等疾病相鉴别;皮肤新型隐球菌病应与粉刺、基底细胞瘤和类肉瘤等疾病相鉴别;骨骼、关节新型隐球菌病应与骨骼、关节结核以及骨肿瘤等疾病相鉴别;播散性新型隐球菌病应与粟粒性肺结核、结缔组织病和转移癌等疾病相鉴别。

病例讨论

患者,女性,39 岁,3 月前无明显诱因出现头痛,以前额明显,呈持续性胀痛。近 20 天头痛加重,视物重影。2011 年 8 月 28 日头颅增强 MRI 示双侧枕叶及顶叶多发异常强化病灶。院外予以甘油果糖降颅压,地塞米松每日 20 mg 静脉注射,治疗 20 天,并给予杀虫药及对症处理,症状无明显缓解。2011 年 9 月 23 日入院,查体无异常。继续甘露醇降颅压,地塞米松等治疗。完善各项辅助检查仅脑电图示轻度异常。于 2011 年 9 月 24 日脑脊液:无色清亮,压力:170 mmH$_2$O,细胞数为 125×10^6/L,淋巴细胞占 76%;葡萄糖1.28 mmol/L,氯化物 117.6 mmol/L,蛋白质 1.12 g/L;涂片未查见抗酸杆菌、真菌、细菌培养未查见细菌、真菌。3 天后再次脑脊液检查:无色清亮,压力:100 mmH$_2$O,细胞数 5×10^6/L,淋巴细胞82%;葡萄糖 1.12 mmol/L,氯化物 119.8 mmol/L,蛋白质 1.53 g/L;涂片未查见抗酸杆菌、真菌、细菌;培养查见新型隐球菌酵母,同步指尖血糖:5.8 mmol/L。请讨论:

1.拟出初步诊断及依据。
2.拟出进一步的治疗方案。

【治疗】

新型隐球菌病的治疗方案根据感染部位和患者免疫防御基础状态的不同而有所不同。然而,所有中枢神经系统以及肺外的新型隐球菌病都必须进行治疗。

(一)非艾滋病患者新型隐球菌病的治疗

1.中枢神经系统新型隐球菌病　中枢神经系统新型隐球菌病治疗的研究比全身其他部位感染更为广泛和深入,研究资料表明:所有患者均需要治疗。包括三唑类抗真菌药物在内,有几种治疗方案可供选择,目前,仍推荐两性霉素 B(amphotericin B)(或者脂质体两性霉素 B,liposomal amphotericin B;两性霉素 B 脂质复合体 amphotericin B lipid complex;两性霉素 B 胶态分散体 amphotericin B colloidal dispersion 的其中一种)与氟胞嘧啶(fluorocytosine,5-FC)联合用药为首选,尤其适用于中型、重型的患者,以及出现昏迷、失明、颅神经麻痹和脑积水等并发症的患者。无论使用什么治疗方案,仍然有 5%~25% 的病死率。非艾滋病患者与艾滋病患者的中枢神经系统新型隐球菌病的疗效明显不同。

(1)两性霉素 B 与氟胞嘧啶联合用药:①使用方法:两性霉素 B,用 5% 葡萄糖注射液 500 mL 稀释,第 1 日剂量为 0.5~1 mg,避光缓慢静脉滴注至少 6 h;以后每日增加剂量 3~5 mg,达到治疗浓度每日 0.5~1 mg/kg,最高剂量不超过每日 1 mg/kg。氟胞嘧啶,每日 50~100 mg/kg,分 3~4 次,口服;或者,1% 氟胞嘧啶注射液,每日 50~100 mg/kg,分 1~2 次,静脉滴注。②疗程:根据国外多中心随机的临床试验推荐,两性霉素 B 联合氟胞嘧啶治疗中枢神经系统新型隐球菌病疗程为两性霉素 B 和氟胞嘧啶联合应用 6 周,以后再单用两性霉素 B 10 周。除此之外,下列几种指标也可作为参考:治疗疗程使用至:新型隐球菌的涂片和培养阴性,再加上脑脊液常规以及生化常规中的葡萄糖和氯化物的水平恢复正常,两性霉素 B 的总量一般在 3~5 g;或者新型隐球菌涂片和培养阴性后再使用两性霉素 B 1~2 g;或者有条件时,检测脑脊液和血清中隐球菌抗原的滴度,滴度下降 4 倍以上;隐球菌抗原的滴度在治疗过程下降缓慢,只需每 3~4 周检测 1 次。两性霉素 B 的使用总量在不同患者存在一定差别,多数患者使用总量 3~5 g 可以治愈并且不再复发。但是,也有总量超过 10 g 脑脊液新型隐球菌的涂片和培养仍然阳性。对不同患者需要两性霉素 B 的总量,暂时没有找到可靠的预测指标。③不良反应与对策:两性霉素 B 的不良反应包括寒战、发热、头痛,食欲缺乏、恶心、呕吐,静脉炎,低血钾、肾功能损害,贫血和肝功能损害等。减轻不良反应方法有:在静脉滴注两性霉素之前,阿司匹林(aspirin),0.3 g,或奈普生(naprosyn),0.25 g,口服;可减轻寒战、发热反应。在两性霉素 B 的输液中加入肝素(heparin),10 mg(1 250 U),能减轻静脉炎。经常监测血钾的水平,通过口服 10% 氯化钾或(和)静脉滴注浓度为 3‰ 氯化钾,补钾量可达 4~8 g/d,维持血钾在正常水平。当血液中尿素氮的浓度>10 mmol/L 时,需要把两性霉素 B 减量或暂停,让肾功能恢复。丙氨酸氨基转移酶(ALT)升高时,可给予护肝、降酶药物。贫血可酌情给予输血。

氟胞嘧啶的不良反应有食欲缺乏、恶心、呕吐和腹泻等胃肠反应,以及骨髓抑制、肝损害和皮疹等。有条件时应监测氟胞嘧啶的血清浓度,维持 50~100 mg/L 的范围。氟胞嘧啶注射液的价格较高,但有胃肠反应轻微,疗效确实等优点,适用于症状明显期。

从近几年临床应用的报道来看,两性霉素 B 的脂质制剂至少与两性霉素 B 一样疗效,可用于原先有肾功能异常的患者,但是,价格昂贵。目前,美国食品和药品管理局(U.S.Food and Drug Administration)仅批准脂质体两性霉素 B(liposomal amphotericin B,AmBisome)用于隐球菌病的治疗。

目前,鞘内注射两性霉素 B 已经较少使用,通常仅用于静脉使用高剂量和长疗程的两性霉素 B 仍然无效的难治性患者或者复发患者,还有存在严重肾功能不全等严重基础疾病不适宜全身用药的患者。两性霉素 B,首次剂量 0.05 mg,加上地塞米松(dexamethasone)2 mg,注入时用脑脊液反复稀释,缓慢注射;以后逐渐增加剂量至每次 0.2~0.5 mg,每 2~3 口进行 1 次,鞘内注射两性霉素 B 的总剂量以 15 mg 为宜。鞘内注射液体的体积不得超过所引流用于作脑脊液检查的体积。虽然,两性霉素 B 鞘内注射有使药物直接作用于病灶的优点,但是,可出现蛛网膜炎、听力下降和医源性蛛网膜下腔出血等不良反应,增加合并化脓性细菌颅内感染的危险。

(2)其他病原治疗的药物:三唑类抗真菌药氟康唑(fluconazole),200~400 mg/d,静脉滴注,脑脊液培养阴性后仍需要继续用药 10~12 周,可使一部分患者治愈,另一部分患者单用氟康唑治疗可控制危重症状,但是疗程超过 4 个月仍然不能使脑脊液中的新型隐球菌阴转。

氟康唑治疗中枢神经系统新型隐球菌病的疗效明显优于伊曲康唑(itraconazole)。

(3)两性霉素 B 与氟康唑交替治疗的探讨:两性霉素 B 和新型隐球菌胞浆膜上的麦角甾醇结合改变膜的通透性,使细胞成分外漏起杀菌作用。但是,不良反应明显,需要用药 2 周左右才达到治疗浓度。氟康唑通过抑制麦角甾醇的生物合成起抑菌作用,具有良好的水溶性、蛋白结合率低、容易通过血-脑脊液屏障(脑脊液浓度为血浓度的 60%~80%)、可以静脉给药、不良反应轻微以及开始治疗就能到达抑菌浓度等优点。根据上述两种抗真菌药物作用位点相同的药理特点,认为两性霉素 B 与氟康唑联合用药不能产生协同或累加作用。然而,有交替用药的尝试经验:对于有颅内压增高危象或脑疝前兆表现的患者利用氟康唑开始治疗就能达到抑菌浓度的优点,先使用氟康唑加氟胞嘧啶控制危重症状,症状缓解后改用两性霉素 B 维持治疗至脑脊液中新型隐球菌完全消失,临床上有成功的案例。也有案例先用两性霉素 B 加氟胞嘧啶治疗,危重症状缓解后,由于肾功能不全等基础疾病治疗过程出现严重不良反应;或者两性霉素 B 总量超过 7 g,脑脊液中新型隐球菌仍未能转阴,改为氟康唑维持治疗,直至痊愈。

(4)对症治疗:由于两性霉素 B 需要在开始用药后的 10~14 天才能到达治疗浓度,这段时间内患者可能因颅内压的继续升高发生脑疝而危及生命,降低颅内压的对症治疗在中枢神经系统新型隐球菌病病原治疗初期发挥关键的作用。常用降低颅内压的方法有:20% 甘露醇(mannitol),每次 1~2 g/kg,在 30~60 min 快速静脉滴注,按照颅内压的升高程度决定每日的脱水次数,严重时每日可使用 4~6 次。还可加用 50% 葡萄糖 60 mL 快速静脉滴注,与甘露醇交替。危急时可在甘露醇中加入呋塞米(lasix,速尿)20~40 mg,加强脱水效果。甘露醇长期大剂量使用可能有肾小管损害或血尿等不良反应,要记录 24 h 出入量,经常监测血清钾、钠、氯以及二氧化碳结合力的水平,维持水、电解质和酸碱平衡。

(5)外科治疗:当影像学上提示脑积水并伴有反应迟钝或昏迷的患者,在脱水降低颅内压治疗效果不明显时,应施行脑室腹腔内引流术。

(6)随访:中枢神经系统新型隐球菌病临床缓解出院后,应争取每 3~6 个月复查脑脊液 1 次,持续 2 年,以便及早发现复发。

2.肺新型隐球菌病 由于在一些免疫防御功能"正常"的肺新型隐球菌病个体,不用抗真菌治疗能够自愈,因此,在这些"正常"的个体中,有下列几种情况可以不需抗真菌治疗:没有肺外感染的证据;脑脊液、骨髓、尿和前列腺分泌物培养不到新型隐球菌;在脑脊液和血清中检测不到隐球菌抗原;肺部病灶较小、稳定或处于消退之中。对这些个体每2~3个月随访1次,至少1年,根据病灶的变化决定是否进行抗真菌治疗。相反,有存在其他免疫抑制因素的患者,或肺部病灶呈侵袭性发展患者以及艾滋病患者肺新型隐球菌病均需要进行抗真菌治疗。目前,还没有公认的治疗方案,可以选用两性霉素B联合氟胞嘧啶,两性霉素B的总量1~2 g。或者氟康唑,400 mg/d,疗程为6~12月。氟康唑一般用于轻、中型肺新型隐球菌病。治疗应进行直至临床症状和肺部影像学病灶消失,以及病原学检查阴性。如果出现广泛的肺叶实变和大块状病变时,应进行手术切除并辅以抗真菌治疗。

3.其他部位的新型隐球菌病

(1)皮肤、黏膜新型隐球菌病:可单用两性霉素B或合并氟胞嘧啶进行治疗,三唑类抗真菌药在皮肤、黏膜分布良好,不良反应轻微,虽然是抑菌剂,也足以治愈皮肤、黏膜的新型隐球菌病。氟康唑,150~400 mg,口服,每日1次;或者伊曲康唑,200 mg,口服,每日2次。

(2)骨骼新型隐球菌病:除了用两性霉素B进行治疗外,还需要进行外科清创术。三唑类抗真菌药物在治疗骨骼新型隐球菌病的疗效还需进一步评价。

(二)艾滋病患者新型隐球菌病的治疗

由于艾滋病患者继发新型隐球菌病有高度的难治性,如果停止治疗,复发率高达50%,需要在强有力的初步治疗之后长期维持治疗。

1.初步治疗 初步治疗分为两个阶段,诱导治疗阶段使用两性霉素B,每日0.7 mg/kg,与氟胞嘧啶,每日100 mg/kg,2周;以后跟随巩固治疗阶段,氟康唑,400 mg/d,大约8周。这种方案氟胞嘧啶仅使用2周,毒性降低,患者有较好的耐受性;与两性霉素B联合使脑脊液新型隐球菌阴转率增加。

2.维持治疗 一旦初步治疗使脑脊液新型隐球菌培养从阳性转为阴性,可以进入维持治疗,氟康唑,200 mg/d,口服,多数患者耐受良好,维持治疗必须终身进行。但是,如果艾滋病患者进行高效抗逆转录病毒治疗疗效显著时,可停用氟康唑的终身维持治疗。

【预后】

艾滋病患者继发新型隐球菌病与非艾滋病患者的预后截然不同,前者有很高的复发率并且最终以不治告终。

提示预后不良的因素包括:①在非艾滋病的新型隐球菌病患者中,存在糖尿病、恶性肿瘤、结缔组织病、器官移植等严重疾病基础。②中枢神经系统新型隐球菌病出现反应迟钝、精神恍惚或昏迷等意识状态改变。③脑脊液新型隐球菌荚膜抗原的滴度大于1∶1 024。④治疗后滴度不下降等。

【预防】

在可能的情况下,控制城区养鸽,减少鸽粪污染,可能有利于降低新型隐球菌病的发病率。氟康唑和伊曲康唑等口服抗真菌药物疗效确定并且安全性良好,当艾滋病患者CD4$^+$T细胞计数$<0.2\times10^9$/L时,使用氟康唑200 mg/d,口服,能有效地减少全身性真菌感染的发病率。然而,在进展性艾滋病患者中用氟康唑预防新型隐球菌病仍未列为常规。到目前为止,使用新型隐球菌荚膜多糖抗原作为主动免疫预防尚未获得成功。

第三节 曲霉病

曲霉病(aspergillosis)是由曲霉属(*Aspergillus*)真菌所引起的感染病。常侵犯人体皮肤、黏膜、眼、外耳道、鼻、鼻窦、支气管、肺、胃肠道、神经系统和骨骼等,引起急性炎症和慢性肉芽肿等病理改变。严重者可发生曲霉败血症,甚至导致死亡。临床表现多种多样,大致可分为组织侵入型、超敏反应型、播散型及局灶型4种。

侵袭性曲霉病近来增多,是一种比较危险的疾病。特别是急性白血病患者接受化疗或器官移植病人接受免疫抑制剂时,最容易发生本病。曲霉病患者可继发于肺结核空洞、支气管扩张、肺大泡等疾病;也可发生于肺叶部分切除术后,支气管断端感染曲霉,而出现损害。

【病原学】

曲霉属在自然界广泛分布,种类繁多,主要致病性曲霉有烟曲霉(*Aspergillus fumigatus*)和黄曲霉(*A. flavus*)、黑曲霉(*A. niger*)、白曲霉(*A. candidus*)、灰绿曲霉(*A. glaucous*)、土曲霉(*A. terreus*)、构巢曲霉(*A. nidulans*)和聚多曲霉(*A. sydowii*)等。其中,以烟曲霉最为常见。

曲霉的菌丝为分枝状多细胞性有隔菌丝。接触培养基的菌丝部分可分化出厚壁而膨大的足细胞,并向上生长出直立的分生孢子梗。分生孢子有不同颜色,呈球形或柱状,并形成一个菊花样的头状结构,称为分生孢子头。

在沙保弱培养基上生长良好,在室温或37~45 ℃均能生长。

迄今已从各种曲霉中分离到100余种对人、畜代谢有影响的毒素。其中,黄曲霉素等有致癌作用。

【流行病学】

本病散发,呈世界性分布,与机体免疫力,尤其是细胞免疫有关。本病近年来有增多趋势。

曲霉孢子广泛存在于尘埃及土壤中。许多曲霉对植物有致病性,有些能使鸟类、昆虫及家畜感染,鸟类尤其是鸽最易受感染。因此,皮毛工作者、饲鸽者及打谷的农民等,易吸入含曲霉孢子的空气而感染。接触并不能形成人的感染。

健康人感染后发病者较少见。受染后发病主要见于免疫功能低下者如患有慢性疾患,长期大量服用抗生素、糖皮质激素、免疫抑制剂者,烧伤和器官移植患者等。

【发病机制与病理】

宿主的免疫反应性与曲霉感染的发生和感染后的临床表现密切相关。曲霉孢子可激发宿主的超敏反应:Ⅰ型超敏反应引起哮喘;局部的抗原抗体复合物可引起Ⅲ型超敏反应,从而导致黏膜炎症;而在慢性病例中见到的肉芽肿性病变则是由Ⅳ型超敏反应所致。

侵袭性和播散性曲霉病仅见于机体免疫功能低下者,在慢性肺病、肝病和慢性肾衰竭患者合并曲霉感染的情况较多。机体抗曲霉感染的免疫机制主要依靠吞噬细胞(中性粒细胞、单核细胞、巨噬细胞),任何削弱其功能的医源性措施,如应用糖皮质激素、免疫抑制剂等都可诱发曲霉病。

侵袭性病灶的病理特征是曲霉菌丝的大量增生并侵及血管,引起血管梗死、水肿、坏死和出血。

曲霉病中绝大多数为呼吸道曲霉病;无免疫异常的健康人患曲霉病主要见于秋季,可能与吸入曲霉孢子有关。

【临床表现】

(一)过敏性曲霉病

长期、反复接触含有曲霉孢子的霉变谷物、干草者,以及从事某些发酵工作者,可以发生过敏性曲霉病,多发生于过敏性体质者。可有哮喘、咳嗽、疲乏、胸痛等,检查可有喘鸣音,X线像可见节段性阴影,外周血及痰中嗜酸性粒细胞增加。长期接触,可发生过敏性肺炎、不可恢复的肺纤维化或肺组织的肉芽肿。

短期接触者病情差别较大,常在吸入霉变物质后6 h左右发病,可有咳嗽、呼吸困难,有时发热、寒战,X线像上可见广泛间质性浸润,痰及血中嗜酸性粒细胞不增加,不再接触后可以恢复正常。

(二)曲霉瘤

曲霉瘤(aspergilloma)也称真菌球(fungus ball),可由慢性过敏性曲霉病发展而来,也可由曲霉栖生于其他疾病引起的空洞,或一些空腔而来,以肺部最为常见,也见于鼻窦。肺曲霉瘤症状有咳嗽、咳痰、咯血等,部分病人疲乏、消瘦,有的咳出菌块,其中有大量菌丝,偶见分生孢子头(conidial head)。一般无明显全身症状,但肺曲霉瘤可缓慢增大,侵及血管可有刺激性咳嗽,可引起反复大咯血而导致死亡。部分肺曲霉瘤不与气管连通,不咳出菌块,痰的真菌检查难以发现。X线像可见圆形或椭圆形团块,常见于上肺叶,边缘有月牙形气影围绕或带有一透光的光晕,曲霉瘤可随体位变动而变动,呈"钟形阴影",可帮助诊断。也可用免疫学方法检测。泌尿系统曲霉瘤时,尿中可排出絮状物或块状物,也可见到菌丝及分生孢子头。

(三)侵袭性曲霉病

侵袭性曲霉病(invasive aspergillosis)常发生于肺部,可为急性或慢性进展性损害。症状很像肺炎,如发热、咳嗽、血白细胞增多等,也可像支气管肺炎的症状。无或很少有胸痛,但可听到胸膜摩擦音。还可出现其他改变,如心包炎、心脏填塞症状、上腔静脉阻塞综合征等。常继发于白血病、淋巴瘤、接受抗肿瘤药物治疗或器官移植病例中。近年来,本病有增多趋势。

X线像表现为弥散性阴影或单个的肿块,有如肿瘤样的阴影。常见的改变是支气管肺炎样的变化,有多数浸润性斑片,逐渐向周围扩展。

由于曲霉的侵袭性质,可以侵入血管,引起血管栓塞,局部缺血、坏死。常可有小的带有曲霉的栓子随血液播散至全身各处,如脑、心、肝、肾、皮肤等处,称播散性曲霉病,易引起死亡。

(四)播散性曲霉病

播散性曲霉病(disseminated aspergillosis)常有基础性疾病或相关性疾病,如白血病、淋巴瘤、肺炎、肝炎等,以及使用广谱抗菌药物、糖皮质激素、免疫抑制剂等。播散性损害可以侵犯脑组织、脑膜、肺、心、肝、肾、皮肤等处,严重者可侵犯内分泌系统、骨骼等,产生相应症状。

(五)其他

1.中枢神经系统曲霉病 较少见,大脑曲霉病可由眼或邻近组织如耳、鼻、鼻窦等直接蔓延,或通过肺原发灶经血循环而引起,有急性脑膜炎、脑脓肿,还可有广泛性脑部坏死灶。脑脊液检查:蛋白中等度升高,糖正常,白细胞数目增加,多为多形核粒细胞,特别在脑膜炎时更为明显。临床表现如颅内占位性病变。

2.皮肤曲霉病 较少见,常由曲霉血行播散或大面积烧伤所致。其皮肤损害多为孤立性小丘疹、红色,以后形成脓疱。少数患者为原发性,并损害是多数皮下结节,表面紫红色,轻度浮肿,病理改变是肉芽肿损害。此外,还可有红斑、丘疹,伴痒、痛。烧伤后伤口或植皮处感染曲霉,局部坏死,色暗绿或黑色,植皮失败。

3.鼻窦曲霉病 曲霉可由鼻腔进入鼻窦,因此鼻窦曲霉感染也较常见。多数发生在鼻窦炎的基础上,引起化脓、坏死或肉芽肿,其中多数为非侵蚀性。曲霉在鼻窦内大量生长繁殖,可阻塞窦腔,引起鼻塞,局部酸胀以致头痛等症状,窦腔穿刺可得暗褐色黏稠物质。先在鼻窦内形成曲霉瘤,若未得到有效治疗,可发展为侵袭性曲霉病。病变可侵及眼眶、鼻腔或面颊部,并破坏骨质,X线摄片可发现额窦、上颌窦等被破坏,似肿瘤。此时常可有绿色黏性脓液排出。

4.眼眶曲霉病 主要症状为一侧眼眶周围肿胀,眼球突出或视力丧失。镜检可发现大量曲霉,菌种以黄曲霉、烟曲霉或黑曲霉等为主,也可有其他曲霉菌种。常有糖皮质激素使用史。取材直接镜检及真菌培养即可确诊。

5.曲霉性心内膜炎 通过血循环或直接蔓延而累及心内膜,与其他细菌引起的心内膜炎的症状相似,无法区别。但常有心脏手术史,术后可感染致病,此外静脉注射毒品可能也是诱因之一。如果血培养多次均为同类曲霉生长并伴上述症状者,可疑诊为此病。

6.耳曲霉病 曲霉侵犯外耳道,耳道堵塞可引起听力下降、耳鸣及眩晕,如同时伴细菌感染可出现疼痛及化脓。外耳道有分泌物、用耳镜取材,可见黑绿色耵聍。培养多为黑曲霉、烟曲霉等,直接镜检有分支分隔菌丝,有时可见分生孢子头。

【辅助检查】

1.血常规检查 曲霉败血症或肺炎型曲霉病时外周血白细胞总数增高,一般为$(1.0\sim2.0)\times10^9$/L,少数可达3.0×10^9/L以上,中性粒细胞占$0.8\sim0.9$;超敏反应型,曲霉病时白细胞总数轻度增高,嗜酸性粒细胞增高。

2.血清学检查 包括曲霉抗原和抗体的检测。常用免疫双扩散法试验(ID)、对流免疫电泳(CIE),乳胶凝集试验(LA)以及酶联免疫吸附试验(ELISA)等。

3.病原学检查

(1)直接镜检:取痰、脓、痂皮、鼻窦引流物、气管冲洗液、尿、粪等,作直接镜检,可见分支分隔菌丝、分生孢子。如痰中有血或脓,可加1滴10%~20%氢氧化钾液,再加Parker墨水1滴染色,加盖玻片后镜下观察。侵袭性曲霉病痰中常查不到菌丝,可作针吸活检再镜检。

(2)真菌培养:标本接种于含氯霉素的沙氏葡萄糖(2%)蛋白胨琼脂上,不加放线菌酮,30~37℃孵育,48~72 h即可检查。鉴定菌种需接种于察氏酵母浸膏琼脂和麦芽浸膏琼脂上,观察菌落颜色、质地,以及分生孢子头及分生孢子的形态、性状等。通常情况下,曲霉培养阳性率只有10%~30%。

4.病理学检查 根据感染的急性和慢性之分可呈坏死性、化脓性或肉芽肿性,在组织中可发现放射状排列的直径7~10 μm的分支分隔菌丝,分枝一般成45°角,分散性同方向,呈指状。

(1)真菌球:鼻窦手术取材,切片染色,有故射状或树枝状分支分隔菌丝,分支常呈锐角,用常规HE染色标本,新的生长的菌丝常染成蓝色,陈旧菌丝常染成红色。有时,可见分生孢子头。损害中央常可有蛋白样物质。咳出菌块或手术取出肺真菌球多为缠绕菌丝,有时可见分生孢子头。烟曲霉多见。

(2)侵袭性曲霉病:可先开始于鼻窦、胃肠道或皮肤,以后血行播散至内脏各处。多为尸检标本,此菌好侵袭血管,血管中有菌丝穿入,引起栓塞,水肿、出血、坏死。坏死区的周围可见到菌丝。

一般常规 HE 染色即可诊断。也可用效果较好的特殊真菌染色,如乌洛托品银染色(GMS)或过碘酸锡夫染色(PAS)。

【诊断与鉴别诊断】

除了询问病史,尤其是职业史外,须结合临床典型症状、配合 X 线和 CT 检查结果,确诊有赖于真菌镜检及培养和活体组织检查。免疫扩散法查血清中曲霉抗体有助于确诊。

肺曲霉病应注意与一般支气管喘息、细菌性或病毒性肺炎,以及肺结核鉴别。其他类型曲霉病应与毛霉病、假性阿利什菌病相鉴别。

【治疗】

(一)过敏性曲霉病

脱离接触曲霉孢子的环境,轻症病人无须治疗。泼尼松仅用在急性期,慢性期慎用激素。口服泼尼松,25 mg/d,1 周后逐渐减量,可控制哮喘。同时,可服用抗组胺药物,如扑尔敏或息斯敏、仙特敏等。逊可吸入糖皮质激素,如地塞米松 2~5 mg,溶于水中,雾化吸入,但效果不定。还可应用在支气管镜下取出或吸出堵塞的黏液,或用气管冲洗。慢性者可用抗真菌治疗,如口服伊曲康唑,200 mg/d,疗程视病情而定。也可吸入两性霉素 B,用 5 mg 溶于 5% 葡萄糖液 15~20 mL 中,超声雾化吸入,2~3 次/天。疗程依病情而定。必要时可服用舒张支气管药物(如氨茶碱、舒喘灵)或糖皮质激素等。

(二)曲霉瘤

一般情况下危险性不大,但有些病人发生大量或反复咯血,建议作手术切除。但手术有一定的风险性,如真菌球周围有间质性或实质性损害时,手术死亡率可达 40% 以上。手术加抗真菌治疗,可降低死亡率,可服用伊曲康唑,200 mg/d,疗程视病情而定。曾有报告,用两性霉素 B 雾化吸入治疗支气管断端型,曲霉瘤有好的效果,方法同上,但时间宜长,可达 100 d 以上。也可将两性霉素 B 直接注入真菌球内,1 次即可,剂量为 50~100 mg,溶于 5~10 mL 蒸馏水中。但由于操作难度较大,故不常使用。经气管滴入法适用于与气管沟通的真菌球,剂量与超声雾化吸入的剂量相同,但可隔日或每周 2 次,疗程视病情而定。也可口服碘化钾。

(三)侵袭性曲霉病

早期诊断、早期治疗效果较好。本型曲霉病诊断困难,故应早期提高警惕,注意此病。要及时治疗基础性疾病,如白血病、淋巴瘤、白细胞减少等,有人建议应用预防治疗,口服伊曲康唑 100 mg/d。

治疗本病,首选两性霉素 B,静脉滴注,从小量开始,逐渐增量,剂量应达到 30~40 mg/d,总量应达到 3 g 左右。口服伊曲康唑,200~400 mg/d,3 个月以上。由于本病治疗困难,死亡率较高,近年来研究生产的新药有一定效果,如伏立康唑(voriconazole,Vfend)口服和静脉注射制剂已获得 FDA 的上市许可,赛波康唑(saperconazole)和 SCH39 304 等,但仍在试验阶段,临床资料有限。

也可试用咪康唑静脉滴注,1 200 mg/d,或更大量,疗程视病情而定,也可辅助用大蒜注射液静脉滴注,每次 600 mg,1 次/天。

(四)播散性曲霉病

预后较差,系统性用药可用两性霉素 B 加 5-氟胞嘧啶(5-FC),或加利福平,也可使用口服伊曲康唑 400 mg/d,时间要长,效果尚未确定。

(五)其他

耳曲霉病清洁外耳道,取出耵聍,冲洗外耳道,抗真菌药外用,可选用制霉菌素混悬液(10万 U/mL)滴耳,或 1%联苯苄唑液滴耳。眼曲霉性溃疡可用金褐霉素 0.1%溶液或 1%软膏涂眼,痊愈率分别为 76%及 79%。此外,0.2%两性霉素 B 溶液或 1%两性霉素 B 眼膏也可应用,治愈率可达半数以上。脑、鼻窦、眼眶、皮肤曲霉病,可选用两性霉素 B,或加 5-FC 及伊曲康唑口服配合外科手术治疗。同时治疗基础性疾病,提高机体抵抗力的配合疗法。两性霉素 B 脂质制剂剂量可加大,不良反应少,效果好,但价格昂贵。

【预防】

1.避免吸入曲霉孢子　在接触曲霉污染的环境工作时,应戴防护口罩。清理有曲霉生长的日用品时,宜用湿布擦拭,以防曲霉孢子飞扬。对明显有曲霉生长的物品、场所可用福尔马林溶液或过氧乙酸溶液喷洒消毒。

2.防止感染　脱粒时稻谷飞入眼内,切勿用力擦眼,应及时用生理盐水冲洗,以免角膜擦伤。对眼和皮肤等外伤应及时处理。手术器械必须严格消毒,防止霉菌污染。对肺结核、慢性支气管炎、支气管哮喘、支气管扩张等原发病应予积极治疗。

3.合理用药　合理使用抗菌药物、激素等药物,因病情需要必须长期使用者,应定期进行真菌培养。一旦发现曲霉感染,即可给予两性霉素 B 喷雾吸入及其他抗真菌药物治疗。

(陈艳成　石劲红　胡　浩)

思考题

1.怎样建立念珠菌病的诊断?

2.如何避免真菌感染?

☞ 实践四　案例学习

混合型肺曲霉病一例

患者,男,73 岁,因"咳嗽、发热 1 个月,咯血 14 天"于 2012 年 8 月 9 日入院。1 个月前"着凉后"出现发热、咽痛,体温最高达 39 ℃,口服"莫西沙星 400 mg,每日 1 次"治疗;2 周前开始出现咯血。既往陈旧性肺结核 40 年,高血压病 2 年。

辅助检查:外周血白细胞为 $9.9×10^9$/L,中性粒细胞占 85%,ESR 为 105 mm/1 h,C 反应蛋白为 200 mg/L。胸部 CT 示右上肺陈旧性结核空洞,其内可见曲霉球(图 7.1(a)),右肺中叶及下叶渗出实变(图 7.1(b))。2 周后 X 线胸片显示右中下肺野渗出影增多(图 7.1(c))。多次痰找抗酸杆菌阴性,血结核感染 T 细胞检测(免疫斑点法)阴性,血清半乳甘露聚糖试验

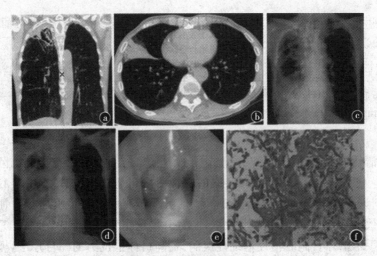

图7.1 肺曲霉病

（GM 试验）结果为 1.12。

　　体格检查：体温 37.5 ℃，脉搏 78 次/min，呼吸 16 次/min，血压 126/78 mmHg。体型消瘦，浅表淋巴结未及肿大。右肺呼吸音减低，右下肺可闻及少量湿性啰音。

　　入院诊断：侵袭性肺曲霉病，肺曲霉球，陈旧性肺结核。

　　入院后给予注射用两性霉素 B 治疗 10 天。复查外周血白细胞为 17.7×10⁹/L，中性粒细胞比例为 0.86，X 线胸片示右肺病变较前明显进展（图 7.1(d)）。支气管镜检查见右上叶及右中叶支气管白色浓稠分泌物（图 7.1(e)）。支气管分泌物涂片均可见曲霉丝（图 7.1(f)），培养为烟曲霉，药敏试验结果显示两性霉素 B 和伊曲康唑耐药，伏立康唑和卡泊芬净敏感。后将抗真菌药物改为伏立康唑和卡泊芬净联合治疗，患者病情仍继续进展，3 天后死亡。

（陈艳成）

第八章　螺旋体感染病

导学📋

🔖 螺旋体(spirochete)是一类细长、柔软、弯曲呈螺旋状、运动活泼的原核细胞型微生物。在分类上属细菌学范畴,广泛分布于自然界和动物体内,种类较多。对人和(或)动物致病的有钩端螺旋体、密螺旋体和疏螺旋体3个属。

🔖 梅毒为性传播疾病,在全球范围流行。

🔖 钩体败血症主要表现为:寒热、酸痛、一身乏;眼红、腿痛、淋巴结肿大。钩体病的治疗强调"三早一就",青霉素有特效,但注意赫氏反应。

🔖 莱姆病的传播媒介蜱叮咬持续24 h以上才能构成有效传播。

第一节　梅　毒

梅毒(syphilis)是由密螺旋体属(*Treponema*)中苍白密螺旋体苍白亚种引起的一种慢性感染病,属于性传播疾病的一种。主要通过性接触传播,也可垂直传播。本病初起时为全身性感染,在发展过程中可侵犯任何器官和组织,引起各种症状,有时可潜伏多年甚至终身无任何表现。

【病原学】

病原体为苍白密螺旋体苍白亚种(*T.pallidum*,TP),也称梅毒螺旋体,为小而纤细的螺旋状微生物,菌体大小(4~14) μm×0.2 μm,有8~14个螺旋,因其透明不染色,故称为苍白螺旋体。其基本结构为一原生质的圆柱体,被两层膜所围绕。一束平行的纤维附着于内层膜,并以螺旋状方式环绕原生质的圆柱体,还有轴纤维从螺旋体的一端伸到另一端,穿过两层膜并环绕于原生质圆柱体的外面。轴纤维维持螺旋体的弹性,并且有屈曲与收缩的功能。

梅毒螺旋体的特征有:①螺旋整齐,固定不变。②折光力强,较其他螺旋体亮。③行动缓慢而有规律;围绕其长轴旋转中前后伸缩移动,伸缩其圈间之距离而移动,全身弯曲如蛇行。④以横断分裂的方式进行繁殖,其增殖周期时间为30~33 h。

梅毒螺旋体在体外不易生存,煮沸、干燥、肥皂以及一般的消毒剂如升汞、苯酚(石炭酸)、酒精等很容易将其杀死。在 41~42 ℃时于 1~2 h 内也可死亡,在低温(-78 ℃)下可保存数年,仍能保持其形态、活力及毒性。

【流行病学】

1.感染源　梅毒患者是唯一的感染源,其皮损、血液、精液、乳汁及唾液中均有梅毒螺旋体存在。

2.传播途径

(1)性接触:这是主要的传播途径。未经治疗的患者在感染后的 1 年内最具有传染性,这些病人的皮肤与黏膜损害表面有大量的梅毒螺旋体,在性交过程中很容易通过皮肤和黏膜的损伤处(甚至是很轻微的)传给对方。随着病期的加长,传染性越来越小,到感染 2 年以上基本无传染性。

(2)垂直传播:患梅毒的孕妇,可以通过胎盘使胎儿受感染。研究表明,在妊娠 7 周时,梅毒螺旋体即可通过胎盘,而使胎儿发生感染。患早期梅毒的孕妇发生流产、死产、胎儿先天性梅毒或新生儿死亡的发生率高;患晚期梅毒的孕妇发生胎儿先天性梅毒、死产或流产者较低。

(3)其他途径:少数可能通过接吻、哺乳或接触被患者污染的日常用品,如衣服、毛巾、剃刀、餐具及烟嘴等而感染。医务人员在接触病人或含有梅毒螺旋体的标本时不小心也可受染。此外,如输血(早期梅毒病人作为供血者)偶尔也可发生感染。

3.人群易感性　人群普遍易感。部分晚期梅毒患者对再感染有一定免疫力。

4.流行特征

(1)梅毒在全世界广泛流行。20 世纪初,梅毒袭击了整个欧美,感染率达 10%。

(2)梅毒好发年龄:好发性活跃年龄段,以性乱人群发病率最高。

(3)流行与社会因素相关:1949 年前,我国梅毒猖獗,在一些少数民族地区梅毒发病率高达 10%~48%,某些大城市为 4.5%~10%,有些农村地区为 0.5%~3.8%。1964 年我国基本消灭了性病,包括梅毒在内。20 世纪 80 年代梅毒在我国死灰复燃,随后逐年增加,2014 年报道419 091例(当时内地总人口136 782万),年发病率30.64/10 万。

【发病机制与病理】

梅毒的发病机制尚不完全清楚,梅毒螺旋体表面的黏多糖酶可能与其致病性有关。梅毒螺旋体对皮肤、主动脉、眼、胎盘、脐带等富含黏多糖的组织有较高的亲和力,可借其黏多糖酶吸附到上述组织细胞表面,分解黏多糖造成组织血管塌陷、血供受阻,继而导致管腔闭塞性动脉内膜炎、动脉周围炎,出现坏死、溃疡等病变。

此外,梅毒发病还与 T 细胞介导的免疫反应密切相关,免疫系统正常的宿主在整个感染期间可能均以 Th_1 细胞反应为主,从而导致早期损害消退和无表现潜伏期的持续。免疫功能低下时,皮损愈合延迟,神经梅毒发病率升高。

螺旋体侵入人体后可产生很多抗体。临床症状的发展与抗体的产生相平行。早期梅毒中所产生的抗螺旋体抗体与抗心磷脂抗体无保护性免疫力。但在一部分未经治疗的晚期潜伏梅毒病人对感染具有免疫力,推测感染后缓慢出现的保护性免疫力(体液或细胞免疫或两者)是由于特异性抗原浓度低而且免疫原性弱的缘故。临床上也观察到二期梅毒损害广泛者,一般不发生晚期活动性梅毒;只有二期梅毒症状轻者及有梅毒螺旋体慢性病灶者才发生三期梅毒。同时也观察到一个病人可以发生二期或三期梅毒,但既发生二期又发生三期梅毒者则少见。

梅毒的组织病理变化为:血管周围有浆细胞、淋巴细胞浸润及内皮细胞增生。在硬下疳及二期损害中浸润细胞主要为淋巴细胞及浆细胞,可有巨噬细胞,但巨细胞罕见。一期及二期梅毒中肿大的淋巴结皮质区显示滤泡性淋巴样增生,副皮质区萎缩伴有组织细胞浸润。晚期活动性梅毒损害有大量的细胞浸润:淋巴细胞、浆细胞、巨噬细胞,有时有巨细胞。晚期心血管及中枢神经系统梅毒有相似的细胞浸润。先天性梅毒组织病理与早期或晚期活动性后天梅毒相似。

【自然病程经过】

梅毒螺旋体侵入人体后,一方面在皮肤黏膜下繁殖,另一方面很快沿着淋巴管到达附近的淋巴结,经过2~4周的潜伏期,在侵入部位发生炎症反应,称为硬下疳。经3~6周后即使不经治疗,硬下疳也会自行消失。在硬下疳存在的这段时期,临床上称为一期梅毒。

出现硬下疳时,梅毒螺旋体由硬下疳附近的淋巴结再进入血液扩散到全身,使几乎所有的组织和器官受侵。通过6~8周的潜伏期,可出现低热、浅淋巴结肿大、皮肤黏膜损害、骨膜炎、虹膜睫状体炎及脑膜炎等症状,此时称为二期梅毒。二期梅毒损害表面梅毒螺旋体很多,因此感染性也很强。二期梅毒的症状可不经治疗在3~12周后而自行消失,又进入潜伏状态,称为潜伏梅毒(或隐性梅毒)。此时虽然临床上没有症状,但梅毒螺旋体仍然隐藏在组织或淋巴系统内,当机体抵抗力降低时,又出现症状,称为二期复发梅毒,可以反复出现几次。约25%的病人可有复发,其中2/3发生于6个月内,90%发生于1年内,95%发生于2年内。

30%~40%的病人发生晚期活动性梅毒,包括皮肤黏膜梅毒、骨梅毒、内脏梅毒、心血管梅毒及神经系统梅毒等。后两种梅毒对病人的健康影响较大,甚至导致死亡。一部分病人可不出现晚期梅毒的症状,只是梅毒血清反应持续阳性,称为晚期潜伏梅毒;也可以有一部分病人(约1/3)血清反应滴度逐渐下降,最后转为阴性而自行痊愈。

【临床表现】

梅毒可根据传染途径的不同而分为获得性梅毒与先天性梅毒(胎传性梅毒),又可根据病情的发展而分为早期梅毒与晚期梅毒。早期梅毒有传染性,晚期梅毒无传染性。过去早期梅毒与晚期梅毒的区分以4年为界,现多主张以2年为界(图8.1)。

病期可重叠或缺如。如15%的病人在出现二期梅毒时,一期的病损下疳仍存在;而60%潜伏梅毒病人不记得曾发生过二期梅毒;25%的病人否认曾发生一期梅毒。

(一)获得性梅毒

1.一期梅毒(primary syphilis)　潜伏期2~4周。主要表现为硬下疳和硬化性淋巴结炎,一般无全身症状。

(1)硬下疳(chancre):为梅毒螺旋体在侵入部位引起的无痛性炎症反应。好发于外生殖器(90%),男性多见于阴茎冠状沟、龟头、包皮及系带,女性多见于大小阴唇、阴唇系带、会阴及宫颈。少数发生于唇、咽等处。典型的硬下疳初起为小片红斑,迅速发展为无痛性炎性丘疹,数天内丘疹扩大形成硬结,表面发生坏死形成单个直径为1~2 cm、圆形或椭圆形无痛性溃疡,境界清楚,周边水肿并隆起,基底呈肉红色,触之具有软骨样硬度,表面有浆液性分泌物,内含大量的梅毒螺旋体,传染性极强。未经治疗的硬下疳可持续3~4周,治疗者在1~2周后消退,消退后遗留暗红色瘢痕或色素沉着。

(2)硬化性淋巴结炎(sclerolymphadenitis syphilitica):发生于硬下疳出现1~2周后。常累

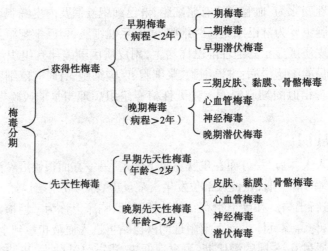

图 8.1　梅毒分期

及单侧腹股沟或患处附近淋巴结,呈质地较硬的隆起,表面无红肿破溃,一般不痛。消退常需要数月。淋巴结穿刺检查可见大量的梅毒螺旋体。

2.二期梅毒(secondary syphilis)　一期梅毒未经治疗或治疗不彻底,梅毒螺旋体由淋巴系统进入血液循环形成菌血症播散全身,引起皮肤黏膜及系统性损害,称二期梅毒。常发生于硬下疳消退 3~4 周后(感染 9~12 周后),少数可与硬下疳同时出现。早期症状有流感样综合征(60%~90%)表现,有发热,全身不适,头痛,肌肉痛,关节痛,流鼻涕。全身散在淋巴结肿大(50%~85%),无压痛,可活动,较硬。

(1)皮肤黏膜损害:①梅毒疹:常呈泛发性、对称性分布,不经治疗一般持续数周可自行消退。皮疹多形性,但单个患者在一定时期常以一种类型皮损为主。斑疹性梅毒疹(玫瑰疹)表现为玫瑰色或褐红色、圆形或椭圆形斑疹,直径 1~2 cm,压之色退,皮损数目多,互不融合,好发于躯干及四肢近端[图 8.2(a)]。丘疹性梅毒疹出现稍晚,表现为针帽至核桃大小、肉红色或铜红色的丘疹或结节,质地坚实,表面光滑或覆有鳞屑,好发于面、躯干和四肢屈侧。脓疱性梅毒疹多见于体质衰弱者,表现为潮红基底上的脓疱,表面有浅表或深在性溃疡,愈后可留瘢痕。掌跖部位梅毒疹表现为绿豆至黄豆大小、铜红色、浸润性斑疹或斑丘疹,常有领圈样脱屑,互不融合,具有一定特征性[图 8.2(b)]。②扁平湿疣(condyloma latum):好发于肛周、外生殖器、会阴、腹股沟及股内侧等部位。皮损初起为表面湿润的扁平丘疹,随后扩大或融合成直径 1~3 cm 大小的扁平斑块,边缘整齐或呈分叶状,基底宽而无蒂,周围暗红色浸润,表面糜烂,少量渗液[图 8.2(c)]。③梅毒性秃发(syphilitic alopecia):由梅毒螺旋体侵犯毛囊造成毛发区血供不足所致。表现为局限性或弥漫性脱发,呈虫蚀状,头发稀疏,长短不齐,可累及长毛和短毛;秃发非永久性,及时治疗后毛发可以再生。④黏膜损害:多见于口腔、舌、咽、喉或生殖器黏膜。损害表现为一处或多处境界清楚的红斑、水肿、糜烂,表面可覆有灰白色膜状物。

(2)骨关节损害:梅毒螺旋体侵犯骨骼系统可引起骨膜炎、关节炎、骨炎、骨髓炎、腱鞘炎或滑囊炎。骨膜炎最常见,多发生于长骨,表现为骨膜轻度增厚,压痛明显,夜间加重;关节炎常见于肩、肘、膝、髋及踝等处,且多为对称性,表现为关节腔积液、关节肿胀、压痛、酸痛,症状昼轻夜重。

(3)眼损害:包括虹膜炎、虹膜睫状体炎、脉络膜炎、视网膜炎、视神经炎、角膜炎、间质性

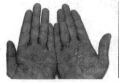
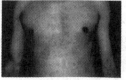
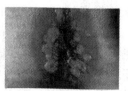

（a）掌部皮损　　　　（b）斑疹性梅毒疹　　　　（c）肛周扁平湿疣

图8.2　二期梅毒

角膜炎及葡萄膜炎,均可引起视力损害。

（4）神经损害:主要有无症状神经梅毒、梅毒性脑膜炎、脑血管梅毒。无症状神经梅毒仅有脑脊液异常;梅毒性脑膜炎可引起高颅压症状、脑神经麻痹等;脑血管梅毒常与梅毒性脑膜炎并存,主要侵犯脑动脉造成管壁增厚、狭窄,导致血供不足。

（5）多发性硬化性淋巴结炎(polysclerolymphadenitis syphilitica):发生率为50%~80%,表现为全身淋巴结无痛性肿大。

（6）内脏梅毒:此病变少见,可引起肝炎、胆管周围炎、肾病和胃肠道病变等。

二期早发梅毒未经治疗或治疗不当,经2~3个月可自行消退。患者免疫力降低可导致二期复发梅毒,特点为皮损较大,数目较少,破坏性大。

3.三期梅毒(tertiary syphilis)　早期梅毒未经治疗或治疗不充分,经过3~4年(最早2年,最晚20年),40%患者发生三期梅毒。

（1）皮肤黏膜损害:主要为结节性梅毒疹和梅毒性树胶肿,近关节结节少见。

①结节性梅毒疹(nodular syphilid):好发于头面部、肩部、背部及四肢伸侧。皮损为直径0.2~1 cm,呈簇集排列的铜红色浸润性结节,表面光滑,也可被覆黏着性鳞屑或顶端坏死形成溃疡,新旧皮损可此起彼伏,迁延数年,呈簇集状、环状、匐行奇异状分布或融合成凹凸不平的大结节;无自觉症状。②梅毒性树胶肿(syphilitic gumma):又称为梅毒瘤,是三期梅毒的标志,也是破坏性最强的一种皮损。好发于小腿,少数发生于骨骼、口腔、上呼吸道黏膜及内脏。小腿皮损初起常为单发的无痛性皮下结节,逐渐增大,中央逐渐软化、破溃形成直径2~10 cm的穿凿状溃疡,呈肾形或马蹄形,境界清楚,边缘锐利,基底表面有黏稠树胶状分泌物渗出,愈后形成萎缩性瘢痕。黏膜损害也表现为坏死、溃疡,并在不同部位出现相应临床表现(如口腔黏膜损害导致发音及进食困难,眼部黏膜损害导致眼痛、视力障碍、阿-罗瞳孔甚至失明等)。

（2）骨梅毒:发生率仅次于皮肤黏膜损害。最常见的是长骨骨膜炎,表现为骨骼疼痛、骨膜增生,胫骨受累后形成佩刀胫;骨髓炎、骨炎及关节炎可导致病理性骨折、骨穿孔、关节畸型等。

（3）眼梅毒:表现类似于二期梅毒眼损害。

（4）心血管梅毒:发生率为10%,多在感染10~30年后发生。表现为单纯性主动脉炎、主动脉瓣关闭不全、冠状动脉狭窄或阻塞、主动脉瘤及心肌树胶肿等。

（5）神经梅毒:发生率为10%,多在感染3~20年后发生。主要类型有无症状神经梅毒、脊髓痨、麻痹性痴呆、脑(脊髓)膜血管型神经梅毒等。

（二）先天性梅毒

先天性梅毒分为早期先天性梅毒、晚期先天性梅毒和先天潜伏梅毒,特点是不发生硬下疳,早期病变较后天性梅毒重,骨骼及感觉器官受累多而心血管受累少。

1.早期先天性梅毒(early congenital syphilis) 患儿常早产,发育营养差、消瘦、脱水、皮肤松弛,貌似老人,哭声低弱嘶哑、躁动不安。

(1)皮肤黏膜损害:多在出生3周后出现,少数出生时即有,皮损与二期获得性梅毒相似。口周及肛周常形成皲裂,愈后遗留放射状瘢痕,具有特征性。

(2)梅毒性鼻炎(syphilitic rhinitis):多在出生后1~2月内发生。初期为鼻黏膜卡他症状,病情加剧后鼻黏膜可出现溃疡,排出血性黏稠分泌物,堵塞鼻孔造成呼吸、吸吮困难,严重者可导致鼻中隔穿孔、鼻梁塌陷,形成鞍鼻。

(3)骨梅毒:较常见,可表现为骨软骨炎、骨髓炎、骨膜炎及梅毒性指炎等,引起肢体疼痛、活动受限,状如肢体麻痹,称梅毒性假瘫。

此外,常有全身淋巴结肿大、肝脾肿大、肾病综合征、脑膜炎、血液系统损害等表现。

2.晚期先天性梅毒(late congenital syphilis) 一般5~8岁发病,13~14岁才相继出现多种表现,以角膜炎、骨损害和神经系统损害常见,心血管梅毒罕见。

(1)皮肤黏膜梅毒:发病率低,以树胶肿多见,好发于硬腭、鼻中隔黏膜,可引起上腭、鼻中隔穿孔和鞍鼻。

(2)眼梅毒:约90%为间质性角膜炎,初起为明显的角膜周围炎,继之出现特征性弥漫性角膜浑浊,反复发作可导致永久性病变,引起失明。

(3)骨梅毒:骨膜炎多见,可形成佩刀胫和Clutton关节(较罕见,表现为双侧膝关节无痛性肿胀、轻度强直及关节腔积液)。

(4)神经梅毒:1/3~1/2患者发生无症状神经梅毒,常延至青春期发病,以脑神经损害为主,尤其是听神经、视神经损害,少数出现幼年麻痹性痴呆、幼年脊髓痨等。

(5)标志性损害:①哈钦森齿(hutchinson teeth):门齿游离缘呈半月形缺损,表面宽基底窄,牙齿排列稀疏不齐。②桑葚齿(mulberry molars):第一白齿较小,其牙尖较低,且向中偏斜,形如桑葚。③胸锁关节增厚:胸骨与锁骨连接处发生骨疣所致。④实质性角膜炎。⑤神经性耳聋:多发生于学龄期儿童,先有眩晕,随之丧失听力。哈钦森齿、神经性耳聋和间质性角膜炎合称哈钦森三联征。

(三)潜伏梅毒

凡有梅毒感染史,无临床症状或临床症状已消失,除梅毒血清学阳性外无任何阳性体征,并且脑脊液检查正常者称为潜伏梅毒(latent syphilis),其发生与机体免疫力较强或治疗暂时抑制TP有关。

【辅助检查】

(一)组织及体液中梅毒螺旋体的检查

1.暗视野显微镜检查 用暗视野显微镜检查病损内的梅毒螺旋体,对早期梅毒的诊断具有十分重要的价值,包括硬下疳、二期梅毒的扁平湿疣、口腔黏膜斑等。

2.免疫荧光染色或直接荧光抗体试验(DFA) 用于检测含梅毒螺旋体的标本,在荧光显微镜下观察结果。

3.银染色 可显示内脏器官及皮肤损害中的梅毒螺旋体。

4.核酸检测 ①PCR检测:用相对分子质量为$47×10^3$的基因作引物,检测梅毒螺旋体,可用于诊断有生殖器溃疡的梅毒、神经梅毒及先天性梅毒。②反转录聚合酶链反应(RT-PCR):

用梅毒螺旋体16s核糖体RNA作模板进行检测,比PCR更为敏感。

(二)梅毒血清试验

梅毒血清试验可根据所用抗原的不同而为分为以下两类:非螺旋体抗原血清试验:用心磷脂做抗原,检测血清中的抗心磷脂抗体,也称反应素。螺旋体抗原血清试验:用活的或死的梅毒螺旋体或其成分来检测血清中螺旋体抗体。

1.非梅毒螺旋体抗原血清试验

(1)性病研究实验室玻片试验(venereal disease research laboratory test,VDRL test):此试验目前应用较广泛,用心磷脂加卵磷脂及胆固醇为抗原,抗原及对照已标准化,可做定量及定性试验。为一絮状反应试验,需用低倍显微来观察结果。操作简单,费用低,除用于血清检测外,还可用于检测脑脊液,以助神经梅毒的诊断。缺点为抗原必须每天新鲜配制。

(2)血清不需加热的反应素玻片试验(unheated serum regain test,USR test)USR抗原是VDRL抗原的改良。含氯化胆碱,可灭活受检血清,而不需加热灭活血清;还含乙二胺四乙酸(EDTA),可防止抗原变性,因此抗原不需要每天新鲜配制。敏感性与特异性与VDRL试验相似。

(3)快速血浆反应素环状卡片试验(rapid plasma regain circle test,RPR test):RPR抗原也是VDRL抗原的改良,除含氯化胆碱及EDTA外,还加入了高纯度的胶体碳,血清试验阳性时,絮状物呈黑色,可用肉眼观察结果。特异性与敏感性与VDRL试验相似。用一次性涂塑卡片代替玻片做试验,除血清外还可用血浆做试验。

(4)甲苯胺红不需加热血清试验(TRUST):甲苯胺红为一红色染料,用于代替RPR试验中的黑色胶体碳,血清试验阳性时,絮状物呈红色。试验的特异性和敏感性与VDRL试验相似。

2.梅毒螺旋体抗原血清试验

(1)荧光螺旋体抗体吸收试验(fluorescent treponemal antibody absorption test,FTA-ABS test):用Nichol株梅毒螺旋体作抗原,在病人血清中加吸收剂(非致病螺旋体Reiter株培养物)以去除非特异性抗体(口腔或生殖道中腐物寄生螺旋体所致的非特异性交叉抗体),再加异硫氰酸荧光素(FTTC)标记的抗人球蛋白,在荧光显微镜下观察结果。此试验检测的是抗梅毒螺旋体IgG抗体,敏感性及特异性均高,特别是对一期梅毒,敏感性高于其他梅毒血清试验,它是目前最常用的螺旋体抗原血清试验。

(2)梅毒螺旋体血凝试验(treponema pallidum hemagglutination,TPHA):用被动血凝法检测抗梅毒螺旋体抗体。敏感性及特异性均高,操作比FTA-ABS试验简单,费用也低,因此近年来应用较广泛。目前应用的有两种试验:一种即TPHA,另一种为梅毒螺旋体颗粒凝聚试验(treponema pallidum particle agglutination test,商品名Serodia TPPA)。两者都用超声波粉碎的Nichol株螺旋体悬液为抗原,前者用经甲酸处理的羊红细胞作抗原载体,后者用纯化的明胶颗粒作抗原载体。

(3)酶免疫测定(engyme immunoassay,EIA):用梅毒螺旋体抗原检测梅毒螺旋体IgG抗体,其优点是敏感性及特异性均高,在用于筛查试验时特异性为99.5%,比RPR试验高;在检查以往感染时,敏感性比FTA-ABS试验高。操作简单,出结果快,结果判读客观。

(4)新免疫测定法(INUO-LIA Syphilis kit):用重组抗原及合成肽作抗原检测抗梅毒螺旋体抗体。这些抗原包括TPN47、TPN17和TPN15及一个合成肽(TmpA)。此方法用于检测梅毒螺旋体的证实试验。

(5)蛋白印迹试验:用相对分子质量为($15.5×10^3$,$17.5×10^3$,$44.5×10^3$和$47×10^3$)的梅毒螺旋体蛋白作抗原,检测抗梅毒螺旋体抗体。当与特异性 IgM 抗体结合时,可用于诊断先天性梅毒。

3.梅毒血清试验的应用指征

(1)非梅毒螺旋体抗原试验:可作为常规试验,还可用于大量人群的筛查。可做定量试验,用于观察疗效,是否复发或再感染,鉴别先天性梅毒与被动反应素血症,脑脊液做 VDRL 试验有助于神经梅毒的诊断。

(2)梅毒螺旋体抗原血清试验:FTA-ABS 试验及 TPHA 试验敏感性及特异性均高,一般用来做证实试验,特别是潜伏梅毒及一些非螺旋体抗原血清试验阴性而又怀疑为梅毒的病人。

这类试验所测的是抗 IgG 梅毒螺旋体抗体,即使病人经足够的抗梅毒治疗,血清反应仍保持阳性,因此不能用于观察疗效、复发及再感染,但抗梅毒螺旋体 IgM 抗体治疗后可下降。

4.梅毒血清假阳性反应

(1)技术性假阳性反应:由于标本的保存(如细菌污染或溶血)、转送或实验室操作的技术所造成,据估计 25%的假阳性属这类假阳性。如排除了技术问题,再重复试验,无梅毒的病人,试验即可为阴性。

(2)生物学假阳性反应:不是由于技术性错误,而是由于病人有其他疾病或生理状况发生变化,其梅毒血清反应出现阳性。但由一些其他密螺旋体感染所致的疾病,如雅司、品他等地方性密螺旋体病,梅毒血清反应也呈阳性,对于这些疾病引起的阳性血清反应,一般不列为生物学假阳性,而是真阳性。

①急性生物学假阳性反应:见于很多非梅毒的感染性疾病,如风渗、麻疹、水痘、传染性单核细胞增多症、病毒性肝炎、牛痘疼、上呼吸道感染、肺炎球菌肺炎、亚急性细胞性心内膜炎、活动性肺结核、丝虫病、疟疾、鼠咬热、回归热及钩端螺旋体病等。实际上任何急性热性病都可能产生一种急性生物学假阳性反应。这些病例血清反应滴度都低,很少超过 1∶8,而且在疾病消退后数周内常转为阴性,在 6 个月内一般都转为阴性。当用 FTA-ABS 试验或 TPHA 试验来检测时,血清反应呈阴性。②慢性生物学假阳性反应:可持续数月或数年,甚至终身。多发生于用非螺旋体抗原血清试验检测时。

螺旋休抗原血清试验,极少数病人可出现生物学假阳性反应。

在这些假阳性反应中,大多数为系统性红斑狼疮病人,少数为药物诱发的红斑狼疮与类风湿关节炎。多呈弱阳性反应,在 FTA-ABS 试验中螺旋体呈串珠状荧光型。在 Lyme 病中,螺旋体抗原血清试验呈阳性,而非螺旋体抗原血清试验呈阴性。

5.前带现象(prozone phenomenon) 非螺旋体抗原试验(如 VDRL 试验)中,有时出现弱阳性,呈不典型或阴性的结果,而临床上又像二期梅毒,将此血清稀释后再做血清试验,出现了阳性的结果,此称为"前带现象"。其原因是此血清中抗心磷脂抗体量过多,抑制了阳性反应的出现。1%~2%二期梅毒病人可因此现象而发生梅毒血清假阳性反应。

6.治疗后梅毒血清反应的变化:梅毒病人治疗后螺旋体抗原血清试验很少发生变化,继续维持阳性,而非螺旋体抗原血清试验可发生变化。一期、二期梅毒治疗后 3 个月血清反应滴度可下降 4 倍,6 个月下降 8 倍。一期梅毒 1 年内转为阳性,二期梅毒 2 年内转为阴性。因此可用非螺旋体抗原血清试验对病人做疗效观察。大多数晚期梅毒病人在正规治疗后第 5 年时,血清反应可转为阴性,但有一部分病人仍维持阳性。

7.耐血清性(血清固定,seroresistance)　梅毒病人经过抗梅毒治疗,非螺旋体抗原血清试验(如 RPR 或 USR 试验)在一定时间内不转为阳性。早期梅毒病人的耐血清性常与治疗不足或不规则治疗、复发、再感染或与神经的类型及开始治疗的时间早晚有关,这些病人经正规抗梅毒治疗后,即使再予更多的治疗也不能使血清滴度降低。

(三)脑脊液检查

梅毒螺旋体侵犯中枢神经系统后,早期即可用检查脑脊液(CSF)来发现,而且经青霉素治疗后,常可消除中枢神经系统的梅毒病变,因此检查脑脊液对梅毒病人是很重要的。

脑脊液检查包括以下 4 个方面:

1.细胞计数　正常脑脊液中白细胞数应$<3×10^6/L$,如白细胞数$>10×10^6/L$,提示中枢神经系统有炎症现象。神经梅毒或无症状神经梅毒,经青霉素治疗脑脊液中白细胞数可迅速减少至正常。

2.蛋白质测定　正常脑脊液中,大部分蛋白为白蛋白,小部分为球蛋白,故总蛋白量增加或两种蛋白的比例发生改变,即为异常现象。脑脊液中总蛋白量正常为 0.1~0.4 g/L,患神经梅毒时可稍升高,或高达 1~2 g/L。取神经梅毒病人的脑脊液做免疫电泳,发现有高相对分子质量的蛋白存在,如 $α_2$脂蛋白及 $α_2$巨球蛋白。此外,IgG,特别是 IgM 值也升高,这些均提示有血脑屏障受损。因此,检测脑脊液中的 Ig 及高分子的蛋白有助于评价神经系统梅毒的活动性。

3.非螺旋体抗原　用 VDRL 试验,虽然敏感性不高,部分活动性神经梅毒此试验可呈阴性反应,但特异性高,如试验结果阳性,具有诊断价值。

4.梅毒螺旋体抗体试验　特别是 FTA-ABC 和(或)TPHH 试验,由于敏感性很高,即使病人已经过足够的治疗,其血清中的抗螺旋体 IgG 抗体仍可渗透到脑脊液中,或脑脊液受少量血液所污染,因此,不一定是中枢神经系统已受到梅毒的侵犯。相反如果这些试验结果为阴性,则可以除外神经梅毒。

【诊断与鉴别诊断】

梅毒的病程长,症状复杂,可与很多其他疾病的表现相似,因此,必须结合病史、体检及辅助检查的结果,进行综合分析,才能作出诊断。必要时还需要进行追踪观察、家属调查和试验治疗等辅助方法。

辅助检查是诊断梅毒的重要手段,早期梅毒皮肤黏膜损害用暗视野显微镜检查可查到梅毒螺旋体。梅毒血清试验有助梅毒诊断,一般用非螺旋体抗原试验(如 RPR 或 USR 试验)做筛查,如阴性,只有在怀疑病人为梅毒时,才做进一步检查。如果为阳性:且病史及体检结果符合梅毒,可以确定诊断。如病史及体检不符合梅毒者,应进一步做螺旋体抗原试验(如 FTA-ABS 试验或 TPHA 试验);一般来说,试验结果阳性可以肯定梅毒的诊断,如果阴性,则 RPR 或 USR 试验的结果为生物学假阳性反应。脑脊液检查对神经梅毒(包括无症状神经梅毒)的诊断、治疗、预后的判断均有帮助。检查项目应包括细胞计数、蛋白量及 VDRL 试验。

【治疗】

(一)治疗原则

1.及早治疗　早期梅毒经充分足量治疗,大约90%的早期病人可以达到根治的目的,而且越早治疗效果越好。

2.规则、足量治疗 早期梅毒未经治疗者,25%有严重损害发生,而接受不适当治疗者,则为35%~40%,比未经治疗者结果更差。说明不规则治疗,可增多复发及催促晚期损害提前发生。

3.追踪观察 治疗后,要经过足够时间的追踪观察。

(二)梅毒治疗的目的与要求

1.早期梅毒(一、二期梅毒及复发梅毒) 要求症状消失,尽快消除传染性,血清阴转,预防复发和发生晚期梅毒。如为早期复发病人,治疗量应加倍。

2.晚期皮肤黏膜、骨、关节梅毒 要求症状消失,功能障碍得到恢复,防止发生心血管及神经系统梅毒,不一定要求血清阴转。

3.早期先天性梅毒 要求症状消失,血清阴转。当患儿内脏损害多而严重时,首先要立足于挽救患儿的生命,并谨慎地进行治疗,避免发生严重的吉海反应(Jarisch-Herxheimer reaction)。

4.晚期先天性梅毒 要求损害愈合及预防新的损害发生,不一定要求血清阴转。先天性梅毒的间质性角膜炎可同时口服泼尼松,并局部滴糖皮质激素滴眼液。

5.孕妇梅毒 在妊娠早期治疗是为了使胎儿不受感染;妊娠晚期治疗是为了使受感染的胎儿在分娩前治愈,同时也治疗孕妇。对曾分娩过早期先天性梅毒儿的母亲,虽无临床体征,血清反应也阴性,仍需进行适当的治疗。

6.潜伏梅毒 主要预防各种复发,应给予足量的抗梅毒药物进行治疗,对晚期潜伏梅毒不要求血清反应阴转。

7.心血管梅毒、神经梅毒与各种内脏梅毒 在用青霉素治疗前最好结合有关专科进行处理,并慎重地进行抗梅毒治疗,切忌在短时期内使用大量抗梅毒药物的急速治疗,以免发生瘢痕收缩所引起的重要脏器的严重功能障碍。

8.吉海反应 治疗开始时要避免发生此反应。它于首次用药后数小时至 24 h(通常为 3~12 h)出现流感样症状,体温升高(38~40 ℃),全身不适,梅毒性损害可暂时加重,内脏及中枢神经系统梅毒症状显著恶化。为了预防发生此反应,青霉素可由小剂量开始逐渐加到正常量,对神经梅毒及心血管梅毒可以在治疗前给予一个短疗程泼尼松,30~40 mg/d,分次给药,抗梅毒治疗后 2~4 日逐渐停用。糖皮质激素可减轻吉海反应的发热,但对局部炎症反应的作用则是不确定的。

(三)梅毒治疗方案

1.早期梅毒 包括一期、二期,病期在两年以内的潜伏梅毒。

(1)青霉素:①普鲁卡因青霉素 G,80 万 U/d,肌内注射,连续 10 日,总量 800 万 U。②或苄星青霉素(长效西林),240 万 U,分为两侧臀部肌内注射,每周 1 次,共 2 次。

(2)对青霉素过敏者用下列药物:①盐酸四环素 500 mg,每日 4 次,总量 2 g/d,连服 15 日(肝、肾功能不全者禁用)。②红霉素,用法同四环素。③多西环素 100 mg,每日 2 次,连服 15 日。④头孢曲松:0.25 g、0.5 g 或 1.0 g 肌内注射或静脉注射,每日 1 次,连续 10 日。⑤阿奇霉素:0.5 g,每日 1 次,口服,连服 15 日。

2.晚期梅毒 包括三期皮肤、黏膜、骨骼梅毒,晚期潜伏梅毒或不能确定病期的潜伏梅毒及二期复发梅毒。

（1）青霉素：①普鲁卡因青霉素 G，80 万 U/d，肌内注射，连续 20 日为 1 个疗程，也可考虑给第二疗程，疗程间停药 2 周。②苄星青霉素 G，240 万 U，肌内注射，每周 1 次，共 3 次。

（2）对青霉素过敏者用下列药物：①盐酸四环素 0.5 g，每日 4 次，口服，总量 2.0 g/d，连服 30 日为 1 个疗程。②或红霉素，用法同四环素。③多西环素 100 mg，每日 2 次，连服 30 日。

3.心血管梅毒　应住院治疗，对并发心力衰竭者，应控制心衰后再进行抗梅毒治疗。

（1）青霉素：水剂青霉素 G，第 1 日 10 万 U，1 次肌内注射；第 2 日 10 万 U，每日 2 次，肌内注射；第 3 日 20 万 U，每日 2 次，肌内注射；自第 4 日起按下列方案治疗。普鲁卡因青霉素 G，80 万 U/d，肌内注射，连续 15 日为 1 个疗程，疗程总量 1 200 万 U，共 2 个疗程（或更多）；疗程间停药 2 周。

（2）对青霉素过敏者用下列药物：①盐酸四环素 0.5 g，每日 4 次，口服，总量 2.0 g/d，连服 30 日为 1 个疗程。②或红霉素，用法同四环素。③或多西环素 100 mg，每日 2 次，口服，连续 30 日。

4.神经梅毒

（1）青霉素：①水剂青霉素 G，1 800 万~2 400 万 U，静脉滴注（300 万~400 万 U，每 4 h 1 次）连续 10~14 日。继以苄星青霉素 G，每周 240 万 U，肌内注射，共 3 次。②或普鲁卡因青霉素 G，240 万/d，一次肌内注射，同时口服丙磺舒，每次 0.5 g，每日 4 次，共 10~14 日，必要时继以苄星青霉素 G，每周 240 万 U，肌内注射，共 3 次。

（2）对青霉素过敏者：①四环素 500 mg，每日 4 次，连服 30 日。②或多西环素 200 mg，每日 2 次，连续 30 日。

（3）头孢曲松：每日 2.0 g，肌内注射或静脉注射，连续 10~14 日。

5.妊娠期梅素

（1）普鲁卡因青霉素 G，80 万 U/d，肌内注射，连续 10 日。妊娠初 3 个月内，注射 1 个疗程，妊娠末 3 个月注射 1 个疗程。治疗后每月作 1 次定量 USR 或 RPR 试验，观察有无复发及再感染。

（2）对青霉素过敏者，用红霉素治疗（禁用四环素）。服法及剂量与非妊娠病人相同，但其所生婴儿应该用青霉素再治疗。因红霉素不能通过胎盘，还可用阿奇霉素 500 mg，每日 1 次，口服，连续 10 日。或用头孢曲松 0.25~0.5 g 肌内或静脉注射，每日 1 次，连用 10 日。青霉素过敏用上述方法治疗者，在停止哺乳后，需用多西环素复治。

6.先天性梅毒

（1）早期先天性梅毒（2 岁以内）：脑脊液异常者：①水剂青霉素 G 5 万 U/（kg·d），分 2 次静脉滴注，连续 10~14 日。②或普鲁卡因青霉素 G 5 万 U/（kg·d），肌内注射，连续 10~14 日。脑脊液正常者：苄星青霉素 G 5 万 U/kg，1 次注射（分两侧臀肌）。如无条件检查脑脊液者，可按脑脊液异常者治疗。

（2）对晚期先天性梅毒（2 岁以上）：普鲁卡因青霉素 G 5 万 U/（kg·d），肌内注射，连续 10 日为 1 个疗程（对较大儿童的青霉素用量，不应超过成人同期病人的治疗量）。8 岁以下儿童禁用四环素。对青霉素过敏者，可用红霉素治疗，7.5~12.5 mg/（kg·d），分 4 次口服，连服 30 日。

（四）随访与复治

1.早期梅毒　经充分治疗的病人，应随访 2~3 年。治疗后第 1 年内每 3 个月复查 1 次，包括临床与血清（非螺旋体抗原试验），以后每半年复查 1 次。随访期间严密观察其血清反应滴度下降与临床改变情况,如无复发即可终止观察。

早期梅毒治疗后,如有血清复发(血清反应由阴转阳,或滴度升高2个稀释度,如 RPR 或 USR 试验随转后又超过1∶8者),或临床症状复发,除应加倍剂量进行复治外,还应考虑是否需要作腰椎穿刺进行脑脊液检查,以观察中枢神经系统有无梅毒感染。如血清固定(不阴转)而无临床复发征象者,也应根据具体情况考虑检查脑脊液,以除外无症状性神经梅毒的可能性。

2.晚期梅毒与晚期潜伏梅毒　如病人治疗后血清固定,需随访3年以判断是否终止观察。

3.妊娠期梅毒　早期梅毒治疗后,在分娩前应每月检查1次梅毒血清反应,如3个月内血清反应滴度不下降2个稀释度,或上升2个稀释度,应予复治。分娩后按一般梅毒病例进行随访。

4.神经梅毒　治疗后3个月作1次临床、血清学及脑脊液检查,以后每6个月检查1次,直到脑脊液变化转为正常,以后每年复查1次,至少3年。

5.梅毒相关婴儿　出生时如血清反应阳性,应每月检查1次血清反应,连续8个月。如血清反应阴转,且未出现先天性梅毒的临床表现,则可停止观察。出生时如血清反应阴性,应于出生后1个月、2个月、3个月及6个月复查,至6个月时血清反应仍为阴性,且无先天性梅毒的临床表现,可除外先天性梅毒。

无论出生时血清反应阳性或阴性,在随访期间如血清反应滴度逐渐上升,或出现先天性梅毒的临床表现,应立即予以治疗。未经充分治疗或未用青霉素治疗的梅毒孕妇所生婴儿,或无条件对婴儿进行临床及血清学随访者,应考虑对婴儿进行治疗。

(五)性伴的处理

(1)在3个月之内凡接触过梅毒的性伴应予检查、确诊及治疗。

(2)早期梅毒在治疗期禁止性生活。

【预防】

1.控制感染源　早发现梅毒螺旋体感染者,及时规范抗梅毒治疗。

2.切断传播途径　积极治疗生殖器损伤,避免不洁性行为,正确使用安全套。避免直接接触梅毒患者使用过的物品。婚前、孕前和孕期健康体检,防止先天性梅毒发生。

(陈艳成　吴西华)

第二节　钩端螺旋体病

钩端螺旋体病(Leptospirosis)简称钩体病,是由致病性钩端螺旋体(*Leptospira*,简称钩体)引起的急性动物源性感染病。鼠类和猪是主要感染源,经皮肤和黏膜接触含钩体的疫水而感染。临床特点为起病急骤,寒热、全身酸痛、乏力、结膜充血、腓肠肌压痛、表浅淋巴结肿大等。重者可并发黄疸、肺出血、肝、肾衰竭、脑膜炎等,危及生命。

【病原学】

钩体呈细长丝状,有12~18个螺旋,一端或两端弯曲呈钩状,长6~20 μm,呈旋转式运动有较强的穿透力。革兰染色呈阴性,在光学显微镜下,镀银染色易查见。电镜下钩体由圆柱形菌体、轴丝和外膜组成,外膜具有抗原性和免疫原性,其相应抗体为保护性抗体。

钩体的抗原结构复杂,主要为群特异性抗原和型特异性抗原,目前全世界至少已发现25个血清群、273个血清型,我国至少发现了19群、75型。常见的流行群为波摩那群、黄疸出血群、犬群、流感伤寒群、七日群、澳洲群和秋季群。波摩那群分布最广,是北方洪水型和雨水型的主要菌群;黄疸出血群毒力最强,为南方稻田型的主要菌群。钩体的型别不同,其毒力和致病性也各异。

钩体需氧,常用含兔血清培养基培养,pH 7.2~7.4,28~30 ℃,需1周以上。可接种于幼龄豚鼠腹腔内进行分离,可显著提高分离阳性率。钩体对外界抵抗力弱,在干燥环境下数分钟死亡,对常用的各种消毒剂均无抵抗力,极易被稀盐酸、70%酒精、漂白粉、石炭酸或肥皂水杀死。但在冷湿及弱碱环境中生存较久,在河沟及田水中能存活1~3个月。

【流行病学】

1.感染源　钩体的宿主非常广泛。在我国已证实有80多种动物,鼠类和猪是主要的储存宿主和感染源。①鼠类:以黑线姬鼠、黄胸鼠、褐家鼠和黄毛鼠最为重要,是我国南方稻田型钩体病的主要感染源。鼠感染钩体后带菌率高,带菌期长,甚至终身带菌。钩体随鼠尿排出,污染水及土壤。鼠类所带的钩体主要为黄疸出血群,其次是波摩那群、犬群和流感伤寒群。②猪:我国北方以带菌猪为主要感染源,可引起雨水型或洪水型钩体病流行。猪所带的钩体主要为波摩那群,其次是犬群和黄疸出血群。③其他:犬、牛、羊、马、猫等也可成为感染源。人带菌时间短,排菌量小,且尿为酸性,不适宜钩体生存,故作为感染源的意义不大。

2.传播途径　直接接触钩体是主要的传播途径。①带钩体动物排尿污染周围环境,皮肤黏膜接触被钩体污染的水或土壤是主要感染方式。②在饲养或屠宰家畜过程中,可因接触病畜或带菌牲畜的排泄物、血液或脏器等而受感染。③口腔和食管黏膜在进食时接触食物中的钩体而感染。

3.人群易感性　人对钩体普遍易感,感染后对同型钩体产生特异免疫,但不同型别无交叉免疫。新入疫区居民,易感性高,且易发展为重型。

4.流行特点　①地区分布:本病几乎遍及世界各地,热带、亚热带流行较为严重。我国除新疆、甘肃、宁夏、青海外,其他地区均有本病的存在和流行,以南方和西南各省较严重。②季节分布:主要流行于夏秋季(6—10月),因而有"打谷黄""稻瘟病"之称。但全年均可发生。③年龄、性别及职业分布:青壮年农民发病多,男性高于女性,也常见于疫区儿童、渔民、畜牧业及屠宰工人等。④流行类型:主要为稻田型、洪水型及雨水型3种类型,其特征见表8.1。

表 8.1　钩体病主要流行类型及其特点

	稻田型	雨水型	洪水型
主要感染源	鼠类	猪和犬	猪
主要菌群	黄疸出血群	波摩那群	波摩那群
传播因素	鼠尿污染	暴雨积水	洪水淹没
感染地区	稻田、水塘	地势低洼村落	洪水泛滥区

续表

	稻田型	雨水型	洪水型
发病情况	较集中	分散	较集中
国内地区	南方水稻耕作区	北方和南方	北方和南方
临床类型	流感伤寒型,黄疸出血型,肺出血型	流感伤寒型	流感伤寒型,少数脑膜脑炎型

【发病机制与病理】

钩体经破损或正常皮肤与黏膜侵入人体后,迅速经淋巴管或直接进入血流繁殖产生毒素,3~7 天内形成钩体败血症(leptospiremia)。起病 3~14 天,钩体进入内脏器官如肺、肝、肾、心及中枢神经系统等,使其受到不同程度损害,造成中期多个器官损伤。多数患者为单纯败血症,内脏器官损害轻。少数患者有较重的内脏损害,可出现肺出血、黄疸、肾衰竭、脑膜脑炎等。起病后数日至数月为恢复期,因免疫病理反应,可出现后发热、眼后症和神经系统后发症等。

钩体病病情轻重与菌型和人体免疫状态有关。毒力强的钩体类型常引起黄疸、出血或其他严重表现。但病情轻重更决定于机体的免疫状态,初入疫区免疫力低下者,病情较重;久居疫区或接受免疫接种者,病情多较轻。同一菌型可引起不同的临床表现,不同菌型也可引起相同的临床表现。本病临床表现复杂,病情常轻重不一,临床上因某一器官病变突出,而出现不同临床类型。

钩体病的病变基础是全身毛细血管感染中毒性损伤。病理改变的突出特点是器官功能障碍的严重程度与组织形态变化轻微不一致。轻者除中毒反应外,无明显的内脏损伤或损伤较轻,重者可有不同脏器的病理改变。

肺脏常见病变为弥漫性点状出血。肺毛细血管广泛充血,支气管腔和肺泡内充满红细胞,白细胞浸润不明显。电镜下可观察毛细血管未见裂口,但血管内皮细胞间隙增宽,故肺弥漫性出血的机制是非破裂性弥漫性肺毛细血管漏出性出血。钩体及其毒素作用于肺毛细血管导致肺微循环障碍,形成双肺弥漫性大出血。

心脏表现为心肌坏死和肌纤维溶解,间质水肿、出血及炎症。

肝脏可表现为肿大,包膜下出血,肝细胞混浊肿胀、脂肪变性、坏死,炎性细胞浸润,以中性粒细胞为主;肝星状细胞增生;胆小管内胆汁淤积等。

肾脏可见肾肿大,肾小管上皮细胞变性坏死;肾间质水肿,单核细胞、淋巴细胞浸润和出血。间质性肾炎是钩体病肾脏的基本病变。

钩体血症期间,钩体较易穿过血脑屏障进入脑脊液,可致脑膜与脑实质出现血管损伤和炎性浸润,表现为脑膜炎和脑炎。

骨骼肌以腓肠肌病变最为明显,表现为肿胀、横纹消失、出血及炎性细胞浸润。

【临床表现】

潜伏期一般 7~14 天,短至 2 天,长者达 28 天。典型的临床经过可分为 3 期:早期、中期和后期。病程平均 10 天。

（一）早期（钩体败血症期）

在起病后 3 天内,为早期钩体败血症阶段,系各型钩体病所共有,主要为全身感染中毒表现。

1.发热 急起发热,伴畏寒或寒战,体温 39 ℃左右,多呈稽留热,部分患者弛张热。热程约 7 天,长者 10 天。脉搏增快。

2.全身酸痛 头痛明显,一般为前额部。全身肌肉酸痛,包括颈、胸、腹、腰背肌和腿肌等。

3.乏力 乏力显著,特别是腿软明显,甚至不能站立和行走。

4.结膜充血 发病第 1 天即可出现眼结膜充血,随后迅速加重。可发生结膜下出血,但无疼痛、畏光感觉,也无分泌物。

5.腓肠肌痛 第 1 病日即可出现,轻者仅感小腿胀,轻度压痛。重者疼痛剧烈,不能行走,甚至拒按。然而,有时重型患者,如肺出血时,反而腓肠肌痛不明显。

6.浅表淋巴结肿大 多在发病第 2 天出现。主要为双侧腹股沟淋巴结,其次为腋窝淋巴结群。一般为黄豆或蚕豆大,个别也可大如鸽蛋。质较软,有压痛。局部无红肿和化脓。

7.其他 可有咽部疼痛、充血、扁桃体肿大、软腭出血点,恶心、呕吐、腹泻,肝脾轻度肿大等。

（二）中期（器官损伤期）

起病后 3～10 天,为症状明显阶段,其表现因临床类型而异。

1.流感伤寒型 无明显器官损害,是早期临床表现的继续,经治疗热退或自然缓解,病程一般 5～10 天。此型最多见。

2.肺出血型 在早期感染中毒表现的基础上,于病程 3～4 天开始,病情加重而出现不同程度的肺出血。

(1)肺出血轻型:咳嗽、痰中带血或咯血,无呼吸困难与发绀。肺部无明显体征或听到少许啰音,X 线胸片仅见肺纹理增多、点状或小片状阴影,经及时而适当治疗较易痊愈。

(2)肺弥漫性出血型:本型是在渐进性变化的基础上突然恶化,来势猛,发展快,是近年无黄疸型钩体病的常见死因,其进展可分为以下 3 期:①先兆期:患者面色苍白、心慌、气促、烦躁,呼吸、心率进行性增快,肺部呼吸音增粗,可闻及散在而逐渐增多的湿啰音,可有血痰或咯血。X 线胸片可见散在点片状阴影或小片融合。此期治疗及时,病情尚易逆转。②出血期:若患者在先兆期未得到及时有效治疗,数小时内出现极度烦躁、气促发绀,有窒息和恐惧感,呼吸、心率显著加快,第一心音减弱或呈奔马律,双肺满布湿啰音,多数有不同程度的咯血。X 线胸片双肺广泛点片状阴影或大片融合。救治难度很大。③垂危期:如病情未得到控制,可在 1～3 h 或稍长时间内迅速加剧,表现为极度烦躁,神志恍惚或昏迷,呼吸不规则,高度发绀,大量咯血,继而口鼻涌出不凝泡沫状血液,迅速窒息死亡。少数患者可呈暴发型,开始不出现咯血,而在进行人工呼吸或死后搬动时才从口鼻涌出大量血液。

以上 3 期演变,短则数小时,长则 24 h,有时 3 期难以截然划分。

3.黄疸出血型 原称外耳病(Weil's disease)。于病程 4～8 天后出现进行性加重的黄疸、出血和肾损害。

(1)肝损害:患者食欲减退,恶心、呕吐,血清丙氨酸氨基转移酶(ALT)升高,肝脏肿大、压痛,黄疸于病程 10 日左右达高峰。深度黄疸者可发展成急性或亚急性肝坏死,可有明显出血和肾衰竭,预后差。

(2)出血:常见鼻出血,皮肤、黏膜瘀点、瘀斑,咯血,呕血,尿血,阴道流血,严重者消化道大出血导致休克或死亡。少数患者在黄疸高峰期出现肺弥漫性出血而死亡。

(3)肾脏损害:尿中常见细胞、蛋白、管型;重者出现肾衰竭,表现为少尿,大量蛋白尿,肉眼血尿,电解质紊乱,氮质血症与尿毒症。肾衰竭是黄疸出血型常见的死亡原因,占死亡病例的 60%～70%。

4.肾衰竭型 各型钩体病都可有不同程度肾损害的表现,黄疸出血型的肾损害最为突出。单纯肾衰竭型较少见。

5.脑膜脑炎型 起病后 2～3 日,出现严重头痛,烦躁,颈项强直、克氏征、布氏征阳性等脑膜炎表现,以及嗜睡、谵妄、瘫痪、抽搐与昏迷等脑炎表现。严重者可发生脑水肿、脑疝及呼吸衰竭。脑膜炎者预后较好;脑炎或脑膜脑炎者病情较重,预后较差。

(三)后期(恢复期或后发症期)

少数患者退热后于恢复期可再次出现症状和体征,称钩体后发症。

1.后发热 热退后 1～5 天,再次出现发热,38 ℃左右,不需抗生素治疗,经 1～3 天自行退热。后发热与青霉素剂量、疗程无关。

2.眼后发症 多发生于波摩那群感染。退热后一周至 1 个月出现。以葡萄膜炎、虹膜睫状体炎常见,也有球后视神经炎,玻璃体浑浊等。

3.反应性脑膜炎 少数患者在后发热时可出现脑膜炎表现,但脑脊液钩体培养阴性。预后良好。

4.闭塞性脑动脉炎 钩体病后半月至 5 个月出现,表现为偏瘫、失语、多次反复短暂肢体瘫痪。脑血管造影证实有脑基底部多发性动脉炎。

【辅助检查】

1.一般检查 血白细胞总数和中性粒细胞正常或略高,重型者增高,并可有中性粒细胞核左移、贫血、血小板减少等。约 2/3 的患者尿常规有轻度蛋白尿,镜检可见白细胞、红细胞或管型。

2.血清学检查

(1)显微凝集试验(microscopic agglutination test,MAT):简称显凝试验,检测血清中存在特异性抗体,一般在病后一周出现阳性,逐渐升高,15～20 天达高峰,可持续数月到数年。一次凝集效价≥1∶400,或早、晚期两份血清比较,效价增高 4 倍以上即有诊断意义。此法是目前国内最常用钩体血清学诊断方法。

(2)酶联免疫吸附试验(ELISA):测定血清中钩体 IgM 抗体,本试验较显凝试验阳性出现时间早、更敏感,具有更高的特异性,对早期诊断有重要价值。该法还可用于检测脑脊液中的特异性 IgM 抗体,在鉴定原因不明脑膜炎的病因方面有较高的价值。

3.病原学检查

(1)血培养:发病 1 周内抽血接种于柯氏培养基,28 ℃培养 1～8 周,阳性率 20%～70%。由于培养时间长,对急性期患者帮助不大。

(2)分子生物学检查:如应用聚合酶链反应(PCR)检测钩体 DNA,该法具有特异、敏感、简便和快速性,可检测出全血、血清、脑脊液(发病 7～10 天)或尿液(发病 2～3 周)中的钩体

DNA。一般适用于钩体病发生血清转换前的早期诊断。

【诊断与鉴别诊断】

（一）诊断依据

1.流行病学资料　流行地区,流行季节(6—10月),易感者在近期(28天内)有接触疫水或接触病畜史。

2.临床表现　急起发热,全身酸痛,乏力,结膜充血,腓肠肌疼痛与压痛,浅表淋巴结肿大;或并发有黄疸、肺出血、肾损害、脑膜脑炎;或在青霉素治疗过程中出现赫氏反应等。

3.辅助检查　特异性血清学检查或病原学检查阳性,可明确诊断。

（二）鉴别诊断

根据不同的临床类型进行鉴别。流感伤寒型需与伤寒、流感、上感、疟疾、败血症等鉴别;肺出血型应与肺结核咯血和大叶性肺炎鉴别;黄疸出血型需与急性黄疸型病毒性肝炎、肾综合征出血热、急性溶血性贫血相鉴别;脑膜脑炎型需与流行性乙型脑炎、流行性脑脊髓膜炎鉴别。

【治疗】

应强调"三早一就"治疗原则,即早期发现、早期诊断、早期治疗和就地治疗。

（一）一般治疗

早期卧床休息,给予高热量,易消化的饮食,保持水、电解质和酸碱平衡,高热酌情给予物理降温,并加强病情观察与护理。

（二）病原治疗

杀灭钩体是治疗本病的关键和根本措施,因此强调早期应用有效的抗生素。钩体对多种抗菌药物敏感,如青霉素、四环素、庆大霉素、链霉素、红霉素、氯霉素、第三代头孢菌素和喹诺酮类等。

1.青霉素　为治疗钩体病首选药物,有直接杀死钩体的作用。青霉素应早期使用,有提前退热,缩短病期,防止和减轻黄疸与出血的功效。常用剂量为每次40万U,每6~8 h肌内注射一次,疗程7天,或至退热后3天。由于青霉素首剂后患者易发生赫氏反应,为了减少赫氏反应,有人主张青霉素以小剂量肌内注射开始,首剂5万U,4 h后10万U,逐渐过渡到每次40万U。或者在应用青霉素的同时静脉滴注氢化可的松200 mg,以避免赫氏反应发生。

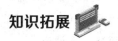
知识拓展

赫氏反应

赫氏反应(Herxheimer's reaction)是一种青霉素治疗后加重反应,多发生于首剂青霉素注射后半小时至4 h内,因大量钩体被青霉素杀灭后释放大量毒素所致。其表现为突然寒战、高热、头痛、全身酸痛、心率和呼吸加快,原有症状加重,部分病例出现体温骤降、四肢厥冷、血压下降、休克。一般持续30 min至1 h。偶可导致肺弥漫性出血,须高度重视。应注意的是,赫氏反应也可发生于其他钩体敏感抗菌药物的治疗过程中。

2.庆大霉素　对青霉素过敏者可改用庆大霉素,8 万 U,每 8 h 肌内注射 1 次,疗程同青霉素。

3.四环素　0.5 g,每 6 h 1 次,疗程 5~7 天。

(三)对症治疗

对于较重钩体病患者均宜常规给予镇静剂,如地西泮、苯巴比妥、异丙嗪或氯丙嗪,必要时 2~4 h 可重复 1 次。

1.赫氏反应　尽快使用镇静剂,静脉滴注或静脉注射肾上腺糖皮质激素,氢化可的松 200~300 mg 静滴或地塞米松 5~10 mg 静注。

2.咯血的处理　①镇静:使患者保持安静,及早使用地西泮等镇静药。②使用止血剂:如 6-氨基己酸、垂体后叶素等。③使用肾上腺糖皮质激素:大剂量及早给予氢化可的松缓慢静脉 注射,对严重者,每天用量可达 1 000~2 000 mg。也可用地塞米松 10~20 mg/d,静脉注射。 ④抗菌治疗:支气管、肺组织受损时,易合并其他细菌感染,需使用有效抗菌药物。

3.黄疸出血型　加强护肝、解毒、止血等治疗,可参照病毒性肝炎的治疗。如有肾衰竭,可 参照急性肾损伤治疗。

(四)后发症治疗

一般多采取对症治疗,可取得缓解,重症患者可用肾上腺糖皮质激素能加速恢复。

1.后发热、反应性脑膜炎　一般采取简单对症治疗,短期即可缓解。

2.葡萄膜炎　可采用 1%阿托品或 10%去氧肾上腺素(新福林)滴眼扩瞳,很有必要用肾 上腺糖皮质激素治疗。

3.闭塞性脑动脉炎　多采取大剂量青霉素联合肾上腺糖皮质激素治疗。也可用血管扩张 剂、理疗及针灸等疗法。争取及早治疗,否则可能遗留不同程度后遗症。

病例讨论

患者,男性,33 岁,湖北省荆州市郊区农民,1986 年 7 月 30 日因突然发热伴头痛、全 身疼痛、胃纳减退 4 天入院。患者于 6 月 27 日自觉软弱、乏力。6 月 30 日急起发热,伴 畏寒及寒战,T 39 ℃左右,为稽留热。伴头痛明显,位于前额部。全身肌肉酸痛明显,包 括颈、胸、腹、腰背肌和腿肌。7 月 2 日起乏力显著,特别是腿软明显,不能站立和行走。 体格检查:咽部充血,扁桃体肿大,软腭小出血点,眼结膜充血,无分泌物和畏光感。腹股 沟和腋窝可触及浅表淋巴结肿大,如黄豆大,质较软,有压痛。肝脾轻度肿大,腓肠肌压痛。 周围血液白细胞为 12.1×10^9/L,中性粒细胞 0.76,淋巴细胞 0.20,红细胞为 5.2×10^{12}/L,血小 板为 213.8×10^9/L。尿常规有轻度蛋白尿,镜检可见红细胞、白细胞及管型。请讨论:

1.本病最可能的诊断是什么?诊断依据是什么?

2.试述对本病例的治疗措施。

【预后】

预后与病情轻重、治疗早晚和正确与否有关。轻症者预后良好。起病两天内接受抗菌药 物和对症治疗,恢复快,病死率低。重症者,如肺弥漫性出血型,肝、肾衰竭或未得到及时、正确 处理者,其预后不良,病死率高。葡萄膜炎与脑内动脉栓塞者,可遗留长期眼部和神经系统后 遗症。

【预防】

采取综合性预防措施,灭鼠、防鼠、管理好猪、犬和预防接种是控制钩体病流行和减少发病的关键。

1.控制感染源 鼠类是钩体病的主要储存宿主,疫区内应采取各种有效办法尽力灭鼠;管理好猪、犬、羊、牛等家畜,不让畜尿粪直接流入附近的水沟、池塘、稻田,防止雨水冲刷,加强动物宿主的检疫工作,畜用钩体疫苗预防注射等。发现患者及时隔离,并对排泄物如尿、痰等进行消毒。

2.切断传播途径 应对流行区的水稻田、池塘、沟溪、积水坑及准备开荒的地区进行调查,因地制宜地结合水利建设对疫源地进行改造;加强疫水管理、粪便管理、修建厕所和改良猪圈、不让畜粪、畜尿进入附近池塘、稻田和积水中;对污染的水源、积水可用漂白粉及其他有效药物进行喷洒消毒;管理好饮食,防止带菌鼠的排泄物污染食品;注意个人防护,在流行地区,流行季节,不要在池沼、水沟中捕鱼、游泳、嬉戏,减少不必要的疫水接触;工作需要时,可穿长筒橡皮靴,戴胶皮手套。

3.降低人群易感性 在常年流行地区采用多价钩体菌苗接种,目前常用的钩体疫苗是一种灭活全菌疫苗。

(1)接种对象:①重点流行区除有禁忌证者外,都应注射。②一般流行区,主要是接触疫水机会较多者。③新入疫区者,疫区儿童、饲养员、屠宰人员等。

(2)接种时间:钩体病流行前1个月完成,一般是4月底或5月初。

(3)接种方法:皮下注射,每年2次,第1次1 mL,第2次2 mL,间隔7~10天。儿童剂量减半。如为浓缩菌苗,剂量减半。

(4)接种反应:接种后约1个月产生免疫力,该免疫力可保持1年左右。

4.药物预防 对进入疫区短期工作的高危人群,可服用多西环素预防,0.2 g,每周1次。对高度怀疑已受钩体感染但尚无明显症状者,可每天肌内注射青霉素80万~120万U,连续2~3天。

(陈艳成 余 芳)

第三节 莱姆病

莱姆病(Lyme disease)是由蜱传伯氏疏螺旋体引起的自然疫源性疾病,临床上表现为皮肤、心血管、神经及关节等多脏器、多系统受损。

1975年美国东北部康涅狄格(Connecticut)州莱姆(Lyme)镇发生此病流行,1980年命名为莱姆病,并确定其发生与硬蜱叮咬有关。1982年从蜱体内分离出螺旋体,1984年证实此病原体属伯氏包柔螺旋体。

【病原学】

伯氏疏螺旋体(*Borrelia burgdorferi*)属非光能原核原生生物亚界、螺旋体纲、螺旋体目、螺旋体科、疏螺旋体属(包柔螺旋体属,*Borrelia*)。革兰染色阴性,形态似弯曲的螺旋,宽0.2~

0.4 μm,长 5~35 μm,有 3~10 个或更多的稀疏的螺旋,螺距 2.1~2.4 两端渐细,电镜下可见每端有 7~15 条鞭毛。至少含有 30 种不同蛋白。其主要成分为外膜蛋白(outer surface protein,Osp)A、OspB、OspC、OspD 和 41kD 5 种。41kD 为鞭毛抗原,各分离株间无差别,可使人体产生特异性 IgM 抗体,感染后 6~8 周达高峰,以后下降,可用于诊断;OspA 和 OspB 为两种主要外膜抗原,株间变异较大,可致机体产生特异性 IgG 及 IgA 抗体,感染后 2~3 个月出现,持续多年。伯氏疏螺旋体微需氧,在含有酵母、矿盐和还原剂的培养基中生长良好,在含牛血清白蛋白或兔血清的培养基培养效果尤佳。培养温度为 30~35 ℃,约 12 h 繁殖 1 代。

伯氏疏螺旋体在潮湿、低温情况下抵抗力较强,但对热、干燥和一般消毒剂均较敏感。

【流行病学】

1.感染源　啮齿目的小鼠是本病的主要感染源。美国以白足鼠为主。我国报告的鼠类有黑线姬鼠、大林姬鼠、黄鼠、褐家鼠和白足鼠等。已查明 30 余种野生哺乳类动物(鼠、鹿、兔、狐、狼等)、49 种鸟类及多种家畜(狗、牛、马等)可作为本病的宿主动物。人仅在感染早期血液中存在伯氏疏螺旋体,作为感染源的意义不大。

2.传播途径　莱姆病主要通过蜱叮咬,在宿主动物与宿主动物及人之间造成传播。蜱叮咬需持续 24 h 以上才能构成有效传播。也可因蜱粪中螺旋体侵入皮肤伤口而传播。我国主要传播媒介是全沟硬蜱和嗜群血蜱,南方可能以粒形硬蜱和二棘血蜱为主。除蜱外,蚊、马蝇和鹿蝇等也可充当本病的传播媒介。

感染者血中存在伯氏疏螺旋体,虽经常规处理并置血库 4 ℃储存 48 天,但仍有感染性,故须警惕输血传播的可能。

现已证实,无论鼠还是莱姆病患者都可经胎盘传播。

3.人群易感性　人群普遍易感。人体感染后可呈显性感染或隐性感染,两者的比例约为 1:1。感染后血清可出现高滴度的特异性 IgM 和 IgG 抗体,痊愈后血清抗体在体内可长期存在,但特异性 IgG 抗体无保护作用。

4.流行特征　分布广泛,世界五大洲 20 多个国家有本病发生。我国于 1985 年在黑龙江省海林县发现本病以来,已有 23 个省、自治区报告伯氏疏螺旋体感染病例。已证实 18 个省、区存在本病的自然疫源地。主要流行地区是东北林区、内蒙古林区和西北林区。林区感染率为 5%~10%,平原地区在 5% 以下。

全年均可发病,但 6—10 月为高峰季节,以 6 月最为明显。青壮年居多,发病与职业关系密切。室外工作人员患病的危险性较大。

【发病机制与病理】

(一)发病机制

伯氏疏螺旋体由媒介蜱叮咬时,随其唾液进入宿主。经 3~32 天病原体在皮肤中由原发性浸润灶向外周迁移。在淋巴组织(局部淋巴腺)中播散,或经血液蔓延到各器官(如中枢神经系统、关节、心脏和肝脾等)或其他部位皮肤。当病原体游走至皮肤表面则引发慢性游走性红斑。螺旋体通过与人血浆素原和血浆素原激活剂结合促进其在体内扩散。螺旋体血症时间虽短,可引起全身中毒症状。螺旋体能与广泛存在于细胞外基质中的宿主的整联蛋白受体、玻基结合素、纤溶酶和基质的氨基葡糖多聚糖结合,因此,对皮肤、神经、关节和房室结有特殊的亲和力。病原体在侵入各器官时因发生菌体附着可直接损害人体各组织细胞。螺旋体脂多糖具有内毒素的许多生物学活性,引发机体炎症反应,出现脑膜炎、脑炎和心脏受损。几乎所有患者都可检出循环免疫复合物。当血清 IgM 和含有 IgM 的冷球蛋白升高预示可能会出现神经系统、心脏和关节受累。因此,免疫复合物也参与其组织损伤形成过程。另外,HLA-2、DR3 及DR4 均与本病发生有关,故免疫遗传因素可能参与本病形成。

(二)病理

1.皮肤病变　早期为非特异性的组织病理改变,可见受损皮肤血管充血,密集的表皮淋巴细胞浸润,还可见浆细胞、巨噬细胞,偶见嗜酸细胞。生发中心的出现有助于诊断。晚期细胞浸润以浆细胞为主,见于表皮和皮下脂肪。皮肤静脉扩张和内皮增生均较明显。

2.关节病变　可见滑膜绒毛肥大,纤维蛋白沉着,单核细胞浸润等。

3.神经系统病变　主要为进行性脑脊髓炎和表现为轴索性脱髓鞘病变。

4.其他　如心脏、淋巴结、肝、脾及眼均可受累。

【临床表现】

潜伏期为 3~32 天,平均为 9 天。临床上根据典型的临床表现将莱姆病分为 3 期,各期可相互重叠,多数患者并不完全具有 3 期表现。

(一)第一期(局部皮肤损害期)

60%~80%的患者出现皮肤损害。游走性红斑、慢性萎缩性肢端皮炎和淋巴细胞瘤是莱姆病皮肤损害的 3 大特征。

首先在蜱叮咬处发生慢性游走性红斑或丘疹,数日或数周内向周围扩散形成一个大的圆形或椭圆形充血性皮损,外缘呈鲜红色,中心部渐趋苍白,有的中心部可起水疱或坏死,也有显著充血和皮肤变硬者。单个的游走性红斑的直径平均 15 cm(3~68 cm),局部灼热或痒、痛感。身体任何部位均可发生红斑,通常以腋下、大腿、腹部和腹股沟为常见,儿童多见于耳后发际。某些患者的红斑不仅发生于蜱叮咬处,还可出现于其他部位。在蜱叮咬后数小时内出现的环状红斑为机体超敏反应所致,而并非本病特征性皮疹。大约25%的患者不出现特征性的皮肤表现。本期内多数患者伴有疲劳、发热、头痛、淋巴结肿大、颈部轻度强直、关节痛、肌痛等。该期平均持续 7 天。皮肤病变不经治疗可自行消失。

(二)第二期(播散感染期)

起病 2~4 周后,出现神经和心血管系统损害。

1.神经系统症状　在莱姆病早期有皮肤受损表现时就可出现轻微的脑膜刺激症状,明显的神经系统症状多在游走性红斑出现后 2~6 周出现,发生率15%~20%,表现有头痛、呕吐、眼球痛、颈强直及浆液性脑膜炎等。

约1/3 患者可出现明显的脑炎症状,表现为兴奋性升高、睡眠障碍、谵妄等,脑电图常显示尖波。

半数患者可发生神经炎,面神经损害最为常见、最早出现,表现为面肌不完全麻痹,病损部位麻木或刺痛,但无明显的感觉障碍。此外,还可使动眼神经、视神经、听神经及周围神经受到损害。面神经损害在青少年多可完全恢复,而中、老年则常留后遗症。

2.循环系统症状　在病后 5 周或更晚,约 8%患者出现心血管系统症状。急性发病,主要表现为心音低钝、心动过速和房室传导阻滞,严重者可发生完全性房室传导阻滞。听诊闻及不到心脏杂音。放射性核束扫描显示左室功能明显不全,偶见心脏肥大。通常持续数日至 6 周,症状缓解、消失。但可反复发作。

(三)第三期(持续感染期)

始于病后 2 个月或更晚,个别可始于病后 2 年。此期的特点为关节损害,通常受累的是大关节如膝、踝和肘关节。表现为关节肿胀、疼痛和活动受限。多数患者表现反复发作的对称性多关节炎。在每次发作时可伴随体温升高和中毒症状等。

慢性萎缩性肢端皮炎是莱姆病晚期的皮肤表现,主要见于老年妇女。好发于前臂或小腿皮肤,初为皮肤微红,数年后萎缩硬化。

【辅助检查】

1.血象　多在正常范偶有升高伴核左移。血沉常增快。

2.病原学检查

(1)组织学染色:取患者病损皮肤、滑膜、淋巴结及脑脊液等标本,用暗视野显微镜或银染色法检查伯氏疏螺旋体,该法可快速作出病原学诊断,但检出率低。也可取游走性红斑周围皮肤做培养分离螺旋体,需 1~2 个月。

(2)核酸检测:用 PCR 检测血液及其他标本中的伯氏疏螺旋体 DNA,敏感性、特异性均高,皮肤和尿标本的检出率高于脑脊液。

3.血清学检查

(1)免疫荧光(IFA)和 ELISA 法:检测血或脑脊液中的特异性抗体。通常特异性 IgM 抗体多在游走红斑发生后 2~4 周出现,6~8 周达高峰,多于 4~6 个月降至正常水平,特异性 IgG 抗体多在病后 6~8 周开始升高,4~6 个月达高峰,持续至数年以上。

(2)免疫印迹法(western blotting):其敏感度与特异性均优于上述血清学检查方法,适用于经用 ELISA 法筛查结果可疑者。

【诊断与鉴别诊断】

(一)诊断

莱姆病的诊断有赖于对流行病学资料、临床表现和辅助检查结果的综合分析。

1.流行病学资料　近数日至数月曾到过疫区,或有蜱叮咬史。

2.临床表现　早期皮损(慢性游走性红斑)有诊断价值。晚期出现神经、心脏和关节等受累。

3.辅助检查　从感染组织或体液分离到伯氏疏螺旋体,或检出特异性抗体。

(二)鉴别诊断

1.鼠咬热　有发热、皮疹、多关节炎,并可累及心脏,易与本病混淆。可根据典型的游走性红斑、血培养等鉴别。

2.恙虫病　恙螨叮咬处之皮肤焦痂、溃疡,周围有红晕,并有发热、淋巴结肿大等,鉴别要点为:游走性红斑与焦痂、溃疡不同及血清学检测等。

3.风湿病　可有发热、环形红斑、关节炎及心脏受累等,依据抗溶血性链球菌"O"、C-反应蛋白、特异性血清学和病原学检查进行鉴别。

4.其他　尚需与病毒性脑炎、脑膜炎、神经炎及皮肤真菌感染相鉴别。

病例讨论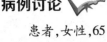

　　患者,女性,65 岁,山西省大同市农民。患者家位于山区。2012 年 4 月患者因"硬蜱叮咬后 15 天,发热 2 天"就诊。患者于半月前发现头右枕部有一绿豆大小肿物,未引起注意。13 天前出现颈部肿胀,自行前往乡村私人门诊就诊,在头部肿物处发现一硬蜱,拔除后硬蜱仍能活动,予伤口局部清创处理后回家,未予以其他治疗。于 5 天前因颈部肿胀症状持续加重,就诊天镇县医院予静脉输液治疗(用药不详),颈部肿胀稍有好转,但 2 天前自感发热,自测 T 38.3 ℃,头右枕部可见一约 3.0 cm×5.0 cm 的红斑,且颈部肿胀,遂来山西省疾病预防控制中心(CDC)就诊。请讨论:

　　1.给出该患者的初步诊断。

　　2.需要做哪些进一步的检查?

【治疗】

　　1.病原治疗　早期、及时给予口服抗生素治疗,既可使典型的游走性红斑迅速消失,也可以防止后期的主要并发症(心肌炎、脑膜炎或复发性关节炎)出现。

　　第一期:成人:多西环素 0.1 g,每天口服 2 次,或红霉素 0.25 g,每天口服 4 次。9 岁以下儿童:阿莫西林 50 mg/(kg·d)、分 4 次口服。对青霉素过敏者,用红霉素。疗程均为 10~21 天。6%~15%的患者接受治疗后可发生赫氏反应。

　　第二期:出现脑膜炎症状时,给予青霉素 G,每天 2 000 万 U 以上静滴,疗程为 10 天。一般头痛和颈强直在治疗后第 2 天开始缓解,7~10 天消失。

　　第三期:晚期有严重心脏、神经系统或关节损害者,可应用青霉素 G,每天 2 000 万 U 静滴。也可应用头孢曲松 2 g 静滴,每天 1 次。疗程均为 14~21 天。

　　2.对症治疗　患者宜卧床休息。注意补充必要的液体。对于有发热、皮损部位有疼痛者,可适当应用解热止痛剂。高热及全身症状重者,给予糖皮质激素。有关节损伤者,应避免关节腔内注射。伴有心肌炎,出现完全性房室传导阻滞时,可暂时应用起搏器至症状及心律改善。

【预防】

　　本病的预防主要是进入森林、草地等疫区的人员要做好个人防护,防止硬蜱叮咬,若发现有蜱叮咬时,只要在 24 h 内将其除去,即可防止感染,因为蜱叮咬吸血,需持续 24 h 以上才能有效传播螺旋体。目前,有资料证实在蜱叮咬后给予预防性抗生素治疗,可达到预防目的。

　　近年来,重组伯氏疏螺旋体外表脂蛋白 A(OspA)疫苗对莱姆病流行区人群进行预防注射得到良好效果,但 1998—2000 年接种疫苗的人群中发生 1 048 件不良反应事件。最近开发的伯氏疏螺旋体 N40 多抗原疫苗在动物实验中得到针对多种抗原的持久的免疫作用,有待应用于临床。

（陈艳成　余　芳）

思考题

　　1.何为钩体败血症?

　　2.临床上怎样鉴别风湿病与莱姆病?

　　3.赫氏反应怎样防治?

第九章　原虫感染病

导学 📋

🔹 原虫是单细胞真核原生生物,由细胞膜、细胞质和细胞核构成,具有生命活动的全部功能。

🔹 寄生性原虫的种类有近万种,生活于人体或动植物体内或体表。致病性医学原虫对人类健康和畜牧业生产造成严重危害。

🔹 寄生性原虫的致病特点包括增殖作用、毒性作用和机会性致病3个方面。

第一节　阿米巴病

阿米巴病(amebiasis)是指由溶组织内阿米巴(*Entamoeba histolytica*)及其他阿米巴引起的一类疾病。根据其病变部位及临床表现的不同可分为肠阿米巴病(intestinal amebiasis)和肠外阿米巴病(extra-intestinal amebiasis)。肠阿米巴病又称阿米巴痢疾(amebic dysentery),其并发症以阿米巴肝脓肿(amebic liver abscess)最为多见。

其他致病的阿米巴主要有福氏耐格里阿米巴(*Naegleria fowleri*)、棘阿米巴属(*Acanthamoeba* spp.包括*Acanthamoeba polyphaga*、*A.castellanii* 和 *A.uveitis* 等)、曼氏巴林苗阿米巴(*Balamuthia mandrillaris*)及齿龈内阿米巴(*Entamoeba gingivalis*)等,它们可在适宜的环境下营自由生活(free living existence),有时也可感染人类或动物而引起阿米巴病。福氏耐格里阿米巴、棘阿米巴属和曼氏巴林苗阿米巴可导致原发性阿米巴脑膜脑炎(primary amebic meningoencephalitis),棘阿米巴可引起角膜溃疡,齿龈阿米巴可引起牙周炎、牙龈炎等。

一、阿米巴痢疾

阿米巴痢疾(amebic dysentery)又称肠阿米巴病(intestinal amebiasis),是溶组织内阿米巴所致的肠道感染病。主要病变部位在近端结肠和盲肠,临床上以腹痛、腹泻、排暗红色果酱样大便为特征。本病易复发变为慢性,也可导致肠外并发症。

【病原学】

内阿米巴属可分为致病性(pathogenic)与非致病性(nonpathogenic)两种类型。致病性阿米巴就是溶组织内阿米巴,它有侵袭力,可引起肠道和肠外组织病变。非致病性内阿米巴包括迪斯帕内阿米巴(*Entamoeba dispar*)、结肠内阿米巴(*Entamoeba coli*)、哈氏内阿米巴(*Entamoeba hartmanni*)及齿龈内阿米巴(*Entamoeba gingivalis*),它们只以共生关系(commensalistic relationship)的形式寄生于人体的肠腔或口腔内,一般不引起组织病变,也不引起特异性体液免疫反应。

溶组织内阿米巴生活史有滋养体(trophozoite)和包囊(cyst)两个期,人是其主要宿主。

(一)滋养体

溶组织内阿米巴滋养体形态多变,体积大小差别很大。按其形态可分为小滋养体和大滋养体两型:

1.小滋养体 又称肠腔共栖型滋养体,直径为10~20 μm,伪足少,不侵袭肠组织,不吞噬红细胞,而以宿主肠液、细菌、真菌等为食,故内质含较多细菌、营养微粒而无红细胞。小滋养体在一般情况下随食物下移至横结肠后,由于成型粪便增加,营养减少,水分渐被吸收,小滋养体停止活动,排除内含物,变为囊前滋养体,再变成包囊,随粪便排出体外。当机体抵抗力下降时,小滋养体则分泌溶组织酶,加之自身运动而侵入肠黏膜下层,变成大滋养体。

2.大滋养体 是溶组织内阿米巴的致病形态,又称组织致病型滋养体,直径为20~60 μm,内外质分明,内质呈颗粒状,可见被吞噬的红细胞和食物颗粒。其吞噬的红细胞数,一至数个不等。外质透明,运动时外质伸出,形成伪足,能作定向变形运动侵袭组织,造成病灶。有时大滋养体也可自组织内落入肠腔,逐渐变成包囊,随粪便排出体外。大滋养体抵抗力甚弱,在体外极易死亡,且易被人体胃酸杀灭,故非感染形态。

(二)包囊

包囊是溶组织内阿米巴的感染形态,由肠腔内小滋养体形成。包囊呈无色透明的类圆形,直径为10~20 μm,碘染色后呈黄色,外周包围一层透明的囊壁,内含1~4个核。初始的包囊只含1个核,经1~2次分裂后形成双核包囊和四核包囊,四核包囊即是发育成熟的包囊,具有感染性。成熟包囊感染人体后,在小肠下端受碱性消化液的作用,囊壁变薄,虫体活动,并从囊壁小泡逸出而形成囊后滋养体。在回盲肠部黏膜皱褶或肠腺窝处分裂繁殖,重复其生活过程。

包囊在外界抵抗力强,在潮湿低温的环境中能存活12天以上,在大便中能存活2周以上,在水中能存活9~30天。能耐受常用的化学消毒剂,普通饮水消毒的氯浓度对之无杀灭作用。但对热和干燥较敏感,加热至50 ℃数分钟即死;干燥环境中的生存时间不超过数分钟。

【流行病学】

1.感染源 主要感染源为粪便中持续排出包囊的人群,以无症状排包囊者最为重要,其次是慢性和恢复期患者。急性期患者常排出大量对外界抵抗力弱的滋养体,极少排出包囊,故不是主要的感染源。

2.传播途径 经口感染是主要传播途径。人主要通过摄入被溶组织内阿米巴包囊污染的食物或水而感染。水源污染可引起地方性流行。苍蝇和蟑螂等可携带包囊,起到机械性传播作用。

3.人群易感性 人群对溶组织内阿米巴包囊普遍易感。营养不良、免疫低下及接受免疫抑制剂治疗者,发病机会较多,病情较重。感染后,血液中出现较高滴度的特异性抗体,但不具有保护性作用,故重复感染较常见。

4.流行特征　本病分布遍及全球,多见于热带、亚热带及温带地区。感染率的高低与当地的经济水平、卫生状况及生活习惯有关。近年来,我国仅个别地区有散发病例。

【发病机制与病理】

人摄入被溶组织内阿米巴包囊污染的食物或水后,未被胃液杀死的包囊进入小肠下段,经胰蛋白酶等消化液消化后囊膜变薄,滋养体脱囊逸出,并反复分裂形成多数小滋养体,寄居于结肠腔内。被感染者的免疫力低下时,小滋养体发育为大滋养体,侵入肠壁组织,吞噬红细胞及组织细胞,损伤肠壁,形成溃疡性病灶。

溶组织内阿米巴对宿主的损伤主要通过其接触性杀伤机制,包括变形、活动、黏附、酶溶解、细胞毒及吞噬等作用。大滋养体的伪足运动可主动靠近、侵入肠组织,黏附后数秒钟内大滋养体通过分泌蛋白水解酶、细胞毒性物质,使靶细胞于 20 min 后死亡。大滋养体也可分泌具有肠毒素样活性的物质,可引起肠蠕动增快、肠痉挛而出现腹痛、腹泻。

病变主要在结肠,依次多见于盲肠、升结肠、直肠、乙状结肠、阑尾及回肠末端。典型的病变初期为细小的、散在的浅表溃疡,继而形成较多孤立而色泽较浅的小脓肿。脓肿破溃后形成边缘不整、口小底大的烧瓶样溃疡,基底为结肠肌层,腔内充满棕黄色坏死物质,内含溶解的细胞碎片、黏液、死亡或即将死亡的大滋养体。溃疡由针帽大小至 3～4 cm,呈圆形或不规则,溃疡间黏膜正常。如继发细菌感染时黏膜广泛充血水肿。当溃疡不断深入,可广泛破坏黏膜下层,使大片黏膜坏死脱落,若进一步累及肌层及浆膜层时可并发肠穿孔,溃疡累及血管并发肠出血。慢性期病变,组织破坏与修复并存,局部肠壁增厚,可有肠息肉、肉芽肿或呈瘢痕性狭窄等。

【临床表现】

潜伏期一般 3 周左右,也可短至数日或长达年余。

(一)无症状型(包囊携带者)

最常见。此型临床常不出现症状,多次粪检时发现溶组织内阿米巴包囊。当被感染者的免疫力低下时此型可转变为急性阿米巴痢疾。

(二)急性阿米巴痢疾

1.轻型　临床症状较轻,表现为轻度腹痛、腹泻、食欲减退,粪便中可发现溶组织内阿米巴滋养体与包囊,常为致病性与非致病性虫株混合感染。肠道病变轻微,有特异性抗体形成。当机体抵抗力下降时,可发生痢疾或肝脓肿症状。预后佳。一般见于体质较强者。

2.普通型　起病多缓慢,以腹痛、腹泻开始。大便每天多在 3~10 次,量中等,粪质较多,带血和黏液,血与坏死组织混合均匀呈暗红色果酱样,具有腐败腥臭味,伴有食欲减退、疲乏、腹胀或轻中度腹痛,盲肠与升结肠部位轻度压痛。患者全身中毒症状轻,无发热或仅有低热,常无里急后重感。大便镜检可发现滋养体与大量红细胞成堆,为其特征之一。以上症状可持续数日或数周后自行缓解,未经治疗或治疗不彻底者易复发或转为慢性。

3.重型　此型极少见,多发生在感染严重、体弱、营养不良、孕妇或接受激素治疗者。起病急、中毒症状重、恶寒、高热,常先出现较长时间的剧烈腹痛、腹胀,随后排出黏液血性或血水样大便,每天 10 余次,伴里急后重,粪便量多,奇臭,含大量活动性阿米巴滋养体为其特征。常伴呕吐、失水,甚至休克,较易并发肠出血、肠穿孔或腹膜炎等并发症,预后差。如不积极抢救,可于 1~2 周因毒血症或并发症而死亡。

(三)慢性阿米巴痢疾

急性阿米巴痢疾患者,即使未使用抗阿米巴药物治疗,经 10 余天或数周后大部分都可自行缓解,然而未经治疗或治疗不彻底者较易复发或转为慢性。急性阿米巴痢疾患者的临床表现若持续存在达 2 个月以上,则转为慢性。慢性阿米巴痢疾患者常表现为食欲缺乏、贫血、乏力、腹胀、腹泻,肠鸣音亢进、右下腹压痛等。腹泻反复发作,或与便秘交替出现。症状可持续存在或有间歇,间歇期长短不一,间歇期内可无任何症状。常因受凉、劳累、饮食不慎等而发作。在慢性阿米巴痢疾患者的粪便中多可发现包囊,于发作期也可发现滋养体。

【并发症】

(一)肠道并发症

1.肠出血　肠黏膜溃疡累及血管引起不同程度肠出血,严重者可出现失血性休克。

2.肠穿孔　多见于严重病例或有深溃疡的患者。表现为进行性腹痛、腹胀,肠鸣音消失及腹膜刺激征阳性。急性肠穿孔是威胁生命最严重的并发症,穿孔使肠腔内容物进入腹腔,形成局限性或弥漫性腹膜炎。穿孔以慢性经过多见,先形成肠粘连,后常形成局部脓肿或穿入附近器官形成内瘘,一般无剧烈腹痛,而有进行性腹胀、肠鸣音消失及局限性腹膜刺激征。

3.阑尾炎　因肠阿米巴病病变好发于盲肠部位,故累及阑尾的机会较多。阿米巴阑尾炎的表现与一般细菌性阑尾炎相似,但起病常较缓慢,较易发生穿孔或形成脓肿。

4.结肠病变　由增生性病变引起,包括阿米巴瘤(amoeboma)、肉芽肿及纤维性狭窄。多见于盲肠、乙状结肠及直肠等处。可有腹痛、大便习惯改变或间歇性痢疾样发作,部分患者可发生完全性肠梗阻或肠套叠。

5.直肠瘘管　溶组织内阿米巴滋养体自直肠侵入,多形成直肠-肛周瘘管,也可为直肠-阴道瘘管,管口常有粪臭味的脓液流出。若只做手术不做病原治疗,常复发。

(二)肠外并发症

阿米巴滋养体可从肠道经血液或淋巴液到达肠外器官,形成相应各脏器脓肿或溃疡,如阿米巴肝脓肿、阿米巴肺脓肿、阿米巴脑脓肿、阿米巴胸膜炎等。阿米巴滋养体还可侵犯泌尿生殖系统,引起阿米巴尿道炎、阴道炎等。其中,最常见的是阿米巴肝脓肿。

【辅助检查】

1.血象　重型与普通型阿米巴痢疾伴细菌感染时,血白细胞总数和中性粒细胞比例增高,轻型、慢性阿米巴痢疾血白细胞总数和分类均正常。少数患者嗜酸性粒细胞比例增多。

2.粪便检查　典型的粪便呈暗红色果酱状,腥臭、粪质多,含血液及黏液。在粪便中可检到滋养体和包囊。

滋养体在排出体外后半小时就会丧失活动能力,发生形态改变,因此粪便标本必须新鲜,无尿液混杂,保温保湿,采自患者刚排出的粪便,在室温下必须于 30 min 内检查,从而可提高滋养体检出率。粪便做生理盐水涂片镜检可见大量聚团状红细胞、少量白细胞和夏科-雷登结晶(Charcot-Leyden crystals)。若能发现伸展伪足活动、吞噬红细胞的阿米巴滋养体则为溶组织内阿米巴大滋养体,具有确诊意义。成形的粪便可先直接涂片查找包囊,也可经过碘液或苏木素染色后观察包囊结构。

3.免疫学检查

(1)检测特异性抗体:溶组织内阿米巴滋养体的抗原性强,患者几乎都能产生特异性抗体。特异性 IgG 抗体可在患者的血液中存在 10 年以上,因此,若血清学中特异性 IgG 抗体阳性有助于本病诊断;阴性则基本上可排除本病诊断。特异性 IgM 抗体在血液中存在的时间一般为 1~3 个月,故阳性提示为近期或现症感染,阴性则不能排除阿米巴病。常用酶联免疫吸附试验(ELISA)、间接血凝试验(indirect hemagglutination,IHA)、间接荧光抗体试验(IFAT)等。

(2)检测特异性抗原:以溶组织内阿米巴滋养体作为抗原免疫动物制备单克隆或多克隆抗体,采用 ELISA、IFAT、IHA 等方法检测患者粪便中溶组织内阿米巴滋养体抗原,其灵敏度高、特异性强,检测结果阳性可作为本病明确诊断的依据。

4.分子生物学检查　DNA 探针杂交技术、聚合酶链反应(PCR)可应用于检测或鉴定患者粪便、脓液或血液中溶组织内阿米巴滋养体的 DNA,也是特异和灵敏的诊断方法。

5.结肠镜检查　必要时做结肠镜检查,可见肠壁大小不等散在性溃疡,中心区有渗出,边缘整齐,周边围有一圈红晕,溃疡间黏膜正常,取溃疡边缘部分涂片及活检可查到滋养体。

【诊断与鉴别诊断】

(一)诊断依据

1.流行病学资料　发病前有进食不洁食物史或与慢性腹泻患者密切接触史。

2.临床表现　起病多缓慢,主要表现为腹痛、腹泻,每天排暗红色果酱样大便 3~10 次,每次便量较多,腥臭味浓。患者全身中毒症状轻,常无发热或仅有低热,常无里急后重感,但食欲减退、疲乏、腹胀、腹痛,右下腹压痛常较明显,肠鸣音亢进。

3.辅助检查　粪便中检测到阿米巴滋养体和包囊可确诊。有典型表现但粪便未发现病原体时,可借助免疫学检测抗体或抗原、分子生物学检查特异性 DNA。

(二)鉴别诊断

1.细菌性痢疾　急性起病,临床上常以高热、腹痛、腹泻、里急后重感及黏液脓血便为特征。每天排便多达 10 次以上,每次便量少,血色鲜红,粪质少,呈黏液脓血样,左下腹压痛常见。血中白细胞总数增多,中性粒细胞比例升高。粪便镜检有大量红细胞、白细胞,并有脓细胞。培养可有痢疾杆菌生长。

2.细菌性食物中毒　有不洁食物进食史,同食者常同时或先后发病,潜伏期较短,多为数小时,急性起病,呕吐常见,脐周压痛,每次排便量多,中毒症状较重。剩余食物、呕吐物或排泄物培养可有致病菌生长。

3.霍乱　急性起病,腹泻较重,每天排便多达 10 次以上,每次量多,呈黄色水样或米泔水样,先泻后吐。发热、腹痛少见,明显脱水则较常见。泻吐物培养可有霍乱弧菌生长。

4.血吸虫病　有血吸虫疫水接触史。急性血吸虫病有发热、尾蚴皮炎、肝大、腹痛、腹泻,每天排便 2~5 次,粪便稀薄,黏液血性。血中白细胞总数与嗜酸粒细胞显著增多。慢性与晚期血吸虫病,有长期不明原因的腹痛、腹泻、便血、肝脾大、粪便检出血吸虫虫卵或孵出毛蚴。免疫学检测可在血清中检出抗血吸虫的抗体。

5.肠结核　长期低热、盗汗、消瘦,每天排便 10 次以下,粪便多呈黄色稀糊状,带黏液而少脓血,腹泻与便秘交替。大多数患者有原发性结核病灶存在。痰、粪便培养可有结核分枝杆菌生长。

6.直肠癌、结肠癌 直肠癌患者常有腹泻,每天排便可达 10 次以上,每次量较少,带黏液、血液,成形的粪便呈进行性变细。肛门指检或直肠镜检查发现肿物,活检可明确诊断。左侧结肠癌常有排便习惯改变,粪便变细含血液伴渐进性腹胀。右侧结肠癌有不规则发热,进行性贫血,排便不畅,粪便糊状伴黏液,隐血试验可阳性,很少有鲜血。晚期扪及腹块。结肠镜检查和钡剂灌肠有助于诊断。

7.慢性非特异性溃疡性结肠炎 临床表现与慢性阿米巴痢疾的表现很相似。粪便多次病原体检查阴性,血清阿米巴抗体阴性,病原治疗无效时常提示需考虑本病。结肠镜检查有助于诊断。

病例讨论

患者,男性,22 岁,以"腹痛、腹泻 10 天伴发热 3 天"入院。患者于 10 天前无明显诱因自觉右下腹隐痛,间断发作,痛感轻、可以忍受,同时出现腹泻,每日 5~6 次,大便呈黄色稀糊状,每次量不多,粪便内未见脓血混杂,里急后重不明显,有轻度乏力感。自服诺氟沙星 2 粒,每日两次,3 天后,仍腹痛,且腹泻加重,大便带脓血,遂到乡卫生院就医,查血常规:WBC $8.2×10^9$/L,中性粒细胞78%,大便常规为:脓血便,红细胞、白细胞满视野(高倍镜),诊为"急性细菌性痢疾",给予补液、静滴环丙沙星 0.2 g、口服小檗碱 0.3 g,均为每日两次,治疗 3 天,病情无改善,腹痛加剧,脓血便增多,3 天前开始低热,体温最高在 37.9 ℃,无畏寒、头痛,无咳嗽、咳痰、咯血等。追问病史得知入院前有两次大便呈暗红色、果酱样,并伴有腥臭味,量均不多。患者平素有直接饮用井水习惯,1 个月前由农村来本市。请讨论:

1.本病最可能的诊断是什么?诊断依据是什么?
2.明确诊断应完善哪些检查?

【治疗】

(一)支持对症治疗

急性患者应卧床休息,给流质或少渣软食,慢性患者应加强营养,注意避免进食刺激性食物。腹泻严重时,可适当补液及纠正水与电解质紊乱。重型患者给予输液、输血等支持治疗。当患者发生肠出血、肠穿孔等并发症时,应及时作相应处理,如补液、止血、输血、手术等,并在应用抗阿米巴药物的基础上加用抗菌药物治疗。

(二)病原治疗

目前,常用的抗溶组织内阿米巴药物有硝基咪唑类和二氯尼特等。

1.硝基咪唑类 对各型阿米巴原虫特别是滋养体有强大杀灭作用,是目前治疗肠内、外各型阿米巴病的首选药物。该类药物偶有一过性白细胞减少和头晕、眩晕、共济失调等神经系统障碍。妊娠(尤其最初 3 个月)、哺乳期以及有血液病史和神经系统疾病者禁用。

(1)甲硝唑(metronidazole):又名灭滴灵(flagyl),成人口服每次 0.4 g,每天 3 次,连服 10 天为 1 疗程。儿童每天 35 mg/kg,分 3 次服,疗程 10 天。对重型阿米巴痢疾患者可选用甲硝唑静脉滴注,成人每次 0.5 g,每隔 8 h 1 次,病情好转后每 12 h 1 次,或改口服,疗程 10 天。

(2)替硝唑(tinidazole):成人每天 2 g,1 次口服,连服 5 天为 1 疗程。重型阿米巴痢疾也可静脉滴注。

（3）其他硝基咪唑类：成人口服奥硝唑（ornidazole）每次 0.5 g，每天 2 次，10 天为 1 疗程。成人口服塞可硝唑每天 2 g，1 次口服，连服 5 天为 1 疗程。

2.二氯尼特（diloxanide furoate）　又名糠酯酰胺（furamide），是目前最有效的杀包囊药物，口服每次 0.5 g，每天 3 次，疗程 10 天。

3.抗菌药物　主要通过作用于肠道共生菌而影响阿米巴生长，尤其在合并细菌感染时效果好。可选用巴龙霉素或喹诺酮类抗菌药物。

4.其他抗阿米巴药物　过去曾用于治疗阿米巴痢疾的药物，如依米丁、双碘喹、喹碘仿、泛喹酮等，因疗效欠佳、不良反应较多而已极少在临床上应用。

对急性阿米巴痢疾患者的治疗宜选用甲硝唑或替硝唑治疗。为了清除包囊、防止复发，可加用二氯尼特 1 疗程。对慢性阿米巴痢疾患者的治疗则需适当延长疗程或重复多个疗程。对无症状的带虫者可用二氯尼特治疗。对重型阿米巴痢疾患者的治疗，除应用抗阿米巴药物外，还需应用抗菌药物治疗。

【预后】

无并发症患者及达到有效病原治疗患者预后良好。重型者、有严重肠外并发症、肠道内形成不可逆转的广泛性病变及屡经不彻底治疗、病情顽固者预后差。

【预防】

1.控制感染源　对慢性腹泻患者应及时检查，如为阿米巴痢疾患者或无症状排包囊者必须进行彻底治疗并予以肠道隔离。如为餐饮业人员应暂调离工作，于消除排包囊状态后给予恢复原来工作。

2.切断传播途径　搞好公共卫生，注意个人饮食卫生。大力消灭苍蝇和蟑螂，加强粪便管理，防止食物被污染，饮水应煮沸，不吃生菜，饭前便后洗手。做好卫生宣教工作。

3.提高人群免疫力　合理营养，锻炼身体，增强体质。暂无可供现场应用的疫苗。

二、阿米巴肝脓肿

阿米巴肝脓肿（amebic liver abscess）是肠阿米巴病最常见的并发症。部分阿米巴肝脓肿病人可无阿米巴痢疾的病史。主要临床表现为发热、肝大、肝区疼痛、体重下降及贫血等。

【发病机制与病理】

阿米巴肝脓肿可发生于溶组织内阿米巴感染数周至数年之后，多因机体免疫力下降而诱发。寄生在肠壁的溶组织内阿米巴大滋养体可经门静脉直接侵入肝脏。其中，大部分被消灭，少数存活的大滋养体继续繁殖，引起小静脉炎和静脉周围炎。在门静脉分支内，大滋养体的不断分裂繁殖可引起栓塞，并通过其伪足运动、分泌溶组织酶的作用造成局部液化性坏死，形成小脓肿。随着时间的延长，病变范围逐渐扩大，使许多小脓肿融合成较大的肝脓肿。从大滋养体入侵肝脏至脓肿形成常需历时 1 个月以上。肝脓肿通常为单个大脓肿。由于大滋养体可到达肝脏的不同部位，故也可发生多发性肝脓肿。肝脓肿大多位于肝的右叶，这与盲肠及升结肠的血液汇集于肝右叶有关。少部分病例可位于肝的左叶，也可左右两叶同时受累。脓肿的中央含红细胞、白细胞、脂肪、坏死的肝组织及夏-雷结晶。脓肿周围纤维组织增生而形成薄壁，有活力的大滋养体都附着于壁上组织中。在脓腔中央的大滋养体多已失去活力或死亡。肝脓腔中缺乏形成包囊的条件，因此，不可能发现包囊。肝脓肿呈局限性占位性病变，其他肝组织正常。当肝脓肿发生继发性细菌感染时,脓液转呈土黄色或黄绿色,臭味较浓。若阿米巴肝脓肿不能及时诊治,可发生穿破而引起邻近组织病变。

【临床表现】

临床表现的轻重与脓肿的位置、大小及有否继发细菌感染等有关。起病大多缓慢,体温逐渐升高,热型以弛张型居多,常伴食欲减退、恶心、呕吐、腹胀、腹泻、肝区疼痛及体重下降等。当肝脓肿向肝脏顶部发展时,刺激右侧膈肌,疼痛可向右肩部放射。若压迫右肺下部可有右侧反应性胸膜炎或胸腔积液。脓肿位于右肝下部时可出现右上腹痛或腰痛,体检可发现肝肿大,边缘多较钝,有明显的叩压痛。脓肿位于肝的中央部位时症状常较轻,靠近肝包膜者常较疼痛,而且较易发生穿破。肝脓肿向腹腔穿破可引起急性腹膜炎,向右胸腔穿破可致脓胸,此外,尚可引起膈下脓肿、肾周脓肿、心包积脓和肝-肺支气管瘘等,患者可出现相应的临床表现。

【并发症】

肝脓肿穿破可引起多种并发症,其中以急性腹膜炎、膈下脓肿和右胸腔积脓较为多见。

合并细菌感染时,全身中毒症状常较重。较常见的细菌是大肠埃希菌、葡萄球菌、变形杆菌、肠球菌、产气荚膜杆菌或粪链球菌等。主要表现为寒战、高热、肝区胀痛、烦躁,甚至出现休克,外周血液白细胞总数及中性粒细胞比例均显著增多。脓液从典型的巧克力色转为黄绿色或土黄色,臭味浓,虽然镜检见脓液中有大量脓细胞,但细菌培养阳性率较低。

【诊断】

1.流行病学资料 病前曾有腹泻或排便不规则史。

2.临床表现 发热、食欲下降、体重减轻、贫血、右上腹痛、肝肿大伴触压痛和叩痛等。

3.辅助检查

(1)血象检查:急性感染者白细胞总数及中性粒细胞数均增高。病程较长者白细胞总数常仅轻度升高,但贫血、消瘦则较明显,血沉增快。

(2)粪便检查:溶组织内阿米巴原虫阳性率约为30%,以包囊为主。

(3)脓肿穿刺液检查:典型脓液为棕褐色如巧克力糊状,黏稠带腥味。当合并细菌感染时,可见土黄色脓液伴恶臭。由于有活力的溶组织内阿米巴大滋养体常处于脓肿周围的组织内,故在抽出脓液中的阿米巴滋养体多已死亡。而取最后抽出的脓液作检查,有可能发现有活动能力的阿米巴滋养体。采用特异性抗体的荧光抗体技术作荧光显微镜检查检出率可达90%以上。

(4)肝功能检查:大部分病例都有轻度肝功能受损表现,如人血白蛋白下降、碱性磷酸酶增高、丙氨酸氨基转移酶(ALT)升高和胆碱酯酶活力降低等,其余项目多在正常范围。个别病例可出现血清胆红素升高。

(5)影像学检查:①X线检查:右侧横膈抬高、呼吸运动减弱、右则肺底云雾状阴影、胸膜增厚或胸腔积液。②超声波检查:B型超声黑白或彩色显像检查,可在肝内发现液性病灶;CT、磁共振成像(MRI)、放射性核素肝扫描等检查均可发现肝内液性占位性病变。在这些影像学检查中,由于B型超声显像检查不但可显示肝内占位性病变的数量、大小、位置,是否为液性,即使多次检查都对身体无明显伤害,而且可进行穿刺定位,故最为常用。

(6)免疫学检查:可用间接荧光抗体试验、酶联免疫吸附试验等检测血清中抗溶组织内阿米巴滋养体的 IgG 与 IgM 抗体,阳性有助于本病的诊断。若血清中抗溶组织内阿米巴滋养体的 IgG 抗体阴性,则基本上可排除本病。用特异性强、灵敏度高的间接荧光抗体试验检查肝脓液中溶组织内阿米巴滋养体,可明显提高检出率。

(7)核酸检查:采用 PCR 技术可在肝脓液中检出溶组织内阿米巴滋养体的 DNA。

【鉴别诊断】

1.细菌性肝脓肿　是败血症与胆道感染的并发症,较常出现寒战、高热、黄疸、休克等临床表现。肝肿大较不显著,脓肿细小而呈多发性,血液与肝脓液培养可有细菌生长。血液白细胞总数及中性粒细胞显著增多,血清抗溶组织内阿米巴滋养体的抗体阴性。

2.原发性肝癌　临床表现酷似阿米巴肝脓肿。但是,肝肿大而质地坚硬,边缘不整或表面呈结节状。血清甲胎蛋白含量升高,肝内占位性病变呈实质性或仅于中央部呈少量液性,边界欠清晰。患者多有慢性乙型或慢性丙型肝炎的病史。

3.其他　包括肝棘球蚴病、先天性肝囊肿、肝血管瘤、肝结核与继发性肝癌等呈肝内占位性病变的疾病。

【治疗】

1.抗阿米巴治疗　可选硝基咪唑类抗阿米巴药物,如甲硝唑,成人口服 0.4 g,每日 3 次,10 天为 1 疗程;或替硝唑,成人每日 2 g,1 次口服,连服 5 天为 1 疗程。必要时可静脉滴注。肝脓肿较大者,可重复治疗 1~2 个疗程。两疗程之间的间隔时间为 5~7 天。同时,宜用二氯尼特治疗 1 个疗程,以清除肠道中溶组织内阿米巴包囊。

2.肝穿刺引流　在 B 型超声诊断仪的引导下,对肝脓肿直径 3 cm 以上、靠近体表者,可行肝穿刺引流。一般情况下,应于开始抗阿米巴药物治疗后 2~4 天才进行肝穿刺抽脓。肝脓肿随时有穿破可能时,应立即进行肝穿刺抽脓。每次肝穿刺抽脓都应尽量用生理盐水冲洗、抽吸干净,术后应用沙袋、腹带作局部加压捆扎,2 h 内禁止进食,静卧观察 6~8 h,以防术后出血。对脓液量超过 200 mL 者,可间隔 3~5 天后重复肝穿刺抽脓。

3.抗菌治疗　对继发细菌感染者,应选用抗菌谱广、杀菌作用强的抗菌药物治疗,如第三代头孢菌素类、广谱青霉素类或喹诺酮类等。也可根据致病菌的药物敏感度试验结果作适当调整。

4.外科治疗　对肝脓肿穿破引起急性腹膜炎者或内科治疗疗效欠佳者,可作外科手术引流治疗。同时,应加强抗阿米巴药物和抗菌药物的应用。

病例讨论

患者,男性,36 岁,因持续发热 8 天,右季肋部疼痛 7 天入院。患者无明显诱因于入院前 8 天出现晨寒,发热,T 39.1 ℃,伴有乏力,纳差。次日右季肋部隐痛,不放射,在当地医院查 WBC 10.6×10⁹/L,N 0.82,L 0.18。B 超:肝右叶 71 mm×91 mm 液性暗区,疑"肝脓肿",以青霉素、链霉素治疗 3 天无效。查体:T 39.3 ℃,皮肤、巩膜无明显黄染。心脏无异常。右下肺呼吸音减低,第 9 肋以下叩诊浊音。腹软,肝肋下 4 cm,质韧,触痛明显。脾侧卧位刚触及,无移动性浊音。胸透:肺野清晰。入院后第 2 天肝穿刺抽出巧克力色脓液 300 mL。请讨论:

1.试述初步诊断及诊断依据。

2.拟出治疗方案。

【预后】

早期诊治者预后较佳。晚期及并发穿孔者预后较差。治疗不彻底者易复发。

（陈艳成　余　芳）

第二节　疟　疾

疟疾(malaria)是由疟原虫寄生人体所引起的寄生虫病。通过按蚊叮咬而传播,主要在热带和亚热带流行。疟原虫侵入机体后,引起红细胞周期性成批破裂而发病。临床表现以周期性发作的寒战、高热,继之大汗后缓解为特点。间日疟及卵形疟常有复发,恶性疟发热不规则,但可引起脑型疟等凶险发作。

【病原学】

1.疟原虫种类　感染人类的疟原虫主要有 4 种,即间日疟原虫(*Plasmodium vivax*)、卵形疟原虫(*P.ovale*)、三日疟原虫(*P.malariae*)及恶性疟原虫(*P.falciparum*)。间日疟原虫、卵形疟原虫和恶性疟原虫只以人类为宿主,而三日疟原虫还可感染一些非洲猿类。此外,有几种猴类疟原虫如诺氏疟原虫(*P.knowlesi*)、吼猴疟原虫(*P.simium*)、食蟹猴疟原虫(*P.cynomolgi*)、许氏疟原虫(*P.schwetzi*)、猪尾疟原虫(*P.inui*)及肖氏疟原虫(*P.shortti*)偶可感染人类。

2.疟原虫的生活史　蚊虫叮咬人吸血时,感染性子孢子随蚊虫唾液进入人体血液循环,然后迅速进入肝脏,在肝细胞发育成熟为裂殖体。裂殖体释放出大量裂殖子进入血液循环,侵犯红细胞开始红细胞内的无性繁殖周期。裂殖子侵入红细胞后发育为环状体,经滋养体成熟为裂殖体。裂殖体内含数个到数十个裂殖子,被侵红细胞破裂,释放出裂殖子及代谢产物,引起临床上典型疟疾发作。释放的裂殖子再侵犯未感染的红细胞,重新开始新一轮的无性繁殖,形成临床上周期性发作。间日疟及卵形疟红细胞内发育周期为 48 h;三日疟为 72 h。恶性疟发育周期为 36~48 h,且发育先后不一,故临床发作也不规则。间日疟及卵形疟部分子孢子在肝内发育为迟发型裂殖体,此种裂殖体发育缓慢,经 6~11 个月方能成熟并感染红细胞,成为复发的根源。三日疟及恶性疟无迟发型子孢子,故无复发。由两种不同的遗传型的子孢子分别发育为速发型和迟发型裂殖体,即为疟原虫子孢子多型性假说。部分疟原虫裂殖子在红细胞内经 3~6 代增殖后发育为雌性及雄性配子体,在按蚊吸血时被吸入蚊体内,开始其有性繁殖期。雌雄配子体在蚊体内形成合子,经动合子发育为囊合子,继续发育成熟后,囊内含数千个具感染性的子孢子。这些子孢子可主动地从囊壁逸出或因囊破裂后溢出而进入蚊血腔,随蚊血液或淋巴液进入蚊体各组织。当蚊虫再次叮咬人时,又进入人体的子孢子继续其无性繁殖周期。

【流行病学】

1.感染源　疟疾患者和带疟原虫者为感染源。

2.传播途径　疟疾的传播媒介为雌性按蚊。蚊虫叮咬为主要传播途径,极少数病例因输入含疟原虫的血液而被感染。

中华按蚊(*Anopheles sinensis*)是平原地区间日疟的主要传播媒介;山区则以微小按蚊

（*Anopheles minimus*）为主；丘陵地区嗜人按蚊（*Anopheles anthropophagus*）是重要传媒。而海南岛山林地区发现其传播疟疾的媒介是大劣按蚊（*Anopheles drius*）。此外，我国传播疟疾的媒介尚有多斑按蚊（*Anopheles maculates*）和嵌斑按蚊（*Anopheles tessellates*）等。

3.人群易感性　人群对疟原虫普遍易感。感染后获得的免疫力不持久，各型疟原虫之间无交叉免疫性。经反复多次感染后，再感染时症状可较轻，甚至无症状。非流行区人员进入疫区易被感染，且症状较重。

4.流行特征　不同地区疟疾的患病率差异很大，在高疟区可达10%或更高，其主要流行在热带和亚热带，其次为温带。这主要与传媒蚊虫相关。间日疟流行最广，恶性疟主要见于热带，三日疟与卵形疟较少见。我国除云南和海南两省为间日疟及恶性疟混合流行外，主要以间日疟流行为主。发病以夏秋季较多，在热带及亚热带无季节性。

【发病机制与病理】

疟原虫侵入人体后，在肝细胞内增殖与红细胞内增殖时一般无症状。当成批被侵红细胞破裂，释放出裂殖子及代谢产物时，它们作为致热原（pyrogen），刺激机体产生强烈的保护性免疫反应，出现寒战、高热，继之大汗而热退的典型症状。释放的裂殖子大部分被单核-吞噬细胞系统吞噬消灭，部分再侵入其他红细胞，又进行裂体增殖而引起周期性发作。因各种疟原虫在红细胞内的增殖周期时间不同，故各型疟疾发作的间歇期长短不一。反复多次发作，红细胞遭到大量破坏，可产生贫血。经反复发作或重复感染后可获得一定的免疫力，虽血中有小量疟原虫增殖，但可不出现疟疾发作，成为带虫者。疟原虫在体内增殖引起强烈的吞噬反应，以致全身单核-吞噬细胞系统显著增生，故肝脾多肿大。

疟疾患者临床表现的严重程度与感染疟原虫的种类有关。恶性疟原虫能侵犯任何年龄的红细胞，可使20%以上的外周血红细胞受累，相当于每升血液中有10^{12}个红细胞被侵，血液中疟原虫密度很高，而且其在红细胞内的繁殖周期短，只有36~48 h，故贫血和其他临床表现都较严重。间日疟原虫和卵形疟原虫常仅侵犯较年幼的红细胞，红细胞受累率较低，在每升血液中被侵的红细胞常低于10^{10}个，这样贫血和其他临床表现均较轻。

恶性疟原虫在红细胞中大量繁殖，受染红细胞体积增大成球形，彼此粘连成团，并极容易黏附于血管内皮，引起微血管阻塞。此种微血管病变可见于脑、肺、肾等重要器官，引起相应严重临床表现，如脑型疟疾（cerebral malaria）。

脾脏在早期充血肿大并有疟色素沉着，吞噬细胞增生活跃，疟疾反复发作后则因结缔组织增生而更加肿大，质地变硬。镜检可见脾髓内网状组织纤维化，血管及血窦壁增厚，脾髓中多数为大单核细胞。肝仅轻微肿大，肝细胞可有混浊肿胀与变性，以小叶为中心为甚，Kupffer细胞大量增生，内含疟色素与疟原虫。脑型疟疾患者的脑组织水肿，充血显著，白质内有弥漫性小出血点。镜下见脑内微血管明显充血，管腔内充满疟原虫与疟色素。含疟原虫的红细胞常有凝集现象，阻塞微血管引起灶性坏死与环状出血等。

【临床表现】

间日疟及卵形疟潜伏期为13~15天，三日疟24~30天，恶性疟7~12天。

(一)典型发作

1.间日疟　寒战、高热、大汗间日定时发作，可分为以下3期：

(1)寒战期：骤起畏寒，继之剧烈寒战，面色苍白，口唇与指甲发绀，脉搏快而有力，此时体温已开始上升,此期 10 min 至 1~2 h。

（2）高热期:寒战过后,继之高热,体温常达 40 ℃或更高,全身酸痛,口渴、烦躁甚至谵妄,面色潮红,皮肤干热,脉搏有力,此期 2~6 h。

（3）大汗期:高热期过后,全身大汗淋漓,随之体温骤降至正常或以下。顿觉轻松,但感疲乏、思睡。此期为 1~2 h。

在上述发作后有一定间歇期,此时一般无明显症状。初发时,发热也可不规则,几次发作后才呈典型的周期性寒热发作。

2.三日疟　寒热发作与间日疟相似,但 3 日发作一次。其周期性较规则,每次发作的时间较间日疟稍长。3 日疟自然病程较长,常达数月,极少数患者可迁延至数年,很少自愈。

3.卵形疟　临床表现与间日疟相似,但症状较轻。

4.恶性疟　起病急缓不一,发热多不规则。常先出现间歇性低热,继以弛张热或持续高热,也可每天或间日出现寒热发作,无明显缓解间歇,严重者可至凶险发作。

(二)非典型发作

疟疾发作失去周期性和间歇性的规律,即为非典型发作。如同种疟原虫重复感染或不同种类疟原虫混合感染,扰乱了疟疾发作的规律性。但其寒热发作的基本表现是相似的。病程后期或治疗不彻底等因素,也可出现非典型发作。

(三)其他症状与体征

1.脾大　新近感染者脾仅轻度肿大,质地软,退热后回缩。反复发作多次后脾大明显,质地较硬。在疟疾重流行区,脾大率达 70%~80%。

2.肝大　肝轻度肿大,可有压痛。

3.贫血　疟疾反复发作后可出现不同程度的贫血,尤其以恶性疟为重。

4.单纯疱疹　间日疟与三日疟患者常出现。

(四)凶险发作

多见于恶性疟疾,偶见于间日疟和三日疟。

1.脑型疟疾　最为严重,多见于免疫力低下的儿童与初进入流行区的外来人员。多为发病后未能及时治疗发展而成。主要临床表现为头痛、发热,常出现不同程度的意识障碍。可有脑膜刺激征及锥体束征。血涂片可找到疟原虫。脑脊液压力增高,白细胞轻度增高,糖与氯化物正常。

2.过高热型　急起持续性高热,体温达 42 ℃,出现谵妄、抽搐、昏迷等,可于数小时内死亡。

3.胃肠型　有明显的恶心、呕吐、腹痛、腹泻等急性胃肠炎表现,也可为痢疾样症状,吐泻重者可出现休克,甚至死亡。

(五)复发

1.近期复发　疟疾发作数次后,由于人体内产生一定免疫力或未经彻底治疗而暂停发作,但血中红细胞内期疟原虫尚未完全消灭,1~3 个月后再次出现临床发作。其发作与初发相似,但较轻。

2.远期复发　由寄生于肝细胞内的迟发型子孢子引起,多在初发后 6~8 个月发生。恶性疟、三日疟、输血疟无远期复发。

（六）其他疟疾

1.输血疟疾　潜伏期7~10日,可长达1个月左右。临床发作与蚊传疟疾相似。因只有红细胞内期,故治疗后一般无复发。

2.婴幼儿疟疾　病情较重,发热多不规则,少有寒战、大汗等典型表现。可为弛张热或持续高热。常有呕吐、腹泻,以致感染性休克或惊厥。脾脏肿大显著,贫血,血中可见大量疟原虫。病死率较高。

【并发症】

1.溶血尿毒综合征　为急性血管内溶血。急起寒战、高热、腰痛、酱油色尿,严重者出现中度以上贫血、黄疸,甚至发生急性肾衰竭,称为溶血尿毒综合征(hemolytic uremic syndrome),也称黑尿热。在缺乏葡萄糖-6-磷酸脱氢酶(G-6-PD)的基础上,常因疟原虫及其代谢物、抗疟药如奎宁或者伯氨喹啉等因素诱发。

2.肾炎

(1)急性肾小球肾炎:见于恶性疟疾或间日疟长期反复发作而未经有效治疗者。其表现为水肿、少尿、血尿、血压升高,尿中有蛋白、红细胞与管型。抗疟治疗有效。

(2)肾病综合征:主要见于三日疟长期反复发作后,也见于恶性疟。表现为进行性蛋白尿、贫血和水肿。为Ⅲ型超敏反应所致,抗疟药无效,对肾上腺糖皮质激素反应也不良。

【辅助检查】

1.血象　白细胞数正常或减少,大单核细胞增多,红细胞和血红蛋白在疟疾多次发作后可下降,恶性疟尤甚。

2.疟原虫检查　血液涂片(薄片或厚片)是诊断疟疾最可靠的方法,吉姆萨染色(Giemsa stain)后直接镜检疟原虫。薄涂片易于观察形态,可鉴别疟原虫的种类;厚涂片阳性率高。骨髓涂片阳性率较血液涂片为高。

3.免疫学检查　一般用于流行病学调查。常用的方法有间接荧光抗体试验、酶联免疫吸附试验、间接血凝试验。

4.DNA探针及PCR　敏感性高,每毫升血中含40~100个疟原虫即可检出。PCR法更适合现场应用。

【诊断与鉴别诊断】

(一)诊断

1.流行病学资料　发病前到过疟疾流行区,有被蚊虫叮咬的可能,或近年有疟疾发作史,或新近有输血史等。

2.临床表现　典型疟疾的临床表现是周期性发作的寒战、高热与大汗,继之热退缓解,间歇期无不适。特别是呈间日或3日发作1次,一般较易与其他疾病相区别。但应注意在发病之初及恶性疟疾,其发热多不规则,使临床诊断有一定困难。反复发作后,多有贫血及脾大,对临床诊断也有较大帮助。脑型疟疾多在发作数日后,出现神志不清、抽搐和昏迷。

3.辅助检查　疟疾诊断的确立有赖于厚或薄血涂片疟原虫的阳性发现,必要时可作骨髓涂片,以提高阳性率。血常规检查可了解白细胞数高低、贫血程度等,具辅助诊断价值。

4.诊断性治疗　对临床表现酷似疟疾,但多次血及骨髓检查未发现疟原虫者,可试用抗疟药作诊断性治疗。一般于用药后 24~48 h 发热被控制而不再发作。

(二)鉴别诊断

疟疾应首先与多种发热疾病相鉴别。如败血症、伤寒、钩端螺旋体病、胆道感染、尿路感染等。发病季节、地区等流行病学资料对鉴别有一定帮助,这些发热性疾病的特殊表现及相关辅助检查对诊断意义较大,但最重要的鉴别方法仍靠病原学的确定。

临床上大多数疟疾的误诊,多是对本病缺乏警惕。如能及时做病原学检测,诊断的明确并不难。恶性疟临床不规则,如再忽视流行病学资料,常常延误诊断。当发展为脑型疟疾时,应与乙脑、中毒性痢疾鉴别。

【治疗】

(一)抗疟原虫治疗

1.对氯喹敏感的治疗

(1)氯喹(chloroquine):磷酸氯喹 1.0 g(基质 0.6 g)口服,6~8 h 后再服 0.5 g(基质0.3 g),第 2、3 天各再服磷酸氯喹 0.5 g,3 天总量 2.5 g。

(2)伯氨喹(primaquine):磷酸伯氨喹 39.6 mg(基质 22.5 mg),1 次/天,连服 8 天。主要用于预防间日疟及卵型疟的复发。恶性疟虽无复发,也需服用 2~4 天,以杀灭配子体防止传播。

2.耐氯喹的治疗

(1)甲氟喹(mefloquine):长效制剂,半衰期约 14 天。口服 750 mg,1 次顿服,具有较强的杀灭红细胞内期疟原虫的作用,对耐氯喹恶性疟有较好疗效。

(2)磷酸咯萘啶(pyronaridine phosphate):能有效杀灭红内期疟原虫。总剂量 1.2 g(基质)。第 1 日 0.4 g 分 2 次口服,第 2、3 日各 0.4 g 顿服。

(3)青蒿素及其衍生物:青蒿素(artemisinin)片首剂 1 g,第 2、3 天各服 0.5 g;或双氢青蒿素(dihydroarteannuin)片,首剂 120 mg,以后 60 mg,每天 1 次,连服 7 天;或用蒿甲醚针剂,首剂 300 mg 肌内注射,第 2、3 天各再肌内注射 150 mg;或用青蒿琥酯(artesunate),成人第 1 天 100 mg,1 次/天,第 2~5 天 50 mg,每天服 2 次,总量 600 mg。在耐氯喹疟疾流行的地区,以青蒿素为基本药物的联合治疗方法,已被推荐为首选治疗方案。

3.凶险疟疾的治疗

(1)氯喹:基质 10 mg/kg 于 4 h 内静脉滴注,继以 5 mg/kg 于 2 h 内滴完。每天总量不超过 25 mg/kg。

(2)奎宁:用于耐氯喹株感染。二盐酸奎宁 500 mg 置等渗糖水中 4 h 内静脉滴注,12 h 后可重复使用,清醒后改为口服。

(3)磷酸咯萘啶:按 3~6 mg/kg 计算,用生理盐水或等渗葡萄糖注射液 250~500 mL 稀释后静脉滴注,12 h 后可重复应用,神志清醒后可改为口服。

(4)青蒿琥酯:用青蒿琥酯:600 mg 加入 5%碳酸氢钠 0.6 mL,完全溶解后再加 5%葡萄糖 5.4 mL,最终成青蒿琥酯 10 mg/mL。按 1.2 mg/kg 计算每次用量。首剂注射后 4、24、48 h 各再注射 1 次。患者神志恢复后改口服,每天服 100 mg,连服 2~3 天。

(二)对症治疗

脑型疟疾常出现脑水肿与昏迷,应及时积极给予脱水治疗。监测血糖以及时发现和纠正低血糖。应用低分子右旋糖酐,可能对改善微循环堵塞有一定帮助。对超高热(hyperthermia)

患者可应用肾上腺糖皮质激素。用抗疟药加醋氨酚(acetaminophen)、布洛芬(ibuprofen)等解热镇痛药治疗可加快退热速度。加用己酮可可碱(pentoxifylline)可提高脑型疟疾患者的疗效。

病例讨论

患者,男性,38岁,湖北荆州人,于2006年7月19日前往海南省乐东县某林场探亲,在该林场山上住有10余天,于8月15日发病,急起畏寒、寒战,20 min后体温开始升高,T 40 ℃,2 h后热退发汗,感头痛、疲乏。以上症状隔日发作一次。查体:口唇较苍白,脾右肋缘下2 cm。自服感冒药无效。于8月19日再次发作时在当地医院做外周静脉血厚血涂片检查,发现红细胞中有环状体。血常规检查红细胞数显著减少。请讨论:

1.试述诊断及其依据。

2.如何治疗?

【预防】

1.控制感染源　健全疫情报告,及时发现患者,加强对患者的管理、治疗。根治带疟原虫者。

2.切断传播途径　主要是消灭传播媒介——灭蚊,防止被蚊叮咬。消火和控制孳生地是灭蚊的根本措施。杀灭蚊卵和其幼虫可取得事半功倍的效果。灭成蚊可在按蚊的栖息地滞留、喷洒杀虫剂。防蚊可用驱避剂或蚊帐。

3.降低人群易感性　疟疾疫苗接种是控制疟疾最有希望的方法。但由于疟原虫抗原性的多样性,给疫苗发展带来很大的困难。目前,研制的主要是子孢子蛋白和基因疫苗,尚未能供现场应用。

4.药物预防　是目前较常应用的措施,对高疟区的健康人群及外来人员可酌情选用。成人常用氯喹,口服0.5 g,每周1次。在耐氯喹疟疾流行区,可用甲氟喹0.25 g,每周1次。也可选用乙胺嘧啶25 mg,或多西环素(doxycycline)0.2 g,每周1次。孕妇、儿童宜服用氯喹作预防。

(陈艳成)

第三节　黑热病

黑热病(kala-azar)又称内脏利什曼病(visceral leishmaniasis),是利什曼原虫所引起的,主要由中华白蛉传播的人畜共患感染病。分布广泛,估计全球患者超过1 200万,每年新发病例约有400万。其临床主要特征为长期不规则发热,肝脾肿大,贫血,消瘦,白细胞减少和血浆球蛋白增加等。

【病原学】

引起内脏利什曼病的病原体主要是杜氏利什曼原虫(*Leishmania donovani*)。近来也有报告热带利什曼原虫(*L.tropica*)偶也可引起内脏利什曼病,利什曼病原虫的生活史包括前鞭毛体(promastigote)和无鞭毛体(amastigote)两期,前者寄生于白蛉(sandfly)消化道,后者寄生于哺乳动物的单核吞噬细胞内。前鞭毛体呈锥形,前端较宽,有一根伸出体外的鞭毛,后端较尖细。大小为(15~25) μm×(1.5~3.5) μm,核位于中央,动基体位于前部。无鞭毛体无活动力,通常称利杜体(Leishman-Donovan body, LD body),呈椭圆形,大小为(2.9~5.7) μm×(1.8~4.0) μm,内有核及动基体。

当白蛉叮咬时,患者或储存宿主体内的无鞭毛体进入白蛉胃内,转化为前鞭毛体,经7天左右发育和繁殖后,前鞭毛体进入白蛉喙部。此时白蛉如再叮咬人或其他动物宿主时,前鞭毛体进入其体内,为吞噬细胞所吞噬,转变为无鞭毛体并进行繁殖,且被带至单核-吞噬细胞系统各器官继续繁殖。各种利什曼原虫的形态除大小外,并无明显差别,只能依据同工酶电泳和DNA分析等方法来鉴别虫种。

利杜体用吉姆萨或瑞氏染色后,胞质为淡蓝色,胞核与动基质呈紫红色。培养则可用含兔血的培养基,适宜温度为22~25 ℃,pH 5.7~7.3,7~10天可培养出鞭毛体。

【流行病学】

1.感染源 患者及病犬为主要感染源,少数野生动物如狼、狐等也可为感染源。不同地区感染源可不同。一般城市平原地区以患者为主要感染源。在西北丘陵山区病犬为主要感染源。在内蒙古、新疆等荒漠地区,野生动物为主要感染源。

2.传播途径 中华白蛉是我国黑热病的主要传播媒介,主要通过白蛉叮咬传播。其他也可经输血、皮肤或口腔黏膜破损,或母婴之间传播。

3.人群易感性 人群普遍易感,病后可获较持久免疫力。

4.流行特征 ①地区性:本病分布较广,遍及亚、欧、非、美等洲,以印度、地中海和我国长江以北(指20世纪50年代以前)流行最广。我国于1958年以后本病基本消灭,但20世纪70年代以来一些地区不断出现新感染病例,并有逐年增多趋势,内脏利什曼病病犬也可见。②季节性:一般始于秋季,多发于冬季,春节减少。③年龄与性别:各年龄组均可发病,患者为感染源时,青少年、壮年发病多,病犬为感染源则儿童发病多。成人患者男女之比为1.5∶1,儿童无性别差异。

【发病机制与病理】

当杜氏利什曼原虫前鞭毛体自白蛉喙部进入人体后,大部分被巨噬细胞所吞噬。在巨噬细胞内,前鞭毛体转变为无鞭毛体并繁殖,随血流至全身。感染的吞噬细胞破裂后,无鞭毛体又为其他吞噬细胞所吞噬,并继续繁殖。单核-吞噬细胞系统大量增生,导致淋巴结、肝、脾肿大。

病理变化主要为肝肿大,肝巨噬细胞(Kupffer 细胞)增多,胞浆内充满大量无鞭毛体,常有浆细胞浸润。脾肿大,髓索中有大量吞噬细胞和网织细胞增生,并有浆细胞浸润,窦内皮细胞增生,吞噬细胞内有大量无鞭毛体。脾小结数量明显减少,结构不清,且显著萎缩,中央动脉周围淋巴鞘胸腺依赖区内小淋巴细胞全部丧失。

【临床表现】

潜伏期可为10天至9年,一般为3~5个月。

1.早期表现 发病多缓慢,症状常轻而不典型。偶有起病急者。主要症状为发热,热型多不规则,约半数病例可呈双峰热。多伴有恶寒、盗汗、食欲缺乏等,但症状轻,一般不影响日常生活。

2.典型临床表现

(1)发热:多数病例为不规则热,病程较长,可达数月,全身中毒症状不明显,有些病人发热数月仍能劳动。

(2)脾、肝及淋巴结肿大:脾肿大明显,发病第2~3周脾即可触及,质地柔软,并随病期延长而逐渐增大且变硬,继续肿大可进入盆腔内。使腹部膨隆,肝为轻至中度肿大、质软。淋巴结常呈轻至中度肿大,个别病例耳后淋巴结呈肿块性肿大。

(3)贫血及营养不良:在病程晚期可出现,有心悸、气短、面色苍白、浮肿及皮肤粗糙、皮肤颜色可加深,故称为黑热病。也可因血小板减少而有鼻出血,牙龈出血等。

(4)缓解与加重:病程中,病情缓解与加重常交替出现,为本病的特点之一。

3.特殊临床类型

(1)皮肤型黑热病:多数患者有黑热病史,也可发生在黑热病病程中,少数为无黑热病病史的原发患者。皮损主要是结节、丘疹和红斑,偶见褪色斑,表面光滑,不破溃也很少自愈,结节可连成片。可发生在身体任何部位,但面颊部多见。患者一般情况良好,大多数坚持日常工作及劳动,病程可长达数年。

(2)淋巴结型黑热病:较少见,其主要表现为淋巴结肿大,以腹股沟和股部最多见,肿大的淋巴结可单独存在,也可数个融合在一起,局部无红肿或压痛。全身情况一般良好,少数有低热、乏力,肝脾多不肿大或轻度肿大。

【辅助检查】

1.一般检查　全血细胞减少,白细胞一般为(1.5~3.5)×10^9/L,主要是中性粒细胞减少,严重者甚至可完全消失。嗜酸性粒细胞减少。贫血常为中度,多为正常红细胞与正常色素性贫血。血小板减少也很常见,一般为(40~50)×10^9/L。血沉多增快,血浆蛋白中常有白蛋白下降,而球蛋白明显上升,血球蛋白比例倒置。

2.病原学检查

(1)涂片:可从脾、肝、骨髓、淋巴结等处进行穿刺、涂片,一般常用骨髓穿刺,阳性率在85%左右。肝、脾穿刺涂片有一定危险性,很少采用。淋巴结穿刺的阳性率较低,但操作简单安全,且复发病例的淋巴结穿刺阳性率高于骨髓。从周围血涂片中找病原体的阳性率以厚涂片为高,约60%。

(2)培养:如涂片检查阴性,可将穿刺物作利什曼原虫培养,7~10天可得阳性结果,也可接种于动物体内,1~2个月后才能确定诊断,此法在临床上很少采用。

(3)分子生物学检查:近年来采用DNA探针来检测利氏曼原虫核酸,特异性及敏感性均高,用PCR法检测可大大提高其检出率。

3.免疫学检查　用间接免疫荧光抗体试验(IFAT)、ELISA、补体结合试验等方法检测特异性抗体,阳性率及特异性均较高,但可有假阳性。用单克隆抗体抗原斑点试验(McAb-AST)及单克隆抗体斑点ELISA法(Dot-ELISA)检测循环抗原,特异性及敏感性高,可用于早期诊断。

【诊断】

1.流行病学史　来自或曾到过本病流行区的长期发热患者,均应考虑本病的可能性。

2.临床表现　长期发热、肝脾肿大,并伴有末梢血液白细胞数减少及血浆球蛋白明显增高者,应疑及本病而作进一步检查。

3.辅助检查 血清免疫或分子生物学检查阳性有诊断参考价值。患者骨髓涂片中找到病原体是确诊本病的主要依据,在临床疑似病例而骨髓涂片阴性时,可作脾穿刺涂片检查,其阳性率较骨髓穿刺为高。

【鉴别诊断】

本病应与其他长期发热、脾肿大及白细胞减少的疾病鉴别,如结核病、伤寒、布鲁菌病等相鉴别。

【治疗】

1.一般治疗 患者应卧床休息,增强营养,保持液体和电解质的平衡,预防和治疗继发感染病,以及高热时对症处理。

2.病原治疗 目前,仍以五价锑剂为治疗的首选药物,常用葡萄糖酸锑钠。成人总量为100 mg/kg,儿童为120~150 mg/kg,分6天静脉或肌内注射,对锑剂过敏者则应用戊烷脒,总量成人为2.1~6.5 g,儿童为0.7~1.4 g。本药的不良反应较多,偶可引起肝、肾损害,诱发糖尿病。

3.脾切除 多种治疗无效,病原体仍可查到,脾明显肿大伴脾功能亢进者,应行脾切除术,术后再用锑剂治疗,以期根治。

【预防】

普查普治病人,消灭储存宿主犬。喷洒杀虫剂如敌敌畏、敌百虫或消灭白蛉。对野生动物型内脏利什曼病的控制比较困难,主要在于消灭野生白蛉及提高个体抵抗力。

(陈艳成)

第四节 弓形虫病

弓形虫病(toxoplasmosis)是由刚地弓形虫(*Toxoplasma gondii*)引起的人畜共患原虫性感染病。人群普遍易感,感染后多呈潜伏性感染。弓形虫寄生部位及机体反应性各有不同,临床表现较复杂。机体免疫功能缺陷时,潜伏性感染可发展为显性感染。

【病原学】

刚地弓形虫属球虫目,弓形虫科,弓形虫属。生活周期需要两个宿主,中间宿主包括爬虫类、鱼类、昆虫类、鸟类、哺乳类等动物和人,终宿主则有猫和猫科动物。弓形虫的生活史分为5个阶段:速殖子期(滋养体):在有核细胞内迅速分裂占据整个宿主的细胞浆,称为假包囊;缓殖子期:在虫体分泌的囊壁内缓慢增殖,称为包囊,包囊内含数百个缓殖子;裂殖体期:是由缓殖子或子孢子等在猫小肠上皮细胞内裂体增殖,形成裂殖子的集合体;配子体期:大配子(雌)和小配子(雄),受精后形成合子,最后发育成卵囊;子孢子期:指卵囊内的孢子体发育繁殖,形成2个孢子囊,后每个孢子囊分化发育为4个子孢子。前3期是无性繁殖,后2期是有性繁殖。

弓形虫分两个阶段发育,即肠黏膜外阶段与肠黏膜内阶段。前者在各种中间宿主和终宿主组织细胞内发育。后者仅于终宿主小肠黏膜上皮细胞内发育。

(一)肠黏膜外阶段

弓形虫的卵囊、包囊或假包囊被中间宿主或终宿主吞食后,在肠腔内分别释放出子孢子、缓殖子或速殖子,虫体可直接或经淋巴和血液侵入肠外组织、器官的各种有核细胞内,也可通过吞噬细胞和吞噬作用进入细胞内。虫体主要在胞质内,也可在胞核内进行分裂繁殖。在急性期、速殖子迅速裂体增殖,使受侵的细胞破裂,速殖子又侵入新的细胞增殖。随着机体特异性免疫的形成,弓形虫速殖子在细胞内的增殖减慢并最终发育成包囊。虫体进入缓殖子期。包囊可在宿主体内长期存在。宿主免疫功能低下时,包囊破裂放出大量缓殖子,形成虫血症,并可侵入新的宿主细胞迅速增殖。

(二)肠黏膜内阶段

卵囊、包囊或假包囊被终宿主吞食后进入小肠。子孢子、缓殖子或速殖子可直接侵入小肠黏膜上皮细胞内先进行无性生殖,并形成裂殖子。细胞破坏后释放出裂殖子,再侵入新的上皮细胞。经数代增殖后,部分裂殖子在上皮细胞内发育为雌、雄配子体,二者结合受精成为合子,最后发育为卵囊,卵囊成熟后从上皮细胞脱出进大肠腔,随粪便排出体外。排出的卵囊经外界2~3天的发育而成熟,具有感染力。

不同发育期弓形虫的抵抗力有明显差异。滋养体对温度和一般消毒剂都较敏感,加热到54℃能存活10 min;在甲酚磺酸溶液或1%盐酸溶液中1 min即死亡。包囊的抵抗力较强,4℃可存活68天,胃液内可耐受3 h,但不耐干燥及高温,56℃10~15 min即死亡。卵囊对酸、碱等常用消毒剂的抵抗力都很强,但对热的抵抗力弱,80℃1 min即死亡。

【流行病学】

1.感染源　猫和其他哺乳动物及鸟类均可为弓形虫的储存宿主,以猫为最重要。其他带有包囊的动物也是感染源。孕妇感染弓形虫后,对于胎儿而言为感染源。

2.传播途径

(1)先天性感染:孕妇通过胎盘传播使胎儿感染。当孕妇在妊娠期内感染弓形虫时,于虫血症期通过胎盘也可污染羊水,进入胎儿的胃肠道而引起宫内感染。

(2)获得性感染:传播途径以饮食(生或未熟的肉、乳、蛋等)、水源污染和密切接触动物(猫、猪、犬、兔等)为主。输血或器官移植并发弓形虫病也有报告,经损伤的皮肤黏膜或唾液飞沫传播也有报道。

3.人群易感性　人群普遍易感。但动物饲养员、屠宰场工作人员以及医务人员感染率较高。严重疾病患者,如恶性肿瘤、淋巴肉芽肿、长期免疫抑制剂以及免疫缺陷如艾滋病等患者多易发生弓形虫病。

4.流行特征　弓形虫感染呈全球性分布,但多为潜伏性感染。我国感染率为0.1%~47.3%,农村高于城市,成人高于儿童。与动物相关的职业,如动物饲养员、屠宰工人、肉类及动物毛皮加工者、兽医等有较高感染率。

【发病机制与病理】

弓形虫侵入人体后,经局部淋巴结或直接进入血液循环,造成虫血症。感染初期,机体无特异性免疫。血流中的弓形虫很快播散侵入各个器官,在细胞内以速殖子形式迅速分裂增殖,直到宿主细胞破裂后,逸出的速殖子再侵入邻近细胞。如此反复,发展为局部组织的坏死病灶,同时伴有以单核细胞浸润为主的急性炎症反应。在慢性感染期,只有当包囊破裂,机体免疫力低下时,才会出现虫血症播散。

弓形虫可侵犯人体任何器官,其好发部位为脑、眼、淋巴结、心、肺、肝和肌肉。随着机体特异性免疫的形成,血中弓形虫被清除,组织中弓形虫形成包囊,可长期在宿主体内存在而无明显症状。包囊最常见于脑和眼,其次为心肌和骨骼肌。当宿主免疫力一旦下降,包囊破裂逸出的缓殖子除可播散引起上述组织坏死病变外,还可引起机体速发型超敏反应,导致坏死和强烈的肉芽肿样炎症反应。

淋巴结是获得性弓形虫病最常侵犯的部位。其炎症反应具有特征性,表现为高度的滤泡增生,生发中心的边缘细胞胞浆呈嗜酸性变,组织巨噬细胞不规则聚集。淋巴结中无典型肉芽肿形成。

眼部可产生单一或多发性坏死灶。有单核细胞、淋巴细胞和浆细胞浸润。病灶中可查见滋养体或包囊。坏死性视网膜炎为最先病变,随后可发生肉芽肿性脉络膜炎、虹膜睫状体炎、白内障和青光眼。

脑损害可表现为局灶性或弥漫性脑膜脑炎,伴有坏死和小神经胶质细胞结节。在坏死灶及坏死灶附近血管周围有单核细胞、淋巴细胞和浆细胞浸润,其周边可查到弓形虫。先天性弓形虫脑病尚可见脑室周围钙化灶,大脑导水管周围血管炎症、坏死和脑积水等。

肺内可见坚硬的白色结节、坏死斑。脾脏肿大、坏死,血管周围有浸润现象。

【临床表现】

多数是无症状的潜伏性感染,仅少数人发病。该病临床表现复杂,严重病例可有多器官损害。临床上分为先天性和获得性两类。

1.先天性弓形虫病　在妊娠期可表现为早产、流产或死产。出生后,可出现各种先天性畸形,包括小脑畸形、脑积水、脊柱裂、无眼、小眼、腭裂等。也可表现为经典的四联症,即脉络膜视网膜炎、精神运动障碍、脑钙化灶和脑积水。眼部病变除脉络膜视网膜炎外还可表现为眼肌麻痹、虹膜睫状体炎、白内障、视神经炎、视神经萎缩和眼组织缺损等。先天性弓形虫病还可有发热、多形性皮疹、肺炎、肝脾大、黄疸和消化道症状等临床表现。

2.获得性弓形虫病　较先天性弓形虫病的表现更为复杂。病情的严重性与机体的免疫功能有关。

(1)免疫功能正常者感染弓形虫的表现:大多数患者无症状,有症状者10%~20%,主要临床表现有发热,全身不适,夜间出汗,肌肉疼痛,咽痛,皮疹,肝、脾大,全身淋巴结肿大等。淋巴结肿大较为突出,除浅表淋巴结肿大外,纵隔、肠系膜、腹膜后等深部淋巴结也可肿大,腹腔内淋巴结肿大时可伴有腹痛。肿大的淋巴结质硬,可伴有压痛但不化脓。症状和体征一般持续1~3周消失,少数病程可达1年。个别患者可出现持续性高热、单侧视网膜脉络膜炎、一过性肺炎、胸腔积液、肝炎、心包炎、心肌炎、吉兰-巴雷(Guillain-Barre)综合征、颅内占位病变及脑膜脑炎等。

(2)免疫缺陷者感染弓形虫的表现:先天性和获得性免疫功能缺陷患者感染弓形虫的危险性极大,潜伏性感染易转变为临床感染,在这种情况下获得性弓形虫病的淋巴结病变可不明显,可能出现广泛播散和迅速发生的致命性感染,表现为高热、肺炎、皮疹、肝脾大、心肌炎、肌炎、睾丸炎,甚至引起脑弓形虫病。典型的脑弓形虫病以亚急性方式起病,有头痛、偏瘫、癫痫发作、视力障碍、神志不清,甚至昏迷,发热与脑膜刺激征较少见。

【辅助检查】

(一)病原学检查

1.直接涂片 取各种体液如脑脊液、痰液、胸腹水、骨髓等涂片,用常规染色法或免疫细胞化学法检测,在涂片中可发现位于胞浆内的弓形虫花环、链条及簇状群体。

2.动物接种 将血、体液等接种小鼠,若获弓形虫者,多为急性感染患者。

3.细胞培养 弓形虫速殖子适应于多种传代细胞系。已有 Hela 细胞、鸡胚成纤维细胞与兔睾丸单层纤维母细胞培养的报道。

(二)免疫学检查

1.检测血清中的抗虫体表膜的抗体 ①染色试验(Sabin-Feldman dye test,DT):为首选方法,其特异、敏感、重复性好。感染后 7~10 天可阳性。②直接凝集试验(DAT):是以速殖子全虫以检测特异性 IgG,方法简便、特异。适于孕妇感染的筛选。③间接荧光抗体试验(IFA):检测特异性 IgG 和 IgM,特异性较差。

2.检测虫体胞浆成分的抗体 ①间接血凝试验(IHA):特异性、敏感性均较好,适于流行病学调查。②ELISA 法检测特异性 IgM,具其早期诊断价值。③补体结合试验:抗体出现时间较长为其优点。

3.检测血清或体液中的弓形虫循环抗原 应用抗弓形虫特异性抗体进行检测,常用 ELISA 法,特异性、敏感性均较高,是判断弓形虫急性感染的可靠指标。

(三)其他检查

1.外周血象 白细胞总数略有增高,淋巴细胞或嗜酸性粒细胞比例增高,有时可见异型淋巴细胞。

2.脑脊液检查 弓形虫脑膜炎患者脑脊液压力多呈正常,外观黄色,球蛋白试验多呈阳性,细胞数稍增多,一般 $(100\sim300)\times10^6/L$,主要为单核细胞,葡萄糖含量正常或下降,蛋白含量增高,氯化物多正常。

【诊断与鉴别诊断】

(一)诊断

如有视网膜脉络膜炎、脑积水、头小畸形、眼球过小或脑钙化者,应考虑有本病的可能,但确诊则必须找到病原体或血清学反应阳性。

(二)鉴别诊断

1.先天性弓形虫病 先天性弓形虫脑病应与巨细胞病毒、疱疹病毒、风疹病毒等所引起的脑病进行鉴别。脉络膜视网膜炎除与上述病毒所引起的进行鉴别外,也应与结核、梅毒、麻风、肉样瘤等所引起者相鉴别。

2.获得性弓形虫病 本病的淋巴结肿大,应与传染性单核细胞增多症、巨细胞病毒、淋巴瘤、结核、立克次体瘤等所引起者相鉴别,脑膜脑炎应与细菌或真菌等所引起者相鉴别。病原体应与利杜体和荚膜组织胞浆菌相鉴别。

【治疗】

1.病原治疗 有效的药物有乙胺嘧啶、磺胺嘧啶、阿奇霉素、乙酰螺旋霉素及克林霉素等。

（1）脑弓形虫病治疗：常用疗法为乙胺嘧啶，成人每天 50 mg，儿童 1 mg/kg，分 2 次服；加磺胺嘧啶，成人每天 4 g，儿童 150 mg/kg，或用复方磺胺甲噁唑（TMP-SMZ），成人 2 片，每天服 2 次，疗程最短 3 个月，超过 4 个月或更长时则疗效更佳。注意有可能发生白细胞、血小板减少，贫血、溶血及神经系统症状等不良反应。

（2）预防性治疗：①对于孕妇、先天性弓形虫病患儿，虽无症状也应治疗。②免疫功能低下的弓形虫携带者，血清学试验从阴性转为阳性的孕妇的预防性治疗均可采用乙胺嘧啶，也可用乙酰螺旋霉素，成人 0.2 g，1 日 4~6 次；儿童 30 mg/（kg·d），4 次分服。或克林霉素每天 600~900 mg，3 周为 1 疗程，间隔 1 周再重复 1 疗程。

2.支持疗法　可采取加强免疫功能的措施，如给予胸腺肽等药物。对眼弓形虫病和弓形虫脑炎等可应用肾上腺糖皮质激素以防治脑水肿。

病例讨论

患儿，男性，23 天，因皮肤黄染 20 天，于 1994 年 4 月 14 日入院。患儿系第 1 胎足月顺产，生后第 3 天发现皮肤黄染并进行性加重。生后母乳喂养，母孕期健康。家中有养猫、狗史。查体：T 37 ℃，R 40 次/min，P 132 次/min，体重 3.04 kg。全身皮肤及巩膜明显黄染，未见出血点及皮疹，前囟门平软，双肺呼吸音粗，心脏未见异常。腹软，肝肋下 1.5 cm，剑突下 0.5 cm 触及，质软；脾未及。四肢肌张力正常，生理反射存在。实验室检查：血直接胆红素 17.1 μmol/L，间接胆红素 290.7 μmol/L，肝功能正常。血培养阴性。血 CMV-IgM 阴性。乙肝 5 项血清学指标阴性。血弓形虫间接血凝试验（IHA）阳性，间接荧光抗体试验（IFA）阳性，母亲血 IHA 阳性。脑脊液细胞数正常，蛋白 1.13 g/L。肝脏 2 次 B 超示肝实质弥漫性病变。脑 CT 示颞顶局部密度减低。眼底检查：双视神经萎缩。胸片示双肺野小点状阴影。请讨论：

1.该患儿的诊断及诊断依据。

2.该如何治疗？

【预后】

预后取决于宿主受累器官及免疫状态。孕妇的感染可致妊娠异常或胎儿先天畸形。成人多器官受累者预后甚差，尤其在严重免疫抑制者，有相当高的病死率。单纯淋巴结肿大型预后良好。

【预防】

搞好环境卫生，做好水源、粪便及禽畜的管理。不吃生肉及不熟的肉、蛋及乳类。不要与猫、狗等动物接触。对易感人群，如屠宰场及肉类加工人员等，要做好个人卫生，定期检测血清抗体。妊娠前、妊娠期间定期检查。

（陈艳成）

思考题

1.细菌性痢疾与阿米巴痢疾应如何鉴别？

2.简述疟疾的临床表现特点。

第十章　蠕虫感染病

导学

💊 蠕虫(helminth)指借助肌肉收缩而使身体作蠕形运动的一类多细胞无脊椎动物，包括扁形动物门、线形动物门和棘头动物门所属各种动物，前两门与医学关系密切。

💊 由蠕虫引起的疾病称蠕虫感染病。

💊 蠕虫感染病的诊断需综合流行病学资料、临床表现和辅助检查3个方面的资料，确诊往往依赖病原学阳性发现。

第一节　吸虫感染病

吸虫(trematode)属扁形动物门的吸虫纲(Class Trematoda)。吸虫种类繁多，已发现的有1万种以上，可归为3大类，即单殖目、盾腹目和复殖目。寄生人体的吸虫均隶属于复殖目(Order Digenea)，称为复殖吸虫(digenetic trematode)。在我国最常见的吸虫感染病有日本血吸虫病、并殖吸虫病、华支睾吸虫病及姜片虫病等。

一、日本血吸虫病

日本血吸虫病(schistosomiasis japonicum)是日本血吸虫寄生在门静脉系统所引起的人、畜共患的寄生虫病。由皮肤接触含尾蚴的疫水而感染，病变主要由虫卵所引起，主要病变部位在肝脏与结肠。急性期患者有发热、肝大与压痛，腹泻或脓血便，血中嗜酸性粒细胞显著增多。慢性期患者以肝脾大为主。晚期则以门静脉周围纤维化为主，可发展为门静脉高压症，出现巨脾与腹水等症状。

【病原学】

裂体吸虫(schistosome)属吸虫纲、复殖目、裂体科、裂体属，俗称血吸虫。能致病的血吸虫主要有6种，即曼氏血吸虫(*Schistosoma mansoni*)、埃及血吸虫(*S.haematobium*)、日本血吸虫(*S. japonicum*)、间插血吸虫(*S.intercalatum*)、湄公血吸虫(*S.mekongi*)及马来血吸虫(*S.malayensis*)。

日本血吸虫成虫寄生于人或其他哺乳动物的肠系膜静脉中，雌雄异体。寿命一般2~5年，长者10~20年。一条雌虫每天产卵1 000个左右，大部分虫卵滞留于宿主的肝及肠壁内，部分穿破血管及肠壁,随粪便排出体外。虫卵入水后,在 25~30 ℃经 2~24 h 孵化出毛蚴,毛蚴侵入中间宿主钉螺体内,经过母胞蚴和子胞蚴二代发育繁殖,7~8 周后逸出尾蚴,每天数十条至百余条不等。当人、畜接触疫水时,尾蚴在极短时间内借助溶组织作用从皮肤或黏膜侵入,然后随血液循环流经肺而终达肝,约 30 天在肝内发育为成虫,逆血流移行至肠系膜下静脉中产卵,重复其生活史。

日本血吸虫生活史中,人是终宿主,钉螺是必需的唯一中间宿主。日本血吸虫在自然界尚有 41 种哺乳动物作为储存宿主如家畜中的牛、猪、羊、犬、猫等。

【流行病学】

1.感染源　患者和保虫宿主都是感染源,视流行地区不同而异。在水网地区以患者为主,湖沼地区除患者外,感染的牛与猪也是重要感染源,而山丘地区野生动物,如鼠类也是本病的感染源。

2.传播途径　传播途径必须由以下 3 个环节构成:

(1)粪便入水:带虫卵的粪便可以各种方式入水,如河、湖旁设置厕所,河边洗刷马桶等。感染血吸虫的牲畜随地大小便也可污染水源。

(2)钉螺孳生:钉螺是日本血吸虫唯一的中间宿主,水陆两栖,可随附着物漂流至远处。

(3)接触疫水:人、畜可因生产或生活而接触疫水遭致感染。

3.人群易感性　人群普遍易感,以男性青壮年农民和渔民感染率最高,夏秋季感染机会最多。感染后有部分免疫力,无免疫力人群进入流行区,则呈暴发流行。儿童初次大量感染也常发生急性血吸虫病。

4.流行特征　全球有 76 个国家有一种或多种血吸虫病流行,共有 2.07 亿人被感染。流行区分布于非洲、亚洲与拉丁美洲。日本血吸虫病流行于中国、菲律宾、印尼。我国只有日本血吸虫病,远在公元前 167 年前即开始流行,主要分布在长江流域及其以南的 12 个地区。近年来,我国日本血吸虫病患病人数明显减少。

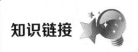
知识链接

西汉古尸与日本血吸虫

日本血吸虫因 1904 年在日本首次发现而得名,但日本 1977 年后未发现人畜感染及阳性钉螺。日本血吸虫病在中国的流行历史可追溯到 2 182 年前。1972 年和 1975 年,湖南长沙马王堆和湖北省江陵县(今湖北省荆州市荆州区)凤凰山出土的西汉古尸保存完好,甚至皮肤富有弹性,尤其是马王堆的女尸,关节可以活动,被西方誉为“东方睡美人”。中国研究人员在这两具西汉古尸的直肠组织中发现了形态完好的日本血吸虫虫卵。考古证实湖北省江陵县出土的西汉古尸是公元前 167 年下葬的男尸,湖南长沙马王堆的“东方睡美人”是公元前 186 年躺下的。

【发病机制与病理】

1.发病机制　血吸虫的尾蚴、童虫、成虫及虫卵均可引起宿主的免疫反应而导致病变,但主要是虫卵,尤其是成熟卵。成熟卵内毛蚴的头腺分泌可溶性虫卵抗原,渗透至周围组织中,使T淋巴细胞致敏,释放各种淋巴因子,吸引大量大单核细胞、嗜酸性粒细胞等,形成虫卵肉芽肿。在日本血吸虫虫卵肉芽肿中可检出高浓度可溶性虫卵抗原。虫卵周围有嗜酸性辐射样棒状物,系抗原与抗体结合的免疫复合物,称为 Hoeppli 现象。成虫表膜具抗原性,可激发宿主产生相应抗体,直接作用于新入侵的童虫,发挥一定的保护作用。成虫肠道及器官的分泌物和代谢产物作为循环抗原,可与相应抗体形成免疫复合物出现于血液或沉积器官,引起免疫复合物病变。急性血吸虫病患者血清中检出循环免疫复合物与嗜异抗体的阳性率甚高,故急性血吸虫病是体液与细胞免疫的混合表现;而慢性与晚期血吸虫病的免疫病理变化则属于迟发型超敏反应。人体感染血吸虫后可获得部分免疫力。这是一种伴随免疫,对再感染的童虫有一定杀伤作用,但无损于体内的成虫。实验证明,血吸虫表面覆盖有宿主抗原,因此可逃避机体免疫攻击而长期存在。

2.病理解剖　日本血吸虫主要寄生在肠系膜下静脉和直肠上静脉内,虫卵主要沉积在结肠与肝脏,故其病变最为显著。

(1)结肠:病变主要在直肠、乙状结肠、降结肠,其次为横结肠、阑尾。急性期为黏膜充血、水肿、片状出血,黏膜浅表溃疡形成。慢性期纤维组织增生,肠壁增厚,可引起肠息肉和结肠狭窄。肠系膜增厚与缩短,淋巴结肿大与网膜缠结成团,形成痞块,可发生肠梗阻。虫卵沉积于阑尾,易诱发阑尾炎。

(2)肝脏:早期肝脏明显充血,肿胀,表面有黄褐色粟粒状虫卵结节,晚期肝内门静脉分支的虫卵结节纤维化,呈典型的干线状纤维化。因血液循环障碍,导致肝细胞萎缩,表面有大小不等结节,凹凸不平,形成肝硬化。由于门静脉血管壁增厚,细支发生窦前阻塞,引起门静脉高压,致使腹壁、食管、胃底静脉曲张,易破裂引起上消化道出血。

(3)脾脏:早期轻度充血、水肿、质软,后期因门静脉高压,呈进行性增大,可出现巨脾,继发脾功能亢进。

(4)异位损害:指虫卵或成虫寄生在门静脉系统之外的器官病变。以肺与脑较多见。肺部病变为间质性虫卵肉芽肿伴周围肺泡炎性浸润。脑部病变以顶叶与颞叶的虫卵肉芽肿为多见,多发生在感染后 6~12 个月内。

【临床表现】

潜伏期约 40 天(2 周~3 个月)。

血吸虫病的临床表现复杂多样,轻重不一。我国现将血吸虫病分为以下四型。

1.急性血吸虫病　发生于夏秋季,以 7—9 月为常见,男性青壮年与儿童居多,多有明确疫水接触史。约半数患者在尾蚴侵入部位出现蚤咬样红色皮损,2~3 天内自行消退。

(1)发热:患者均有发热。热度高低及持续时间与感染程度成正比,轻症发热数天,一般2~3 周,重症可迁延数月。热型以间歇热、弛张热为多见,早晚体温波动很大,可相差 5 ℃。一般发热前少有寒战,高热时偶有烦躁不安等中毒症状,热退后感觉良好。相对缓脉也较多见,类似伤寒。重症可出现消瘦、贫血、营养不良和恶病质,甚至死亡。

(2)过敏反应:除皮炎外还可出现荨麻疹、血管神经性水肿、淋巴结肿大、出血性紫癜、支气管哮喘等。血中嗜酸性粒细胞显著增多。

(3)消化系统症状:常有食欲缺乏,腹部不适,腹痛、腹泻、呕吐等。腹泻一般每天 3~5 次,个别可达 10 余次,初为稀水便,继而脓血便。危重者可出现高度腹胀、腹水、腹膜刺激征。

(4)肝脾大:90%以上患者肝大,伴压痛,肝左叶肿大显著。半数患者轻度脾大。

(5)其他:半数以上患者有咳嗽、气喘、胸痛,甚至咯血。另外,重症患者可出现神志淡漠、心肌受损、重度贫血、消瘦及恶病质等,也可迅速发展为肝硬化。

2.慢性血吸虫病　急性病例未治疗或治疗不彻底,或疫区反复轻度感染者,病程超过半年,称慢性血吸虫病。临床表现以隐匿型间质性肝炎或慢性血吸虫性结肠炎为主。

(1)无症状型:轻型感染者无症状,仅粪便检查时发现虫卵,或体检时发现肝大,B 超检查肝脏网格样改变。

(2)有症状型:主要表现为血吸虫性肉芽肿肝病和结肠炎。两种表现可同时出现于一个患者身上,也可仅以一种表现为主。慢性腹泻,脓血黏液便最常见,病程长者可肠梗阻,贫血,消瘦,体力下降等。肝大、硬化,脾脏逐渐增大。下腹部可触及大小不等的痞块,系增厚的结肠系膜、大网膜和肿大的淋巴结,因虫卵沉积引起的纤维化、粘连缠结所致。

3.晚期血吸虫病　反复或大量感染血吸虫尾蚴后,未及时抗病原治疗,形成血吸虫性肝硬化,临床表现以门静脉高压表现为主。病程多在 5~15 年。儿童常有生长发育障碍。根据受累的主要脏器病变程度不同,可分为下列临床类型。

(1)巨脾型:是晚期血吸虫病肝硬化门静脉高压的主要表现,约占 70%。脾进行性肿大,下缘可达盆腔,表面光滑,质地坚硬,可有压痛,常伴有脾功能亢进。

(2)腹水型:是晚期血吸虫病严重肝硬化的重要标志,约占 25%。腹水可长期存在,但大都进行性加剧,以致腹部极度膨隆、影响进食,下肢浮肿,呼吸困难,腹壁静脉怒张,脐疝等。每因上消化道出血,促使肝衰竭或感染而死亡。

(3)结肠肉芽肿型:以结肠病变为突出表现。病程 3~6 年以上,也有 10 年者。经常出现腹痛,腹泻、便秘或二者交替出现,大便性状可为水样便、血便、黏液脓血便,左下腹可触及肿块,有压痛。纤维结肠镜下可见结肠黏膜增厚、充血水肿,溃疡或息肉。

(4)侏儒型:极少见。除慢性或晚期血吸虫病的其他表现外,身材矮小,面容苍老,无第二性征,但智力正常。

4.异位血吸虫病

(1)肺型血吸虫病:多见于急性血吸虫病患者,为虫卵沉积引起的肺间质性病变。表现为轻度咳嗽与胸部隐痛、痰少,咯血罕见;肺部体征不明显。重症患者肺部病变广泛时,胸部 X 线检查时可见肺部有弥漫性云雾状、点片状、粟粒状浸润阴影,以中下肺野为多。经病原治疗后 3~6 个月逐渐吸收消散。

(2)脑型血吸虫病:青壮年患者多见。急性型临床表现酷似脑膜脑炎,有意识障碍,脑膜刺激征,瘫痪、抽搐,锥体束征等。脑脊液嗜酸性粒细胞可增高或蛋白质与白细胞轻度增高。慢性型的主要症状为癫痫发作,尤以局限性癫痫为多。

(3)其他:血吸虫异位损害除最常发生在肺和脑外,还可发生于其他部位,如胃、胆囊、肾、睾丸、卵巢、子宫、皮肤等,临床上出现相应症状。

【并发症】

1.上消化道出血　出血部位多为食管、胃底静脉。表现为呕血、黑便,严重者可出现失血性休克。

2.肝昏迷　晚期患者并发肝昏迷多为腹水型。可因大出血、大量放腹水、过度利尿等诱发。

3.感染　多种原因造成患者免疫力低下,极易并发感染,如病毒性肝炎、伤寒、腹膜炎、阑尾炎等。

4.肠道并发症　血吸虫病引起严重结肠病变,导致肠腔狭窄,出现不完全性肠梗阻;结肠肉芽肿可并发结肠癌,大多为腺癌,恶性程度低。

【辅助检查】

1.血象　急性期白细胞总数在 $10 \times 10^9/L$ 以上,嗜酸性粒细胞占 $20\% \sim 40\%$,甚至达 90% 以上。慢性患者嗜酸性粒细胞一般轻度增多在 20% 以内,而极重急性血吸虫病患者常不增多。晚期血吸虫病患者因脾功能亢进引起红细胞、白细胞、血小板减少。

2.粪便检查　粪便中检查出虫卵和孵化出毛蚴是确诊血吸虫病的直接证据。急性期检出率高,慢性和晚期患者阳性率不高。

3.肝功能试验　急性血吸虫病患者血清中球蛋白增高,血清 ALT、AST 轻度增高。晚期患者由于肝纤维化,常有白蛋白减少,球蛋白增高,白蛋白与球蛋白比例倒置。

4.直肠活检　通过直肠镜或乙状结肠镜,自病变处取米粒大小黏膜,置光镜下压片检查有无虫卵。这种方法检出的大部分是远期变性虫卵。

5.免疫学检查　方法较多,其敏感性与特异性较高。因血清中抗体在治愈后持续时间很长,不能区别过去感染与现症患者,并有假阳性、假阴性等特点。检测患者循环抗原的微量法有可能诊断现症感染,可作为考核疗效指标。

(1)皮内试验:皮内注射血吸虫抗原,与体内相应抗体结合,产生局部组织反应,呈现红、肿、痒现象,即阳性反应。仅作为感染过血吸虫的过筛方法。

(2)环卵沉淀试验:当成熟虫卵内毛蚴的分泌、排出物与血吸虫病患者血清内抗体结合后,在虫卵周围形成沉淀物,即为阳性反应。可用于诊断与疗效观察。

(3)间接血凝试验:将可溶性血吸虫虫卵抗原吸附于红细胞表面,这种致敏的红细胞与相应抗体结合后,出现肉眼可见的凝集现象,为阳性反应。

(4)酶联免疫吸附试验:检测患者血清中特异性抗体,特异性抗原抗体复合物,经与特殊的酶结合后显色。可作为诊断与考核疗效的依据。

(5)循环抗原酶免疫法:循环抗原的存在表明活动性感染,血清和尿液中的循环抗原水平与粪虫卵计数有较好的相关性。本方法敏感、特异、简便、快速,对血吸虫病的诊断、疗效考核和防治效果的评定,均具有重要价值。

6.肝影像学检查

(1)B 型超声波检查:可判断肝纤维化的程度。可见肝、脾形态变化。

(2)CT 扫描:晚期血吸虫病患者肝包膜与肝内门静脉区常有钙化现象,CT 扫描可显示其特异图像。重度纤维化可表现为龟背样图像。

【诊断与鉴别诊断】

(一)诊断依据

1.流行病学资料　血吸虫疫水接触史是诊断的必要条件。

2.临床表现　具有急性、慢性或晚期血吸虫病的症状和体征,如发热、荨麻疹、腹痛、腹泻、肝脾大等。

3.辅助检查　结合病原学与免疫学检查进行诊断。粪便活卵检出或孵出毛蚴是主要的诊断依据,但阳性率不高,还需结合其他辅助检查,综合判断。

(二)鉴别诊断

1.急性血吸虫病　需与许多急性发热性疾病鉴别,如伤寒、阿米巴肝脓肿、败血症等,血象中嗜酸性粒细胞显著增多有重要鉴别价值。

2.慢性血吸虫病　应与肠道的一些慢性疾病鉴别如阿米巴痢疾、慢性菌痢慢性结肠炎、肠结核等鉴别,胃肠道钡餐、特别是纤维结肠镜有助于明确诊断。

3.晚期血吸虫病　与门脉性及坏死后肝硬化也要认真鉴别,根据病因、临床表现特点及辅助检查等不难区分。

此外,流行区的癫痫患者应排除脑型血吸虫病的可能。

病例讨论

患者,男性,18 岁,湖北荆州人,因发热 3 周,于 2008 年 9 月 30 日收入院。患者于 9 月 7 日开始出现发热,体温以下午及晚上明显,高时达 39.8 ℃,病程早期还出现过荨麻疹及咳嗽。今年 7 月到过洞庭湖区并有游泳史。体查:T 38 ℃,P 89 次/min,R 20 次/min,Bp 120/76 mmHg,未见皮疹及浅表淋巴结肿大,腹平软,无压痛,肝肋下 2 cm,轻触痛,脾肋下 1.5 cm。实验室检查:WBC 12×10^9/L,嗜酸性粒细胞占 28%;肝功能:ALT 120 U/L。

请讨论:

1.本病例的初步诊断是什么? 并列出诊断依据。

2.为确诊还需做哪些检查?

3.应注意与哪些病进行鉴别?

【治疗】

(一)病原治疗

吡喹酮(Praziquantel,Pyquiton):动物实验及临床实践证明,吡喹酮的毒性小、疗效好、给药方便、适应证范围广,对日本血吸虫成虫有强大杀灭作用,对 3 h 和 21 天童虫也有杀灭作用,且对埃及和曼氏血吸虫也有很好的杀灭效果。

1.急性血吸虫病　成人总量 120 mg/kg(儿童 140 mg/kg),6 天分次服。

2.慢性血吸虫病　50 mg/kg(儿童 60 mg/kg)1 天疗法或 60 mg/kg(儿童 70 mg/kg)2 天疗法。

3.晚期血吸虫病　60 mg/kg,3 天疗法。

吡喹酮对急性血吸虫病的退热作用较其他抗血吸虫药迅速,对轻、中、重型患者平均退热时间分别为 3.9、6.5、9.5 天,治疗后 6 个月,粪虫卵孵化阴转率在 90% 左右。治疗慢性血吸虫病,治后 6 个月,粪孵阴转率达 70%~90%。

(二)对症治疗

1.急性血吸虫病　高热、中毒症状严重者给予补液、保证水和电解质平衡,加强营养及全身支持疗法。积极治疗合并症。

2.慢性和晚期血吸虫病　除一般治疗外,应及时治疗并发症,改善体质,加强营养,巨脾、门静脉高压、上消化道出血等患者可选择适当时机手术。有侏儒症者可短期、间歇、小量给予性激素和甲状腺制剂。

【预后】

本病预后与感染程度、病程长短、年龄、有无并发症、异位损害及治疗是否及时彻底有明显关系。急性患者经及时有效抗病原治疗多可痊愈。慢性患者尽早积极治疗,可改善体力,并长期保持健康状态。晚期患者预后较差。

【预防】

1.控制感染源

(1)普查、普治患者:在普查的基础上对查出的血吸虫病患者普遍进行治疗,既可及时治疗患者保护劳动力,又可迅速控制感染源,兼收防治结合之效。普查主要是采取综合查病的方法,根据病史、体检、各种辅助检查等进行综合判断,确定需要治疗的患者。建立普查普治患者卡,并详细登记,正确统计与观察本病的消长情况。

(2)普查、普治病牛:普治病牛是控制感染源的又一重要措施。而且对发展畜牧业有重要意义。在普查的基础上,确定治疗对象,病牛的治疗可使用硝硫氰胺静脉注射疗法。

2.切断传播途径

(1)查螺、灭螺:灭螺是切断传播途径的关键。灭螺应结合农田基本建设、兴修水利,彻底改变钉螺孳生和分布的环境。因地制宜采用物理方法和化学药物灭螺。

(2)粪便管理:防止人、畜粪便污染水源。厕所应建在水淹不到的地方,棚区粪便要集中处理,不要排入江河、湖塘,严格做到无害化处理。

(3)水源管理:保护水源,改善用水,做到饮用水无害化处理。

(4)避免接触尾蚴:提高疫区群众自我保健意识和防护能力,杜绝非必要性接触疫水。雨后与早晨不要在河边草地赤足行走。在湖沼地区因收割、捕捞而必须与疫水接触时,应确实做好个人防护措施。条件许可,可穿桐油布鞋、长筒胶鞋、塑料防护裤等,也可将1%氯硝柳胺碱性溶液浸渍衣裤,以稀盐酸中和。在接触疫水前,皮肤涂擦15%邻苯二甲酸丁二酯,原液涂布1次能维持8 h,乳剂涂布1次,防护效果维持4 h。用2%氯硝柳胺的脂肪酸制成的防蚴笔(2%氯硝柳胺和10%松节油制成)具有强大杀灭尾蚴作用,涂擦暴露皮肤,防护效果持续10 h以上。

3.预防性治疗　已接触疫水者和怀疑接触疫水者,应在接触疫水之日起23~26天内服用吡喹酮40 mg/kg,1次顿服。

(陈艳成)

二、并殖吸虫病

并殖吸虫病(paragonimiasis)又称肺吸虫病(lung fluke disease),是由并殖吸虫(Paragonimus)寄生于人体腹腔、肺部及皮下组织等组织器官所致的一种人畜共患寄生虫病。临床表现有咳嗽、胸痛、咳铁锈色痰、咯血、游走性皮下包块和渗出性胸膜炎等。虫体也寄生于人体其他部位而出现多种复杂症状。

【病原学】

并殖吸虫种类较多,目前世界上已知的超过50种。其中,亚洲分布最多,有31种。我国已发现并殖吸虫28种(包括同物异名的种)。国内以卫氏并殖吸虫(Paragonimus westermani)及斯氏狸殖吸虫(Pagumogonimus Skrjabini)分布较广泛,感染人数最多,也是我国最主要的致病虫种。并殖吸虫成虫雌雄同体,生殖器官并列,故名并殖吸虫。卫氏并殖吸虫外形呈椭圆形,体长 7.5~12 mm,宽 4~6 mm,厚 3.5~5.0 mm,宽长之比一般为 1∶2 左右。虫体肥厚富有肉质感,背部隆起,腹面扁平,口、腹两吸盘大小基本相同,活体呈红褐色。斯氏狸殖吸虫虫体狭长,前宽后窄,两端较尖,大小为(3.5~6.0) mm×(11~18.5) mm,宽长之比为 1∶2.4 至 1∶3.2。最宽处在腹吸盘水平,腹吸盘多位于体前 1/3 处。并殖吸虫虫卵呈卵圆形,壳较厚,色金黄,卫氏并殖吸虫虫卵大小为(80~118) μm×(48~60) μm,斯氏狸殖吸虫虫卵大小为 79.2 μm×45.6 μm,卵内含一个半透明的卵细胞和 10~20 个卵黄细胞及颗粒。囊蚴呈球形或橄榄形,直径为 300~400 μm,乳白色,有内外两层囊壁,外壁薄而易破,内壁厚甚坚硬,后尾蚴卷曲与囊内。

并殖吸虫各虫种的生活史及其与宿主的关系基本相同,成虫常寄生在终宿主的肺内,产出的虫卵随痰液排出或吞入消化道由粪便排出体外,在 25~30 ℃经 15~20 天发育孵出毛蚴。卵入水后,毛蚴可钻入第一中间宿主螺类(卫氏并殖吸虫为淡水川卷螺,斯氏狸殖吸虫为拟钉螺)体内,经孢蚴、母雷蚴、子雷蚴的发育和增殖,历经约 12 周发育为尾蚴,并从螺体内逸出。尾蚴在水中侵入第二中间宿主水蟹(溪蟹、石蟹)或蝲蛄,在其胸肌、足肌、腮叶和肝等部位形成囊蚴(后尾蚴),囊蚴是并殖吸虫的感染期。人若生食或半生食含有活囊蚴溪蟹或蝲蛄而感染,囊内蚴虫在小肠经胆汁和消化液作用,蚴虫脱囊而出,穿过肠壁进入腹腔,发育为童虫。童虫在腹腔脏器间及体内游动,约经 2 周后穿过膈肌到胸腔侵入肺,在肺组织发育为成虫产卵,自囊蚴进入人体至肺部成虫产卵,需 60~90 天。

卫氏并殖吸虫主要寄生于终宿主肺组织,成为肺吸虫囊肿,以宿主血液及组织液为食物,能存活 6~20 年。斯氏狸殖吸虫的终末宿主为果子狸、家猫、犬等,人为其非正常宿主。其进入人体后,后尾蚴穿过肠壁进入腹腔,然后移行至腹壁,或进一步移行至其他组织。虫体不能适应人体内环境,绝大多数以童虫形式在体内移行,时间达数年至数十年之久。少数也可在人体内发育成熟。

【流行病学】

1.感染源　凡能排出并殖吸虫虫卵的患者、带虫者、病兽、病畜均为本病感染源。卫氏并殖吸虫在感染者体内产卵,虫卵随痰或粪排出体外。患者是主要感染源,其次有病畜、病兽,如猫、犬、猪、虎、豹等。斯氏狸殖吸虫一般不能在人体内发育为成虫,故患者不是感染源。受感染的兽、畜是斯氏狸殖吸虫病重要的感染源及保虫宿主。

2.传播途径　主要因生食、半生食含活囊幼的水蟹(溪蟹)或蝲蛄而感染。进食含活囊蚴的转虫宿主动物肉也可感染。

3.人群易感性　人群普遍易感。儿童与青少年感染率较高,尤其是学龄前儿童。

4.流行特征　本病在世界范围内流行,已有 30 多个国家或地区有病例报告。我国有 24 个省区市农村有病例报道。浙江与东北各省以卫氏并殖吸虫病为主,四川、云南、江西、福建等地以斯氏狸殖吸虫病较多。多见于丘陵山区,沿山溪呈线状分布。发病以儿童和青少年居多,男女无显著差别。

【发病机制与病理】

并殖吸虫童虫在宿主体内游走和成虫在肺组织内的寄生都可破坏组织,造成机械性损伤,虫体代谢产物、分泌物等抗原物质能诱发宿主的免疫反应,可造成机体的免疫病理损害。虫卵所引起的病变较轻,一般仅有机械或异物刺激作用,属于异物型肉芽肿反应。

囊蚴被吞食后,经胃和十二指肠,受到胆汁、小肠液的作用,幼虫脱囊而出,游离的童虫活动力甚强,穿过宿主肠壁组织入腹腔游走,造成组织出血和损伤,引起炎症反应和组织粘连。童虫又可穿过膈肌游动于胸腔,刺激胸膜产生炎症反应,引起胸膜炎或胸腔积液。童虫经胸腔入肺移行,在肺部产生窦道,引起出血,并可形成囊肿。

成虫常固定于肺,也可在疏松组织中窜行游走,使病变逐渐扩大,波及多个脏器。虫体的代谢产物及其产生的异性蛋白,可使人发生免疫反应。虫体沿颈内动脉经破裂孔进入颅内,侵犯脑组织,虫体可形成多房性脓肿、囊肿与结节状肿块。斯氏狸殖吸虫的童虫在人体内移行过程中造成的损害较卫氏并殖吸虫更为明显,局部反应与全身反应强烈,幼虫极少进入肺形成囊肿,而以游走性皮下包块、渗出性胸膜炎、眼部和肝脏损害等为主要表现。

基本病理变化大致可分为 3 期:①脓肿期:组织破坏期又称脓肿期,虫体移行引起组织破坏、出血与坏死,可伴单核细胞、嗜酸性粒细胞和中性粒细胞浸润形成脓肿。②囊肿期:脓肿周围肉芽组织增生,可逐渐形成纤维状囊壁,构成本病的特殊病变,称并殖吸虫性囊肿(虫囊肿)。囊内含棕色黏稠液体,镜下可见虫卵、夏科-雷登晶体(Charcot-Leyden crystals)、嗜酸性粒细胞等,有时可找到虫体。虫体可离开虫囊移到他处形成新的虫囊,新旧虫囊可互相沟通,形成隧道和多房性囊肿。③纤维瘢痕期:虫体死亡或移至他处,囊内容物排出或被吸收后,周围肉芽组织及纤维组织向中心发展,囊肿纤维组化,形成瘢痕。

【临床表现】

潜伏期可短至数日,或长达 10 年以上,多为 3~6 个月。

本病是一种全身性疾病,表现复杂、多样化,起病缓慢多见。

1.全身症状 全身症状轻重不一。主要症状为食欲减退,乏力、消瘦、低热、畏寒、头痛、胸闷、盗汗等,少数患者可出现荨麻疹,甚至可有哮喘发作,尤其多见于斯氏狸殖吸虫患者。

2.呼吸系统症状 主要表现为咳嗽、咳痰、咯血、胸痛、气促。咳嗽为最早出现的症状,晨间较剧,初为干咳,痰量随病程进展逐渐增多,且痰中带血丝或痰血混合呈铁锈色,最典型的为似烂桃样痰,可持续多年,复发时也以此症状最早出现,痰中常可查见大量虫卵。胸膜受累时可导致渗出性胸膜炎、胸腔积液、胸膜增厚粘连。斯氏狸殖吸虫病表现胸腔积液,仅少数患者偶见痰中带血丝,无烂桃样痰,痰中查见不到虫卵。

3.消化系统症状 多见于疾病早期。腹痛、腹泻最为常见,有时伴有恶心、呕吐,便血等。腹痛以下腹和右下腹多见,轻重不一,呈阵痛或隐痛,有时可触及结节或肿块。当囊肿向肠腔破溃时,出现棕褐色黏稠脓血样或芝麻酱样大便,并可在粪便中找到虫卵。腹腔内组织的破坏和炎症可出现肠粘连、腹水。腹泻为黄色或淡黄色稀便,每天 2~4 次。斯氏狸殖吸虫常侵犯肝脏,在肝组织内形成嗜酸性肝脓肿或囊肿,肝组织严重受损和出现肝功能异常,甚至引起肝硬化。

4.神经系统症状 卫氏并殖吸虫病患者尤其儿童多见,可分为脑型和脊髓型两种,前者多见。

(1)脑型:多见于一次大量食入囊蚴者,主要表现为:①颅内高压症候群:头痛、呕吐、意识障碍、视神经乳头水肿、视力减退,多见于早期患者。②组织破坏型:有瘫痪、失语、偏盲、共济失调、感觉障碍等,一般在后期出现。③刺激型:有癫痫发作、肢体感觉异常。④炎症型:有畏寒、发热、头痛、脑膜刺激征等,多见于早期。

(2)脊髓型:主要症状是脊髓受压部位以下的运动障碍,可出现下肢麻木感或刺痛,继之出现肢体瘫痪、大小便失禁等表现。

5.皮下结节或包块 全身均可发生,以下腹部至大腿之间为多,其次为背、臀、阴囊等处。皮下结节或包块可在皮下深部肌肉内扪及,直径 1~6 cm,表面皮肤正常,触之有痒感或疼痛感。结节内可发现虫体、虫卵或囊肿样病变。皮下包块为斯氏狸殖吸虫病的临床特点,呈游走性,此起彼伏,反复出现。少数患者可眼部受累致眼球突出。虫体侵入阴囊、睾丸可致局部疼痛及肿块。

两种并殖吸虫病的鉴别要点见表 10.1。

表 10.1 卫氏并殖吸虫病和斯氏狸殖吸虫病的鉴别要点

	卫氏并殖吸虫病	斯氏狸殖吸虫病
全身症状	轻度	常见
荨麻疹等过敏症状	少见	常见
咳嗽、咳痰	明显,痰量较多	咳嗽轻,痰少
痰液	棕褐色、铁锈色痰,或烂桃肉样	血丝痰
胸腔积液	较少见	常见
颅脑损害	较常见	较少见
肝脏损害	较少见	多见
皮下结节或包块	少见	较常见
血常规检查	早期嗜酸性粒细胞增高	嗜酸性粒细胞显著持续增高
虫卵	痰及粪便中可查到	极少查到
胸部 X 线片	囊肿阴影多见,胸膜增厚	囊肿阴影少见,胸腔积液较常见

【辅助检查】

1.血常规检查 白细胞总数及嗜酸性粒细胞增高,急性期白细胞总数可达 $40×10^9/L$,嗜酸性粒细胞比例明显增高,可占 30%~40%;脑脊液、胸水、腹水及痰中嗜酸性粒细胞也可增高;血沉明显加快。

2.病原检查 ①痰液检查:卫氏并殖吸虫病患者痰液中镜检可见虫卵,以及夏科-雷登晶体。②粪便检查:虫卵检出率 15%~40%。③体液检查:脑脊液、胸水、腹水、心包液等体液中查见并殖吸虫虫卵,嗜酸性粒细胞增多及夏科-雷登结晶。④活组织检查:皮下结节或包块病理检查可查见并殖吸虫虫卵、童虫或成虫。斯氏狸殖吸虫引起的皮下包块病理检查可见典型的嗜酸性肉芽肿。

3.免疫学检查 皮内试验阳性率可达 95%,但与华支睾吸虫、血吸虫等多种吸虫有部分交叉反应而出现假阳性;补体结合试验阳性率可达 100%,尤其脑脊髓患者更具有特异性诊断价值;酶联免疫吸附试验及放射免疫敏感性高,特异性强,在临床上有诊断意义。

4.X 线检查 早期可见明显胸膜反应或胸腔积液,脓肿期胸片可见中、下肺野大小不等、边缘不清的圆形或椭圆形炎性浸润阴影;病程后期可见囊肿及胸腔积液,同时伴胸膜粘连或增厚。CT 或 MRI 检查可显示脑或脊髓的病变部位。

【诊断与鉴别诊断】

(一)诊断依据

1.流行病学资料　流行地区有生食或半生食溪蟹、蝲蛄或饮用溪流生水史。

2.临床表现　有流行病学史而出现腹泻、腹痛、咳嗽、咳铁锈色痰、胸腔积液,或有游走性皮下结节或包块者应考虑本病的可能性。

3.辅助检查　痰、粪及体液中查见并殖吸虫虫卵,或皮下结节中查到虫体是确诊的依据。免疫学、血清学检查有辅助诊断意义。

(二)鉴别诊断

脑型并殖吸虫病癫痫发作时与原发性癫痫表现相似易误诊为癫痫,可通过痰查并殖吸虫虫卵、免疫学检查阳性等是鉴别诊断的依据。脑型并殖吸虫病可有头痛、呕吐、颈强直等与颅内肿瘤表现相似,根据流行病学资料、发热、肺部病变、痰查虫卵,以及脑脊液嗜酸性粒细胞与免疫检查等均有助鉴别。肺型并殖吸虫临床表现与肺结核、结核性胸膜炎的临床表现易相混淆,应注意鉴别。

【治疗】

1.病原治疗

(1)吡喹酮(praziquantel):是目前治疗本病的首选药物。对卫氏并殖吸虫病及斯氏狸殖吸虫病均有疗效高,副作用轻,疗程短,服用方便等优点。每天剂量为 75 mg/kg,分 3 次口服,2~3天为 1 疗程。对于脑型患者,宜间隔 1 周后再治疗 1 疗程。

(2)三氯苯哒唑(triclabendazole):是新的一种苯丙咪唑类衍生物,对并殖吸虫有明显杀虫作用,剂量为 5 mg/kg,每天 1 次,3 天为 1 疗程。副作用轻微,疗效与吡喹酮相似。

2.对症治疗　咳嗽、胸痛者给予镇咳、镇痛剂;颅内高压者应用脱水剂;癫痫发作可给予苯妥英钠等抗癫痫药物。

3.外科治疗　皮下包块可手术切除;脑脊髓型并殖吸虫病出现压迫症状,经内科治疗不能奏效可考虑外科手术;胸膜粘连明显时可行胸膜剥离术等。

案例学习

患儿,女性,8 岁,河南省南召县人,因间断性咯血 2 年余而在某医院就诊,胸部 X 线检查发现右上肺尖前段及中外段不规则片状密度增高阴影,因疑为肺部肿瘤于 1995 年 11 月 26 日行右侧开胸右中上肺叶切除术。术后剖开肺标本,显示病灶处有 2 个 1.5 cm×0.4 cm×0.4 cm 的囊肿,切开囊肿后发现 3 个可伸缩活动的黄豆样大小虫体,将其中一个送本室鉴定。经详问病史,患者出生于当地,无外出史,发病前常吃油炸溪蟹。术后血常规检查白细胞总数为 $6.5×10^9$/L,嗜酸性粒细胞 0.07,直接计数为 $0.6×10^9$/L。并殖吸虫间接荧光抗体试验阳性。痰液、粪便检查均未发现并殖吸虫卵。虫体固定后呈灰白色,长椭圆形,腹面扁平,背面隆起,虫体压片后体长 1.2 cm,宽 0.7 cm,宽长之比为 1:1.71,口吸盘在虫体前端腹面,腹吸盘位于虫体中部,消化道明显,生殖器官左右并列,经鉴定为卫氏并殖吸虫。

【预后】

本病预后常因致病虫种、感染轻重及病变部位而异。一般病例预后较好,脑脊髓型可导致残废。斯氏狸殖吸虫病侵犯脑组织比卫氏并殖吸虫病为少,较易恢复,后遗症少,预后尚好。

【预防】

1.控制感染源　积极治疗患者,以及病猫、病犬等家畜。捕杀对人有害或为保虫宿主的动物。

2.切断传播途径　对流行区人群,不饮生水,特别是儿童不吃生的或半生的溪蟹、蝲蛄,不随地吐痰。不用生溪蟹、生蝲蛄喂猫和犬等,以防动物感染。

3.保护易感者　在流行区加强卫生宣传教育,加强猫、犬管理。

(陈艳成)

三、华支睾吸虫病

华支睾吸虫病(clonorchiasis sinensis)是由华支睾吸虫(*Clonorchis sinensis*)寄生在人体肝内胆管引起的以肝胆病变为主的一种寄生虫病。其临床表现为纳差、乏力、上腹隐痛、腹泻、肝大等,严重者可发生胆管炎、胆石症及肝硬化等并发症,严重感染的儿童有营养不良和发育障碍。

【病原学】

华支睾吸虫虫体狭长、扁平状,外形似葵花籽仁,前端尖细,后端钝圆,大小为(10~25)mm×(3~5)mm。雌雄同体,有口、腹两个吸盘。虫卵小,形似灯泡状,黄褐色,前端较窄,后端钝圆,大小为(27.3~35.1)μm×(11.7~19.5)μm,是寄生人体的最小蠕虫卵,上端有一小盖,下端有小节,卵壳较厚,卵内含一成熟的毛蚴。

华支睾吸虫成虫主要寄生于人或哺乳动物(犬、猫、猪)肝内胆管内,有时移居较大胆囊或胆总管。虫卵随胆汁进入小肠,随粪便排出体外。虫卵入水后被第一中间宿主淡水螺吞食后,在螺的消化道内,卵内毛蚴逸出,在螺的肠壁、胃等器官内发育为胞蚴,经胞蚴、雷蚴的发育和增殖产生大量尾蚴。尾蚴成熟后自螺体逸出,尾蚴在水中侵入第二中间宿主淡水鱼、虾体内,在其体内发育为囊蚴。囊蚴经口感染终宿主人或哺乳动物,在其消化道内,经消化液的作用后,幼虫在十二指肠内脱囊逸出,经胆总管进入肝胆管或穿过肠壁经腹腔进入肝脏,在肝内的中、小胆管内发育为成虫。从感染囊蚴到成虫成熟产卵约需1月,成虫的寿命可长达20~30年。

【流行病学】

华支睾吸虫病主要分布在东亚和东南亚各国,尤多见于中国、日本、朝鲜、印度、菲律宾、越南、老挝等。我国24个省、市、自治区流行本病,广东、广西和海南为重灾区,其次是黑龙江、台湾、香港、吉林和辽宁。

1.感染源　感染华支睾吸虫的人及猫、犬、鼠、猪等哺乳动物为主要感染源。

2.传播途径　人因进食未煮熟而含华支睾吸虫囊蚴的淡水鱼、虾而感染,甚至饮用囊蚴污染的生水也可受染。

3.人群易感性　人群普遍易感。凡食用未煮熟含有囊蚴的淡水鱼、虾,均可感染而发病,感染率高低与居民的卫生、生活习惯及饮食嗜好有密切关系。

【发病机制与病理】

成虫主要寄生在人肝内中、小胆管,但也可在胆总管、胆囊和胰腺中。发病与否及病变程度取决于成虫寄生在胆管中的数量。感染轻者,虫数自十余条至数十条,无临床症状;感染较重者,虫数可达数千条以上。肝内胆管及其分支充满虫体和虫卵,可发生胆汁淤积、胆管梗阻等病变。由于成虫对肝胆管的机械性损伤、虫体的分泌物和代谢产物的作用,以胆管的上皮细胞为食并且吸血,从而导致胆管的局部损害和黏膜脱落,胆管上皮增生使管腔变窄,以及虫体堵塞胆管可引起胆汁淤积,胆管堵塞可引起局部胆管的炎症、胆囊炎、胰腺炎和继发性细菌感染等。

病变主要在肝内胆小管。早期或轻度感染可无明显病理变化,感染较重时,胆管管壁增厚,管腔有不同程度的阻塞,周围有纤维组织增生。严重感染时,管腔内充满华支睾吸虫和淤积的胆汁,以肝左叶较明显。

【临床表现】

潜伏期为 1~2 个月。一般起病缓慢。

轻度感染者不出现症状或仅在食后有乏力、饱胀、食欲缺乏等症状,仅在粪检或在胆汁中发现虫卵而确诊。

普通感染者有不同程度的乏力、倦怠、食欲缺乏、消瘦、腹部不适、肝区隐痛、腹痛、腹泻较常见,肝脏肿大,以左叶明显,可触及肝脏表面不光滑,有压痛和叩击痛。部分患者伴有营养不良、贫血和浮肿等全身症状。

感染较重者通常起病缓慢,除普通感染者症状外,可伴有头晕、失眠、疲乏、心悸、精神不振、记忆力减退等神经衰弱症状。极少数患者因大量成虫堵塞胆总管而出现梗阻性黄疸及胆绞痛。

感染严重者,突发寒战、高热,体温可达 39 ℃ 以上,呈弛张热。食欲减退、厌油腻食物、肝大伴压痛,轻度黄疸,脾常可触及。

反复严重感染或未经彻底治疗的患者,可发展为肝硬化及门脉高压,表现消瘦、贫血、肝脾大、腹水、黄疸等。严重感染的儿童可出现营养不良和生长发育障碍。

【并发症】

以急、慢性胆囊炎、胆管炎和胆结石为最常见的并发症。重者可并发门脉性肝硬化,甚至出现食管静脉曲张破裂出血。成虫阻塞胰管可引起胰管炎和胰腺炎,长期感染可有胆管细胞癌发生。

【辅助检查】

1.血常规检查 白细胞总数及嗜酸性粒细胞轻、中度增加,嗜酸性粒细胞一般在 10%～40%。个别病例出现粒细胞类白血病反应。患者可有轻度贫血。

2.肝功能检查 肝功能轻度损害。在重度感染者及有肝、胆并发症者,转氨酶可升高,可有血清总蛋白减少、白蛋白减少、白/球蛋白倒置。

3.虫卵检查 发现虫卵是确诊华支睾吸虫病的直接依据,十二指肠引流胆汁发现虫卵机会多于粪检。

4.免疫学检查 主要用于感染程度较轻者,或用于流行病学调查。常用的方法有成虫纯C 抗原皮内试验(ID)、间接细胞凝集试验(IHA)、酶联免疫吸附试验(ELISA)。IHA 和 ELISA 敏感性大多在 90% 以上,但有一定的假阳性和交叉反应。

5.其他 超声波检查、肝脏 CT 扫描和磁共振等可较好显示肝、脾的大小和厚度,胆管扩张及胆管壁增厚等改变,影像学改变多属非特异性,不能作为明确诊断的依据。

【诊断与鉴别诊断】

(一)诊断

1.流行病学资料 患者来自流行区或到过流行区,有生食或半生食鱼虾史。

2.临床表现　当出现腹胀、腹泻、食欲缺乏等消化不良及头晕、失眠、精神不振等神经衰弱的症状,并伴有肝大(以左叶明显)或其他肝胆系统表现时,应考虑本病的可能。

3.辅助检查　粪便或十二指肠引流液中找到虫卵可确诊。IHA、ELISA 等免疫学方法,可作辅助诊断。

(二)鉴别诊断

1.病毒性肝炎、肝硬化　消化道症状及肝功能损害明显,粪便检查找不到华支睾吸虫卵,血清抗华支睾吸虫抗体阴性,病毒性肝炎血清抗原抗体阳性可鉴别。

2.慢性消化不良　慢性消化不良患者,食后胃部不适,也伴有腹泻,但肝脏不肿大,粪便中无虫卵,可见未消化的食物残渣或脂肪球,无生食或食未煮熟鱼虾史。

3.肝片形吸虫病　临床表现与华支睾吸虫病相似,但病情及阻塞性黄疸严重,常有胆道出血,粪检虫卵不难区别。

4.胆石症、胆囊炎　华支睾吸虫所导致的胆石症、胆囊炎应与胆石症合并细菌感染引起的胆囊炎相鉴别,它们的临床症状相似,粪便检查发现华支睾吸虫卵可以明确诊断。

【治疗】

1.病原治疗

(1)吡喹酮(Praziquantel):是目前治疗华支睾吸虫病的首选药物,具有疗效良好,副作用轻微而短暂,在体内吸收、代谢、排泄快等优点。具体用法为 20 mg/kg,每天 3 次,连服 2~3天。此药物的毒性低,反应轻。虫卵阴转率几乎达 100%。

(2)阿苯达唑(albendazole):又名肠虫清,对本病也有较好疗效。用法:每天 10~20 mg/kg,分 2 次服,7 天为 1 疗程。虫卵阴转率可达 95%以上。

(3)外科治疗:并发胆囊炎、胆石症或胆道梗阻时,即予手术治疗。若继发细菌感染者,同时加用抗生素,术后应继以病原治疗。

2.支持对症治疗　加强营养,注意休息。对重症感染并伴有较重的营养不良和肝硬化患者,应强调支持疗法,给予高蛋白、高热量饮食,保护肝脏,纠正贫血等,待全身情况好转时再予以驱虫治疗。

【预后】

一般患者经驱虫治疗和及时对并发症的治疗,预后良好。重度感染和病程较长的重症患者、出现肝硬化、腹水等症时,治疗较困难,预后差。

【预防】

1.控制感染源　应开展对本病的流行病学调查,及时治疗患者、病畜。

2.切断传播途径　加强粪管、水管。应禁止用粪便喂鱼,以防虫卵污染水域。在流行区大力开展卫生宣传教育,使群众改变不良饮食习惯,不食生的或半熟的鱼、虾。

(陈艳成)

四、姜片虫病

姜片虫病(fasciolopsiasis)是由布氏姜片吸虫(*Fasciolopsis buski*)寄生于人、猪小肠内所致的人畜共患肠道寄生虫病。因生食被姜片虫囊蚴污染的菱角、藕节、荸荠等水生植物而感染。临床上以腹痛、腹泻为主要表现,严重时可出现全身症状。

【病原学】

布氏姜片吸虫简称姜片虫,是寄生于人体最大的吸虫,虫体呈肉红色,肌肉丰富而肥厚,椭圆形、扁平似生姜片。虫体长 20~75 mm,宽 8~20 mm,厚 0.5~3 mm。成虫有口、腹吸盘各一个,两吸盘相距较近,口吸盘位于体前端,腹吸盘呈漏斗状,较口吸盘大 4~5 倍,肉眼可见。成虫雌雄同体,每日产卵约 25 000 个,虫卵呈棕黄色或淡黄色,椭圆形,约 130 μm×80 μm 大小,为人体蠕虫卵中最大者,卵内含有 1 个卵细胞和 20~40 个卵黄细胞。

姜片虫需有两个宿主(螺和人或猪)才能完成其发育、繁殖的生活史。虫卵随宿主粪便排出体外后,在自然界水中的适宜温度(26~32 ℃)与湿度下,经 3~7 周发育成毛蚴孵出。毛蚴侵入其中间宿主扁卷螺的淋巴间隙中,经胞蚴,雷蚴阶段而发育为尾蚴,不断逸出螺体吸附在水生植物如菱角、荸荠、藕节的表面,分泌成囊物质包裹其体部,脱去尾部而成囊蚴。自毛蚴侵入扁卷螺至囊蚴形成需 25~59 天,平均 49 天。当终宿主人或猪生食受感染的水生植物时,囊蚴进入人体(或猪体),在消化液和胆汁的作用下,脱囊成为后尾蚴,借吸盘吸附于十二指肠或空肠上段的黏膜上吸取营养,经 1~3 个月发育成为成虫并产卵。成虫的寿命一般为 1~2 年,长者可达 4 年半之久。

【流行病学】

1.感染源 人和猪是姜片虫的终宿主,因而病人和受感染的猪为本病主要感染源,猪又是姜片虫重要的保虫宿主,其感染是因喂食含有囊蚴的青饲料(如浮萍、浮莲、蕹菜等)所致。

2.传播途径 流行区人群因生食含有姜片虫囊蚴的水生植物,将囊蚴吞入而感染。另有实验证实,姜片虫尾蚴可在水面上成囊,因而饮用生水也有可能受感染。

3.人群易感性 普遍易感,以 5~20 岁的儿童与青少年的发病率为最高,这与喜生食水生植物有关。感染后人对再感染无明显保护性免疫。

4.流行特征 姜片虫流行于东南亚各国,苏联、古巴、南非等地也偶有病例发生。国内除东北、内蒙古、新疆、西藏、青海和宁夏外,其余各省(区)均有人或猪姜片虫病流行,以水乡为主要流行区,并取决于居民是否有生食水生植物的习惯。由于姜片虫的卵、幼虫和中间宿主的生态规律,使其感染具有明显的季节性,一般在 9—10 月份。

【发病机制与病理】

姜片虫成虫的致病作用主要为机械性损伤及虫体代谢产物被吸收后引起的变态反应和毒性反应。成虫吸附在十二指肠和空肠上段的黏膜上,由于吸附力强,可引起被吸附的黏膜及邻近组织发生炎症、充血、水肿、点状出血,甚至形成溃疡或脓肿。病变部位的黏膜与黏膜下层可见淋巴细胞、中性粒细胞及嗜酸性粒细胞浸润,使肠黏膜分泌增加,严重者病变广泛,可累及胃幽门部和结肠。虫体大量摄取肠道内养分,致病人肠道消化吸收功能障碍和营养不良。虫体的代谢产物可引起过敏反应,血中嗜酸性粒细胞增多。大量虫体可成团堵塞肠腔形成肠梗阻。

【临床表现】

潜伏期为 1~3 个月。

感染轻者多无症状或症状轻微,如食欲缺乏,偶有上腹部不适。感染较重者,常有间歇性上腹部隐痛、恶心、呕吐、食欲减退、腹泻,或腹泻与便秘交替出现。腹泻每日数次,量多,有奇臭,内含未消化食物。更严重者,如儿童,可出现全身乏力、精神萎靡、消瘦、贫血,有不同程度的水肿,少数病人由于长期慢性腹泻,呈水样便,或常有黏液血便,严重营养不良,继发肠道和肺部感染而发热,并可发展成全身衰竭而死亡。久病儿童可有生长发育障碍,智力低下,睡眠不安,维生素缺乏等症状。大量感染者(虫体数可达数千条)偶因虫体成团而并发肠梗阻。

【辅助检查】

1.血液检查 患者血象常呈轻度贫血,白细胞计数稍高,嗜酸性粒细胞可增高至10%~20%,偶达40%。

2.粪便检查 取粪便用直接涂片法、定量透明厚涂片法或沉淀集卵法可找到姜片虫卵,姜片虫卵大,易于发现。粪便的虫卵计数可衡量感染的轻重,每克粪便的虫卵数(eggs per gram, EPG)在250个左右相当于成虫一条。EPG少于2 000者为轻度感染,2 000~10 000者为中度感染,10 000以上者为重度感染。

【诊断】

流行区感染史有重要参考意义。具有消化不良、慢性腹泻、上腹部隐痛、食欲减退、营养不良等症状,并有生食水生植物或饮生水习惯者,应考虑本病。粪便中查出姜片虫卵或在吐、泻物中发现成虫时,可确诊为本病。

【治疗】

1.支持对症治疗 重症病人应首先加强支持疗法,改善营养,纠正贫血,然后进行驱虫治疗。

2.驱虫治疗

(1)吡喹酮(praziquantel,pyquiton):可作为治疗本病的首选药物,具有高效、低毒、使用方便等优点,且不良反应轻微。常用剂量为15~20 mg/kg,1次顿服,治后1个月粪便虫卵阴转率为97.5%~100%。

(2)硫氯酚(别丁):成人剂量为3 g,儿童为50 mg/kg,晚间顿服或连服2晚,便秘者可加服泻药,1次服药后疗效可达70%以上。少数病人可有轻度腹泻、腹痛等不良反应。

(3)硝硫氰胺:①微粉胶囊:口服量6~7 mg/kg,总量不超过350 mg,分3次服,每日1次。②固体分散片剂:总剂量125~175 mg,分3次服,3日内服完。

(4)其他:槟榔煎剂也有一定疗效。

病例讨论

患者,男性,23岁,农民,以寒战、高热伴剧烈头痛1周入院。体温39.3 ℃,烦躁,头面及颈胸皮肤潮红,左会阴处有1个焦痂,左腹股沟淋巴结肿大,有触痛,眼结膜充血,双瞳孔等圆等大,对光反射存在,颈软,心肺正常,腹软,肝右肋下1.5 cm,质软、触痛,四肢肌力肌张力正常,神经系统检查:克氏征阴性,布氏征阴性;巴彬斯基征阴性。胸部X线检查:心、肺无异常;血清ALT 120 IU/L;尿检:蛋白(+);血常规:血红蛋白100 g/L,粒细胞$5.4×10^9$/L,中性0.72,淋巴0.28;外斐氏反应:OX_K 1:160。请讨论:

1.该病例的初步诊断及依据是什么?

2.拟订治疗方案。

【预后】

本病一般预后良好。

【预防】

1.控制感染源　普查、普治病人,直至治愈。流行区猪应圈养,猪姜片虫病可用药物,如吡喹酮或硫氯酚等治疗。

2.切断传播途径　教育儿童勿生食或啃食带皮壳的菱角、荸荠等水生植物;不喝生水。猪食的青饲料或其他水生植物应煮熟后喂用,管好猪粪。养殖水生植物的池塘禁用新鲜粪便,粪便须经无害化灭卵处理后才可施用。积极开展养鱼灭螺或化学灭螺,如可应用生石灰、硫酸铵或茶籽饼杀死扁卷螺。

(陈艳成)

第二节　线虫感染病

线虫(nematode)因虫体呈圆柱形而得名,种类繁多,在自然界分布广泛,绝大多数营自生生活,见于水和土壤中。线虫也广泛寄生于植物和动物,营寄生生活。有些种类可寄生于昆虫体内,被用于有害昆虫的生物防治。可寄生于人体并导致疾病的线虫有60余种,在我国记录的有35种。其中,重要的有蛔虫、鞭虫、蛲虫、钩虫、粪类圆线虫等肠道寄生线虫和丝虫、旋毛虫、广州管圆线虫等组织内寄生线虫。

一、钩虫病

钩虫病(ancylostomiasis)是由钩虫寄生于人体小肠所致的疾病。临床主要表现为贫血、营养不良、胃肠功能失调,劳动力下降。轻者可无症状,严重贫血者可致心功能不全,儿童营养不良、发育障碍等。

【病原学】

寄生于人体的钩虫主要有十二指肠钩口线虫(*Ancylostoma duodenale*)(简称十二指肠钩虫)和美洲板口线虫(*Necator americanus*)(简称美洲钩虫),雌虫较粗长,雄虫细短,尾部有交合伞。成熟十二指肠钩虫雌虫每天产卵10 000~30 000个;美洲钩虫每天产卵5 000~10 000个。两者虫卵相似,呈椭圆形,无色透明,卵壳薄,内含2~8个颗粒状细胞。虫卵随粪便排出,在温暖、潮湿疏松土壤中,24~48 h内发育为杆状蚴。杆状蚴经5~7天发育为丝状蚴,活动力强,可生存数周。当接触人体皮肤或黏膜时,丝状蚴侵入人体,从微血管随血流经右心至肺,穿破肺微血管进入肺泡,沿支气管上行至咽部,随吞咽动作经食管进入小肠。在小肠内形成口囊,再经3~4周发育为成虫,附着于肠黏膜,主要寄生在小肠上段。自幼虫侵入皮肤至成虫成熟交配产卵的时间一般为4~7周。钩虫成虫寿命可长达5~7年,但大多数成虫在1~2年内排出体外。

【流行病学】

1.感染源　钩虫病患者和带虫者均为感染源,但钩虫病患者粪便排出的虫卵数量多,作为感染源的意义更大。

2.传播途径　未经无害化处理的新鲜粪便施肥,污染土壤和农作物,为造成传播的重要因素。人体感染主要是钩蚴经皮肤而感染,也可生食含有钩蚴的蔬菜、黄瓜等经口腔黏膜侵入体内。住宅附近地面被钩蚴污染,是儿童感染的主要途径。

3.人群易感性　人群普遍易感,但以青壮年农民感染率为高,感染者大多数为菜农、桑民、茶农、棉农、矿工和砖瓦厂工人。儿童较少,男性高于女性,而且可重复感染。

4.流行特征　钩虫感染遍及全球,有10亿人以上有钩虫感染,尤以热带和亚热带地区最普遍。在国内除青海、新疆、内蒙古、黑龙江、西藏等省外,其他地区均有不同程度流行,尤以四川、浙江、湖南、福建、广东、广西等地较严重,一般认为南方高于北方,农村高于城市。大多数地区两种钩虫病混合感染,但北方以十二指肠钩虫为多,在南方地区以美洲钩虫为主。

【发病机制与病理】

1.皮肤损害　由钩虫幼虫引起皮炎,丝状蚴侵入皮肤后数分钟至1 h,局部皮肤出现红色丘疹,1~2天出现充血、水肿以及细胞浸润的炎症反应。感染后24 h,大多数幼虫仍滞留在真皮层及皮下组织内,然后经淋巴管或微血管到达肺部。

2.肺部病变　当钩虫幼虫穿过肺微血管到达肺泡时,可引起肺间质和肺泡点状出血和炎症。感染严重者可产生支气管肺炎。当幼虫沿支气管向上移行至咽部,引起支气管炎与哮喘。

3.小肠病变　钩虫口囊咬附在小肠黏膜绒毛上皮,以摄取黏膜上皮与血液为食,且每天更换吸附部位,并分泌抗凝血物质,引起黏膜伤口渗血。渗血量远较钩虫吸血量为多。并在小肠黏膜上产生散在的点状或斑点状出血。严重者黏膜下层可出现大片出血性瘀斑,甚至引起消化道大出血。慢性失血是钩虫病贫血的主要原因。贫血程度除取决于钩虫虫种、负荷虫数、感染期限外,尚与饮食中的铁含量,体内铁储存量有关。长期小量失血可消耗体内铁质储存,产生低色素性小红细胞贫血。长期严重缺铁性贫血可引起心肌脂肪变性、心脏扩大、长骨骨髓显著增生、脾骨髓化、指甲扁平,反甲,毛发干燥脱落和食管与胃黏膜萎缩等病理变化。儿童严重感染可引起生长发育障碍。

【临床表现】

轻度感染大多数无临床症状;感染较重者可出现轻重不一的临床表现。

1.幼虫引起的临床表现　主要是钩蚴性皮炎和咳嗽、咳痰等呼吸道症状。

钩蚴性皮炎,俗称"粪毒""粪疙瘩"或"地痒疹"等,多发生在手指和足趾间、足缘、下肢皮肤或臀部,表现为红色点状疱丘疹,奇痒。一般3~4天后炎症消退。7~10天后皮损自行愈合。重复感染又可发生钩蚴性皮炎,若皮肤抓破,可继发细菌感染,形成脓疱。

咳嗽、咳痰、咽部发痒等症状多发生在感染后1周左右,尤以夜间为甚,主要是大量钩蚴移行至肺部所致。重者痰中带血,伴有阵发性哮喘、咽喉发痒、声音嘶哑等呼吸道症状与低热,持续数周。肺部检查可闻干啰音或哮鸣音。X线检查显示肺纹理增粗或点片状浸润阴影,经数日后自行消退。

2.成虫所致的临床表现　主要包括慢性失血所致的贫血症状和肠黏膜损伤引起的多种消化道症状,少数患者出现上消化道出血,极个别出现精神症状。

患者大多数于感染后1~2个月出现上腹隐痛或不适,食欲减退、消化不良、腹泻、消瘦、乏力等。重度感染者常有嗜异癖,如食生米、泥土等。偶有发生消化道出血者,表现为持续黑便,常被误诊为十二指肠溃疡性出血。贫血是钩虫病的主要症状。重度感染后3~5个月后逐渐出现进行性贫血,表现为头晕、眼花、耳鸣、乏力、劳动后心悸与气促。患者脸色蜡黄,表情淡漠。心前区收缩期杂音,血压偏低,脉压增大,心脏扩大,甚至出现心力衰竭。重症贫血伴低白蛋白血症,患者常有下肢浮肿,甚至出现腹水与全身水肿。

孕妇钩虫病易并发妊娠高血压综合征。在妊娠期由于需铁量增加,钩虫感染更易发生缺铁性贫血,引起流产、早产或死胎,新生儿死亡率也增高。

【辅助检查】

1.血液检查 常有不同程度贫血,属低色素性小细胞贫血。血清铁浓度显著降低,一般在 9 μmol/L 以下。网织红细胞数正常或轻度增高。白细胞数大多正常。嗜酸性粒细胞数略增多。严重贫血患者嗜酸性细胞数常不增多。

2.骨髓象 显示造血旺盛现象,但红细胞发育受阻于幼红细胞阶段,中幼红细胞显著增多。骨髓因储铁减少,游离含铁血黄素与铁粒细胞减少或消失。当骨髓内储铁耗尽,血清铁显著降低时,才出现周围血中血红蛋白明显减少。

3.粪便检查 粪便隐血试验可呈阳性反应。

(1)直接涂片和饱和盐水漂浮法:可查见钩虫卵,因钩虫卵的比重(1.056~1.000)较饱和盐水(1.20)低,漂浮法可提高检出率。但需与东方毛圆线虫卵鉴别。后者较长而大,卵内细胞数远较钩虫卵(2~8 个)为多。

(2)虫卵计数:常用有 Stoll 稀释虫卵计数法和改良加藤(Kato-Katz)法测定钩虫感染的程度,以每克粪虫卵数表示(EPG)。EPG<3 000 为轻度感染,3 001~10 000 为中度感染;>10 000 为重度感染。

(3)钩蚴培养法:采用滤纸条试管法,将定量的粪便涂在滤纸上,然后置于含水试管中培养(20~30 ℃,3~5 天),对孵出丝状蚴进行虫种鉴定和计数,此方法耗时较长,不能用于快速诊断。

(4)掏虫法:主要用于新药驱虫的疗效考核。方法在驱虫治疗后收集 24~48 h 内全部粪便,用水冲洗掏虫并按虫种计数。

4.胃、肠镜检查 在十二指肠、盲肠等有时可见活的虫体,吸附于肠壁,周围有少量新鲜渗血,虫体头端埋入黏膜内,游离部分可见蠕动。

【诊断与鉴别诊断】

在流行区有赤足下田和"粪毒"史以及贫血等临床症状,应怀疑钩虫病。通过粪便检查有钩虫卵者即可确诊。

钩虫病患者有上腹隐痛,尤其有黑便时应与十二指肠溃疡、慢性胃炎等相鉴别,胃肠钡餐与胃镜检查有助于鉴别诊断。钩虫病贫血需与其他原因引起的贫血相鉴别,如妊娠期因生理性铁质需要增加而摄入不足以及其他原因胃肠道慢性失血所致的贫血等。凡是失血程度与粪便虫卵不相称时,应寻找其他原因。

【治疗】

1.钩蚴皮炎 在感染后 24 h 内局部皮肤可用左旋咪唑涂肤剂(左旋咪唑 750 mg,硼酸 1.3 g,薄荷 1.3 g 加 50%酒精溶液至 100 mL)或 15%阿苯达唑软膏 1 日 2~3 次,重者连续 2 天。皮炎广泛者口服阿苯达唑,每天 10~15 mg/kg,分 2 次服,连续 3 天,有止痒、消炎及杀死皮内钩虫幼虫的作用,也可阻止或预防呼吸道症状的发生。

2.驱虫治疗

(1)苯咪唑类药物:目前国内外广泛使用的阿苯达唑(albendazole)和甲苯达唑(mebendazole),

均是广谱驱肠道线虫药物,对肠道线虫有选择性和不可逆转性抑制其摄取葡萄糖的作用,使虫体糖原消耗和抑制延胡索酸脱氢酶,阻碍三磷酸腺苷的产生,导致虫体死亡,具有杀死成虫和虫卵的作用。但其驱虫作用缓慢,于治疗后 3~4 天才排出钩虫。①阿苯达唑:400 mg,每天 1 次,连服 2~3 天。②甲苯达唑:200 mg,每天 1 次,连续 3 天,2 岁以上儿童与成人剂量相同,1~2 岁儿童剂量减半。感染较重者需多次反复治疗。药物不良反应轻而短暂,仅少数患者有头晕、腹痛、恶心等。③复方甲苯达唑(每片含甲苯达唑 100 mg,盐酸左旋咪唑 25 mg):成人每天 2 片,连服 2 天。4 岁以下儿童的剂量减半。孕妇忌用。治后 15 天复查,钩虫卵阴转率93%。④复方阿苯达唑(每片含阿苯达唑 67 mg,噻嘧啶 250 mg):成人和 7 岁以上儿童 2 片,顿服,治疗后 2 周复查钩虫卵阴转率69.91%。十二指肠钩虫77.14%,美洲钩虫为68.29%。

(2)噻嘧啶(pyrantel pamoate):也是一种广谱驱线虫药,为神经肌肉阻滞剂,使虫体产生痉挛麻痹而被排除。驱虫作用快,钩虫与蛔虫于服药后 1~2 天后排出。但对美洲钩虫与鞭虫的作用较阿苯达唑和甲苯达唑略差。常用剂量 10 mg/kg,每天 1 次,临睡前服,连续 2~3 天。副作用轻微短暂,少数患者有恶心、呕吐、腹痛、腹泻等。早孕者忌用。

3.对症治疗　补充铁剂,纠正贫血。一般在治疗 2 个月左右贫血得以纠正。血象恢复正常后,再继续服用小剂量铁剂 2~3 个月。孕妇和婴幼儿钩虫病贫血严重,给予小量输血,滴速要慢,以免发生心力衰竭与肺水肿。严重贫血者应予高蛋白和维生素等营养丰富的饮食。

【预防】

采取综合性防治措施如下:

1.控制感染源　根据感染率高低,采取普遍治疗或选择性人群重点治疗。如在农村高发地区,普查普治,统一服药,定期复查,未愈患者重复服药。对中小学学生,用复方甲苯达唑或阿苯达唑每年进行驱虫。

2.切断传播途径　消灭钩虫病的关键是加强粪便管理,目的在于杀灭钩虫卵,因此推广粪便无害化处理极为重要。同时作好个人防护,采用机械操作,尽量避免赤足与污染土壤密切接触,防止钩蚴侵入皮肤;不吃不卫生蔬菜,防止钩蚴经口感染。

3.保护易感人群　重点在于宣传教育,提高人群对钩虫病的认识。在钩虫病感染率高的地区开展集体驱虫治疗。目前,钩虫疫苗尚处于实验研究阶段。

(陈艳成　石劢红)

二、蛔虫病

蛔虫病(ascariasis)是由似蚓蛔线虫(*Ascaris lumbricoides*)寄生于人体小肠所引起的慢性感染病。临床大多数无明显症状,部分患者可有腹痛和肠道功能紊乱表现。除肠蛔虫症外,还可引起胆道蛔虫症与蛔虫性肠梗阻等严重并发症。

【病原学】

蛔虫寄生于小肠上段。成虫形似蚓蚓,粉红色或乳白色,头尾两端较细。雄虫较小,尾端卷曲,雌虫较大,尾部钝圆。雌虫每天产卵13 万~30 万个,虫卵分为受精卵和未受精卵,未受精卵不能发育。受精卵随粪便排出,在外界适宜环境里约需 24 天后发育为含杆状蚴的感染性虫卵。蛔虫不需中间宿主。人经口吞入感染性虫卵后,在小肠上段孵出幼虫,经第 1 次蜕皮后,侵入肠壁静脉,经门静脉至肝、右心、肺。蛔虫幼虫在肺泡与细支气管移行时逐渐发育成长,进行第 2 次第 3 次蜕皮。在感染后 8~10 天沿支气管向上移行,随唾液或食物吞入,在空肠经第4次蜕皮后发育为童虫,再经数周发育为成虫。从经口感染至成虫产卵整个过程需10~11周。宿主体内一般有成虫一条至数十条,多者达1 000条以上。蛔虫寿命为10~12个月,很少超过15个月。

蛔虫卵在外界抵抗力甚强,潮湿土壤和气候温暖适宜于蛔虫幼虫的发育。在5~10 ℃土壤中可存活2年,在干燥环境中生存2~3周,不易被化学药物杀死。加热至60~65 ℃水中5 min即死亡。直射阳光能很快杀死蛔虫卵。

【流行病学】

1.感染源　人是蛔虫的唯一终宿主,蛔虫患者和带虫者是本病感染源。

2.传播途径　感染期虫卵主要经口吞入而感染,也可随灰尘飞扬被吸入咽部吞下而感染。污染的土壤、蔬菜、瓜果等是主要媒介。

3.人群易感性　普遍易感。农民感染率高,儿童感染率较成人高,尤以学龄期和学龄前儿童感染率最高。男女无显著差别。

4.流行特征　本病是最常见的肠道寄生虫病,分布于世界各地,多见于发展中国家,农村发病率尤高。无明显季节性,常为散发,也可发生集体性感染。

【发病机制与病理】

感染性虫卵进入人体后,在小肠孵出幼虫,随血流经肺部时其代谢产物和幼虫死亡可产生炎症反应。幼虫损伤肺毛细血管导致出血和细胞浸润,严重感染者肺部病变可融合成片状,支气管黏膜也有嗜酸性粒细胞浸润、炎性渗出与分泌物增多,导致支气管痉挛与哮喘。

成虫寄生在空肠与回肠上段,虫体可分泌消化物质附着在肠黏膜上,可引起上皮细胞脱落或轻度炎症反应。大量成虫可缠结成团引起不完全性肠梗阻、肠坏死、肠套叠、肠扭转等。蛔虫钻孔常引起异位性损害及相应表现,如胆道蛔虫症、胰管蛔虫症、阑尾蛔虫症等。胆道蛔虫症常由于奥迪(Oddi)括约肌与胆总管痉挛发生剧烈胆绞痛;继发细菌感染可引起胆管炎与肝脓肿。在胆管内死亡的蛔虫碎片与蛔虫卵可能与泥沙样胆结石形成有关。

【临床表现】

人感染蛔虫后,大多数无临床症状。有症状者以儿童和体弱者为主,症状也较轻。临床表现与蛔虫发育不同阶段引起的病理生理改变有关。

1.蛔虫蚴移行症　短期内食入大量感染期虫卵污染的食物,蛔虫幼虫在肺内移行可出现低热、乏力、阵发性咳嗽或哮喘样发作,痰少,偶有血丝,肺部炎症浸润和嗜酸性粒细胞增多。双肺可闻及干啰音,胸片示肺门阴影增粗、肺纹增多与点状、絮状浸润影。病程持续7~10天。

2.肠蛔虫症　蛔虫主要寄生在空肠和回肠,大多数无症状,少数患者出现腹痛与脐周压痛,有时呈绞痛,不定时反复发作。个别严重感染者可有食欲减退、体重下降与贫血等。可从粪便中排出蛔虫或呕吐出蛔虫。

3.异位蛔虫症　蛔虫离开其主要寄生部位而至其他器官引起相应病变与临床表现称为异位蛔虫症。除了常见的胆道蛔虫症、胰管蛔虫症、阑尾蛔虫症外,蛔虫还窜入脑、眼、耳鼻喉、气管、支气管、胸腔、腹腔、泌尿生殖道等。蛔虫的某些分泌物可作用于神经系统,引起头痛、失眠、智力发育障碍,严重时可出现癫痫、脑膜刺激征,甚至昏迷。蛔虫性脑病多见于幼儿,经驱虫治疗后病情迅速好转。

4.过敏反应　蛔虫的代谢产物可引起宿主的肺、皮肤、结膜和肠黏膜的过敏反应,表现为哮喘、荨麻疹、结膜炎或腹泻等。

【辅助检查】

1.血常规　幼虫移行、异位蛔虫症及并发细菌感染时,血白细胞和嗜酸性粒细胞增多。

2.病原学检查　粪便直接涂片镜检或饱和盐水漂浮可较容易查到虫卵。近年来常用改良加藤法(Katokatz)虫卵检出率较高。B超或逆行胰胆管造影有助于异位蛔虫症的诊断。

【诊断】

根据流行病学史,出现乏力、咳嗽或哮喘样发作、肺部炎症、嗜酸性粒细胞增多、厌食、腹痛、体重下降等表现,应注意蛔虫病的可能性。粪便检查发现蛔虫卵,或粪便排出或吐出蛔虫者均可确诊。出现胆绞痛、胆管炎、胰腺炎时应注意异位蛔虫症的可能,B超或逆行胰胆管造影有助于诊断。蛔虫性肠梗阻多见于儿童,腹部条索状肿块,结合影像学检查有助于诊断。

【治疗】

蛔虫病的治疗可分为驱蛔虫治疗及并发症处理,但最根本的是驱虫治疗。

1.驱虫治疗　苯咪唑类药物是广谱、高效、低毒的抗虫药物,应用最广的有甲苯咪唑(mebendazole)和阿苯达唑(albendazole),可抑制蛔虫摄取葡萄糖,导致糖原耗竭和三磷酸腺苷减少,使虫体麻痹。

(1)苯咪唑类:甲苯咪唑,200 mg/次,1~2次/天,共1~2天。阿苯达唑,400 mg,一次顿服,虫卵阴转率达90%以上。两药驱虫作用均比较缓慢,于服药后2~4天才从粪便中排虫。对严重感染者往往需多次治疗才能治愈。一般无副作用,偶有轻泻与轻度腹痛,有时可出现蛔虫骚动现象,有可能发生胆道蛔虫症。

(2)伊维菌素(ivermectin):每天顿服100 μg/kg,连服2天,治愈率接近100%。

(3)三苯双脒(tribendimidine):300 mg,顿服,治愈率达95%以上。

2.异位蛔虫症及并发症的治疗　胆道蛔虫病主要以内科治疗为主,原则上应予解痉止痛、早期驱虫与抗炎;蛔虫性肠梗阻可服用适量豆油或花生油,蛔虫团松解后再驱虫治疗,上述措施无效时,应及早给予手术治疗。阑尾蛔虫症、急性化脓性胆管炎、肝脓肿、出血性坏死性胰腺炎均需及早给予手术治疗。

【预后】

一般预后良好。但有严重异位蛔虫症、并发症而未能及早诊断和治疗者,预后不良。

【预防】

培养良好的个人卫生习惯,尤其在儿童、托幼机构、学校应广泛开展卫生宣传教育。做到饭前、便后洗手,不吃未洗净的蔬菜、瓜果。在学校、托幼机构中实行普查普治。对粪便进行无害化处理,更有利于蛔虫病的控制。

(陈艳成　曹礼荣)

三、蛲虫病

蛲虫病(enterobiasis)是蛲虫寄生于人体肠道所引起的感染病。主要发生于学龄前和学龄儿童,主要症状为肛门周围和会阴部夜间瘙痒。该病分布于世界各地,估计有2亿患者。

【病原学】

病原体为蠕形住肠线虫(*Enterobius vermicularis*),简称蛲虫,虫体细小如乳白色线头,雌虫长 8~13 mm,宽 0.3~0.5 mm,体直,尾部尖细;雄虫大小约是雌虫的 1/3,长 2~5 mm,宽 0.1~0.2 mm,尾部向腹部卷曲,有一交合刺。虫卵为椭圆形,无色透明,两侧不对称,一侧扁平,一侧稍凸。

虫卵在体外抵抗力强,阴湿环境更适宜,可成活 2~3 周以上,一般消毒剂不易将其杀死,煮沸、5%苯酚、10%甲酚等处理可杀灭虫卵。

蛲虫的生活史简单,无外界土壤发育阶段。成虫主要寄生在人体盲肠,重度感染者有时见于升结肠内,头部附着在肠黏膜或刺入黏膜深层,吸取营养和血液而生存,也吞食肠道内的营养物质。雄虫交配后即死亡,雌虫在盲肠发育成熟后沿结肠向下移行,在宿主入睡后爬出肛门外,在肛门周围的皮肤上产卵,每次产卵约为 10^4 个,产卵后多数雌虫死亡,少数可再回到肛门内,甚至可进入尿道、阴道等。刚排出的虫卵在宿主体温条件下,6 h 内即发育为含杆状蚴的感染性虫卵,蛲虫不需中间宿主。感染性虫卵随污染的手、食物等进入人体消化道,在十二指肠内孵化出幼虫,幼虫下行经 2 次蜕皮至结肠发育为成虫。自摄入虫卵至发育为成虫需 11~43 天。这种自身感染是蛲虫病的特征,也是需多次治疗才能治愈的原因。感染性虫卵也可在肛门周围孵化出幼虫,幼虫经肛门逆行进入肠内并发育为成虫,这种感染方式称为逆行感染。成虫寿命 2~4 周。

【流行病学】

1.感染源 人是蛲虫的自然宿主,也是唯一的终宿主。因此,患者是唯一的感染源,排出体外的虫卵即具有传染性。

2.传播途径 蛲虫病主要经消化道传播。

(1)直接感染:虫卵通过肛门—手—口进入消化道而被感染,为自身感染的一种类型。

(2)间接感染:虫卵污染内衣裤、被褥、玩具、食物等感染。

(3)呼吸道感染:虫卵可漂浮于空气尘埃中,从口鼻吸入而咽下引起感染。

(4)逆行感染:虫卵在肛门附近孵化,幼虫可从肛门逆行进入肠内引起感染。

其中,第三、第四种感染途径发生的可能性极小。

3.人群易感性 人群普遍易感,并可反复多次感染。儿童及托幼机构最多见,成人多从与儿童接触中感染,可呈家庭聚集现象。男女感染率无显著差异。

4.流行特征 蛲虫病分布于世界各地,发展中国家的发病率高于经济发达的国家;温带、寒带地区感染率高于热带地区,尤以居住拥挤、卫生水平差的地区为多见。儿童是主要的感染人群,根据流行病学调查,幼儿园儿童的感染率为 40%左右,有的高达 60%。

【发病机制与病理】

蛲虫头部可刺入肠黏膜吸取营养和血液,偶尔可深入黏膜下层,引起炎症及微小溃疡。由于蛲虫寄生期短暂,故肠黏膜病变轻微。蛲虫偶尔可穿破肠壁,侵入腹腔或阑尾,诱发急性或亚急性炎症反应。极少数女性患者可发生异位寄生,如侵入阴道、子宫、输卵管等引起相应部位的炎症。雌虫在肛门周围爬行、产卵导致局部瘙痒,长期慢性刺激和搔抓产生局部皮肤损伤、出血和继发细菌感染。

【临床表现】

蛲虫病的主要症状为肛门周围和会阴部瘙痒,夜间更甚。反复搔抓致局部皮肤炎症、破溃和疼痛。患儿常有睡眠不安、夜惊、磨牙等表现。有时可有食欲缺乏、恶心、呕吐、腹痛等消化道症状。侵入尿道可出现尿频、尿急、尿痛与遗尿。侵入阴道可引起分泌物增多和下腹疼痛不适,阴道分泌物涂片可发现蛲虫卵。侵入腹腔可致腹膜炎表现,往往形成肉芽肿,有时误诊为肿瘤,病理可见成虫和虫卵。蛲虫引起阑尾炎时,表现为腹痛、右下腹压痛等,病理检查发现黏膜下层有被肉芽肿包围成虫。

【辅助检查】

1.成虫检查 根据雌虫的生活习惯,于患者入睡后 1~3 h 检查肛门、会阴、内裤等处,有时可发现白色线头状蛲虫,连续多次检查发现成虫的阳性率较高。

2.虫卵检查 由于蛲虫爬出肛门后产卵,故粪便中发现虫卵的阳性率很低(<5%)。检查虫卵的方法采用在肛门周围刮取污物镜检。检查时间应在早晨起床前、未解便或清洗肛门之前。蛲虫并不每晚从肛门爬出产卵,故一次检出率常小于 50%,如连续检查 3~5 次,检出率可接近 100%。常用的方法如下:

(1)透明胶纸法:本法阳性率最高,使用方便。可采用市售的透明胶性玻纸,剪成小块。检查时用镊子将有胶的一面拭抹肛门周围皮肤皱褶处,反复数次,虫卵即黏于胶面,然后将胶面贴于载玻片上,检查时加一滴二甲苯,使虫卵清晰可见。

(2)棉签拭子法:蛲虫卵具有黏性,将脱脂棉花签的一端,用生理盐水湿润,在肛周涂拭,再涂于载玻片上镜检,或采用饱和盐水漂浮法或加水沉淀法检查。

【诊断】

凡有肛门周围及会阴部瘙痒者均应考虑蛲虫病,家庭内曾有蛲虫感染病例的异位损害患者,也应想到蛲虫病的可能。找到成虫或虫卵即可确诊。必要时应反复多次检查。

【治疗】

驱蛲虫治疗可快速有效治愈,由于感染途径和生活史的特性治疗需重复 1~2 次。家人及密切接触者应同样治疗。

1.内服药 下列药物疗效好,可选用其中之一进行治疗:

(1)阿苯达唑:为广谱驱虫药,对驱除蛔虫、蛲虫均有良好效果。成人剂量为 400 mg,儿童患者 200 mg,一次顿服,治后虫卵阴转率达 90% 以上。两周后再服一次,以防复发。副作用轻,可有头晕、腹痛、腹泻。

(2)甲苯达唑:也是常用的广谱驱虫药,主要是抑制虫体摄入葡萄糖。剂量为 100 mg/d,连服 3 天,成人与儿童剂量相同,治愈率达 95% 以上。

(3)噻嘧啶、双萘羟酸噻嘧啶(抗虫灵):为广谱驱虫药,抑制虫体胆碱酯酶。小儿 30 mg/kg,成人每次 1.2~1.5 g,睡前顿服,疗效 80% 以上。2 周重复一次。本病对未成熟蛲虫无明显驱虫作用,使其效果不及阿苯达唑。副作用轻微,偶有恶心、腹泻、腹痛、皮疹等。有肝病者慎用。

2.外用药物 如蛲虫软膏、2%白降汞软膏等,睡前涂于肛门周围,可具有杀虫止痒作用。

【预防】

根据本病流行特点,单靠药物不易根治,需采取综合性防治措施。

1.控制感染源 发现集体性儿童机构或家庭内感染者,应进行蛲虫感染普查,非单个病例应进行普治,7~14天后重复检查,对阳性者再行治疗一次。既有治疗效果,又可控制流行。

2.切断传播途径 是防治的基本环节之一。感染者要剪短指甲,饭前、便后洗手,勤换内衣裤并进行煮沸消毒处理。对污染物品要进行煮沸或高温高压处理。加强卫生宣传教育,让群众了解蛲虫病的防治知识。

(陈艳成)

四、丝虫病

丝虫病(filariasis)是由丝虫寄生于人体引起的寄生虫病。通过蚊虫叮咬传播。急性期临床表现为反复发作的淋巴管炎和淋巴结炎,慢性期为淋巴管阻塞引起的不同部位的淋巴水肿、象皮肿和睾丸鞘膜积液。该病流行面广,是一种严重危害人类健康的慢性消耗性疾病。1997年第50届世界卫生组织大会通过决议,2020年实现全球消灭淋巴丝虫病。

【病原学】

1.成虫 目前,已知寄生于人体的丝虫共有8种,即班氏丝虫(*Wuchereria bancrofti*)、马来丝虫(*Brugia malayi*)、帝汶丝虫(*Brugia timori*)、盘尾丝虫(*Onchocerca volvulus*)、罗阿丝虫(*Loa loa*)、链尾丝虫(*Dipetalonema streptocerca*)、常现丝虫(*Dipetalonema perstans*)及奥氏丝虫(*Mansonella ozzardi*)。但我国仅有班氏丝虫和马来丝虫。两种成虫形态相似,呈线状、乳白色,两端稍尖,表面光滑,雌雄异体,但常缠绕在一起。班氏雄虫长28~42 mm,直径约0.1 mm,雌虫体大约为雄虫的2倍,马来丝虫较班氏丝虫短小。

2.微丝蚴 雌雄交配后,受精卵在雌虫的子宫内直接发育为幼虫,称为微丝蚴。微丝蚴多数立即进入血液循环,白天多丛集在肺毛细血管内,夜间在人体周围血液中出现,有明显的夜现周期性,通常班氏微丝蚴在晚上10时至次晨2时达高峰;马来微丝蚴在夜晚8时至次晨4时达高峰。这种夜现周期可能与夜间睡眠时迷走神经兴奋,使肺部微血管扩张,微丝蚴大量进入周围血液有关。近来发现与微丝蚴体内的自发荧光颗粒有关,凡微丝蚴体内含有荧光颗粒多的,其夜现周期性明显,反之则不明显。微丝蚴在人体内一般可存活2~3个月,长者可达数年。

3.生活史 班氏和马来丝虫的生活史分为两个阶段:一个阶段在蚊虫(中间宿主),另一阶段在人(终宿主)体内。

(1)在蚊虫体内:雌蚊叮咬体内含微丝蚴者时,微丝蚴随血被吸入蚊胃内,经1~7 h脱鞘,穿过胃壁,经腹腔进入胸肌,发育为寄生期幼虫,1~3周经两次蜕皮,发育为感染期幼虫,离开胸肌,移行到蚊下唇,再叮咬人时,侵入人体。

(2)成虫在人体内发育:感染期幼虫侵入人体后,部分幼虫在组织内移行和发育过程中死亡,部分幼虫进入淋巴管及淋巴结,逐渐发育为成虫,雌雄交配后,产生微丝蚴。两种丝虫寄生在人体的部位有所不同,班氏丝虫主要寄生在浅表淋巴系统,以及下肢、阴囊、精索、腹股沟、腹腔等处的深部淋巴系统;马来丝虫多寄生于上、下肢浅表淋巴系统。从感染期幼虫侵入人体至微丝蚴出现于外周血液,班氏丝虫需8~12个月,马来丝虫需3~4个月。两种丝虫的寿命一般为4~10年,个别可长达40年。

【流行病学】

1.感染源 血中含微丝蚴的患者和无症状带虫者为主要感染源。班氏丝虫只感染人,马来丝虫除在人体寄生外,还可在猫、犬、猴等哺乳动物体内寄生,这些动物可作为其主要的储存宿主并成为本病可能的感染源。

2.传播途径　通过蚊虫叮咬传播。国内班氏丝虫病的传播媒介主要是淡色库蚊与致倦库蚊;马来丝虫病以嗜人按蚊、中华按蚊为主要媒介,该蚊农村密度高,故马来丝虫病在农村流行较广。

3.人群易感性　人群普遍易感。男女发病无差别,以 20~25 岁的感染率与发病率最高。感染后可获得一定免疫力,但可重复感染。

4.流行特征　感染季节多为夏秋两季(5—10 月),此时的气候最有利于微丝蚴在蚊体内发育。热带和亚热带终年均可发病。丝虫病呈世界性分布,班氏丝虫病分布极广,主要流行于亚洲、非洲、大洋洲及美洲的一些地区,马来丝虫病仅流行于亚洲。我国有 16 个省、市、自治区流行本病,除山东和台湾为单纯班氏丝虫病流行外,其余均为班氏和马来丝虫病混合流行。长江以北主要是班氏丝虫病,长江流域和长江以南则班氏和马来丝虫病都有。

【发病机制与病理】

丝虫病的病变主要由成虫引起,感染期幼虫也起一定作用,与血中微丝蚴关系不大。病变的发生发展与感染的种类、频度、感染期幼虫进入人体数量、成虫寄生部位、机体的免疫反应及继发感染等有关。在感染期幼虫侵入人体发育为成虫的过程中,幼虫与成虫的代谢产物、幼虫蜕皮液、雌虫子宫内的排泄物、成虫的机械作用以及死虫的分解产物等均可引起局部淋巴系统的组织反应及全身过敏反应,表现为周期性发作的丝虫热、淋巴结炎及淋巴管炎,可能由 I 型或Ⅲ型超敏反应所致。后期表现为淋巴管阻塞性病变及继发感染,则与Ⅳ型超敏反应有关。

丝虫病的病变主要在淋巴管和淋巴结,急性期表现为渗出性炎症,淋巴结充血、淋巴管壁水肿,嗜酸性粒细胞浸润,纤维蛋白沉积。继之,淋巴管和淋巴结内逐渐出现增生性肉芽肿,肉芽中心为变性的成虫和嗜酸性粒细胞,周围绕有纤维组织和上皮样细胞,尚有大量聚集的淋巴细胞和浆细胞,形成类结核结节。病变严重者,可因组织坏死、液化、大量嗜酸性粒细胞浸润,形成嗜酸性脓肿。慢性期淋巴管内皮细胞增生,内膜增厚及纤维化,管腔内有息肉或纤维栓子,形成闭塞性淋巴管内膜炎。淋巴管和淋巴结的阻塞可致远端淋巴管内压增高,形成淋巴管曲张和破裂。蛋白含量较高的淋巴液浸入周围组织及器官,不断刺激局部组织,使纤维组织大量增生,皮下组织增厚、变粗、变硬、皱褶而形成象皮肿。由于局部血液循环障碍,易继发细菌感染,使象皮肿加重及恶化,甚至形成溃疡。

【临床表现】

潜伏期 4 个月至 1 年不等。临床表现轻重不一,约半数感染者无症状而血中有微丝蚴存在。

1.急性期

(1)淋巴结炎和淋巴管炎:淋巴结炎可单独发生,而淋巴管炎一般都伴有淋巴结炎。好发于四肢,下肢最为常见,表现为不定时周期性发作的腹股沟和腹部淋巴结肿大、疼痛,继之淋巴管肿胀、疼痛,沿大腿内侧向下蔓延,形成离心性发展的红线,称"逆行性淋巴管炎",每月或数月发作一次,一般持续 1~3 天即自行消失。发作时伴畏寒发热,全身乏力。当炎症波及毛细淋巴管时,局部皮肤出现弥漫性红肿、发亮,有灼热压痛,类似丹毒,称"丹毒样性皮炎",俗称"流火",持续 1 周消退。

（2）丝虫热：周期性寒战、高热，体温可达 40 ℃，部分患者仅低热无寒战，2~3 天消退。此种发作可能是深部淋巴结炎和淋巴管炎所致。

（3）精囊炎、附睾炎、睾丸炎：主要见于班氏丝虫病。表现为发热和一侧自腹股沟向下蔓延的阴囊疼痛，可向大腿内侧放射。睾丸及附睾肿大，有压痛，精索可触及 1 个或多个结节，压痛明显，炎症消退后缩小变硬，反复发作可使肿块逐渐增大。

（4）肺嗜酸性粒细胞浸润综合征：又称"丝虫性嗜酸性粒细胞增多症（filarial hypereosinophilia）"。表现为畏寒、发热、咳嗽、哮喘及淋巴结肿大等。肺部有游走性浸润灶，胸片可见肺纹理增粗和广泛粟粒样斑点状阴影，痰中有嗜酸性粒细胞和夏科-雷登晶体，周围血嗜酸性粒细胞增多，占白细胞总数的 20%~80%。

2.慢性期　以淋巴系统增生和阻塞引起的表现为主。

（1）淋巴结肿大和淋巴管曲张：常见于一侧或两侧腹股沟和股部。肿大的淋巴结及其周围呈向心性淋巴管曲张，易形成局部囊性肿块，中央发硬，穿刺可得淋巴液，有时可找到微丝蚴。淋巴管曲张常见于精索、阴囊及大腿内侧。精索淋巴管曲张可互相粘连成条索状，易与精索静脉曲张混淆，且两者可并存。

（2）鞘膜腔积液：多见于班氏丝虫病。系精索及睾丸淋巴管阻塞，淋巴液淤滞于鞘膜腔内所致。轻者常无症状，积液多时，阴囊体积增大，皱褶消失，有下坠感而无疼痛，透光试验阳性，积液常呈草绿色或乳白色，穿刺液中可找到微丝蚴。

（3）乳糜尿：为班氏丝虫病常见的晚期表现之一。乳糜尿患者淋巴管破裂部位多在肾盂及输尿管，很少在膀胱。临床上常突然出现乳白色尿，也可因混有血液而呈粉红色，静置后分3 层：上层为脂肪，中层为较清的尿液，下层为粉红色沉淀，内含红细胞、白细胞及淋巴细胞等，有时能找到微丝蚴。乳糜尿易凝固，可堵塞尿道，致排尿困难，甚至出现肾绞痛。

（4）淋巴水肿与象皮肿：两者常同时并存，临床上难以鉴别。淋巴水肿可因淋巴液回流改善后可自行消退，若淋巴回流持久不畅，则发展为象皮肿，表现为凹陷性坚实性水肿，皮肤变粗增厚、皮皱加深，有苔藓样、疣状结节，易继发细菌感染形成慢性溃疡。象皮肿常发生于下肢，感染后 10 年左右发生。少数见于阴囊、阴茎、阴唇、上肢和乳房。

【辅助检查】

1.血常规　白细胞总数常为（10~20）×10⁹/L，嗜酸性粒细胞显著增高，占 20%以上，伴有细菌感染时中性粒细胞显著增高。

2.病原学检查

（1）微丝蚴检查：血液及体液中检出微丝蚴是诊断丝虫病的最可靠方法。一般在晚 10 时至次晨 2 时检出率最高。取抗凝静脉血 2 mL，经孔径 3 μm 的微孔膜过滤器，微丝蚴留于薄膜上，用热的苏木精染色后镜检。此法阳性率最高。也可取抗凝静脉血 2 mL，加蒸馏水 8~10 mL，溶血后离心，取沉淀镜检，此法阳性率较高。此外尚有外周血涂片法、鲜血法和白天诱虫法等方法检查。血中未查到微丝蚴，可取淋巴液、鞘膜积液、乳糜尿、乳糜腹水等体液进行检查。

（2）成虫检查：对疑诊病例，肿大的淋巴结抽取淋巴液或切除活检，检查丝虫成虫。

3.免疫学检查　包括皮内试验、间接免疫荧光抗体试验、补体结合试验、酶联免疫吸附试验等，多用于流行病学调查，但与其他线虫有交叉反应，故特异性不高。

4.分子生物学检查　DNA 杂交试验和 PCR 可用于微丝蚴血症检查，血中微丝蚴量少和需行虫种鉴定者尤为适用。

【诊断与鉴别诊断】

(一)诊断

1.流行病学与临床诊断 有蚊虫叮咬史,结合典型的周期性发热、淋巴结肿痛、离心性淋巴管炎、乳糜尿、精索炎、象皮肿等临床表现者,即应考虑丝虫病可能。

2.实验室诊断 外周血或体液中找到微丝蚴,即可确诊。

3.治疗性诊断 疑为丝虫病而未检出微丝蚴者可试服乙胺嗪,药物作用于丝虫成虫,部分患者可在 2~14 天后出现淋巴系统反应和淋巴结节,诊断即可成立。

(二)鉴别诊断

丝虫病所致的淋巴管炎及淋巴结炎应与细菌感染相鉴别。附睾炎、鞘膜腔积液应与附睾结核区别。晚期腹股沟淋巴肿大形成的肿块注意与腹股沟疝区别。淋巴象皮肿应与局部损伤、肿瘤压迫、手术切除淋巴组织后引起的象皮肿相鉴别。乳糜尿需与结核、肿瘤等引起者鉴别。

【治疗】

(一)病原治疗

1.乙胺嗪(diethylcarbamazine) 又名海群生(hetrazan),对微丝蚴及成虫均有杀灭作用,是目前治疗丝虫病的首选药物。对马来丝虫病疗效好而迅速。其剂量、用法、疗程可根据丝虫种类、患者的具体情况及感染程度而定。治疗方法有 3 种:

(1)短程疗法:成人 1.5 g,1 次顿服,或 0.75 g 每天 2 次,连服 2 天。一般用于马来丝虫病的治疗。

(2)中程疗法:成人每天 0.6 g,分 2~3 次口服,连服 7 天。常用于班氏丝虫病的治疗。

(3)间歇疗法:成人每天 0.5 g,每周 1 次,连用 7 周,为 1 疗程,最好连用 3 个疗程。此疗法微丝蚴阴转率高,疗效可靠,不良反应小。

乙胺嗪治疗期间可因虫体死亡崩解可能出现过敏反应,个别可有喉头水肿或支气管痉挛,应予抗过敏及对症治疗。

2.伊维菌素(ivermectin) 为大环内酯类药物,对微丝蚴与乙胺嗪有相同的效果,但不良反应更轻。成人 100~200 μg/kg,顿服或连服 2 天。

3.呋喃嘧酮(furapyrimidone) 对班氏丝虫成虫和微丝蚴均有杀灭作用,不良反应类似乙胺嗪,可作为乙胺嗪的补充药物使用。每天 20 mg/kg,分 2~3 次,连用 7 天。

(二)对症治疗

1.淋巴管炎与淋巴结炎 可口服泼尼松、保泰松、阿司匹林,有细菌感染者加用抗菌药物。

2.乳糜尿 卧床休息时加腹带、抬高骨盆部,限制脂肪及高蛋白饮食,多饮水,多食淡菜。必要时可用 12.5%碘化钠或 1%硝酸银做肾盂冲洗,或采用外科手术治疗。

3.象皮肿 采用电热烘绑疗法、微波透热疗法等。巨大阴囊或乳房象皮肿可手术整形,下肢严重的象皮肿可施行皮肤移植术。

【预后】

本病早期一般不危及生命,及时诊断和治疗,预后良好。晚期对患者的劳动力影响较大,常合并感染而危及生命,预后相对较差。

【预防】

在流行地区对人群采取普查普治,全民服用乙胺嗪。整治卫生环境,消灭蚊虫,加强个人防护,切断丝虫病传播途径。

(曾 蓉 陈儒斌)

第三节 绦虫感染

绦虫(cestode)又称带虫(tapeworm),属于扁形动物门的绦虫纲(Class Cestoda)。寄生人体的绦虫有30余种,分属于多节绦虫亚纲的圆叶目(Cyclophyllidea)和假叶目(Pseudophyllidea)。绦虫成虫大多数寄生于脊椎动物的消化道内,幼虫则寄生于组织中。生活史多为复杂型,需要1~2个中间宿主,人可作为某些绦虫的终末宿主或中间宿主。

寄生消化道的绦虫可大量地掠夺宿主的营养;虫体固着器官吸盘和小钩以及微毛对宿主肠道的机械刺激和损伤,以及虫体释放出的代谢产物的刺激可引起宿主腹部不适、饥饿痛、消化不良、腹泻或腹泻与便秘交替出现等,个别种类如阔节裂头绦虫因大量吸收维生素 B_{12} 可导致宿主贫血。寄生于人体的绦虫幼虫造成的危害远大于成虫,其严重程度因寄生的部位、虫数而异。

一、肠绦虫病

肠绦虫病(intestinal taeniasis)是各种绦虫成虫寄生于人体小肠所引起的肠道寄生虫病。以猪带绦虫病和牛带绦虫病最为常见,因进食含活囊尾蚴的猪肉或牛肉所致,临床上以轻微的胃肠道症状及白色带状节片随大便排出为特征。

【病原学】

我国以猪带绦虫(*Taenia solium*)和牛带绦虫(*Taenia saginata*)最常见,其次是短膜壳绦虫及长膜壳绦虫,阔节裂头绦虫和犬复孔绦虫均少见。肠绦虫雌雄同体。人是猪带绦虫、牛带绦虫及短膜壳绦虫的终宿主。

猪带绦虫成虫乳白色,扁长如带,分节。寄生于人的小肠,头节埋于黏膜内。妊娠节片内充满虫卵,虫卵和妊娠节片随粪便排出体外,猪吞食虫卵后,在十二指肠经消化液作用24~72 h后孵出六钩蚴,六钩蚴钻破肠壁,随血流散布至全身,主要在骨骼肌,约10周后发育为猪囊尾蚴(又称猪囊虫)。人食入含活囊尾蚴的猪肉(俗称米猪肉),在小肠内经10~12周发育为成虫。误食虫卵可致囊尾蚴病。

牛带绦虫的生活史与猪带绦虫相似,但人不是牛带绦虫的中间宿主。短膜壳绦虫无须中间宿主,虫卵从粪便排出即有感染性,直接在人与人之间传播。可因肠逆蠕动致虫卵反流入胃再到小肠,引起内源性感染。被吞入的虫卵发育为成熟虫体需2~4周。长膜壳绦虫成虫主要寄生于鼠,偶也可寄生于人。猪带绦虫在人体内存活25年以上,牛带绦虫寿命可达30~60年。

【流行病学】

1.感染源 患者是牛带绦虫病和猪带绦虫病的唯一感染源,随粪便排出的猪或牛带绦虫虫卵,分别被猪或牛吞食而患囊尾蚴病。鼠是短膜壳绦虫的保存宿主,也是短膜壳绦虫病的感染源。

2.传播途径　食入含猪或牛带绦虫活囊尾蚴的食物而感染。食入被短膜壳绦虫虫卵污染的食物而感染。

3.人群易感性　人群普遍易感。猪带绦虫病与牛带绦虫病以青壮年为多,男多于女。短膜壳绦虫则以儿童居多。

4.流行情况　本病呈世界性分布。在我国,牛带绦虫病主要流行于贵州、西藏、四川、广西、新疆、宁夏等少数民族地区,常呈地方性流行。东北、华北、河南、云南、内蒙古、上海等地猪带绦虫多见,且多为散发。短膜壳绦虫病主要见于华北、东北地区。

【发病机制与病理】

猪带绦虫与牛带绦虫以小钩和/或吸盘,钩挂和/或吸附在小肠黏膜上,引起局部损伤及炎症。猪带绦虫对肠黏膜损害较重,可穿过肠壁致腹膜炎。牛带绦虫可在非正常部位引起病变,如吸入呕吐出的妊娠节片阻塞呼吸道,虫体进入中耳、胆管,虫体引起阑尾炎、脑膜炎等。短膜壳绦虫成虫可致肠黏膜出血、浅表溃疡,幼虫可引起微绒毛肿胀等。

绦虫因吸取宿主的营养而造成患者营养不良、贫血等。虫体的代谢物可能对宿主有一定的毒性作用。

【临床表现】

猪带绦虫病和牛带绦虫病的潜伏期为2~3个月,短膜壳绦虫病的潜伏期为2~4周。

猪带绦虫病和牛带绦虫病症状多较轻微,患者常无不适,粪便中发现白色带状节片为最初和唯一症状。牛带绦虫脱落的节片蠕动能力较强,常可自动从肛门脱出。半数患者常有上腹隐痛,少数可有消瘦、乏力、食欲亢进等,偶有神经过敏、磨牙、失眠等神经系统症状。2.5%~25%的猪带绦虫病患者因自体感染而同时患有囊尾蚴病,感染时间越长,自体感染的机会越大。短膜壳绦虫感染轻者常无症状,重者可有腹痛、腹泻、食欲减退、头晕、消瘦等症状。

【诊断】

1.临床诊断　有进食生或未熟的猪肉、牛肉的历史,粪便中有白色带状节片排出者。

2.实验诊断　粪便中找到虫卵可确诊,但猪带绦虫和牛带绦虫虫卵检出率低。妊娠节片检查不但可以确诊绦虫病,还可进一步鉴别绦虫种类。

【治疗】

可选用下列驱虫药:

1.吡喹酮(praziquantel)　可使绦虫颈部细胞损伤继而破溃死亡,虫体肌肉痉挛利于随粪便排出。驱猪带绦虫或牛带绦虫按15~20 mg/kg,驱短膜壳绦虫按25 mg/kg,空腹顿服。有效率达95%,不良反应轻。

2.甲苯达唑(mebendazole)　广谱驱虫药,能抑制绦虫摄取葡萄糖,致能量不足,虫体麻痹。用法:300 mg 每天2次,疗程3天。

3.阿苯达唑(albendazole)　驱虫效果好,每天剂量为8 mg/kg,疗程3天,不良反应轻。

案例学习

患者,男性,25岁,汉族,已婚,农民,江西省人。于2006年5月发现大便中有白色面条样东西排出,且此物常会自行逸出肛门。排便前有腹痛,肛门瘙痒,无腹泻,无明显头痛、头晕等。曾口服"汽油"和"肠虫清"10余次,排出两次1 m余长的白色面条样"虫体",但均于2个月后再出现排"虫"。于2007年5月底到医院行大便检查见孕节片,镜检见带绦虫卵。患者曾于2006年4—5月去云南(邻近缅甸)有绦虫病接触史及生食"风干牛肉"史。患者既往健康。查体:无异常。辅助检查:①血常规:WBC $8.7×10^9$/L,N 63.3%,L 26.6%,E 40%,Hb 133 g/L,RBC $4.56×10^{12}$/L;②大便检查见孕节片,镜检可见带绦虫卵;③眼底检查:双眼玻璃体未见虫卵,双眼底大致正常;④腹部B超示:右肝局部钙化灶(肝右后叶见5 mm×2 mm强光斑);⑤胸片示:右上肺少许点片状钙化影;⑥头颅CT未见异常;⑦肝肾功能正常。

治疗:南瓜子100 g研末于清晨空腹服下,槟榔100 g煎水200 mL喝下,30 min后服用硫酸镁30 g,5 h后排出4 m长虫体,送检:成虫呈乳白色,较厚,不透明,虫体全长4 m,其孕节片每侧子宫孕枝树>28~30枝,排列整齐,未见头节,报告为牛带绦虫。次日予吡喹酮180 mg/kg,6天疗法。

【预后】

一般预后良好。猪带绦虫病并发囊尾蚴病时预后较差,感染重者可致死。

【预防】

1.控制感染源 普查普治病人;加强人粪管理,以防止猪、牛感染;灭鼠对预防短、长膜壳绦虫病有重要作用。

2.切断传播途径 加强肉类检疫,禁止出售含囊尾蚴的肉类。猪肉在-12 ℃储藏12 h,其中猪囊尾蚴即可死亡。冷藏牛肉在-23~-22 ℃保持10天才能保证杀死牛肉中的囊尾蚴。革除生食肉类的习惯,生熟砧板、饮食器具分开。在绦虫病流行区,可对猪和牛采用氯硝柳胺(niclosamide)进行预防性治疗。

二、囊尾蚴病

囊尾蚴病(cysticercosis)也称囊虫病,为猪带绦虫的囊尾蚴寄生于人体所致。主要寄生在皮下组织、肌肉和中枢神经系统。

【病原学】

猪带绦虫虫卵经口感染,因胃肠液消化作用,六钩蚴脱囊而出,经肠壁入血,经9~10周发育为囊尾蚴。其寿命3~10年,长者甚至达20年。虫体死后纤维化钙化。

【流行病学】

1.感染源 猪带绦虫病患者是唯一感染源。

2.传播途径 经消化道感染,感染方式分为异体感染和自体感染两种:①异体感染:外源性虫卵经口食入。②自体感染:体内有猪带绦虫寄生,食入自体排出的虫卵而感染,或胃肠逆运动,使肠内的虫卵反流至胃或十二指肠,经消化液作用,孵出六钩蚴,随血液侵入组织,此为自体内重复感染。异体感染为主要方式。

3.人群易感性　普遍易感,男女之比为(2~5)：1,青壮年农民多见,近年儿童和城市居民患病率也有所增加。

4.流行情况　为我国北方主要的人畜共患的寄生虫病,以东北、内蒙古、华北、河南等地较多。

【发病机制与病理】

囊尾蚴寄生的部位、数量、死活及局部组织反应程度决定了囊尾蚴病患者的病理变化和临床表现。寄生在中枢神经系统的囊尾蚴以大脑皮质为多,是癫痫发作的病理基础。寄生于软脑膜者可引起蛛网膜炎;寄生于脑室者可致脑积水。颅内大量囊尾蚴寄生或继发性脑积水,均可引起颅内压增高。颅内的囊尾蚴寄生,破坏了脑组织防御功能的完整性,使其他病原体容易通过血脑屏障,侵入中枢神经系统,如易发生乙脑。

【临床表现】

潜伏期约 3 个月。临床表现多种多样,大致可分为下面各型:

(一)脑囊尾蚴病

占囊尾蚴病总数的 60%~80%,临床表现复杂多样,可分为以下类型:

1.癫痫型(脑实质型)　占脑囊尾蚴病的 84%~100%。癫痫最为常见,约半数表现为单纯大发作,3 个月以上才发作 1 次,发作过后可有一过性瘫痪、失语及发作性幻视等。弥漫性脑实质受累者常引起颅内压增高或器质性精神病,甚至导致痴呆。

2.颅内压增高型(脑室型)　较为常见。囊尾蚴寄生在脑室孔附近,出现脑脊液循环梗阻、颅内高压等表现。

3.脑膜炎型　常以急性或亚急性脑膜刺激征为特点,伴发热、头痛以及眩晕、听力减退、耳鸣、共济失调、面神经麻痹等。反复发作,脑脊液呈炎性改变。

4.脊髓型　表现有截瘫、感觉障碍、大小便潴留等。

5.痴呆型　本型患者脑实质内通常有密集的囊尾蚴包囊,临床表现多为进行性加剧的精神异常及痴呆,可能与囊尾蚴引起广泛脑组织破坏和脑皮质萎缩有关,不一定有颅内压增高症状,个别患者因幻觉、迫害妄想而自杀。

(二)皮下组织及肌肉囊尾蚴病

约 2/3 的囊尾蚴患者有皮下囊尾蚴结节,结节大小为 0.5~1.0 cm,多在头部、躯干及大腿上端内侧,数个至数百个不等,质坚韧似软骨,具弹性感、无痛、无粘连。若大量囊尾蚴寄生于肌肉内,可引起假性肌肥大症。

(三)眼囊尾蚴病

占囊尾蚴病 2% 以上,多为单眼感染。最常寄生的部位是玻璃体和视网膜下,表现有眼前黑影飘动,视力下降等。眼内虫体死亡,产生强烈刺激,可导致色素膜炎、视网膜脉络膜炎。

(四)其他

其他部位也可有囊尾蚴寄生,如肺、心等组织器官,但罕见。

【辅助检查】

1.血象　大多在正常范围,嗜酸性粒细胞多无明显增多。

2.脑脊液　脑脊液压力可明显增高或轻度增高,细胞数 $(10~100)×10^6/L$,以单核细胞为主,蛋白质轻度增高,糖和氯化物正常或略低。

3.免疫学检查　用酶联免疫吸附试验(ELISA)或间接血凝法(IHA)检测血清或脑脊液中的特异性 IgG 抗体,有较高的特异性和敏感性,对临床诊断和流行病学调查均有实用价值。

近年来,有学者采用双抗夹心 ELISA 法检测血与脑脊液中的特异性循环抗原,结果显示对活动型脑囊尾蚴病患者的诊断和疗效评估有较好参考价值。

上述免疫学检查可有假阳性或假阴性,临床诊断应慎重。

4.影像学检查

(1)X 线检查:囊尾蚴病患者病程在 10 年以上者,X 线平片检查可发现头部及肢体软组织内椭圆形囊尾蚴钙化阴影。脑室造影可协助脑室内囊尾蚴病的诊断。

(2)颅脑 CT:阳性率可达 80%～90%,能显示直径<1 cm 的低密度区。注射对比剂后,病灶周围可见环形增强带(炎症性水肿),也可见脑室扩大、钙化灶等。

(3)颅脑 MRI:MRI 对脑囊尾蚴数量、范围、囊内头节的检出率明显高于 CT,并能区别头节死活;更易发现脑室及脑室孔处病灶;但 MRI 对钙化的敏感性低于 CT。

(4)其他:眼裂隙灯或 B 超检查可发现眼玻璃体内囊尾蚴蠕动,对眼囊尾蚴病有确诊价值。

5.病理检查　皮下结节应常规做活组织检查,病理切片中见到囊腔中含有囊尾蚴头节为特征。对于颅内占位性病变不能与肿瘤鉴别时,可在颅脑立体定位下行穿刺术,取病灶活组织检查,以助明确诊断。

【诊断与鉴别诊断】

(一)疑似诊断

(1)在皮下触及大小为 0.5～1.0 cm 弹性质韧的圆或椭圆形结节。

(2)无其他原因可查的癫痫发作,若在本病流行区尤其有肠绦虫史或查体有典型的皮肌囊尾蚴病者,应疑似脑囊尾蚴病。

(二)临床诊断及实验诊断

(1)凡疑似病例,经间接血凝试验、酶联免疫吸附试验等方法检测,血液、脑脊液特异性 IgG 抗体阳性,可临床诊断。

(2)CT 或 MRI 检查可帮助作出脑囊尾蚴病的临床诊断。

(3)皮下结节活检或脑手术病理组织检查证实者,可确诊。

病例讨论

患者,男性,33 岁,农民。于 1 年半前无明显诱因出现四肢强直性抽搐、口吐白沫、两眼上翻、意识不清,持续约 3 min 后自行缓解。当时伴有轻度头痛,无发热。发作后能如常工作。此后反复发作 4 次。曾在当地按"癫痫"治疗,用过苯妥英钠治疗,效果不好。体格检查:T 36.5 ℃,神志清晰,颈软,心肺听诊无异常,肝脾肋下未触及,在躯干及四肢皮下可扪及多个椭圆形结节,大小为 0.5～1 cm,无压痛,无粘连。脑膜刺激征和病理反射阴性。外周血象:WBC $5.6×10^9$/L,N 52%,E 4%。颅脑 CT 检查发现颅内多个低密度区,直径为 0.5～0.8 cm,增强扫描后见其周围有环形增强带。请讨论:

本病例最可能的诊断及其依据是什么?

(三)鉴别诊断

囊尾蚴病应与原发性癫痫、颅内肿瘤、结核性脑膜炎、隐球菌性脑膜炎等鉴别,影像学检查和血清免疫学检查可提供鉴别依据。

【治疗】

1.病原治疗

(1)阿苯达唑:疗效确切,副反应轻,为治疗囊尾蚴病首选药物,显效率达85%以上。用法:18~20 mg/(kg·d),分2次服,疗程10天,脑型患者需2~3个疗程,每疗程间隔14~21天。副反应主要有头痛、低热,少数可有视力障碍、癫痫等。个别反应较重,可发生过敏性休克或脑疝。

(2)吡喹酮:治疗囊尾蚴病有良好的效果。用法:40~60 mg/(kg·d),分3次口服,连续3天,总剂量为120~180 mg/kg,必要时2~3个月重复1个疗程。副作用同阿苯达唑,但发生率高、症状重。

2.对症治疗 对有颅内压增高者,先行脱水治疗,后再行病原治疗。疗程中也可常规应用地塞米松和甘露醇,以防止副反应发生或加重。癫痫频繁发作者或过敏性休克发生者,均应及时、妥当处理。

3.手术治疗 眼囊尾蚴病禁止杀虫治疗,必须手术摘除。怀疑有脑室孔阻塞者,药物治疗的同时宜手术治疗。发作频繁的癫痫或颅内压增高者,必要时可行临时性脑室引流减压术。

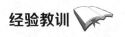

脑囊尾蚴病误诊一例

患者,女性,51岁,突发左上肢指尖麻木向近端传导,继之左侧颞顶部间歇性电击样头痛,持续时间短暂,自行骤然缓解。病程37年。发病初期发作持续时间多为3~5 min,每次发作症状相同,特点是突然发作骤然停止,每年3~5次。发作时面色苍白,头晕,面部出汗,无抽搐及意识丧失。随着病程的延长,发作持续时间逐渐延长,现发作一次30~50 min;发作次数变频,每年8~12次。精神紧张、失眠、情绪激动为主要诱因。近两年进入围绝经期,发作较频繁。曾经多家医院就医诊为神经性头痛,经口服谷维素,B族维生素,正天丸,复方羊角胶囊,解热止痛药等疗效不佳。

体格检查:血压正常,神志清醒,语言流利,自动体位。头部、躯干及大腿上端内侧皮下,可触及数十个直径0.5~1.0 cm大小的圆或椭圆形结节,质坚韧似软骨,具有弹性感,无痛,本皮色,与周围组织无粘连。头颅大小正常,头皮无外伤瘢痕。眼球无突出,视力正常;外耳道无异常分泌物;鼻窦区无压痛;牙周无感染,牙齿无叩击痛。颈部无抵抗,甲状腺不大。心肺正常,肝脾不大。生理反射正常,病理反射未引出,脑膜刺激征阴性。

辅助检查:血、尿常规正常,大便虫卵检查阴性;血糖、肝肾功能、血清离子浓度均在正常范围。脑电图检查:脑电可见多发性棘波,棘慢波。颅脑CT检查:双侧大脑实质多发性点状钙化的高密度影,圆形或椭圆形,直径2~3 mm。脑室未见异常,中线无移位。临床诊断:脑囊尾蚴病。

追问病史:患者在10岁时,家中过年杀猪连着3年都是痘猪(猪囊尾蚴病)。痘猪肉没有经特殊处理就食用了。13岁那年春季,患者头痛、呕吐,在当地卫生所输液治愈。14岁开始突发左上肢指尖麻木向近端传导,继之左侧颞顶部间歇性电击样头痛,持续时间短暂,自行骤然缓解。病情渐重至今。

【预后】

预后与囊尾蚴寄生的部位、数量、大小等密切相关。脑囊尾蚴病患者颅内病灶呈弥漫性分布,并有痴呆或严重精神异常时预后较差。眼囊尾蚴病能及时手术摘除,则预后良好,经久不治则可致失明。

【预防】

广泛宣传本病危害和传播方式。开展驱绦灭囊工作,提倡生猪圈养。彻底治疗猪带绦虫病患者。加强粪便管理,认真作好上市猪肉的检疫工作,禁止出售"米猪肉"。

(陈艳成)

思考题

1.如何预防绦虫感染?
2.如何确立钩虫病的诊断?
3.何为异位蛔虫症?

☞ 实践五 日本血吸虫病患者的诊治

【实践目的和要求】

(1)熟悉血吸虫病的临床表现、辅助检查、诊断治疗要点。
(2)能对患者进行正确病史采集、体格检查。
(3)能对血吸虫病患者及家属进行健康指导。

【实践方法】

病例介绍、床边查房、讲解、小组讨论。

【实践内容】

(1)病例介绍:介绍典型的日本血吸虫病的病例。
(2)病史采集:在床边对患者进行病史询问。
(3)体格检查:在老师的指导下,对患者进行正确的体格检查。
(4)辅助检查:在老师的监督下,开出恰当的辅助检查项目。
(5)初步诊断:根据病史、体格检查及辅助检查资料,作出初步诊断。
(6)治疗计划:列出恰当的治疗计划。
(7)健康指导:对患者及家属进行有关血吸虫病的健康指导,包括血吸虫病的预防措施。

【考核】

(1)血吸虫病的主要临床表现。
(2)血吸虫病诊断治疗要点。
(3)血吸虫病的健康指导要点。

(陈艳成)

附　录

附录1　隔离与消毒

一、隔　离

(一)隔离的定义

将感染源置于特定医院、病房或其他场所,与易感人群分隔开,称为隔离(isolation)。感染源主要是指感染病患者或病原携带者;易感人群是指对某种感染病无特异免疫力的所有人员。

(二)隔离的目的

有效的隔离可以防止新的感染,控制感染病的传播。隔离后也便于集中治疗和护理。

(三)隔离的种类及措施要求

目前,隔离分为 A、B 两大系统:

A 系统隔离法是以类别为特点的隔离,将许多不同的疾病归纳在 7 个类目中,每个类目措施相同。其优点是相对简单,易掌握,但针对性不强。

B 系统隔离法是以疾病分类的隔离方法,即针对每个疾病制订的隔离措施,针对性强,但医护人员必须经过严格地训练。

目前我国大多数医院实行 A 系统隔离法,现介绍如下:

1.严密隔离(黄色标志)　用于有高度传染性及致死性的感染病,防止空气和接触传播。如白喉、肺鼠疫、水痘、免疫缺陷病患者的播散性带状疱疹及病毒性出血热。隔离要求及措施如下:

(1)患者应住单人间,无条件时,感染相同病原体者可同住一室,门口挂上"严密隔离"标记。房内物品专用。禁止随意开门窗。传染期间,患者不得离开病室,禁止探视、陪住。

(2)入室者必须戴帽子、口罩、穿隔离衣及隔离鞋、戴手套。接触患者或污染敷料后及护理下一个患者前应洗手。

(3)污染敷料装袋、贴标签,然后送去消毒处理。患者的分泌物、排泄物及其污染物应及时严格消毒处理。

(4)病室每天消毒,患者出院或死亡后,进行终末消毒。

2.接触隔离(橙色标志)　适用于预防传染性强及有重要流行病学意义的感染,但不要求严格隔离的疾病,如婴幼儿中的急性呼吸道感染、新生儿感染、大面积烧伤等。着重要求接触患者时戴口罩、穿隔离衣、戴手套;接触患者或污染物品后以及护理下一个患者前要洗手;污染物品要弃去,并装袋、贴标签、送消毒处理。

3.呼吸道隔离(蓝色标志)　适用于经空气传播的呼吸道感染病,如麻疹、流行性脑脊髓膜

炎、流行性腮腺炎等。隔离要求及措施如下:

(1)相同病种可同住一室,床间距至少2m,必要时隔屏风;患者一般不能外出,如必须外出,应戴口罩。

(2)接近患者时应戴口罩,必要时穿隔离衣、戴手套。

(3)患者的呼吸道分泌物应先消毒后弃去,痰具每天消毒。

(4)病室每天通风至少3次,空气紫外线消毒每天2次。室内保持适宜温湿度。

4.消化道隔离(棕色标志) 适用于经饮食传播的消化道感染病,如伤寒、细菌性痢疾、阿米巴痢疾、霍乱、感染性腹泻、甲型肝炎、戊型肝炎等。隔离要求及措施如下:

(1)同病种患者可同住一室,若条件不允许,不同病种患者也可同住一室,但患者之间必须实施床边隔离。

(2)接触患者时穿隔离衣,护理不同病种患者要更换隔离衣,接触患者或污染物品后及护理下一个患者前应严格消毒双手。

(3)患者的生活用具应专用,用后要消毒。患者的呕吐物及排泄物应随时消毒,然后弃去。

(4)室内保持无蝇、无蟑螂。

5.血液/体液隔离(红色标志) 防止直接或间接接触感染者的血液、体液而引起的感染,如乙型肝炎、丙型肝炎、艾滋病、梅毒、疟疾、钩端螺旋体病、回归热、登革热等。隔离要求及措施如下:

(1)接触患者或其血液、体液时要戴手套、穿隔离衣;若手碰到血液、体液要立即清洗。

(2)工作中避免损伤皮肤,用过的针头、注射器侵入消毒液后送中心消毒室作毁形处理,或使用一次性注射输液器械。

(3)污染的物品应装袋、标记,并送出销毁或清洗消毒处理。

(4)血液污染室内物品表面时,要立即用次氯酸钠溶液清洗消毒。

6.脓汁/分泌物隔离(绿色标志) 防止因直接或间接接触感染部位的脓液或分泌物而引起的感染。适用于轻型皮肤和伤口感染、溃疡、脓肿、小面积烧伤感染等。要求给患者换药时戴口罩、穿隔离衣、戴手套;接触患者或污染物后及护理下一个患者前要洗手;污染物要弃去,并装袋,贴标签,然后送去消毒处理。

7.结核菌隔离(Acid Fast Bacilli,AFB隔离)(灰色标志) 用于肺结核患者痰涂片抗酸杆菌阳性或阴性但X线检查证实为活动性肺结核者。隔离要求及措施如下:

(1)隔离室有特别通风设备,门窗关闭,同疗程者可同住一室。

(2)医务人员接触患者及患者咳嗽时应戴口罩,防止工作服污染时穿隔离衣。

(3)接触患者或污染物后,护理下一个患者前应洗手,可不戴手套。

(4)污染物品应彻底清洗、消毒或弃去。

附:保护性隔离 目的是防止院内一些易感患者受到来自其他患者、医务人员、探视者以及病区环境中各种条件致病微生物的感染。适用的病种有白血病,淋巴瘤,再生障碍性贫血,粒细胞减少症,免疫缺陷综合征,器官或组织移植术后,大面积烧伤,以及接受全身放疗、化疗或免疫抑制剂治疗时期的患者。隔离要求及措施如下:

(1)应单间隔离、关闭门窗。

(2)进入病室要穿隔离衣、戴帽子、口罩,出入病室要洗手。

（3）做好病室的随时消毒。

（4）无菌隔离室应有空气净化系统，室内正压，达到无菌要求；穿无菌隔离衣，戴帽子、口罩、换鞋；患者进室前全身药浴；室内一切物品无菌要求；要严格随时消毒。

常见感染病隔离期见附表1.1。

附表 1.1　常见感染病的潜伏期、隔离期、检疫期

病　名	潜伏期		隔离期	接触者检疫期及处理
	一般	最短~最长		
甲型肝炎	30 天	15~45 天	发病日起 21 天	检疫 45 天,每周查 ALT,观察期间可注射丙种球蛋白
乙型肝炎	60~90 天	28~180 天	急性期隔离至 HBsAg 阴转,恢复期不阴转者按病原携带者处理	检疫 45 天,观察期间可注射乙肝疫苗及 HBIG,疑诊乙肝的托幼和饮食行业人暂停原工作
丙型肝炎	60 天	15~180 天	至 ALT 恢复正常或血清 HCV RNA 阴转	检疫期同乙型肝炎
丁型肝炎			至血清 HDV RNA 及 HDAg 阴转	检疫期同乙型肝炎
戊型肝炎	40 天	10~75 天	发病日起 3 周	检疫期 60 天
脊髓灰质炎	5~14 天	3~35 天	自发病日起消化道隔离 40 天,第 1 周同时呼吸道隔离	医学观察 20 天,观察期间可用减毒活疫苗快速预防免疫
霍乱	1~3 天	4 h~6 天	症状消失,隔日大便培养 1 次,3 次阴性或症状消失后 14 天	留观 5 天,大便培养连续 3 次阴性后解除检疫,阳性者按患者隔离
细菌性痢疾	1~3 天	数小时~7 天	至症状消失后 7 天或大便培养 2~3 次阴性	医学观察 7 天,饮食行业人员大便培养 1 次阴性解除隔离
伤寒	8~14 天	3~60 天	症状消失后 5 天起大便培养 2 次阴性或症状消失后 15 天	医学观察 23 天
副伤寒甲、乙	6~10 天	2~15 天		医学观察 15 天
副伤寒丙	1~3 天	2~15 天		医学观察 15 天
沙门菌食物中毒	4~24 h	数小时~3 天	症状消失后连续 2~3 次大便培养阴性可解除隔离	同食者医学观察 1~2 天
阿米巴痢疾	7~14 天	2 天~1 年	症状消失后连续 3 次粪查溶组织阿米巴滋养体及包囊阴性	饮食工作者发现溶组织阿米巴滋养体或包囊者应调离工作

续表

病 名	潜伏期		隔离期	接触者检疫期及处理
	一般	最短~最长		
流行性感冒	1~3 天	数小时~4 天	退热后 48 h 解除隔离	医学观察 3 天,出现发热等症状应早期隔离
麻疹	8~12 天	6~21 天	至出疹后 5 天,合并肺炎至出疹后 10 天	易感者医学观察 21 天。接触者可肌注丙种球蛋白
风疹	18 天	14~21 天	至出疹后 5 天解除隔离	一般不检疫,对孕妇尤其孕 3 个月内者,可肌注丙种球蛋白
水痘	14~16 天	10~21 天	至全部结痂或不少于病后 14 天	医学观察 21 天,免疫力低者可用丙种球蛋白
流行性腮腺炎	14~21 天	8~30 天	至腮腺完全消肿,约 21 天	一般不检疫,幼儿园及部队密切接触者医学观察 30 天
流行性脑脊髓膜炎	2~3 天	1~10 天	至症状消失后 3 天,但不少于发病后 7 天	医学观察 7 天,可作咽培养,密切接触的儿童服磺胺或利福平预防
白喉	2~4 天	1~7 天	症状消失后连续 2 次咽培养,(间隔 2 天,第 1 次于第 14 病日)阴性或症状消失后 14 天	医学观察 7 天
猩红热	2~5 天	1~12 天	至症状消失后,咽培养连续 3 次阴性或发病后 7 天	医学观察 7~12 天,可作咽培养
百日咳	7~10 天	2~23 天	至痉咳后 30 天或发病后 40 天	医学观察 21 天,儿童可用红霉素预防
传染性非典型肺炎	4~7 天	4~21 天	隔离期 3~4 周(待定)	接触者隔离 3 周,流行期来自疫区人员医学观察 2 周
流行性乙型脑炎	7~14 天	4~21 天	防蚊设备室内隔离至体温正常	不需检疫
森林脑炎	10~15 天	7~30 天	不隔离	不需检疫
流行性斑疹伤寒	10~14 天	5~23 天	彻底灭虱隔离至退热后 12 天	彻底灭虱后医学观察 14 天
地方性斑疹伤寒	7~14 天	4~18 天	隔离至症状消失	不需要检疫,进入疫区被蜱咬伤者可服多西环素预防
恙虫病	10~14 天	4~20 天	不需隔离	不需检疫

病　名	潜伏期		隔离期	接触者检疫期及处理
	一般	最短~最长		
虱传回归热	7~8 天	2~14 天	彻底灭虱隔离至退热后 15 天	彻底灭虱后医学观察 14 天
肾综合征出血热	14~21 天	4~60 天	隔离至热退	不需检疫
艾滋病	15~60 天	9 天~10 年以上	不隔离	日常接触不需检疫
钩端螺旋体病	10 天	2~28 天	可以不隔离	疫水接触者检疫 2 周
腺鼠疫	2~4 天	1~12 天	隔离至肿大的淋巴结消退,鼠疫败血症症状消失后培养 3 次(每隔 3 天)阴性	接触者检疫 9 天,可服四环素或 SD 预防,发病地区进行疫区检疫
肺鼠疫	1~3 天	3 h~3 天	就地隔离至症状消失后痰培养连续 6 次阴性	同腺鼠疫
狂犬病	4~12 周	4 天~10 年	病程中应隔离治疗	被可疑狂犬病或狼咬伤者医学观察,并注射疫苗及免疫血清
布鲁菌病	14 天	7~360 天	可不隔离	不需检疫
炭疽	1~5 天	12 h~12 天	皮肤炭疽隔离至创口愈合、痂皮脱落,其他型症状消失后 2 次培养阴性(间隔 3~5 天)	医学观察 12 天,肺炭疽密切接触者可用青霉素、四环素、氧氟沙星等预防
淋病	1~5 天		患病期间性接触隔离	对性伴侣检查,阳性者应治疗
梅毒	14~28 天	10~90 天	不隔离	对性伴侣检查
间日疟	10~15 天	11~15 天,长 6~9 月	病室应防蚊、灭蚊	不需检疫
恶性疟	7~12 天	6~45 天	病室防蚊、灭蚊	不需检疫
三日疟	20~30 天	8~45 天	病室防蚊、灭蚊	不需检疫
班氏丝虫病	约 1 年		不需隔离,但病室防蚊、灭蚊	不需检疫
马来丝虫病	约 12 周		同班氏丝虫病	同班氏丝虫病
黑热病	3~5 月	10 天~2 年	不需隔离,病室防蛉、灭蛉	不需检疫

二、消　毒

消毒(disinfection)是指用物理、化学、生物等方法消除或杀灭环境中的病原微生物。它是切断传播途径的重要手段。

(一)消毒的种类

1.预防性消毒　是指未发现感染源,对可能受病原体污染的场所、物品和人体所进行的消毒。其目的是预防感染病的发生,如日常卫生消毒、饮水消毒、餐具消毒、粪便垃圾无害化处理、手术室及医务人员手的消毒。

2.疫源地消毒　是指对目前存在或曾经存在感染源的地区进行消毒。其目的是杀灭由感染源排到环境中的病原体。疫源地消毒又可分为以下两种:

(1)终末消毒:当别人痊愈或死亡后,对其原居住地进行的最后一次彻底的消毒。

(2)随时消毒:指对感染源的排泄物、分泌物及其所污染的物品及时进行消毒。如患者住院时的卫生处理(沐浴、更衣等)、呕吐物、痰液、尿液、粪便及污染敷料的消毒,病室空气、地面、家具的消毒,以及接触患者或其污染物品后用消毒水洗手等。

(二)消毒的方法

1.物理消毒法　利用物理因素作用于病原体,将其清除或杀灭,称为物理消毒法。物理因素包括机械、热、光、电、微波、辐射等。

(1)热力灭菌法:①煮沸消毒:该法简单易行,可杀死细菌繁殖体,但细菌芽胞耐热力强,如肉毒杆菌芽胞能耐受100 ℃ 6 h。本法可用于处理感染病患者的剩余食物、污染的棉织品、食具及金属、玻璃等制品。煮沸 10 min 即可,但对乙肝病毒污染的物品,延长至 15~20 min。②高压蒸汽灭菌:效果较可靠,适用于耐热和耐潮的物品。通常压力为 98 kPa,温度为 121~126 ℃,15~20 min 即能杀灭细菌芽胞。③预真空型压力蒸汽灭菌:先使灭菌器形成负压,再导入蒸汽,能加强蒸汽对消毒物品的穿透力,2 min 内能杀灭芽胞,物品也能迅速干燥。④巴氏消毒法:方法有两种:一种是利用热水杀菌,另一种利用蒸汽进行消毒。温度一般为 65~75 ℃,10~15 min,但不能杀死芽胞。

此外,还有流动蒸汽消毒、干热灭菌法、火烧等。

(2)辐射消毒法:①非电离辐射:包括紫外线、红外线和微波。紫外线常用于室内空气消毒和一般物品的表面消毒,为低能量电磁波辐射,光波波长为 250~265 nm,杀菌作用最强,有广谱杀菌作用,但紫外线穿透力差,对真菌孢子效果最差,细菌芽胞次之,对乙肝病毒无效,照射不到的部位无杀菌作用。直接照射人体能发生皮肤红斑、紫外线眼炎和臭氧中毒等。红外线和微波主要依靠产热杀菌。②电离辐射:有 γ 射线和高能电子束两种。可在常温下对不耐热物品灭菌,又称冷灭菌,有广谱杀菌作用,剂量易控制,灭菌效果可靠,但设备昂贵,对人及物品有一定损害作用。国外多用于精密医疗器械、生物医学制品(人工器官、移植器官等)和一次性医用产品等的灭菌。

2.化学消毒法　使用化学消毒剂,使病原体蛋白质凝固变性,或使其失去活性而将其杀灭的方法,称为化学消毒法。

(1)根据消毒效能分类:①高效消毒剂:能杀灭包括细菌芽胞、真菌孢子在内的各种微生物,如 2.5%碘酊、戊二醛、过氧乙酸、甲醛、环氧乙烷等。含氯制剂和碘伏则居于高效与中效消毒效能之间。②中效消毒剂:能杀灭除细菌芽胞以外的各种病原微生物,如乙醇、部分含氯制剂、氧化剂、溴剂等。③低效消毒剂:只能杀灭细菌繁殖体和亲脂类病毒,对真菌也有一定作用,如汞、氯己定及某些季铵盐类消毒剂。

（2）常用的化学消毒剂:①含氯消毒剂:常用有漂白粉、次氯酸钠、氯胺及二氯异氰尿酸钠等。这类制剂在水中产生次氯酸,继而释放出游离的氧原子和氯原子,病原体蛋白质经氧化和部分氯化作用而死亡。其优点是杀菌谱广、作用快,其余氯毒性低、价廉,但对金属制品有腐蚀作用。常用于排泄物、分泌物、病室和物品的消毒。②过氧化物类消毒剂:主要依靠其强大的氧化能力杀灭病原体。常用过氧乙酸,是无色透明液体,市售过氧乙酸为20%醋酸水溶液,但对金属和橡胶制品有腐蚀性,故最好盛于塑料容器内,存放在阴凉通风处,现配现用。常用消毒浓度为0.2%~0.5%,可用于喷雾或擦洗病室地面、墙壁或家具,也可消毒运送患者的交通工具。消毒手需浸泡2 min,衣服需浸泡2 h。配好的过氧乙酸溶液,其有效浓度可维持6~8 h,应每8 h更换一次。属于过氧化物类消毒剂的还有过氧化氢、臭氧、高锰酸钾等。③醛类消毒剂:常用有甲醛和戊二醛。甲醛的气体和水溶液可杀灭各型微生物,被消毒物品上的蛋白质和有机物不影响其消毒效果,不损坏衣物,故适用于各类物品的消毒,特别适用于毛皮、呢绒和丝绸等物品的消毒。消毒时可放出刺激性蒸汽,故宜在专用的密闭消毒室或消毒柜（箱）内进行消毒。碱性戊二醛对橡胶、塑料、金属器械等物品腐蚀性较弱,可用于精密仪器、内镜的消毒;酸性戊二醛对金属器械浸泡时最好加0.5%亚硝酸钠防锈。但对皮肤和黏膜有刺激性。④杂环类气体消毒剂:国内主要使用环氧乙烷,为无色透明液体,超过其沸点（10.8 ℃）时变成无色气体。为广谱高效消毒剂,通过干扰病原体酶的正常代谢而使其死亡。能杀芽胞,对一般物品无损害作用,常用于电子设备、医疗器械、精密仪器及皮毛类等。此气体遇火即发生爆炸,可加惰性气体（如二氧化碳）,以减少燃爆的危险。本品对人体有害,使用时应避免接触或吸入。⑤碘类消毒剂:常用的有2.5%碘酊及0.5%碘伏。碘具有广谱和快速杀菌作用。碘伏是碘和表面活性剂不定型的结合物,刺激性和腐蚀性小,可用于皮肤和食具的消毒。⑥醇类消毒剂:主要有75%乙醇及异丙醇,乙醇可迅速杀灭细菌繁殖体,但对乙肝病毒及细菌芽胞作用差。异丙醇杀菌作用大于乙醇,但毒性也较大。⑦其他消毒剂:a.酚类,如石炭酸、甲酚磺酸等。b.胺类,为阳离子表面活性剂,如苯扎溴铵（新洁尔灭）、消毒净等。c.氯己定,可用于手、皮肤、医疗器械等消毒。

这类消毒剂均不能杀灭细菌芽胞,属于低效消毒剂。

各种物品常用消毒方法见附表1.2。

附表1.2 常用物品消毒方法

消毒对象	消毒剂	浓 度	用量及用法	消毒时间	附 注
患者排泄物（粪、尿）	漂白粉	10%~20%乳液	100 g稀释粪便加漂白粉20 g,搅拌	2 h	肝炎及真菌感染者粪便消毒时间6 h
痰、脓、便器	过氧乙酸	0.5%	加等量充分搅拌	2 h	
	石灰	20%乳剂	搅拌、淹没痰、脓		
	焚烧法				
	漂白粉	1%~2%	澄清液浸泡	30~60 min	
痰盂	过氧乙酸	0.2%	浸泡2 h	30~60 min	

续表

消毒对象	消毒剂	浓 度	用量及用法	消毒时间	附 注
痰杯	甲酚磺酸	0.1%	浸泡 2 h	30~60 min	
食具 （碗、筷、 匙、盆）	过氧乙酸	0.5%	浸泡完全淹没	30~60 min	1.食具均要洗净后消毒，消毒后清水洗净后使用 2.煮沸时可放 2% 苏打或肥皂液，增强消毒效果 3.煮沸从水沸腾时计算
	漂白粉	3%	消毒物品	30~60 min	
	苯扎溴铵	0.5%	同上	30~60 min	
	煮沸		同上	10 min	
	高压消毒		压力 68 N（15磅）(121 ℃)		
残余食物			煮沸	20 min	肝炎患者剩食煮沸30 min
浴水、 洗涤污水	漂白粉	20%	污水 10 mL 加20%漂白粉澄清液15~20 mL 搅匀	2 h	容器加盖
病室地面、 墙壁,用具	甲醛	1%~3%	熏蒸	12~24 h	1.甲醛消毒肠道病室用量 80 mL/m³，过氧乙酸 3 mL/m³ 2.病室家具洗擦消毒（金属或油漆家具不用漂白粉）
	过氧乙酸	0.2%~0.3%	熏蒸（1 g/m³）	90 min	
	甲酚磺酸	0.1%	擦洗或喷雾	30~60 min	
	漂白粉	上清液 10%	擦洗或喷雾	30~60 min	
	苯扎溴铵	0.5%	擦洗或喷雾	60 min	
	乳酸	12 mL/100 m³	加等量水熏蒸	30~60 min	
运输工具	过氧乙酸	0.2%~0.3%	擦洗	30 min	炭疽、结核病者 1%过氧乙酸喷雾或擦洗，病毒性肝炎用 0.5%过氧乙酸。
	甲酚磺酸	0.1%			
	苯扎溴铵	0.5%			
	漂白粉	1%~2%			
用具	甲醛		熏蒸（125 mL/m³）3 h	蒸笼替代	
	煮沸法	煮沸	30 min		
	高压蒸汽法	温度 100 ℃	压力 1~1.2 kg/cm³湿度 80%~100%		
衣服、被单	过氧乙酸	1%~3%	熏蒸（1 g/m³）	1 h	
	甲酚磺酸	0.1%	浸泡	30~60 min	

续表

消毒对象	消毒剂	浓　度	用量及用法	消毒时间	附　注
书籍及其他印刷品	环氧乙烷	2.5 g/L	熏蒸(20 ℃)	3 h	消毒物品应分散堆放,不能扎紧,无保存价值的焚烧
	甲醛	125 mg/m³	熏蒸(80 ℃,湿度90%)	2 h	
医疗器械	氯己定	0.1%~0.2%	浸泡	15~20 min	金属类不用过氧乙酸器械应擦去黏液及血渍清洁后消毒 氯己定对炭疽、结核菌、真菌消毒应2~10 h
	煮沸法				
	酒精	70%			
	过氧乙酸	0.04%	浸泡	1~20 min	
皮肤(手或其他污染部位)	甲酚磺酸钠	0.1%	浸泡	1~20 min	消毒后最好在流动水冲洗干净,洗手后每人次用小毛巾擦手
	苯扎溴铵	0.1%	浸泡	1~20 min	
	肥皂水		流水洗刷		
体温表	过氧乙酸	0.5%	浸泡	15 min	炭疽患者用体温表2%碘酒消毒1~5 min后70%乙醇浸泡
	酒精	75%	浸泡	15 min	
化粪池(第三格污水)	漂白粉	3%澄清液	浸泡	2 h	化粪池沉底粪便出粪时用20%漂白粉充分搅拌2 h后排放
垃圾	漂白粉	1%~3%	喷雾		
	甲酚磺酸	0.1%	喷雾		
	焚烧法		焚烧		
生吃瓜菜	高锰酸钾	1∶5 000	浸泡	15 min	

(陈艳成　邹　丽)

附录 2　中华人民共和国传染病防治法

(1989 年 2 月 21 日第七届全国人民代表大会常务委员会第六次会议通过,2004 年 8 月 28 日第十届全国人民代表大会常务委员会第十一次会议修订,2004 年 8 月 28 日中华人民共和国主席令第十七号公布,自 2004 年 12 月 1 日起施行)

目　录

第一章　总则

第一章　总　则

第一条　为了预防、控制和消除传染病的发生与流行,保障人体健康和公共卫生,制定本法。

第二条　国家对传染病防治实行预防为主的方针,防治结合、分类管理、依靠科学、依靠群众。

第三条　本法规定的传染病分为甲类、乙类和丙类。

甲类传染病是指:鼠疫、霍乱。

乙类传染病是指:传染性非典型肺炎、艾滋病、病毒性肝炎、脊髓灰质炎、人感染高致病性禽流感、麻疹、肾综合征出血热、狂犬病、流行性乙型脑炎、登革热、炭疽、细菌性和阿米巴性痢疾、肺结核、伤寒和副伤寒、流行性脑脊髓膜炎、百日咳、白喉、新生儿破伤风、猩红热、布鲁氏菌病、淋病、梅毒、钩端螺旋体病、血吸虫病、疟疾。

丙类传染病是指:流行性感冒、流行性腮腺炎、风疹、急性出血性结膜炎、麻风病、流行性和地方性斑疹伤寒、黑热病、包虫病、丝虫病,除霍乱、细菌性和阿米巴性痢疾、伤寒和副伤寒以外的感染性腹泻病。

上述规定以外的其他传染病,根据其暴发、流行情况和危害程度,需要列入乙类、丙类传染病的,由国务院卫生行政部门决定并予以公布。

第四条　对乙类传染病中传染性非典型肺炎、炭疽中的肺炭疽和人感染高致病性禽流感,采取本法所称甲类传染病的预防、控制措施。其他乙类传染病和突发原因不明的传染病需要采取本法所称甲类传染病的预防、控制措施的,由国务院卫生行政部门及时报经国务院批准后予以公布、实施。

省、自治区、直辖市人民政府对本行政区域内常见、多发的其他地方性传染病,可以根据情况决定按照乙类或者丙类传染病管理并予以公布,报国务院卫生行政部门备案。

第五条　各级人民政府领导传染病防治工作。

县级以上人民政府制定传染病防治规划并组织实施,建立健全传染病防治的疾病预防控制、医疗救治和监督管理体系。

第六条　国务院卫生行政部门主管全国传染病防治及其监督管理工作。县级以上地方人民政府卫生行政部门负责本行政区域内的传染病防治及其监督管理工作。

县级以上人民政府其他部门在各自的职责范围内负责传染病防治工作。

军队的传染病防治工作,依照本法和国家有关规定办理,由中国人民解放军卫生主管部门实施监督管理。

第七条　各级疾病预防控制机构承担传染病监测、预测、流行病学调查、疫情报告以及其他预防、控制工作。

医疗机构承担与医疗救治有关的传染病防治工作和责任区域内的传染病预防工作。城市社区和农村基层医疗机构在疾病预防控制机构的指导下，承担城市社区、农村基层相应的传染病防治工作。

第八条　国家发展现代医学和中医药等传统医学，支持和鼓励开展传染病防治的科学研究，提高传染病防治的科学技术水平。

国家支持和鼓励开展传染病防治的国际合作。

第九条　国家支持和鼓励单位和个人参与传染病防治工作。各级人民政府应当完善有关制度，方便单位和个人参与防治传染病的宣传教育、疫情报告、志愿服务和捐赠活动。

居民委员会、村民委员会应当组织居民、村民参与社区、农村的传染病预防与控制活动。

第十条　国家开展预防传染病的健康教育。新闻媒体应当无偿开展传染病防治和公共卫生教育的公益宣传。

各级各类学校应当对学生进行健康知识和传染病预防知识的教育。

医学院校应当加强预防医学教育和科学研究，对在校学生以及其他与传染病防治相关人员进行预防医学教育和培训，为传染病防治工作提供技术支持。

疾病预防控制机构、医疗机构应当定期对其工作人员进行传染病防治知识、技能的培训。

第十一条　对在传染病防治工作中做出显著成绩和贡献的单位和个人，给予表彰和奖励。

对因参与传染病防治工作致病、致残、死亡的人员，按照有关规定给予补助、抚恤。

第十二条　在中华人民共和国领域内的一切单位和个人，必须接受疾病预防控制机构、医疗机构有关传染病的调查、检验、采集样本、隔离治疗等预防、控制措施，如实提供有关情况。疾病预防控制机构、医疗机构不得泄露涉及个人隐私的有关信息、资料。

卫生行政部门以及其他有关部门、疾病预防控制机构和医疗机构因违法实施行政管理或者预防、控制措施，侵犯单位和个人合法权益的，有关单位和个人可以依法申请行政复议或者提起诉讼。

第二章　传染病预防

第十三条　各级人民政府组织开展群众性卫生活动，进行预防传染病的健康教育，倡导文明健康的生活方式，提高公众对传染病的防治意识和应对能力，加强环境卫生建设，消除鼠害和蚊、蝇等病媒生物的危害。

各级人民政府农业、水利、林业行政部门按照职责分工负责指导和组织消除农田、湖区、河流、牧场、林区的鼠害与血吸虫危害，以及其他传播传染病的动物和病媒生物的危害。

铁路、交通、民用航空行政部门负责组织消除交通工具以及相关场所的鼠害和蚊、蝇等病媒生物的危害。

第十四条　地方各级人民政府应当有计划地建设和改造公共卫生设施，改善饮用水卫生条件，对污水、污物、粪便进行无害化处置。

第十五条　国家实行有计划的预防接种制度。国务院卫生行政部门和省、自治区、直辖市人民政府卫生行政部门，根据传染病预防、控制的需要，制定传染病预防接种规划并组织实施。用于预防接种的疫苗必须符合国家质量标准。

国家对儿童实行预防接种证制度。国家免疫规划项目的预防接种实行免费。医疗机构、疾病预防控制机构与儿童的监护人应当相互配合,保证儿童及时接受预防接种。具体办法由国务院制定。

第十六条　国家和社会应当关心、帮助传染病患者、病原携带者和疑似传染病患者,使其得到及时救治。任何单位和个人不得歧视传染病患者、病原携带者和疑似传染病患者。

传染病患者、病原携带者和疑似传染病患者,在治愈前或者在排除传染病嫌疑前,不得从事法律、行政法规和国务院卫生行政部门规定禁止从事的易使该传染病扩散的工作。

第十七条　国家建立传染病监测制度。

国务院卫生行政部门制定国家传染病监测规划和方案。省、自治区、直辖市人民政府卫生行政部门根据国家传染病监测规划和方案,制定本行政区域的传染病监测计划和工作方案。

各级疾病预防控制机构对传染病的发生、流行以及影响其发生、流行的因素,进行监测;对国外发生、国内尚未发生的传染病或者国内新发生的传染病,进行监测。

第十八条　各级疾病预防控制机构在传染病预防控制中履行下列职责:

(一)实施传染病预防控制规划、计划和方案;

(二)收集、分析和报告传染病监测信息,预测传染病的发生、流行趋势;

(三)开展对传染病疫情和突发公共卫生事件的流行病学调查、现场处理及其效果评价;

(四)开展传染病实验室检测、诊断、病原学鉴定;

(五)实施免疫规划,负责预防性生物制品的使用管理;

(六)开展健康教育、咨询,普及传染病防治知识;

(七)指导、培训下级疾病预防控制机构及其工作人员开展传染病监测工作;

(八)开展传染病防治应用性研究和卫生评价,提供技术咨询。

(九)对医疗机构内传染病预防工作进行指导、考核,开展流行病学调查。

国家、省级疾病预防控制机构负责对传染病发生、流行以及分布进行监测,对重大传染病流行趋势进行预测,提出预防控制对策,参与并指导对暴发的疫情进行调查处理,开展传染病病原学鉴定,建立检测质量控制体系,开展应用性研究和卫生评价。

设区的市和县级疾病预防控制机构负责传染病预防控制规划、方案的落实,组织实施免疫、消毒、控制病媒生物的危害,普及传染病防治知识,负责本地区疫情和突发公共卫生事件监测、报告,开展流行病学调查和常见病原微生物检测。

第十九条　国家建立传染病预警制度。

国务院卫生行政部门和省、自治区、直辖市人民政府根据传染病发生、流行趋势的预测,及时发出传染病预警,根据情况予以公布。

第二十条　县级以上地方人民政府应当制定传染病预防、控制预案,报上一级人民政府备案。

传染病预防、控制预案应当包括以下主要内容:

(一)传染病预防控制指挥部的组成和相关部门的职责;

(二)传染病的监测、信息收集、分析、报告、通报制度;

(三)疾病预防控制机构、医疗机构在发生传染病疫情时的任务与职责;

(四)传染病暴发、流行情况的分级以及相应的应急工作方案;

(五)传染病预防、疫点疫区现场控制,应急设施、设备、救治药品和医疗器械以及其他物资和技术的储备与调用。

地方人民政府和疾病预防控制机构接到国务院卫生行政部门或者省、自治区、直辖市人民政府发出的传染病预警后,应当按照传染病预防、控制预案,采取相应的预防、控制措施。

第二十一条 医疗机构必须严格执行国务院卫生行政部门规定的管理制度、操作规范,防止传染病的医源性感染和医院感染。

医疗机构应当确定专门的部门或者人员,承担传染病疫情报告、本单位的传染病预防、控制以及责任区域内的传染病预防工作;承担医疗活动中与医院感染有关的危险因素监测、安全防护、消毒、隔离和医疗废物处置工作。

疾病预防控制机构应当指定专门人员负责对医疗机构内传染病预防工作进行指导、考核,开展流行病学调查。

第二十二条 疾病预防控制机构、医疗机构的实验室和从事病原微生物实验的单位,应当符合国家规定的条件和技术标准,建立严格的监督管理制度,对传染病病原体样本按照规定的措施实行严格监督管理,严防传染病病原体的实验室感染和病原微生物的扩散。

第二十三条 采供血机构、生物制品生产单位必须严格执行国家有关规定,保证血液、血液制品的质量。禁止非法采集血液或者组织他人出卖血液。

疾病预防控制机构、医疗机构使用血液和血液制品,必须遵守国家有关规定,防止因输入血液、使用血液制品引起经血液传播疾病的发生。

第二十四条 各级人民政府应当加强艾滋病的防治工作,采取预防、控制措施,防止艾滋病的传播。具体办法由国务院制定。

第二十五条 县级以上人民政府农业、林业行政部门以及其他有关部门,依据各自的职责负责与人畜共患传染病有关的动物传染病的防治管理工作。

与人畜共患传染病有关的野生动物、家畜家禽,经检疫合格后,方可出售、运输。

第二十六条 国家建立传染病菌种、毒种库。

对传染病菌种、毒种和传染病检测样本的采集、保藏、携带、运输和使用实行分类管理,建立健全严格的管理制度。

对可能导致甲类传染病传播的以及国务院卫生行政部门规定的菌种、毒种和传染病检测样本,确需采集、保藏、携带、运输和使用的,须经省级以上人民政府卫生行政部门批准。具体办法由国务院制定。

第二十七条 对被传染病病原体污染的污水、污物、场所和物品,有关单位和个人必须在疾病预防控制机构的指导下或者按照其提出的卫生要求,进行严格消毒处理;拒绝消毒处理的,由当地卫生行政部门或者疾病预防控制机构进行强制消毒处理。

第二十八条 在国家确认的自然疫源地计划兴建水利、交通、旅游、能源等大型建设项目的,应当事先由省级以上疾病预防控制机构对施工环境进行卫生调查。建设单位应当根据疾病预防控制机构的意见,采取必要的传染病预防、控制措施。施工期间,建设单位应当设专人负责工地上的卫生防疫工作。工程竣工后,疾病预防控制机构应当对可能发生的传染病进行监测。

第二十九条 用于传染病防治的消毒产品、饮用水供水单位供应的饮用水和涉及饮用水卫生安全的产品,应当符合国家卫生标准和卫生规范。

饮用水供水单位从事生产或者供应活动,应当依法取得卫生许可证。

生产用于传染病防治的消毒产品的单位和生产用于传染病防治的消毒产品,应当经省级以上人民政府卫生行政部门审批。具体办法由国务院制定。

第三章 疫情报告、通报和公布

第三十条 疾病预防控制机构、医疗机构和采供血机构及其执行职务的人员发现本法规定的传染病疫情或者发现其他传染病暴发、流行以及突发原因不明的传染病时,应当遵循疫情报告属地管理原则,按照国务院规定的或者国务院卫生行政部门规定的内容、程序、方式和时限报告。

军队医疗机构向社会公众提供医疗服务,发现前款规定的传染病疫情时,应当按照国务院卫生行政部门的规定报告。

第三十一条 任何单位和个人发现传染病患者或者疑似传染病患者时,应当及时向附近的疾病预防控制机构或者医疗机构报告。

第三十二条 港口、机场、铁路疾病预防控制机构以及国境卫生检疫机关发现甲类传染病患者、病原携带者、疑似传染病患者时,应当按照国家有关规定立即向国境口岸所在地的疾病预防控制机构或者所在地县级以上地方人民政府卫生行政部门报告并互相通报。

第三十三条 疾病预防控制机构应当主动收集、分析、调查、核实传染病疫情信息。接到甲类、乙类传染病疫情报告或者发现传染病暴发、流行时,应当立即报告当地卫生行政部门,由当地卫生行政部门立即报告当地人民政府,同时报告上级卫生行政部门和国务院卫生行政部门。

疾病预防控制机构应当设立或者指定专门的部门、人员负责传染病疫情信息管理工作,及时对疫情报告进行核实、分析。

第三十四条 县级以上地方人民政府卫生行政部门应当及时向本行政区域内的疾病预防控制机构和医疗机构通报传染病疫情以及监测、预警的相关信息。接到通报的疾病预防控制机构和医疗机构应当及时告知本单位的有关人员。

第三十五条 国务院卫生行政部门应当及时向国务院其他有关部门和各省、自治区、直辖市人民政府卫生行政部门通报全国传染病疫情以及监测、预警的相关信息。

毗邻的以及相关的地方人民政府卫生行政部门,应当及时互相通报本行政区域的传染病疫情以及监测、预警的相关信息。

县级以上人民政府有关部门发现传染病疫情时,应当及时向同级人民政府卫生行政部门通报。

中国人民解放军卫生主管部门发现传染病疫情时,应当向国务院卫生行政部门通报。

第三十六条 动物防疫机构和疾病预防控制机构,应当及时互相通报动物间和人间发生的人畜共患传染病疫情以及相关信息。

第三十七条 依照本法的规定负有传染病疫情报告职责的人民政府有关部门、疾病预防控制机构、医疗机构、采供血机构及其工作人员,不得隐瞒、谎报、缓报传染病疫情。

第三十八条 国家建立传染病疫情信息公布制度。

国务院卫生行政部门定期公布全国传染病疫情信息。省、自治区、直辖市人民政府卫生行政部门定期公布本行政区域的传染病疫情信息。

传染病暴发、流行时,国务院卫生行政部门负责向社会公布传染病疫情信息,并可以授权省、自治区、直辖市人民政府卫生行政部门向社会公布本行政区域的传染病疫情信息。

公布传染病疫情信息应当及时、准确。

第四章 疫情控制

第三十九条 医疗机构发现甲类传染病时,应当及时采取下列措施:

(一)对患者、病原携带者,予以隔离治疗,隔离期限根据医学检查结果确定;

(二)对疑似患者,确诊前在指定场所单独隔离治疗;

(三)对医疗机构内的患者、病原携带者、疑似患者的密切接触者,在指定场所进行医学观察和采取其他必要的预防措施。

拒绝隔离治疗或者隔离期未满擅自脱离隔离治疗的,可以由公安机关协助医疗机构采取强制隔离治疗措施。

医疗机构发现乙类或者丙类传染病患者,应当根据病情采取必要的治疗和控制传播措施。

医疗机构对本单位内被传染病病原体污染的场所、物品以及医疗废物,必须依照法律、法规的规定实施消毒和无害化处置。

第四十条 疾病预防控制机构发现传染病疫情或者接到传染病疫情报告时,应当及时采取下列措施:

(一)对传染病疫情进行流行病学调查,根据调查情况提出划定疫点、疫区的建议,对被污染的场所进行卫生处理,对密切接触者,在指定场所进行医学观察和采取其他必要的预防措施,并向卫生行政部门提出疫情控制方案;

(二)传染病暴发、流行时,对疫点、疫区进行卫生处理,向卫生行政部门提出疫情控制方案,并按照卫生行政部门的要求采取措施;

(三)指导下级疾病预防控制机构实施传染病预防、控制措施,组织、指导有关单位对传染病疫情的处理。

第四十一条 对已经发生甲类传染病病例的场所或者该场所内的特定区域的人员,所在地的县级以上地方人民政府可以实施隔离措施,并同时向上一级人民政府报告;接到报告的上级人民政府应当即时作出是否批准的决定。上级人民政府作出不予批准决定的,实施隔离措施的人民政府应当立即解除隔离措施。

在隔离期间,实施隔离措施的人民政府应当对被隔离人员提供生活保障;被隔离人员有工作单位的,所在单位不得停止支付其隔离期间的工作报酬。

隔离措施的解除,由原决定机关决定并宣布。

第四十二条 传染病暴发、流行时,县级以上地方人民政府应当立即组织力量,按照预防、控制预案进行防治,切断传染病的传播途径,必要时,报经上一级人民政府决定,可以采取下列紧急措施并予以公告:

(一)限制或者停止集市、影剧院演出或者其他人群聚集的活动;

(二)停工、停业、停课;

(三)封闭或者封存被传染病病原体污染的公共饮用水源、食品以及相关物品;

(四)控制或者扑杀染疫野生动物、家畜家禽;

(五)封闭可能造成传染病扩散的场所。

上级人民政府接到下级人民政府关于采取前款所列紧急措施的报告时,应即时作出决定。

紧急措施的解除,由原决定机关决定并宣布。

第四十三条　甲类、乙类传染病暴发、流行时,县级以上地方人民政府报经上一级人民政府决定,可以宣布本行政区域部分或者全部为疫区;国务院可以决定并宣布跨省、自治区、直辖市的疫区。县级以上地方人民政府可以在疫区内采取本法第四十二条规定的紧急措施,并可以对出入疫区的人员、物资和交通工具实施卫生检疫。

省、自治区、直辖市人民政府可以决定对本行政区域内的甲类传染病疫区实施封锁;但是,封锁大、中城市的疫区或者封锁跨省、自治区、直辖市的疫区,以及封锁疫区导致中断干线交通或者封锁国境的,由国务院决定。

疫区封锁的解除,由原决定机关决定并宣布。

第四十四条　发生甲类传染病时,为了防止该传染病通过交通工具及其乘运的人员、物资传播,可以实施交通卫生检疫。具体办法由国务院制定。

第四十五条　传染病暴发、流行时,根据传染病疫情控制的需要,国务院有权在全国范围或者跨省、自治区、直辖市范围内,县级以上地方人民政府有权在本行政区域内紧急调集人员或者调用储备物资,临时征用房屋、交通工具以及相关设施、设备。

紧急调集人员的,应当按照规定给予合理报酬。临时征用房屋、交通工具以及相关设施、设备的,应当依法给予补偿;能返还的,应当及时返还。

第四十六条　患甲类传染病、炭疽死亡的,应当将尸体立即进行卫生处理,就近火化。患其他传染病死亡的,必要时,应当将尸体进行卫生处理后火化或者按照规定深埋。

为了查找传染病病因,医疗机构在必要时可以按照国务院卫生行政部门的规定,对传染病患者尸体或者疑似传染病患者尸体进行解剖查验,并应当告知死者家属。

第四十七条　疫区中被传染病病原体污染或者可能被传染病病原体污染的物品,经消毒可以使用的,应当在当地疾病预防控制机构的指导下,进行消毒处理后,方可使用、出售和运输。

第四十八条　发生传染病疫情时,疾病预防控制机构和省级以上人民政府卫生行政部门指派的其他与传染病有关的专业技术机构,可以进入传染病疫点、疫区进行调查、采集样本、技术分析和检验。

第四十九条　传染病暴发、流行时,药品和医疗器械生产、供应单位应当及时生产、供应防治传染病的药品和医疗器械。铁路、交通、民用航空经营单位必须优先运送处理传染病疫情的人员以及防治传染病的药品和医疗器械。县级以上人民政府有关部门应当做好组织协调工作。

第五章　医疗救治

第五十条　县级以上人民政府应当加强和完善传染病医疗救治服务网络的建设,指定具备传染病救治条件和能力的医疗机构承担传染病救治任务,或者根据传染病救治需要设置传染病医院。

第五十一条　医疗机构的基本标准、建筑设计和服务流程,应当符合预防传染病医院感染的要求。

医疗机构应当按照规定对使用的医疗器械进行消毒;对按照规定一次使用的医疗器具,应当在使用后予以销毁。

医疗机构应当按照国务院卫生行政部门规定的传染病诊断标准和治疗要求,采取相应措施,提高传染病医疗救治能力。

第五十二条　医疗机构应当对传染病患者或者疑似传染病患者提供医疗救护、现场救援和接诊治疗,书写病历记录以及其他有关资料,并妥善保管。

医疗机构应当实行传染病预检、分诊制度;对传染病患者、疑似传染病患者,应当引导至相对隔离的分诊点进行初诊。医疗机构不具备相应救治能力的,应当将患者及其病历记录复印件一并转至具备相应救治能力的医疗机构。具体办法由国务院卫生行政部门规定。

第六章　监督管理

第五十三条　县级以上人民政府卫生行政部门对传染病防治工作履行下列监督检查职责:

(一)对下级人民政府卫生行政部门履行本法规定的传染病防治职责进行监督检查;

(二)对疾病预防控制机构、医疗机构的传染病防治工作进行监督检查;

(三)对采供血机构的采供血活动进行监督检查;

(四)对用于传染病防治的消毒产品及其生产单位进行监督检查,并对饮用水供水单位从事生产或者供应活动以及涉及饮用水卫生安全的产品进行监督检查;

(五)对传染病菌种、毒种和传染病检测样本的采集、保藏、携带、运输、使用进行监督检查;

(六)对公共场所和有关单位的卫生条件和传染病预防、控制措施进行监督检查。

省级以上人民政府卫生行政部门负责组织对传染病防治重大事项的处理。

第五十四条　县级以上人民政府卫生行政部门在履行监督检查职责时,有权进入被检查单位和传染病疫情发生现场调查取证,查阅或者复制有关的资料和采集样本。被检查单位应当予以配合,不得拒绝、阻挠。

第五十五条　县级以上地方人民政府卫生行政部门在履行监督检查职责时,发现被传染病病原体污染的公共饮用水源、食品以及相关物品,如不及时采取控制措施可能导致传染病传播、流行的,可以采取封闭公共饮用水源、封存食品以及相关物品或者暂停销售的临时控制措施,并予以检验或者进行消毒。经检验,属于被污染的食品,应当予以销毁;对未被污染的食品或者经消毒后可以使用的物品,应当解除控制措施。

第五十六条　卫生行政部门工作人员依法执行职务时,应当不少于两人,并出示执法证件,填写卫生执法文书。

卫生执法文书经核对无误后,应当由卫生执法人员和当事人签名。当事人拒绝签名的,卫生执法人员应当注明情况。

第五十七条　卫生行政部门应当依法建立健全内部监督制度,对其工作人员依据法定职权和程序履行职责的情况进行监督。

上级卫生行政部门发现下级卫生行政部门不及时处理职责范围内的事项或者不履行职责的,应当责令纠正或者直接予以处理。

第五十八条　卫生行政部门及其工作人员履行职责,应当自觉接受社会和公民的监督。单位和个人有权向上级人民政府及其卫生行政部门举报违反本法的行为。接到举报的有关人民政府或者其卫生行政部门,应当及时调查处理。

第七章　保障措施

第五十九条　国家将传染病防治工作纳入国民经济和社会发展计划,县级以上地方人民政府将传染病防治工作纳入本行政区域的国民经济和社会发展计划。

第六十条　县级以上地方人民政府按照本级政府职责负责本行政区域内传染病预防、控制、监督工作的日常经费。

国务院卫生行政部门会同国务院有关部门,根据传染病流行趋势,确定全国传染病预防、控制、救治、监测、预测、预警、监督检查等项目。中央财政对困难地区实施重大传染病防治项目给予补助。

省、自治区、直辖市人民政府根据本行政区域内传染病流行趋势,在国务院卫生行政部门确定的项目范围内,确定传染病预防、控制、监督等项目,并保障项目的实施经费。

第六十一条　国家加强基层传染病防治体系建设,扶持贫困地区和少数民族地区的传染病防治工作。

地方各级人民政府应当保障城市社区、农村基层传染病预防工作的经费。

第六十二条　国家对患有特定传染病的困难人群实行医疗救助,减免医疗费用。具体办法由国务院卫生行政部门会同国务院财政部门等部门制定。

第六十三条　县级以上人民政府负责储备防治传染病的药品、医疗器械和其他物资,以备调用。

第六十四条　对从事传染病预防、医疗、科研、教学、现场处理疫情的人员,以及在生产、工作中接触传染病病原体的其他人员,有关单位应当按照国家规定,采取有效的卫生防护措施和医疗保健措施,并给予适当的津贴。

第八章　法律责任

第六十五条　地方各级人民政府未依照本法的规定履行报告职责,或者隐瞒、谎报、缓报传染病疫情,或者在传染病暴发、流行时,未及时组织救治、采取控制措施的,由上级人民政府责令改正,通报批评;造成传染病传播、流行或者其他严重后果的,对负有责任的主管人员,依法给予行政处分;构成犯罪的,依法追究刑事责任。

第六十六条　县级以上人民政府卫生行政部门违反本法规定,有下列情形之一的,由本级人民政府、上级人民政府卫生行政部门责令改正,通报批评;造成传染病传播、流行或者其他严重后果的,对负有责任的主管人员和其他直接责任人员,依法给予行政处分;构成犯罪的,依法追究刑事责任:

(一)未依法履行传染病疫情通报、报告或者公布职责,或者隐瞒、谎报、缓报传染病疫情的;

(二)发生或者可能发生传染病传播时未及时采取预防、控制措施的;

(三)未依法履行监督检查职责,或者发现违法行为不及时查处的;

(四)未及时调查、处理单位和个人对下级卫生行政部门不履行传染病防治职责的举报的;

(五)违反本法的其他失职、渎职行为。

第六十七条　县级以上人民政府有关部门未依照本法的规定履行传染病防治和保障职责的,由本级人民政府或者上级人民政府有关部门责令改正,通报批评;造成传染病传播、流行或者其他严重后果的,对负有责任的主管人员和其他直接责任人员,依法给予行政处分;构成犯罪的,依法追究刑事责任。

第六十八条　疾病预防控制机构违反本法规定,有下列情形之一的,由县级以上人民政府卫生行政部门责令限期改正,通报批评,给予警告;对负有责任的主管人员和其他直接责任人员,依法给予降级、撤职、开除的处分,并可以依法吊销有关责任人员的执业证书;构成犯罪的,依法追究刑事责任:

(一)未依法履行传染病监测职责的;

(二)未依法履行传染病疫情报告、通报职责,或者隐瞒、谎报、缓报传染病疫情的;

(三)未主动收集传染病疫情信息,或者对传染病疫情信息和疫情报告未及时进行分析、调查、核实的;

(四)发现传染病疫情时,未依据职责及时采取本法规定的措施的;

(五)故意泄露传染病患者、病原携带者、疑似传染病患者、密切接触者涉及个人隐私的有关信息、资料的。

第六十九条　医疗机构违反本法规定,有下列情形之一的,由县级以上人民政府卫生行政部门责令改正,通报批评,给予警告;造成传染病传播、流行或者其他严重后果的,对负有责任的主管人员和其他直接责任人员,依法给予降级、撤职、开除的处分,并可以依法吊销有关责任人员的执业证书;构成犯罪的,依法追究刑事责任:

(一)未按照规定承担本单位的传染病预防、控制工作、医院感染控制任务和责任区域内的传染病预防工作的;

(二)未按照规定报告传染病疫情,或者隐瞒、谎报、缓报传染病疫情的;

(三)发现传染病疫情时,未按照规定对传染病患者、疑似传染病患者提供医疗救护、现场救援、接诊、转诊的,或者拒绝接受转诊的;

(四)未按照规定对本单位内被传染病病原体污染的场所、物品以及医疗废物实施消毒或者无害化处置的;

(五)未按照规定对医疗器械进行消毒,或者对按照规定一次使用的医疗器具未予销毁,再次使用的;

(六)在医疗救治过程中未按照规定保管医学记录资料的;

(七)故意泄露传染病患者、病原携带者、疑似传染病患者、密切接触者涉及个人隐私的有关信息、资料的。

第七十条　采供血机构未按照规定报告传染病疫情,或者隐瞒、谎报、缓报传染病疫情,或者未执行国家有关规定,导致因输入血液引起经血液传播疾病发生的,由县级以上人民政府卫生行政部门责令改正,通报批评,给予警告;造成传染病传播、流行或者其他严重后果的,对负有责任的主管人员和其他直接责任人员,依法给予降级、撤职、开除的处分,并可以依法吊销采供血机构的执业许可证;构成犯罪的,依法追究刑事责任。

非法采集血液或者组织他人出卖血液的,由县级以上人民政府卫生行政部门予以取缔,没收违法所得,可以并处十万元以下的罚款;构成犯罪的,依法追究刑事责任。

第七十一条　国境卫生检疫机关、动物防疫机构未依法履行传染病疫情通报职责的,由有关部门在各自职责范围内责令改正,通报批评;造成传染病传播、流行或者其他严重后果的,对负有责任的主管人员和其他直接责任人员,依法给予降级、撤职、开除的处分;构成犯罪的,依法追究刑事责任。

第七十二条　铁路、交通、民用航空经营单位未依照本法的规定优先运送处理传染病疫情的人员以及防治传染病的药品和医疗器械的,由有关部门责令限期改正,给予警告;造成严重后果的,对负有责任的主管人员和其他直接责任人员,依法给予降级、撤职、开除的处分。

第七十三条　违反本法规定,有下列情形之一,导致或者可能导致传染病传播、流行的,由县级以上人民政府卫生行政部门责令限期改正,没收违法所得,可以并处五万元以下的罚款;已取得许可证的,原发证部门可以依法暂扣或者吊销许可证;构成犯罪的,依法追究刑事责任:

(一)饮用水供水单位供应的饮用水不符合国家卫生标准和卫生规范的;

(二)涉及饮用水卫生安全的产品不符合国家卫生标准和卫生规范的;

(三)用于传染病防治的消毒产品不符合国家卫生标准和卫生规范的;

(四)出售、运输疫区中被传染病病原体污染或者可能被传染病病原体污染的物品,未进行消毒处理的;

(五)生物制品生产单位生产的血液制品不符合国家质量标准的。

第七十四条　违反本法规定,有下列情形之一的,由县级以上地方人民政府卫生行政部门责令改正,通报批评,给予警告,已取得许可证的,可以依法暂扣或者吊销许可证;造成传染病传播、流行以及其他严重后果的,对负有责任的主管人员和其他直接责任人员,依法给予降级、撤职、开除的处分,并可以依法吊销有关责任人员的执业证书;构成犯罪的,依法追究刑事责任:

(一)疾病预防控制机构、医疗机构和从事病原微生物实验的单位,不符合国家规定的条件和技术标准,对传染病病原体样本未按照规定进行严格管理,造成实验室感染和病原微生物扩散的;

(二)违反国家有关规定,采集、保藏、携带、运输和使用传染病菌种、毒种和传染病检测样本的;

(三)疾病预防控制机构、医疗机构未执行国家有关规定,导致因输入血液、使用血液制品引起经血液传播疾病发生的。

第七十五条　未经检疫出售、运输与人畜共患传染病有关的野生动物、家畜家禽的,由县级以上地方人民政府畜牧兽医行政部门责令停止违法行为,并依法给予行政处罚。

第七十六条　在国家确认的自然疫源地兴建水利、交通、旅游、能源等大型建设项目,未经卫生调查进行施工的,或者未按照疾病预防控制机构的意见采取必要的传染病预防、控制措施的,由县级以上人民政府卫生行政部门责令限期改正,给予警告,处五千元以上三万元以下的罚款;逾期不改正的,处三万元以上十万元以下的罚款,并可以提请有关人民政府依据职责权限,责令停建、关闭。

第七十七条　单位和个人违反本法规定,导致传染病传播、流行,给他人人身、财产造成损害的,应当依法承担民事责任。

第九章　附　则

第七十八条　本法中下列用语的含义:

(一)传染病患者、疑似传染病患者:指根据国务院卫生行政部门发布的《中华人民共和国传染病防治法规定管理的传染病诊断标准》，符合传染病患者和疑似传染病患者诊断标准的人。

（二）病原携带者：指感染病原体无临床症状但能排出病原体的人。

（三）流行病学调查：指对人群中疾病或者健康状况的分布及其决定因素进行调查研究，提出疾病预防控制措施及保健对策。

（四）疫点：指病原体从感染源向周围播散的范围较小或者单个疫源地。

（五）疫区：指传染病在人群中暴发、流行，其病原体向周围播散时所能波及的地区。

（六）人畜共患传染病：指人与脊椎动物共同罹患的传染病，如鼠疫、狂犬病、血吸虫病等。

（七）自然疫源地：指某些可引起人类传染病的病原体在自然界的野生动物中长期存在和循环的地区。

（八）病媒生物：指能够将病原体从人或者其他动物传播给人的生物，如蚊、蝇、蚤类等。

（九）医源性感染：指在医学服务中，因病原体传播引起的感染。

（十）医院感染：指住院患者在医院内获得的感染，包括在住院期间发生的感染和在医院内获得出院后发生的感染，但不包括入院前已开始或者入院时已处于潜伏期的感染。医院工作人员在医院内获得的感染也属医院感染。

（十一）实验室感染：指从事实验室工作时，因接触病原体所致的感染。

（十二）菌种、毒种：指可能引起本法规定的传染病发生的细菌菌种、病毒毒种。

（十三）消毒：指用化学、物理、生物的方法杀灭或者消除环境中的病原微生物。

（十四）疾病预防控制机构：指从事疾病预防控制活动的疾病预防控制中心以及与上述机构业务活动相同的单位。

（十五）医疗机构：指按照《医疗机构管理条例》取得医疗机构执业许可证，从事疾病诊断、治疗活动的机构。

第七十九条　传染病防治中有关食品、药品、血液、水、医疗废物和病原微生物的管理以及动物防疫和国境卫生检疫，本法未规定的，分别适用其他有关法律、行政法规的规定。

第八十条　本法自 2004 年 12 月 1 日起施行。

最新修改

2013 年 6 月 29 日第十二届全国人民代表大会常务委员会第三次会议通过对《中华人民共和国传染病防治法》作出修改：

（一）将第三条第五款修改为："国务院卫生行政部门根据传染病暴发、流行情况和危害程度，可以决定增加、减少或者调整乙类、丙类传染病病种并予以公布。"

（二）第四条增加一款，作为第二款："需要解除依照前款规定采取的甲类传染病预防、控制措施的，由国务院卫生行政部门报经国务院批准后予以公布。"

2013 年 10 月 28 日，国卫疾控发〔2013〕28 号文件"国家卫生计生委关于调整部分法定传染病病种管理工作的通知"，调整人感染 H7N9 禽流感为乙类传染病，自 2013 年 11 月 1 日实施；将甲型 H1N1 流感归入丙类，并纳入现有流行性感冒进行管理，自 2014 年 1 月 1 日起停止使用甲型 H1N1 流感信息管理系统；解除对人感染高致病性禽流感采取的传染病防治法规定的甲类传染病预防、控制措施。

附录 3　突发公共卫生事件与
传染病疫情监测信息报告管理办法

（卫生部令第 37 号,2006 年 8 月 24 日修改）

第一章　总　则

第一条　为加强突发公共卫生事件与传染病疫情监测信息报告管理工作,提供及时、科学的防治决策信息,有效预防、及时控制和消除突发公共卫生事件和传染病的危害,保障公众身体健康与生命安全,根据《中华人民共和国传染病防治法》(以下简称传染病防治法)和《突发公共卫生事件应急条例》(以下简称应急条例)等法律法规的规定,制定本办法。

第二条　本办法适用于传染病防治法、应急条例和国家有关法律法规中规定的突发公共卫生事件与传染病疫情监测信息报告管理工作。

第三条　突发公共卫生事件与传染病疫情监测信息报告,坚持依法管理,分级负责,快速准确,安全高效的原则。

第四条　国务院卫生行政部门对全国突发公共卫生事件与传染病疫情监测信息报告实施统一监督管理。

县级以上地方卫生行政部门对本行政区域突发公共卫生事件与传染病疫情监测信息报告实施监督管理。

第五条　国务院卫生行政部门及省、自治区、直辖市卫生行政部门鼓励、支持开展突发公共卫生事件与传染病疫情监测信息报告管理的科学技术研究和国际交流合作。

第六条　县级以上各级人民政府及其卫生行政部门,应当对在突发公共卫生事件与传染病疫情监测信息报告管理工作中做出贡献的人员,给予表彰和奖励。

第七条　任何单位和个人必须按照规定及时如实报告突发公共卫生事件与传染病疫情信息,不得瞒报、缓报、谎报或者授意他人瞒报、缓报、谎报。

第二章　组织管理

第八条　各级疾病预防控制机构按照专业分工,承担责任范围内突发公共卫生事件和传染病疫情监测、信息报告与管理工作,具体职责为:

(一)按照属地化管理原则,当地疾病预防控制机构负责,对行政辖区内的突发公共卫生事件和传染病疫情进行监测、信息报告与管理;负责收集、核实辖区内突发公共卫生事件、疫情信息和其他信息资料;设置专门的举报、咨询热线电话,接受突发公共卫生事件和疫情的报告、咨询和监督;设置专门工作人员搜集各种来源的突发公共卫生事件和疫情信息。

(二)建立流行病学调查队伍和实验室,负责开展现场流行病学调查与处理,搜索密切接触者、追踪感染源,必要时进行隔离观察;进行疫点消毒及其技术指导;标本的实验室检测检验及报告。

（三）负责公共卫生信息网络维护和管理,疫情资料的报告、分析、利用与反馈;建立监测信息数据库,开展技术指导。

（四）对重点涉外机构或单位发生的疫情,由省级以上疾病预防控制机构进行报告管理和检查指导。

（五）负责人员培训与指导,对下级疾病预防控制机构工作人员进行业务培训;对辖区内医院和下级疾病预防控制机构疫情报告和信息网络管理工作进行技术指导。

第九条　国家建立公共卫生信息监测体系,构建覆盖国家、省、市(地)、县(区)疾病预防控制机构、医疗卫生机构和卫生行政部门的信息网络系统,并向乡(镇)、村和城市社区延伸。

国家建立公共卫生信息管理平台、基础卫生资源数据库和管理应用软件,适应突发公共卫生事件、法定传染病、公共卫生和专病监测的信息采集、汇总、分析、报告等工作的需要。

第十条　各级各类医疗机构承担责任范围内突发公共卫生事件和传染病疫情监测信息报告任务,具体职责为:

（一）建立突发公共卫生事件和传染病疫情信息监测报告制度,包括报告卡和总登记簿、疫情收报、核对、自查、奖惩。

（二）执行首诊负责制,严格门诊工作日志制度以及突发公共卫生事件和疫情报告制度,负责突发公共卫生事件和疫情监测信息报告工作。

（三）建立或指定专门的部门和人员,配备必要的设备,保证突发公共卫生事件和疫情监测信息的网络直接报告。

门诊部、诊所、卫生所(室)等应按照规定时限,以最快通信方式向发病地疾病预防控制机构进行报告,并同时报出传染病报告卡。

报告卡片邮寄信封应当印有明显的"突发公共卫生事件或疫情"标志及写明××疾病预防控制机构收的字样。

（四）对医生和实习生进行有关突发公共卫生事件和传染病疫情监测信息报告工作的培训。

（五）配合疾病预防控制机构开展流行病学调查和标本采样。

第十一条　流动人员中发生的突发公共卫生事件和传染病患者、病原携带者和疑似传染病患者的报告、处理、疫情登记、统计,由诊治地负责。

第十二条　铁路、交通、民航、厂(场)矿所属的医疗卫生机构发现突发公共卫生事件和传染病疫情,应按属地管理原则向所在地县级疾病预防控制机构报告。

第十三条　军队内的突发公共卫生事件和军人中的传染病疫情监测信息,由中国人民解放军卫生主管部门根据有关规定向国务院卫生行政部门直接报告。

军队所属医疗卫生机构发现地方就诊的传染病患者、病原携带者、疑似传染病患者时,应按属地管理原则向所在地疾病预防控制机构报告。

第十四条　医疗卫生人员未经当事人同意,不得将传染病患者及其家属的姓名、住址和个人病史以任何形式向社会公开。

第十五条　各级政府卫生行政部门对辖区内各级医疗卫生机构负责的突发公共卫生事件和传染病疫情监测信息报告情况,定期进行监督、检查和指导。

第三章 报 告

第十六条 各级各类医疗机构、疾病预防控制机构、采供血机构均为责任报告单位;其执行职务的人员和乡村医生、个体开业医生均为责任疫情报告人,必须按照传染病防治法的规定进行疫情报告,履行法律规定的义务。

第十七条 责任报告人在首次诊断传染病患者后,应立即填写传染病报告卡。

传染病报告卡由录卡单位保留三年。

第十八条 责任报告单位和责任疫情报告人发现甲类传染病和乙类传染病中的肺炭疽、传染性非典型肺炎、脊髓灰质炎、人感染高致病性禽流感患者或疑似患者时,或发现其他传染病和不明原因疾病暴发时,应于 2 h 内将传染病报告卡通过网络报告;未实行网络直报的责任报告单位应于 2 h 内以最快的通信方式(电话、传真)向当地县级疾病预防控制机构报告,并于 2 h 内寄送出传染病报告卡。

对其他乙、丙类传染病患者、疑似患者和规定报告的传染病病原携带者在诊断后,实行网络直报的责任报告单位应于 24 h 内进行网络报告;未实行网络直报的责任报告单位应于 24 h 内寄送出传染病报告卡。

县级疾病预防控制机构收到无网络直报条件责任报告单位报送的传染病报告卡后,应于 2 h 内通过网络进行直报。

第十九条 获得突发公共卫生事件相关信息的责任报告单位和责任报告人,应当在 2 h 内以电话或传真等方式向属地卫生行政部门指定的专业机构报告,具备网络直报条件的要同时进行网络直报,直报的信息由指定的专业机构审核后进入国家数据库。不具备网络直报条件的责任报告单位和责任报告人,应采用最快的通信方式将《突发公共卫生事件相关信息报告卡》报送属地卫生行政部门指定的专业机构,接到《突发公共卫生事件相关信息报告卡》的专业机构,应对信息进行审核,确定真实性,2 h 内进行网络直报,同时以电话或传真等方式报告同级卫生行政部门。

接到突发公共卫生事件相关信息报告的卫生行政部门应当尽快组织有关专家进行现场调查,如确认为实际发生突发公共卫生事件,应根据不同的级别,及时组织采取相应的措施,并在 2 h 内向本级人民政府报告,同时向上一级人民政府卫生行政部门报告。如尚未达到突发公共卫生事件标准的,由专业防治机构密切跟踪事态发展,随时报告事态变化情况。

第二十条 突发公共卫生事件及传染病信息报告的其他事项按照《突发公共卫生事件相关信息报告管理工作规范(试行)》及《传染病信息报告管理规范》有关规定执行。

第四章 调 查

第二十一条 接到突发公共卫生事件报告的地方卫生行政部门,应当立即组织力量对报告事项调查核实、判定性质,采取必要的控制措施,并及时报告调查情况。

不同类别的突发公共卫生事件的调查应当按照《全国突发公共卫生事件应急预案》规定要求执行。

第二十二条 突发公共卫生事件与传染病疫情现场调查应包括以下工作内容:

(一)流行病学个案调查、密切接触者追踪调查和传染病发病原因、发病情况、疾病流行的可能因素等调查；

（二）相关标本或样品的采样、技术分析、检验；

（三）突发公共卫生事件的确证；

（四）卫生监测，包括生活资源受污染范围和严重程度，必要时应在突发事件发生地及相邻省市同时进行。

第二十三条　各级卫生行政部门应当组织疾病预防控制机构等有关领域的专业人员，建立流行病学调查队伍，负责突发公共卫生事件与传染病疫情的流行病学调查工作。

第二十四条　疾病预防控制机构发现传染病疫情或接到传染病疫情报告时，应当及时采取下列措施：

（一）对传染病疫情进行流行病学调查，根据调查情况提出划定疫点、疫区的建议，对被污染的场所进行卫生处理，对密切接触者，在指定场所进行医学观察和采取其他必要的预防措施，并向卫生行政部门提出疫情控制方案；

（二）传染病暴发、流行时，对疫点、疫区进行卫生处理，向卫生行政部门提出疫情控制方案，并按照卫生行政部门的要求采取措施；

（三）指导下级疾病预防控制机构实施传染病预防、控制措施，组织、指导有关单位对传染病疫情的处理。

第二十五条　各级疾病预防控制机构负责管理国家突发公共卫生事件与传染病疫情监测报告信息系统，各级责任报告单位使用统一的信息系统进行报告。

第二十六条　各级各类医疗机构应积极配合疾病预防控制机构专业人员进行突发公共卫生事件和传染病疫情调查、采样与处理。

第五章　信息管理与通报

第二十七条　各级各类医疗机构所设与诊治传染病有关的科室应当建立门诊日志、住院登记簿和传染病疫情登记簿。

第二十八条　各级各类医疗机构指定的部门和人员，负责本单位突发公共卫生事件和传染病疫情报告卡的收发和核对，设立传染病报告登记簿，统一填报有关报表。

第二十九条　县级疾病预防控制机构负责本辖区内突发公共卫生事件和传染病疫情报告卡、报表的收发、核对、疫情的报告和管理工作。

各级疾病预防控制机构应当按照国家公共卫生监测体系网络系统平台的要求，充分利用报告的信息资料，建立突发公共卫生事件和传染病疫情定期分析通报制度，常规监测时每月不少于三次疫情分析与通报，紧急情况下需每天进行疫情分析与通报。

第三十条　国境口岸所在地卫生行政部门指定的疾病预防控制机构和港口、机场、铁路等疾病预防控制机构及国境卫生检疫机构，发现国境卫生检疫法规定的检疫传染病时，应当互相通报疫情。

第三十一条　发现人畜共患传染病时，当地疾病预防控制机构和农、林部门应当互相通报疫情。

第三十二条　国务院卫生行政部门应当及时通报和公布突发公共卫生事件和传染病疫情，省（自治区、直辖市）人民政府卫生行政部门根据国务院卫生行政部门的授权，及时通报和公布本行政区域的突发公共卫生事件和传染病疫情。

突发公共卫生事件和传染病疫情发布内容包括：

（一）突发公共卫生事件和传染病疫情性质、原因；

（二）突发公共卫生事件和传染病疫情发生地及范围；

（三）突发公共卫生事件和传染病疫情的发病、伤亡及涉及的人员范围；

（四）突发公共卫生事件和传染病疫情处理措施和控制情况；

（五）突发公共卫生事件和传染病疫情发生地的解除。

与港澳台地区及有关国家和世界卫生组织之间的交流与通报办法另行制订。

第六章　监督管理

第三十三条　国务院卫生行政部门对全国突发公共卫生事件与传染病疫情监测信息报告管理工作进行监督、指导。

县级以上地方人民政府卫生行政部门对本行政区域的突发公共卫生事件与传染病疫情监测信息报告管理工作进行监督、指导。

第三十四条　各级卫生监督机构在卫生行政部门的领导下，具体负责本行政区内的突发公共卫生事件与传染病疫情监测信息报告管理工作的监督检查。

第三十五条　各级疾病预防控制机构在卫生行政部门的领导下，具体负责对本行政区域内的突发公共卫生事件与传染病疫情监测信息报告管理工作的技术指导。

第三十六条　各级各类医疗卫生机构在卫生行政部门的领导下，积极开展突发公共卫生事件与传染病疫情监测信息报告管理工作。

第三十七条　任何单位和个人发现责任报告单位或责任疫情报告人有瞒报、缓报、谎报突发公共卫生事件和传染病疫情情况时，应向当地卫生行政部门报告。

第七章　罚　则

第三十八条　医疗机构有下列行为之一的，由县级以上地方卫生行政部门责令改正、通报批评、给予警告；情节严重的，会同有关部门对主要负责人、负有责任的主管人员和其他责任人员依法给予降级、撤职的行政处分；造成传染病传播、流行或者对社会公众健康造成其他严重危害后果，构成犯罪的，依据刑法追究刑事责任：

（一）未建立传染病疫情报告制度的；

（二）未指定相关部门和人员负责传染病疫情报告管理工作的；

（三）瞒报、缓报、谎报发现的传染病患者、病原携带者、疑似患者的。

第三十九条　疾病预防控制机构有下列行为之一的，由县级以上地方卫生行政部门责令改正、通报批评、给予警告；对主要负责人、负有责任的主管人员和其他责任人员依法给予降级、撤职的行政处分；造成传染病传播、流行或者对社会公众健康造成其他严重危害后果，构成犯罪的，依法追究刑事责任：

（一）瞒报、缓报、谎报发现的传染病患者、病原携带者、疑似患者的；

（二）未按规定建立专门的流行病学调查队伍，进行传染病疫情的流行病学调查工作；

（三）在接到传染病疫情报告后，未按规定派人进行现场调查的；

（四）未按规定上报疫情或报告突发公共卫生事件的。

第四十条　执行职务的医疗卫生人员瞒报、缓报、谎报传染病疫情的,由县级以上卫生行政部门给予警告,情节严重的,责令暂停六个月以上一年以下执业活动,或者吊销其执业证书。

责任报告单位和事件发生单位瞒报、缓报、谎报或授意他人不报告突发性公共卫生事件或传染病疫情的,对其主要领导、主管人员和直接责任人由其单位或上级主管机关给予行政处分,造成疫情播散或事态恶化等严重后果的,由司法机关追究其刑事责任。

第四十一条　个体或私营医疗保健机构瞒报、缓报、谎报传染病疫情或突发性公共卫生事件的,由县级以上卫生行政部门责令限期改正,可以处 100 元以上 500 元以下罚款;对造成突发性公共卫生事件和传染病传播流行的,责令停业整改,并可以处 200 元以上 2 000 元以下罚款,触犯刑律的,对其经营者、主管人员和直接责任人移交司法机关追究刑事责任。

第四十二条　县级以上卫生行政部门未按照规定履行突发公共卫生事件和传染病疫情报告职责,瞒报、缓报、谎报或者授意他人瞒报、缓报、谎报的,对主要负责人依法给予降级或者撤职的行政处分;造成传染病传播、流行或者对社会公众造成其他严重危害后果的,给予开除处分;构成犯罪的,依法追究刑事责任。

第八章　附　则

第四十三条　中国人民解放军、武装警察部队医疗卫生机构突发公共卫生事件与传染病疫情监测信息报告管理工作,参照本办法的规定和军队的相关规定执行。

第四十四条　本办法自发布之日起实施。

附录 4　《感染病学》教学大纲
（供高职高专临床医学、中医学、针灸推拿、中医骨伤等专业使用）

一、课程性质与任务

感染病学属于临床医学范畴,是研究感染病在人体内、外环境中发生、发展、传播和防治规律的科学,其重点在于研究这些疾病的发病机制、临床表现、诊断和治疗方法,同时兼顾流行病学和预防措施,以求达到防治结合的目的。感染病学作为医学不可或缺的一部分,将在以后较长时间里为每个学医者所必修。

感染病学的教学任务是使学生掌握防治感染病的基本知识、基础理论和基本技能,为预防、控制和消灭感染病的流行打下坚实基础,培养适应社会进步和卫生事业发展要求的卫生技术人员。

二、课程教学目标

【知识教学目标】

1.熟悉与感染相关的基本概念和普遍规律。

2.了解常见感染病的病原学、流行病学、发病机制与病理。

3.掌握常见感染病的临床表现、诊断、鉴别诊断及治疗方法。

4.了解感染病的预防原理及具体措施。

【能力培养目标】

1.具备对常见感染病作出初步诊断的能力。

2.具备对常见感染病作出基本处理的能力。

3.能对常见感染病提出预防措施,并能实施健康教育。

【素质教育目标】

1.能科学、正确地认识感染病。

2.树立爱岗敬业、关爱感染病患者的观念。

3.提高发现问题、分析问题、解决问题的能力。

三、教学内容和要求

第一章 总 论

【知识教学目标】

1.熟悉感染、传染病、寄生虫病、感染病等概念。

2.熟悉感染过程的各种表现、流行过程及影响因素。

3.掌握感染病的基本特征与临床特点,诊断与治疗原则。

4.熟悉感染病的预防措施原理,认识传染病的分类及其管理的重要意义。

【能力培养目标】

1.认识感染病对人类的危害性。

2.能对不同类型的感染病提出预防措施。

3.学会正确运用辩证唯物主义理论于医学实践中。

【教学内容】

1.绪言 感染病学的范围和内容及其危害性。感染病的现状与防治对策。

2.感染 感染的概念,感染过程的 5 种表现,病原体与机体的免疫反应对感染过程的作用。

3.感染病发病机制 感染病的发生与发展的阶段性及其共同特征,组织损伤的发生机制,重要的病理生理变化。

4.感染病的流行过程 传染过程的 3 个基本条件:感染源、传播途径、人群易感性。影响流行过程的因素:自然因素、社会因素。

5.感染病的特征 基本特征、临床特点。

6.感染病的诊断 依据临床表现、流行病学资料、辅助检查,强调病原体检查、分子生物学检测、血清学检查的重要诊断价值。

7.感染病的治疗 治疗原则:隔离就地就近治疗;强调综合治疗;把握"三结合",即治疗与护理相结合,治疗与预防相结合,西医治疗与中医治疗相结合。治疗措施:病原治疗和对症治疗。

8.感染病的预防 遵守传染病的疫情报告制度,针对传染过程 3 个基本条件采取的综合性措施。

第二章　病毒感染病

【知识教学目标】

1.了解常见病毒感染病的病原学、流行病学、发病机制与病理。

2.掌握常见病毒感染病的临床表现、诊断要点及治疗措施。

3.熟悉常见病毒感染病的预防。

【能力培养目标】

1.具备对各种常见病毒感染病初步诊断的能力。

2.能对各种常见病毒感染病进行初步治疗。

3.能对常见病毒感染病提出预防措施,对患者实施有效的健康指导。

【教学内容】

第一节　日本脑炎

1.概述　流行性乙型脑炎的命名。

2.病原学　乙脑病毒的形态、生物学特性及抵抗力。

3.流行病学　感染源主要是幼猪等家禽家畜;蚊虫是主要的传播媒介;人群普遍易感,感染后获得持久免疫力,患者主要是 2~6 岁儿童。流行特征:主要流行于亚洲,呈严格的季节性,集中在 7、8、9 月份;高度散发。

4.发病机制及病理　病毒入侵及散布的途径,中枢神经系统病变部位的广泛性,基本病变为神经细胞的变性、肿胀与坏死,形成坏死灶。血管病变:血管周围胶质细胞增生。

5.临床表现　潜伏期,典型病例的临床经过分 3 期,后遗症。

6.辅助检查　血象、脑脊液检查、血清学检查、病毒分离,尤其是特异性 IgM 的意义及应用。

7.诊断与鉴别诊断　诊断根据流行病学资料、临床特点、辅助检查;应与中毒型菌痢、结核性脑膜炎、化脓性脑膜炎及其他病毒性脑炎鉴别。

8.治疗　一般治疗。高热抽搐、呼吸衰竭及降颅压的处理;中医中药及免疫治疗,恢复期及后遗症治疗。

9.预防　采用综合性的预防措施,防蚊、灭蚊及预防接种为主的综合性措施。隔离患者,动物感染源的管理。

第二节　登革热(自修)

第三节　脊髓灰质炎(自修)

第四节　病毒性腹泻(自修)

第五节　病毒性肝炎

1.概述　病毒性肝炎的概念。

2.病原学　甲、乙、丙、丁、戊型肝炎病毒的生物学及分子生物学特点及其临床意义。肝炎病毒基因的变异,特别是乙、丙肝炎病毒基因的变异与临床的关系。

3.流行病学　经消化道传播病毒性肝炎的流行病学特点。经消化道外传播病毒性肝炎的流行病学特点,特别是感染源与传播途径的不同。

4.发病机制与病理　免疫发病机制,病毒基因变异的致病性;典型病毒性肝炎的病理变化及其病理学分型。

5.临床表现　病毒性肝炎的临床分型及各型的临床特点。临床分型与病原学的关系;

6.辅助检查　肝功能及影像学检查。病原学的检查主要介绍血清免疫学及分子生物学。

7.诊断及鉴别诊断　诊断依据:流行病学资料、临床表现及辅助检查的资料。与溶血性及梗阻性黄疸的鉴别诊断。

8.治疗　治疗原则。各临床类型肝炎的治疗重点,尤其是重型肝炎的综合治疗及慢性病毒性肝炎的抗病毒治疗。

9.预防　预防的原则。降低人群易感性的主要措施。自动免疫:甲、乙肝疫苗;被动免疫:HBIG。

第六节　艾滋病

1.概述　艾滋病的定义

2.病原学　病毒的特点,抵抗力。

3.流行病学　本病的流行特点,全球性流行趋势及主要流行地区的分布,感染源,传染方式。

4.发病机制与病理　发病原理,免疫机制在发病中的作用。主要病理变化多种机会性感染与恶性肿瘤。

5.临床表现　潜伏期,HIV 感染临床分期;细胞免疫学分 3 级。艾滋病合并其他感染的表现;小儿艾滋病的特点。

6.辅助检查　T 淋巴细胞的绝对计数及 $CD4^+T$ 淋巴细胞计数。病原学及免疫学抗 HIV 抗体等的检查。

7.诊断与鉴别诊断　根据临床症状,高危因素,血清学及病毒学明确诊断。临床各期与各种感染病鉴别。

8.治疗　抗病毒的联合治疗及合并症的治疗。

9.预防　控制感染源,切断传播途径,降低人群易感性。

第七节　感染性单核细胞增多症(自修)

第八节　严重急性呼吸综合征

1.病原学　SARS-CoV 的形态结构,生物学特性。

2.流行病学　感染源,传播途径,人群易感性,当年流行的基本情况。

3.发病机制及病理　SARS-CoV 对机体的直接作用,免疫损害;病毒对肺脏及免疫器官的损害。

4.临床表现　潜伏期,临床三期的表现,后遗症。

5.辅助检查　血液检查,免疫学检查,血清学检查,分子生物学检查,病毒分离,影像学检查。

6.诊断与鉴别诊断　诊断依据,诊断标准;与其他发热疾病的鉴别。

7.治疗　治疗原则,一般治疗与病情监测,对症治疗,肾上腺糖皮质激素的使用,抗病毒治疗,免疫治疗。

8.预防　控制感染源,切断传播途径,降低人群易感性。

第九节　流行性感冒

1.病原学　流感病毒的分型及其变异。

2.流行病学　患者为主要感染源,流感经飞沫传播,人群易感性,流行特征。

3.发病机制与病理　病毒的入侵引起局部的病变及毒血症。单纯流感与流感病毒性肺炎的病变。

4.临床表现　典型、轻型及流感病毒性肺炎的特点与并发细菌性上呼吸道感染与肺炎。

5.诊断　流感的疫情,临床表现,病毒分离及血清学试验等。

6.治疗　对症治疗。抗生素治疗继发性细菌感染。

7.预防　隔离患者,减少集会,接种疫苗。

第十节　人禽流感

1.病原学　禽流感病毒分型,抵抗力。

2.流行病学　感染源、传播途径、人群易感性、流行情况。

3.发病机制与病理　参照流行性感冒。

4.临床表现　潜伏期,主要临床表现。

5.辅助检查　血常规,病原学检测,血清学检查,影像学检查。

6.诊断　流行病学、临床表现及辅助检查(包括免疫学检查、病毒分离)。

7.治疗　病原治疗、对症治疗。

8.预防　禽类监测,家禽环境消毒,口服金刚烷胺预防。

第十一节　麻疹(自修)

第十二节　风疹(自修)

第十三节　水痘和带状疱疹(自修)

第十四节　流行性腮腺炎(自修)

第十五节　手足口病(自修)

第十六节　肾综合征出血热

1.概述　世界各地的流行情况,我国对本病的研究情况。

2.病原学　汉坦病毒的形态特征、分型。

3.流行病学　自然疫源性疾病。感染源:以啮齿类脊椎动物——鼠类为主。传播途径:消化道、呼吸道、接触、虫媒及垂直等多种方式传播。流行特征:世界 32 个国家及地区有本病发生。我国疫情最重,流行趋势是老疫区病例减少,新疫区不断增多;本病有明显的高峰季节;发病率有一定周期性;是主要发病患者群以青壮年男性农民及工人为主。人群普遍易感。

4.发病机制与病理　病毒的直接损伤及免疫发病机制。出血、休克及急性肾衰竭的发生机制。心、肾、脑的特殊病理变化。

5.临床表现　潜伏期,临床各期(发热、休克、少尿、多尿及恢复期)的症状及体征。

6.辅助检查　血象及尿常规检查;生化及血清学等检查特点。

7.诊断及鉴别诊断　根据流行病学资料、临床五期经过及辅助检查资料。应与发热性、出血性疾病以及肾脏疾病鉴别。

8.治疗　强调"三早一就"的重要性。治疗原则以综合性对症治疗为主。各期治疗的基本原则及透析疗法应用原则。

9.预防　疫情监测。灭鼠防鼠,加强食品及个人卫生的防护和疫苗接种。

第十七节　狂犬病

1.病原学　病毒的特点。

2.流行病学　主要感染源,狂犬咬伤后及病毒的唾液污染各种伤口为主要传播途径,人群易感性。国内流行情况。

3.发病机制与病理　病毒的入侵与扩展途径。脑脊髓的病变。嗜酸性包涵体诊断价值。

4.临床表现　潜伏期。典型的临床经过分期及各期(前驱期、兴奋期、麻痹期)的主要临床表现。狂犬病100%的死亡率。

5.诊断与鉴别诊断　被犬咬/抓伤病史及典型的临床表现,实验室病毒分离,患者脑组织的动物接种,免疫荧光学的检查在诊断中的价值。应与破伤风、病毒性脑膜炎、脊髓灰质炎及癔病鉴别。

6.治疗　严格的隔离。尽力保持患者的安静,努力维护患者的循环及呼吸功能和水电解质的平衡。

7.预防　犬的管理,伤口合理处理的重要性,疫苗接种的适应证。抗狂犬病血清的应用。

第三章　立克次体感染病

第一节　斑疹伤寒(自修)
一、流行性斑疹伤寒
二、地方性斑疹伤寒
第二节　恙虫病(自修)

第四章　衣原体感染

第一节　概述(自修)
第二节　肺炎嗜衣原体肺炎(自修)
第三节　其他衣原体感染病(自修)
第四节　衣原体与各种内科疾病的关系(自修)

第五章　支原体感染

第一节　概述(自修)
第二节　肺炎支原体肺炎(自修)
第三节　人型支原体及溶脲脲原体感染(自修)

第六章　细菌感染

【知识教学目标】
1.了解常见细菌感染病的病原学、流行病学、发病机制与病理。
2.掌握常见细菌感染病的临床表现、诊断要点及治疗措施。
3.熟悉常见细菌感染病的预防。
【能力培养目标】
1.具备对各种常见细菌感染病初步诊断的能力。
2.能对各种常见细菌感染病进行初步治疗。
3.能对常见细菌感染病提出预防措施,对患者实施有效的健康指导。

【教学内容】

第一节　奈瑟菌感染

一、脑膜炎奈瑟菌感染

1.病原学　细菌的特性与分类。抵抗力。

2.流行病学　流行季节,感染源以带菌者为主。空气、飞沫传播。人群易感性。流行特征。

3.发病机制与病理　鼻咽部感染、菌血症、脑脊髓膜化脓性炎症的过程。暴发型发病机制,DIC,脑水肿,脑疝。

4.临床表现　潜伏期。临床分型。普通型各期的临床表现,暴发型各型表现。

5.辅助检查　血象,CSF 检查,细菌学检查,免疫学检查。

6.诊断与鉴别诊断　流行病学资料,临床表现。CSF 检查,皮肤瘀点涂片。注意与其他化脑、病脑、结脑、败血症及中毒性菌痢鉴别。

7.治疗　一般对症治疗。病原治疗:青霉素、头孢菌素及 SD 等。休克和脑型的抢救措施。肝素应用指征。

8.预防　隔离患者,处理带菌者。切断传播途径。疫苗及药物的预防。

二、淋病奈瑟菌感染(自修)

第二节　结核病(暂为内科学教学内容)

第三节　百日咳(自修)

第四节　猩红热(自修)

第五节　白喉(自修)

第六节　伤寒与副伤寒

1.病原学　伤寒沙门菌的抵抗力、致病性、抗原的特性。

2.流行病学　本病的流行季节性,感染源是患者和带菌者,传播途径,人群的易感性。

3.发病机制与病理　病原菌的入侵途径,两次菌血症、肠道病变与临床表现的关系。

4.临床表现　潜伏期。典型病例的主要临床表现及分期,临床类型。幼儿及老年伤寒的特点,复发与再燃。肠出血、肠穿孔及中毒性疾病并发症。

5.辅助检查　血象,血/骨髓及大便培养的时间及诊断价值。血清学检查的意义和应用。

6.诊断与鉴别诊断　临床特点与辅助检查,参考流行病学资料,注意与其他发热性疾病鉴别。

7.治疗　一般治疗,饮食和护理。病原治疗首选药物。高热、便秘等的对症处理。

8.预防　采用综合性的预防措施,以切断传播途径、消除感染源为重点。

第七节　细菌性食物中毒(自修)

第八节　志贺菌病

1.病原学　痢疾杆菌的抵抗力、致病性。

2.流行病学　本病的流行季节性,感染源是患者和带菌者。传播途径。人群的易感性。

3.发病机制与病理　病原体的肠毒素与侵袭力的作用。乙状结肠和直肠的病变特征。急性、慢性和中毒性痢疾的发病机制。

4.临床表现　潜伏期。急性(典型、轻型、中毒型)、慢性菌痢各型的临床表现。

5.辅助检查　血象及大便检查的诊断价值。

6.诊断与鉴别诊断 临床特点与辅助检查,参考流行病学资料,注意与阿米巴痢疾及其他肠道疾病鉴别。

7.治疗 急、慢性菌痢的一般和病原治疗。中毒性痢疾的高热惊厥,循环及呼吸衰竭的抢救,抗生素的应用。

8.预防 采用综合性的预防措施,以切断传播途径、消除感染源为重点。

第九节 霍 乱

1.病原学 霍乱弧菌的抵抗力、致病性、抗原的特性。

2.流行病学 流行季节性,感染源是患者和带菌者。传播途径。流行特征。

3.发病机制与病理 细菌毒素的致病性。剧烈的泻吐、脱水、电解质紊乱、循环和肾衰竭的发生机理。

4.临床表现 潜伏期。各期(吐泻、脱水和恢复)和各型(轻、中、重型)的临床特征。

5.辅助检查 大便常规检查、大便细菌学检查的特点。

6.诊断与鉴别诊断 临床特点与病原学检查。注意与其他肠道疾病鉴别。

7.治疗 掌握输液治疗及口服补液的原则。首选抗生素的应用。

8.预防 采用感染源、水及食物的综合管理措施。

第十节 弯曲菌病和幽门螺杆菌感染(自修)

第十一节 布鲁菌病(自修)

第十二节 鼠 疫(自修)

第十三节 炭 疽(自修)

第七章 真菌感染

第一节 念珠菌病(自修)

第二节 隐球菌病(自修)

第三节 曲霉病(自修)

第八章 螺旋体感染病

【知识教学目标】

1.了解常见螺旋体感染病的病原学、流行病学、发病机制与病理。

2.掌握常见螺旋体感染病的临床表现、诊断要点及治疗措施。

3.熟悉常见螺旋体感染病的预防。

【能力培养目标】

1.具备对常见螺旋体病初步诊断的能力。

2.能对常见螺旋体病进行初步治疗。

3.能对常见螺旋体病提出预防措施,对患者实施有效的健康指导。

【教学内容】

第一节 梅毒(自修)

第二节 钩端螺旋体病

1.概述 自然疫源性疾病,危害性。

2.病原学　钩端螺旋体的特点,国内外常见的类型及其致病力。

3.流行病学　感染源以鼠和猪为主,经皮肤接触传播。地区、季节、职业等流行特点。

4.发病机制　病原经皮肤侵入,经淋巴管入血液循环,形成螺旋体血症。广泛的微血管中毒性损害,所致的严重的功能紊乱。机体器官功能障碍的严重程度与组织学形态变化轻微的不一致性是本病的特点。肺、心、脑的病变特征。眼、心脑血管的后发病变。

5.临床表现　潜伏期,感染中毒型、肺大出血型、黄疸出血型、肾衰竭及脑膜脑炎型的临床特点。后发症的表现。

6.辅助检查　血、尿常规,特异性的病原体及血清学检查。

7.诊断及鉴别诊断　流行病学资料。各型临床特点。病原体的分离及血清学检查意义。

8.治疗　病原治疗及青霉素早期应用的重要性。对症治疗:各型治疗原则。镇静剂、强心剂及肾上腺皮质激素在肺大出血型的应用。

9.预防　管理感染源,切断传播途径,重点人群的疫苗预防。

第三节　莱姆病(自修)

第九章　原虫感染病

【知识教学目标】

1.了解常见原虫感染病的病原学、流行病学、发病机制与病理。

2.掌握常见原虫感染病的临床表现、诊断要点及治疗措施。

3.熟悉常见原虫感染病的预防。

【能力培养目标】

1.具备对各种常见原虫感染病初步诊断的能力。

2.能对各种常见原虫感染病进行初步治疗。

3.能对常见原虫感染病提出预防措施,对患者实施有效的健康指导。

【教学内容】

第一节　阿米巴病(自修)

一、阿米巴痢疾

二、阿米巴肝脓肿

第二节　疟　疾

1.病原学　疟原虫的生活史。

2.流行病学　感染源,传播途径,人群易感性,流行特征。

3.发病机制与病理变化　成批红细胞破裂释放疟原虫及代谢物而引起发热。

4.临床表现　潜伏期,典型发作,非典型发作,凶险发作,复发。

5.辅助检查　血象,疟原虫的检查,DNA 探针及 PCR。

6.诊断与鉴别诊断　流行病学资料,临床表现,辅助检查。与其他发热疾病鉴别。

7.治疗　抗疟原虫的治疗,对症治疗。

8.预防　控制感染源,切断传播途径,保护易感人群。

第三节　黑热病(自修)

第四节　弓形虫病(自修)

第十章　蠕虫感染病

【知识教学目标】

1.了解常见蠕虫感染病的病原学、流行病学、发病机制与病理。

2.掌握常见蠕虫感染病的临床表现、诊断要点及治疗措施。

3.熟悉常见蠕虫感染病的预防。

【能力培养目标】

1.具备对各种常见蠕虫感染病初步诊断的能力。

2.能对各种常见蠕虫感染病进行初步治疗。

3.能对常见蠕虫病提出预防措施,对患者实施有效的健康指导。

【教学内容】

第一节　吸虫感染病

一、日本血吸虫病

1.病原学　血吸虫的生活史。

2.流行病学　感染源,传播途径三环节:粪便入水、钉螺存在、接触疫水,人群普遍易感,流行特征。

3.发病机制及病理变化　虫卵等引起宿主的免疫反应而导致病变,主要病变部位在结肠与肝脏。

4.临床表现　临床分型及各型的表现。

5.并发症　上消化道出血,肝昏迷,感染,肠道并发症。

6.辅助检查　血象,粪便检查,肝功能检查,直肠活检,免疫学检查,影像学检查。

7.诊断与鉴别诊断　流行病学资料,临床表现,辅助检查。急性血吸虫病与其他发热鉴别,慢性血吸虫病与肠道慢性疾病鉴别。

8.治疗　病原治疗:吡喹酮,对症治疗。

9.预防　在流行区对患者、病畜普查普治,消灭钉螺是预防的关键,保护易感人群,避免接触疫水。

二、并殖吸虫病(自修)

三、华支睾吸虫病(自修)

四、姜片虫病

第二节　线虫感染病

一、钩虫病(自修)

二、蛔虫病(自修)

三、蛲虫病(自修)

四、丝虫病(自修)

第三节　绦虫感染(自修)

一、肠绦虫病

1.病原学　了解猪带绦虫和牛带绦虫的生活史。

2.流行病学　感染源,传播途径,人群易感性。

3.发病机制与病理　绦虫吸附小肠黏膜,引起局部损伤及炎症。吸取宿主营养而造成患者营养不良、贫血等。

4.临床表现　粪便中发现白色带状节片,上腹隐痛。

5.诊断　临床诊断:进食生和未熟的猪肉、牛肉历史,粪便中有白色带状节片排出。实验诊断:粪便中找到虫卵。

6.治疗　吡喹酮、甲苯达唑、阿苯达唑等。

7.预防　控制感染源:普查普治患者,防止猪、牛感染,灭鼠;切断传播途径:禁止出售含囊尾蚴的肉类。革除生食肉类的习惯,生熟砧板、饮食器具分开。

二、囊尾蚴病

1.病原学　猪带绦虫虫卵经口感染。

2.流行病学　感染源:猪带绦虫患者;传播途径:经消化道传播,有异体感染、自体感染。人群易感性:普遍易感。

3.发病机制与病理解剖　囊尾蚴寄生的部位、数量、死活及局部组织的反应程度决定了患者的病理变化和临床表现。

4.临床表现　临床类型及表现。

5.辅助检查　免疫学检查,影像学检查,病理检查。

6.诊断与鉴别诊断　疑似诊断,临床诊断及实验诊断;鉴别诊断。

7.治疗　病原治疗:阿苯达唑、吡喹酮;对症治疗,手术治疗。

8.预防　彻底治疗猪带绦虫病患者。加强粪便管理,认真做好猪肉检疫。

三、教学时数分配

章　次	理论学时	实践学时
第一章　总论	4	2
第二章　病毒感染病	16	2
第三章　立克次体感染病	—	—
第四章　衣原体感染	—	—
第五章　支原体感染	—	—
第六章　细菌感染	8	2
第七章　真菌感染	—	—
第八章　螺旋体感染病	2	—
第九章　原虫感染病	2	—
第十章　蠕虫感染病	4	2
合　计	36	8

(陈艳成)

参考文献 CANKAO WENXIAN

[1] 陈艳成.传染病学[M].2版.北京:人民卫生出版社,2014.

[2] 陈艳成.实用内科诊疗手册[M].北京:金盾出版社,2012.

[3] 李兰娟,任红.传染病学[M].8版.北京:人民卫生出版社,2013.

[4] 李凡,徐志凯.医学微生物学[M].8版.北京:人民卫生出版社,2013.

[5] 杨绍基.传染病学[M].北京:人民卫生出版社,2005.

[6] 中华医学会,中华中医药学会.传染性非典型肺炎诊疗方案[J].中华医学杂志,2003, 83(19):1731-1752.

[7] 中华医学会肝病学分会,中华医学会感染病学分会.慢性乙型肝炎防治指南:2010年版[J/ CD].中国肝脏病杂志:电子版,2011,03(1):40-56.

[8] 牟向东,余进,聂立功,等.混合型肺曲霉病三例并文献复习[J].中华结核和呼吸杂志, 2014,37(9):677-681.